KB252712

YOGA 秘傳

요가비전

초판 1쇄 발행 / 2005년 5월 10일
중판 1쇄 발행 / 2006년 4월 10일
중판 3쇄 발행 / 2020년 10월 16일

편역 / 배해수
발행처 / 지혜의나무
발행인 / 이의성
인쇄 / 대원인쇄
제본 / 천일제책사
등록번호 / 제1-2492호
주소 / 서울 종로구 관훈동 198-16 남도빌딩 3층
전화 / 02-730-2211, 팩스 02-730-2210

ISBN 89-89182-33-6   03690

|YOGA 秘傳 |배해수 편역

요가
비전

지혜의나무

일러두기

경전이 갖는 경직된 문구는 독자들이 쉽게 이해할 수 있도록 *(참고)의 표기를 하여 설명하였고, 요가의 이론적인 공부를 더 깊이 하려는 사람들은 요가 용어에 대해 정확히 알고 싶어 하기에 조금 많은 양의 용어해설집도 편역 과정에서 따로 엮었습니다.

경전(經典)에 언급된 요가 자세(Asanas)와 요가적인 호흡법(Pranayamas), 의식의 외적 표시(Mudras), 육체적 정화법(Shatkarmas)까지도 사진으로 엮어 실었습니다.

첨부 동영상 CD는 쿰부멜라 축제와 요가 자세(Asanas)로 구성되어 있어서 요가를 이해하는 데 많은 도움이 될 것입니다.

■ 감사의 글

한국에서 이 경전들이 소개될 수 있도록 도움을 주신 인도(印度)의 요가대학 카이발야다마(Kaivalyadhama)의 교수진들과 한국요가 수행자들께 격려의 글을 주시고 항상 따뜻한 미소로 부족함을 깨우쳐주신 스승님 스와미-마헤샤난다-지(Swami-Maheshananda-ji)께 감사드립니다.

그리고 지속적인 관심과 격려를 주신 한국요가협회 이정훈 회장님과 요가와 처음 인연을 맺어주신 배정희 선생님께 존경을 드리며, 진실한 요가수행의 삶을 실천하시는 한주훈, 김제창 선생님의 직·간접적인 응원에 감사드립니다. 범어의 경구에 대하여 이해를 넓혀주신 혜인스님, 인도에서 경전을 구해주시고 조언을 아끼지 않았던 이동일, 두경우 님, 출판을 허락해주신 '지혜의 나무' 이의성 님과 번역을 도와준 박신혁 님, 긴 경전을 다듬고 교정해주신 노미경, 조미경 님, 삽화를 그려주신 최환채 님, 그리고 관심으로 지켜봐주신 모든 요가 수행자들께 깊은 감사를 전합니다.

이 경전이 다른 공간과 시간에 자취를 남긴 선인(先人)들과 같은 사상을 공유하기 원하는 수행자들에게 단서가 되어 지고한 정신세계에 도달할 수 있기를 희망하며, 그들의 경건한 삶의 자취와 정신세계, 그리고 후배들을 위한 애정 가득한 배려의 흔적들에 감사드립니다.

모든 것은 유한하고 스스로 변화하지만 불멸하는 어떤 것이 있다면 그것은 진리가 될 것입니다. 불멸성을 희구하며 그 참다운 가치를 찾아가는 모든 영혼들에게 합장하여 깊이 머리를 숙입니다.

2005년 배해수

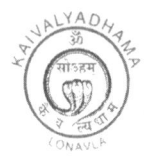

KAIVALYADHAMA

SHRIMAN MADHAVA YOGA MANDIR SAMITI LONAVLA - 410 403 (PUNE), INDIA

LONAVLA • TEL. : 02114-271518, 273001 • **FAX** : 02114-271983; **MUMBAI** • TEL. : 022-281 8417 • **FAX** : 281 0494 • **E-mail** : kdham@vsnl.com • **Web Site** : www.kdham.com

Message

I feel immense pleasure for this book SECRETS OF YOGA, written by BAE-HAE, SU. Although Yoga has the potential to transform human life, the basic philosophy of humanity is somewhere diverted in this age of space and technology.

Although Yoga has scientific base and its philosophical implications become the guidelines for peaceful life, the contents of various original Yoga texts are some how distorted by various authors due to their improper understanding and inaccurate explanation of the various concepts of Yoga.

In this book, the author explicitly discussed the secrets of various Yoga texts and plausibly translated Yoga terminologies with accuracy.

I hope this book on Yoga will be helpful for the Korean community to understand the secrets of Yoga and will create awareness and strive to revive the ancient values of universal relationship, peace and harmony. This book, without doubt, will motivate the Korean people to flourish all potentialities for the advancement of its nation.

Swami Maheshananda
Kaivalaydhama, Lonavla (India)

April 21st 2004

An Institute for Scientific and Philosophico - Literary Research, Training & Treatment in Yoga,
Recognised by University of Pune for Research.

6   요가비전

인도 전통 요가 연구소 카이발야다마(Kaivalyadhama) 대학의
스와미 마헤샤난다-지(Swami. Maheshananda-ji) 추천의 글.

배해수 님의 '요가비전(Yoga 秘典)'의 출간을 무한한 기쁨으로 여깁니
다. 비록 현재의 요가(Yoga)가 인류의 삶을 변화시키는 잠재력으로 여겨
진다 할지라도, 가장 기본적인 인간성에 대한 철학은 시공을 초월하여
어느 곳에서나 중요시되고 있습니다.

요가는 과학적인 기반과 고유의 철학적인 은유를 통해 평화로운 삶을
위한 지침서가 되고 있지만, 요가의 많은 원전들의 잘못된 이해와 주관적
견해에 치우친 몇몇 작가들의 왜곡된 해석들이 있습니다.

이 책은 다양한 요가의 비밀을 명확하게 전달하고 있으며, 전문적인
용어들을 자세히 서술하고 있습니다. 나는 이 책이 한국인들에게 요가의
감춰진 진리를 이해하고, 깨달음을 얻으며, 우주의 상생과 평화, 그리고
조화에 관한 고대의 가치들을 되살리는 데 도움이 되기를 바랍니다.

이 책이 한국인들에게 발전을 위한 잠재력을 신장시키게 하는 동인이
되어 줄 것임을 믿습니다.

2004년 4월 21일
스와미 마헤샤난다(Swami. Maheshananda)

한국에 요가가 알려지고 보급되어온 이래 가장 많은 사람들이 요가의 매력을 이해하며 실천하는 시대적 흐름에 서 있습니다.

한국요가 역사를 따라 어언 30여 년간 그 길을 걷다보니, 요가의 진정한 의미가 자신을 누군가에게 보여주기 위한 어떠한 노력이 아니라 가장 진실하게 스스로를 들여다보는 거울과 같은 역할로 다가섭니다.

그동안 많은 사람들에게 요가가 매우 희귀한 몸짓으로 이해되기도 하고 종교단체로 오인되기도 하고 미용체조로 알려지기도 한 것은 산업사회의 물질만능적인 구조에서 뿌리를 깊게 내리지 못한 짧은 요가의 역사와, 그것을 보급하는 지도자들의 열정이 양적보급에 치우쳐서 요가의 진정한 의미를 놓치거나 바르게 알리려는 노력이 부족했던 책임도 있었음을 인정합니다.

그동안 요가를 이해하기 위한 각자의 절실한 열망들은 공간적으로 먼 나라 인도의 역사적인 배경, 사상과 철학 그리고 종교성에 대한 문화와 그곳에 투영된 사람들의 양식을 고려하지 않고 번역된 몇몇 책들을 참고하며 쉽지 않게 공부하고 수련한 것이 사실입니다.

그러나 현재는 모든 문화가 서로 개방되어 교류의 기회가 많아지고 전통요가의 이해와 그 정통성을 찾고자 하는 수행자들이 인도를 순례하고 요가의 이론을 수학하며 경험함으로써, 개인의 성장발전과 요가가 한국에 깊은 뿌리를 내리게 하는 발전적 영향을 주고 있어 매우 고무적이고 기쁜 일이 아닐 수 없습니다. 요즘 불어오는 웰빙(Well-being)의 바람은 앨빈 토플러(Alvin Toffler)의 '제 3의 물결'이라 부르는 다양한 정보를 공유하는 새로운 문화의 표본과도 같은 현상이라 할 수 있습니다. 어떤 한정된 누군가에게만 독점된 정보가 아니라 원하는 모두가 쉽게 그것을 알수 있는 신세기에 있는 것입니다. 그러나 이에 따른 단점도 간과할 수없을 것입니다. 원하지 않는 정보를 받아야 하거나 너무나 혼란스러운 정보의 홍수에 자기 자신의 정체성을 잃어버리고 자신도 모르게 그 물결에 휩쓸리게 되는 점입니다. 따라서 현대사회는 모든 것을 공유하는 만큼 스스로 가치를 판단하는 합리적인 지혜가 요구됩니다. 어떤 분야이든지 앞서간 사람들이 자칫 범하는 오류가 있다면, 오직 그 자신만이 그것을 이해하고 있다는 착각 때문에 더 이상 나아가지 못하고 제자리걸음을 반복하는 것입니다. 모두가 건강하고 행복한 삶이 보장된 사회는 없으며, 그 가치는 자기가 찾아가는 과정에서 우연하게 다가온 인연이 아니라 스스로 찾아낸 것에 대한 충분한 의미와 기쁨을 발견하는 것입니다.

어떤 것에 대한 가치를 분명하게 인식한다면 그 필요와 선택에 따른 절실함이 우리를 그곳으로 인도하는 힘이 되고, 목적하는 그것을 이루거나, 그것과 하나가 될 수 있음을 요가의 경전들은 기술하고 있습니다. 많은 이들이 하고 있어 좋은 것이라 믿는 마음과 시류에 따라 무조건 이끌리는 태도는 삶에서 자신의 진정한 가치를 발견할 기회를 잃게 할 수 있습니다. 같은 시기를 호흡하며 살아가는 길에서 함께 나누며 즐겨야 할 소중한 인류의 유산인 요가를 바르게 이해하고 이어간다면, 인생을 수행의 태도와 뚜렷한 의지를 가진 이들 모두에게 서로 힘이 되어줄 것입니다.

앞에서도 언급했듯이 요가의 진정한 의미는 자신을 누군가에게 보여주기 위한 어떠한 노력이 아니라 가장 진실하게 스스로를 들여다보는 거울과 같은 역할로 우리에게 다가섭니다.

요가는 반성(反省)입니다.

자신의 몸과 말과 뜻 모두를 돌이켜 바로잡고자 하는 스스로의 거울입니다.

요가는 비전(Vision)입니다.

자신의 과거를 지우고 현재의 한계를 넘어 미래를 그려내는 연결점입니다.

요가의 진정한 안내서가 절실하게 필요했던 시점에 배해수 선생님의 수행자적 열정과 학구적 탐구심으로 요가수행의 지침이 되는 소중한 경전들을 모아 세상에 내놓게 된 것을 진심으로 환영합니다. "앞을 내다보지 못하는 사람이 다른 사람을 인도하는 위험은 혼자서 더듬어가는 것보다도 크다"는 그의 말처럼 요가의 빛이 되어 이끄는 이 감추어졌던 비밀의 경전들이 요가의 길을 찾아 걷는 요가 수행자들의 내적 거울이 되고 요가의 길을 따라 인간완성에 도달하고자 하는 이들 모두의 지팡이와 등불이 되기를 바랍니다.

한 구절마다 마음으로 읽어보며 새로운 힘과 요가의 깊은 이해 그리고 수행의 기준이 되어 혼란 없는 요가의 길을 걷기를 희망하며, 이 경전을 참고하는 수행자의 요가에 대한 이해와 사랑이 더욱 깊어지고, 수행의 목적을 명확히 하며 끊임없는 실천으로써 원하는 결과가 성취되기를 기원합니다.

한국요가협회장 이 정훈

■ 들어가는 글

　요가는 잊혀져가는 오랜 전설이 아닌, 현재와 미래가 필요로 하는 본질이며 가치 있는 유산이다. 이는 인간의 모든 고찰(考察), 즉 육체, 생명, 심리, 감정, 영혼에 적용되는 삶의 과학으로서 일상과 융화되고자 하는 수행자들의 자취이다. 요가란 단어는 조화, 일치, 통합, 단일이라는 의미를 가지며, 범어(梵語 : Sanskrit)의 '합류하다(Yut)'라는 어근(語根)에서 유래되었다. 조화나 합류는 누구나 공유하는 공통적인 영혼의 인식을 뜻하고 조금 더 현실적인 요가에서는 인간의 몸과 생각, 그리고 감정을 조화시키고 균형을 잡아준다는 의미를 가진다. 이것은 아사나(Asana), 프라나야마(Pranayama), 무드라(Mudra), 반다(Bandha), 샷카르마(Shatkarma), 명상(Dhyana) 등을 통해 실행되며, 보다 현실적인 실천이 반드시 필요함을 역설한다. 생각과 말과 행위를 조화시키며 합치시키는 경험을 통해 요가를 실현하고자 한다. 이론적인 논의가 아닌 부단한 수행을 통해 감정과 정신과 육체의 상호작용을 인식하고 의식의 혼란이 어떤 방식으로 다른 것들에 영향을 미치는지를 이해해야 한다. 결국은 이러한 이해가 마음 깊은 곳으로부터 신비한 영역에 우리를 인도하는 것이다.

　요가는 라자(Raja), 하타(Hatha), 갸나(Jnana), 쿤달리니(Kumdalini), 카르마(Karama), 박티(Bhakti), 만트라(Mantra), 라야(Laya) 등의 많은 갈래가 있으며, 이와 관련하여 많은 선지자들에 의해 설명된 서적에는 여러 가지 다양한 실천방법들이 제시되어 각자의 특성에 맞는 요가를 필요에 따라 선택할 수 있도록 하였다. 그러나 빗방울이 구름으로부터 시작되었지만 다른 장소에서 개울이 되고 시냇물과 강물이 되어 바다에서 만나듯 용도에 맞게 쓰이는 것이 다를 뿐 요가라는 대양(大洋)에서 다시 하나가 된다.

인간이 자의식을 발견하고 영혼을 승화시키는 기술을 발전시키기 시작한 것은 문명의 시작과 그 시발점이 같다. 요가는 고대의 현자(賢者)들에 의해 서서히 발전되어 왔는데, 그 정수(精髓)는 종종 은폐되거나 유사한 다른 언어들로 표현되곤 했다. 그 이유는 진의를 이해하지 못하는 사람에 의해 잘못 알려지거나 전혀 다르게 사용된다면 개인은 물론 많은 사람들에게 좋지 않은 영향을 미칠 수 있기 때문이다. 아마도 지름길이 엄연히 존재하고 있는데 엉뚱한 곳으로 향하는 우(愚)를 범하지 않게 하기 위한 배려였을 것이다.

　　고대(古代)에는 요가를 스승(Guru)으로부터의 구전(口傳)에 따라 직접 가르침을 받았기 때문에 요가의 지향하는 바와 그 정수를 정확히 이해하여 실천할 수 있었지만 이와 같은 전수형식 때문에 문헌상으로 남겨진 자료는 극히 미약하다. 그러나 요가적 전통이 단절되지 않도록 성취에 이른 요가 수행자들과 현자들은 수많은 논의들과 수행체계들 사이에서 개인적인 경험들을 전수하여, 후진들이 혼란이나 잘못된 이해 또는 과도한 지적 묵상을 하지 않게 올바른 길을 가르쳐주려 하였고 그 연민 가득한 결과물이 요가경전이다. 정확한 연대와 구술한 이가 분명하지 않은 경우도 있으나 구전되어 내려온 요가의 비전들을 좀 더 많은 사람들에게 전하고자 하는 의도에서 요가-수트라(Yoga-sutra)를 이론적 토대로 하타요가-프라디피카(Hathayoga-pradipika), 게란다-상히타(Geranda-samhita), 시바-상히타(Siva-samhita), 고락셔-사타캄(Goraksa- satakam) 등의 제 경전들이 만들어져 오늘날에 전해지고 있다.

　　요가의 정의와 포괄적인 체계는 파탄잘리(Patanjli)의 요가-수트라(Yoga-sutra)에서 처음으로 정립되었다. 요가 수행의 여덟 단계로 구성된 근간은 인간의 윤리의식에 바탕을 둔 극기인 야마(Yama), 수행자가 스스로를 돌아보며 지켜야 할 기본적인 덕목인 니야마(Niyama), 그리고 맑고 밝은 의식을 담을 육체적 수련인 아사나(Asana), 외부의 기운을 깊은 호흡으로 온몸에 순환시키는 프라나야마(Pranayama), 육체적인 감각기능을 제어하여 집중을 지속시키려는 프라탸하라(Pratyahara) 등에 따라 외부 환경의 영향으로부터 자유로운 의식이 내부에서 하나가 되는 다라나(Dharana), 그렇게 한결같은 집중이 이어진 오직 자기만의 의식세계인 댜나(Dhyana), 그리고 대상(對象)과 자아(自我)의 구분이 없는 순수 의식의 확립인 사마디(Samadhi)를 개인적 수행에 있어 최종의 목적으로 삼았다. 요가 수행자가 자신의 변화를 느끼고 발전 과정을 알 수 있도록 계단을 밟고 오르듯이 단계를 설정하여 제안하고 있다.

마첸드라나트(Matsyendranath)와 그의 요가 전수자로 알려진 고라크나트(Gorakhnath)는 명상수련 이전에 육체적인 기초의 필요성을 설파하며, 하타-요가(Hatha-yoga)를 창시한 존재들로 알려지고 있다. 인도의 경전들은 대부분 범어(Sanskrit)로 구술되어 있으며, 간혹 자신들만의 상징어로 기록하는 경우도 있었는데, 이 경우에는 그러한 상징을 알고 있는 사람들만이 이를 해독하고 가르칠 수 있었다.

여기 수록된 하타-프라디피카(Hatha-pradipika), 게란다-상히타(Geranda-samhita), 시바-상히타(Siva-samhita)의 경전들은 스승이 제자에게 요가의 깊은 뜻을 문답식(問答式)으로 비밀리에 전수하는 형식으로 되어 있기 때문에 그 가르침을 전한 이를 알 수 있다. 그러나 시작과 끝이 없고 먼저와 나중이 없는 윤회라는 사상적 특성 때문에 역사적인 연대와 기록을 찾아내기에는 어려움이 있으며, 꼭 알아야 할 이유도 없다고 여긴다. 요가가 언급되어 있는 수많은 전통경전들에서 요가의 핵심만을 기술한 다섯 권의 경전을 한국어로 소개할 수 있게 되어 무한한 영광이고 기쁨이다.

오늘날의 요가

　고대의 하타-요가는 수행이 깊은 요기(Yogi)들에게서 실행되었던 육체적 정화 실천법인 샷카르마(Shatkarmas)를 중요시 하였으나, 오늘날에는 아사나(Asana), 프라나야마(Pranayama), 무드라(Mudra), 반다(Bandha) 등을 모두 포괄하는 통합(Integral-yoga)의 개념이 되었다. 21세기에 들어와서 하타-요가의 발전과 전파에 따라 요가가 세상에 많이 알려진 반면, 정신적인 부분은 생략되거나 엉뚱한 의미로 변질되기도 하였다. 요가의 핵심은 여전히 고귀한 정신세계에 도달하는 길을 추구하는 것인데 많은 대중들이 이 정신적인 목표를 망각하고 요가적인 수련으로 얻을 수 있는 실질적이고 손에 잡히는 세속적인 혜택에만 관심을 기울이고 있거나 단편적인 방법들만이 알려지고 있는 현실이다.

　요가의 과학이 인성(人性)의 배후를 관조하는 정신영역의 고양을 목적으로 계발되었지만 일반적으로 사람들은 보다 현실적인 필요성에서 요가를 시작하게 된다. 요가를 수행함으로써 변화되는 육체적 발전은 직업에 따른 습관적 불균형에서 오는 치우침을 개선시키는 결과를 가져오며, 육체적인 불균형과 질병의 고통을 해소하려는 이러한 적극적인 시도는 삶의 방향을 바꿀 정도로 매우 중요한 실천이 된다. 또한 인간의 육체는 부분이 아니고 균형과 조화로 이루어진 전체이기에 어느 한 계통이 문제를 일으킨다면 연속적인 영향이 나타날 수 있다. 예를 들어, 운동부족에서 오는 근육의 무력증은 기관의 기능을 약화시키고 내분비계의 시스템을 둔화시키며, 신경계의 효율을 감소시켜 외부적인 질병에 대한 대응력과 내적 질환에서도 그 저항력을 현저히 감소시킨다. 요가의 목적은 서로 다른 인체의 기능들을 완벽하게 조화시킴으로써 건강한 몸을 바탕으로 정신을 순화하고 영혼을 드높은 세계에 이르게 하고자 하는 모든 방법들을 통칭한다.

요가는 육체의 단계로부터 정신과 감성의 영역으로 발전한다. 많은 이들이 삶의 스트레스와 인간관계에서 오는 갈등과 질병과 죽음의 공포를 겪는다. 정신과 육체의 상호 관련성을 직접 경험하는 요가는 그것으로부터 벗어나는 보다 나은 해결책을 제시한다. 수행자는 요가에서 추구하는 일치와 조화에 대한 핵심에 무엇이 가장 효과적으로 접근하고 작용하고 있는지에 관한 의문으로부터 그 해답까지 찾을 수 있는 열쇠를 경전들에 제시된 내용을 통하여 발견하고 실천해야 한다.

요가는 천식, 당뇨, 혈압, 관절염, 소화기 장애 등 기타 여러 만성적인 질병의 치료에 효과를 나타내고 있다. 현대 의학으로 해결하지 못하고 있는 여러 육체적인 장애요소들을 스스로 반성하여 개선해나가는 실천 수행체계는 심신의 조화를 되찾으려는 요가의 가장 핵심적인 공로 중 하나이다. 그럼에도 불구하고 대부분의 현대인들은 요가를 반복적인 생활의 긴장으로부터 발생하는 불편함에 대한 치료의 방법으로만 인식한다.

요가의 자세(Asanas)는 반복적인 일상에서 나타나는 신체적인 불안 요소들을 제거해주며, 명상은 휴식의 효율을 극대화시킨다. 24시간 활동하는 현대의 생활방식에 있어 요가의 수련은 사람들의 능률이 최적화 될 수 있게 하며, 요가의 내면적 주제들은 현대인의 사회적 불안요소와의 싸움에 유용한 도구가 되어 과거로부터 내려온 유산에 대한 새로움을 정립할 수 있는 가능성을 배제하여 그 가치를 잃어가고 있는 현시대에 요가는 진실한 자신을 찾는 매개가 되어준다. 이러한 관점에서 요가는 단순히 육체적인 운동방식이 아니라 내면과 외면의 실체를 포용하는 새로운 삶의 방식의 대안이다. 새로운 삶의 방식에 대한 체험은 지식으로 얻어질 수 있는 것이 아니며, 삶과 함께 하는 부단한 실천의 경험을 통해서만 얻어질 수 있는 것임을 경전들은 거듭 강조하고 있다. 밖으로 드러난 모습만이 아닌 진실한 자아와의 깊은 만남을 통해 자기 자신의 존재성을 발견하고 현실의 모습을 정확하게 파악하여 조화를 이루어갈 때 인간 내면의 깊은 본성은 자연스럽게 빛날 것이다.

아사나에 대하여

아사나(Asana)는 정신과 육체가 확고함, 고요함과 편안함 가운데 유지되는 것이다. 파탄잘리(Patanjali)에 의한 요가-수트라는 아사나(Asana)에 대해 다음과 같이 정의하고 있다. '스티람-수캄-아사남(Sthiram-sukham-asanam)', 즉 '편안하면서도 확고부동한 자세'를 의미한다. 따라서 이에 의거한 아사나(Asanas)는 수련자들이 한 자세를 편안하게 유지할 수 있는 능력을 향상시켜 명상에 필요한 시간만큼 지속시킬 수 있도록 하는 것에 있다. 라자-요가(Raja-yoga)에서는 정적인 자세를 강조하지만, 하타-요가(Hatha-yoga)에서는 그 의미가 조금 더 넓어진다. 아사나는 생명의 기운을 모으고 순환하는 것과 정신적인 중심을 여는 명확한 자세들로 몸과 호흡과 정신의 내면을 탐구하는 도구로서 보다 고차원적인 정신세계를 발견하게 해주는 토대가 된다. 하타-요가 수행자들은 아사나(Asana)를 통해 육체와 정신을 통제하는 방법을 발견해내고 이를 발전시켰다. 아사나의 실행은 하타-요가(Hatha-yoga)에 있어서 가장 중요한 수련의 하나이다.

요가-수트라(Yoga-sutra)를 제외한 하타-요가의 경전들은 아사나에 대해 매우 중요하게 여기며 구체적으로 기술하고 있다. 하타-요가의 교전(敎典) 중 특히 스와미 스와트마라마(Swami. Swatmarama)가 제시한 '빛으로 밝히는 요가'라는 의미의 하타요가-프라디피카(Hathayoga-pradipika)는 요가에 대한 당시 현존하던 모든 기법들을 모아 정리한 경전으로서, 수행자는 육체를 알고 다스리는 것으로부터 시작하여 그 이후에 마음이 보다 안정될 수 있도록 스스로 통제하고 연습하는 과정을 겪어야 한다고 다음과 같은 제언(提言)을 하고 있다. '아사나(Asana)를 통해 사람들은 정신과 육체의 확고함과 질병으로부터의 자유를 얻을 수 있다.'

하타요가-프라디피카(Hathayoga-Pradipika 1:17)

정신과 육체는 분리되어 있는 것이 아니고 생각과 행동은 연계되어 있기 때문에 혼란한 정신은 육체의 불균형에서 일어나며 건강한 신체는 지고한 정신을 담는 그릇이다. 따라서 모든 정신적인 얽힘은 육체적인 혼란과 상응한다. 아사나의 실천은 이러한 심신 상호간의 조화와 일치를 이룰 수 있게 한다. 요가의 자세(Asanas)는 정신적인 긴장을 이완하여 내분비를 포함한 육체를 조절함으로써 심신의 긴장이나 부조화, 치우침과 불균형을 해소시킨다. 정신적 긴장에 의한 육체적 영향은 호흡의 변화를 가져와서 폐의 순조로운 기능을 저하시키고, 횡경막의 작용을 둔화시켜 근육의 경직을 일으키는 요인이 되기도 하며, 목과 어깨 부위 등의 경직은 척수염이나 신경통 등을 일으키는 연쇄적인 반응으로 나타날 수 있다. 정확한 요가 자세(Asana)와 호흡법(Pranayama), 정화법(Shat-kriya)과 명상(Dhyana) 또는 완전한 요가적 이완법(Yoga-nidra) 등의 병행은 정신과 육체에 악영향을 미치는 이러한 매듭을 푸는 데 가장 효과적이다. 잠들어있는 근원적 힘인 쿤달리니(Kundalini)를 깨우게 되면 육체는 활기로 가득 채워져 명정한 심신의 환희가 넘치게 된다. 이렇듯 하타-요가(Hatha-yoga)는 신체의 강건함과 건강을 증진시킬 뿐만 아니라 인간의 고차원적인 의식을 일깨우는 역할을 담당하고 있는 것이다.

자기 육체에 대한 바른 이해로부터 시작되는 요가는 영적 진화를 위한 실천적 노력이다. 그 정상에 이르고자 하는 길은 쉽지 않으며, 가로막힌 많은 장애를 극복하고 수고로움을 스스로 경험하며 넘어서야만 한다.

일반적인 사람들은 세상이라는 깊은 숲에서 방향을 잃고 헤매며 본능의 수렁에 빠져 벗어나기가 쉽지 않다. 자기에게 지워진 수많은 장애(障碍)를 극복하는 여러 가지 방법들이 제시되지만 욕망에 이끌리는 세상에서는 찾아낼 수 없다. 그것은 지식에 의해서가 아니라 해탈을 향한 열망과 끊임없이 실천하는 영혼의 순화과정이기 때문이다.

요가 수행은 일반 사람들이 선택하려는 행복과는 전혀 다른 길이며, 계단을 밟고 오르듯 점차적인 상승의 힘으로 영적 성장을 경험하기 위해 나아가는 길이다. 본능적 욕망을 묶고 육체의 균형을 찾아 수행하는 삶의 실천은 정신적인 성장의 토양이 되어 인생의 목표가 되고 발전을 가져오는 것이다.

그러나 요가 수행은 험난한 여정이거나 선택된 사람만이 갈 수 있는 어떤 특별한 길이 아니라 원하는 목적을 잃지 않고 자기 존재의식을 놓지 않는 연속된 실천 그 자체인 것이다.

많은 이들이 찾는 행복은 욕망의 충족일 경우가 많으며 그것에 심취하는 한 지고(至高)한 것과는 멀어진다. 생로병사의 늪에 빠져 영원한 것을 잃어버리는 것은 인간이 시간의 연속에서 자유롭지 못하기 때문이며, 너무 늦게 그것을 깨닫기 때문이다.

세상에서 유혹하는 행복이 쉽게 보이고 아름답게 느껴진다 해도 자기 존재를 잊고서 뒤이어 오는 불행조차 알지 못하고 가야할 길을 잃거나 오르는 것을 멈추거나 내려가지 말아야 한다.

그 길을 따라 걷고자 하는 사람과 그렇지 않은 사람들의 삶은 크게 다르다. 정신의 영역은 여러 생애를 반복한다 해도 그 문은 통과하기 어렵다. 한번 갔던 사람은 다시 돌아오지 않는 곳이기에 우리는 그 실체를 알지 못한다. 다만 그 길을 향해 걸었던 수많은 수행자들의 걸음걸이를 배우고 있을 뿐이다. 언젠가 도달할 그 완전한 자유의 문을 향하고 있는 수행자는 요가의 좌법(Asanas)과 호흡의 안정(Pranayama) 등 여러 가지 기술적인 방법들을 배우고 익힌다.

요가에서는 세상의 즐거움이 영원하지 않고 둥그런 원처럼 연속된 환상(Maya)일 뿐이며, 그것이 곧 업(業 : Karma)이고 윤회하는 근원적인 흐름이라고 말한다. 시간의 상황에 멈추어 버리고 안주하는 한 완전한 정신적 각성의 목적은 잊혀진다. 요가 수행자(Yogi)들은 더 이상 다시 태어나지 않고 죽음도 없는 영원에 대하여 눈을 돌렸다. 여러 장애를 통과하고 성취의 끝에 도달하는 것은 누구에게나 가능하며 그 충만함을 누릴 자유가 있다. 요가의 문은 항상 열려 있으나 그 길을 따라 걸어가는 사람에게만 보인다. 다른 어떤 것에도 눈 돌리지 않고 오직 보이는 빛을 따라 걸을 때 그 관문을 통과할 수 있다. 이러한 성취는 반드시 요가 수행이 아니더라도 이룰 수 있으며, 참다운 스승의 안내를 받아 실천하고 노력하는 자는 다른 방향을 향하였다 할지라도 결국 같은 곳에서 만나게 된다.

이 경전은 지고한 영역에 오르고자 했던 수행자들의 영감어린 가르침을 따라 실천 수행하는 이들에게 그 지침이 될 수 있기를 바라는 의미에서 기획한 책이며, 이 경전은 입문자를 위한 내용이라기보다 수행의 실천 방법들에 대한 혼란스러움과 희미한 목표에 길을 잃고 방황하는 이들을 위한 안내의 성격이 강하다.

요가를 깊이 이해하려는 이들에게 제시하는 실천 수행방법이 범어(梵語 : Sanskrit)로 표기되어 있기 때문에 영어를 번역한 글이지만 그 원전(原典)을 찾아 정확한 의미전달을 위해 노력하였다. 이 책의 범어(梵語)는 그 깊은 의미를 이해하고자 하는 수행자들에게 유용할 것이지만, 여기에 사용된 대부분의 범어(梵語)로 표기된 용어는 그 의미를 해석할 준비가 된 사람에게 적용될 것이다.

범어가 영문으로 번역되고 다시 한국어로 재편집되는 과정에서 진정한 뜻이 퇴색된 경우도 있겠으나 오역(誤譯)이나 전혀 다른 해석이 되지 않도록 여러 경전들과 범어사전을 숙지하여 참조하였음을 밝힌다. 전문용어는 요가 경전들에서 설명하는 깊은 의미를 이해하는 데 참고할 수 있도록 본문과 달리하여 책 뒤에 부록으로 첨가하여 엮었으므로 도움이 되기를 희망한다.

고전의 경전이 갖는 단순한 어휘는 자칫 오해의 여지를 갖게 되고 전달하려는 내용을 말이나 글로 나타낼 수 없는 경우가 많아, 경전 문구 자체의 경직성과 상징적인 단어들 사이에서 수없이 번민해야 했었고, 그로 인한 수행과 이해의 부족을 절감해야 했다. 그러한 이유로 요가를 이해하고자 하는 이들에게 위안이 되어줄 정통 요가의 흐름을 이어주는 안내서가 필요하리라 믿으며 이 경전들을 소개한다.

YOGA 秘傳

생물의 수효만큼이나 많은 아사나(Asanas)들이 있으며,
시바(Siva)신으로부터 전수된 8만 4천 종의 아사나들이
있다.

게란다-상히타(Geranda-samhita) 2장 1절-

차례 ∎∎∎

요가경

1

파탄잘리. 요가-수트라

Patanjali. yoga-sutra

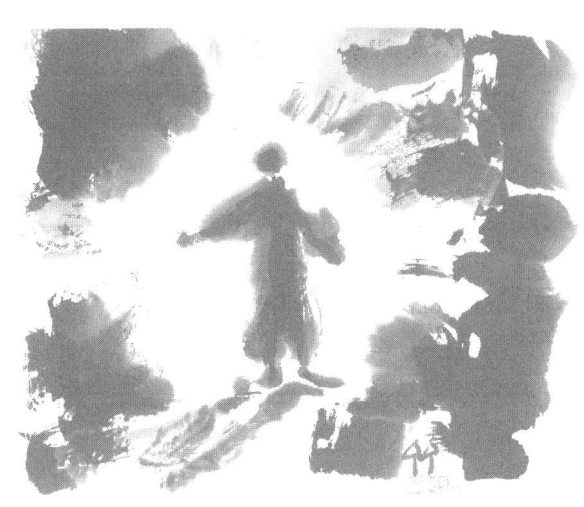

가끔 우리는 정신적인 지식의 확장을 위해 잘못된 철학체계를 따르기도 합니다. 그리고 그것을 배우고 익혀서 개인의 정신적인 성장과 진화가 어떻게 이루어지고 어떠한 영향을 미칠 것인가는 고려하지 않는 듯합니다. 받아들인 지식으로 인하여 오히려 자신의 실체가 가려지거나 자기에게서 멀어진다면 그것은 알지 못했던 것보다 못할 수 있습니다. 철학적 앎의 성찰로부터 개인의 성장을 이끌어 줄 가장 확실한 것은 참다운 스승을 만나는 일이며, 그의 가르침에서 바른 길을 인도받을 때입니다. 그러나 진리를 향해가는 과정의 모든 경험은 자기 안에서 이루어진다는 사실을 기억해야 합니다. 잘못된 길로 향하지 않고 진리를 찾아 나선 모든 이들에게 돌려진 실제적인 경험을 바탕으로 한 논리적인 이론체계, 지고한 정신적인 영역을 개척한 수행자들의 숨결이 살아있는 계시(啓示)와 인도(引導), 그것이 고전요가경전입니다.

스와미 꾸발라야난다(Swami. Kuvalayanada)

　파탄잘리-마하라시(Patanjali-Maharasi)에 의해 구성된 가장 중요한 고전 (古典)을 한국의 요가 수행자들에게 소개할 수 있게 되어 큰 기쁨으로 여기며, 이 경전을 통하여 요가 수행자들이 요가의 진정한 의미와 목적을 이해하고 수행의 바른 길잡이가 되기를 기원한다.

　인도의 요가연구소 카이발야다마(Kaivalyadhama) 대학에서는 1950년부터 경전에 있는 범어(Sanskrit)의 해석과 요가의 이론적 지식, 실제적인 경험 사례에 관한 연구가 시작되었다. 카이발야다마(Kaivalyadhama)의 연구 저널 요가-미맘사(Yoga-mimamsa)에서 발표한 논문을 모아 해석하고 주석을 달아 첫 번째 요가경이 출판되었고 이 경전은 원전을 참고하여 정리하였다.

　요가라는 큰 흐름에서 볼 때 파탄잘리 요가-수트라(Patanjali. yoga-sutra, 이하 P.Y.S로 표기)의 의미는 요가의 근원적 배경과 목적을 제공하고 수행자가 성취해나가는 과정의 지향점이 되어 요가를 체계적으로 실천하고자 하는 수행자들의 이론적 토대가 되었다. 요가는 파탄잘리(Patanjali)에 의해 이루어진 철학이 아니다. 그러나 수행자가 요가의 목적을 가지고 나아갈 길의 방향을 제시하고 있다는 점과, 요가의 전통을 이해하여 더 깊은 내면의 세계에 이르기 위해 선현들이 꿈꾸고 개척한 정신세계를 엿볼 수 있는 흔적들을 모은 그의 공로는 높이 평가되어야 할 것이다. 파탄잘리의 요가경전은 첫 번째 경구부터 어느 것에 의한 가르침이라는 것을 분명히 명시하여 자신의 독창적인 주장이나 창조적인 견해가 아닌 이전부터 이어진 누군가의 가르침에 따르고 있음을 분명히 하고 있다.

파탄잘리-마하라시(Patanjali-maharasi)의 요가경(P.Y.S)은 일련의 운문(韻文) 형식을 취하고 있으며, 수트라(Sutra)라는 문자적 의미가 '실(絲)'이라면 이 경전은 마치 보석과 같은 중요한 의미들이 실에 꿰어진 경구(經句)라고 할 수 있다. 이 경구들은 각각의 단어를 여러 가지 의미로 함축하여 나열하고 있다. 이 경전은 요가의 지식과 수행의 경험들이 농축된 철학적 서술이기 때문에 해석하기에 따라 전혀 다른 뜻으로 이해될 수도 있다. 따라서 주석상의 오류는 그 뜻을 이해하는 사람의 수준에 따라 달라질 수 있으며, 이러한 어려움 때문에 번역과 해석에 따라 오역(誤譯)의 소지가 있음을 주지해야 한다.

이 요가경전(P.Y.S)이 성립된 시기를 살펴보면, 시대를 중요시하지 않는 인도의 전통적인 특성상 확실하지 않으나 대략 기원 후 4～5세기경으로 추정된다. 요가의 여러 흐름들과 우파니샤드(Upanishad)적 사상들과 요가의 독창적인 여러 흐름들을 취합하여 하나의 체계를 세운 것이라는 가설(假說)과 당시의 윤회하는 세계관이 내재된 시대적 사상들이 녹아 있는 흔적들을 경전에서 찾아볼 수 있다. 샹키야(Samkhya) 철학의 이론 체계를 받아들인 요가는 순수정신 푸루샤(Purusha)와 자연이 형태화한 물질적 원료인 프라크리티(Prakriti)의 이해로부터 출발된다. 요가는 이와 같은 특수한 이론적 원리에 맞추어 인간의 존재를 설명하기에 진아(眞我)의 개념을 부정하고 무아설(無我說)을 주창했던 동시대의 불교사상과 대비되는 부분들이 경전에 포함되어 있다. 요가-수트라(P.Y.S)는 7～8 세기경 브야사(Vyasa)에 의하여 주석(註釋)되었으며, 9세기경 바차스파티미슈라(Vacaspatimisra)에 의하여 용어가 풀이되었고, 11세기에 보자(Bhoja), 16세기경에는 라만다-사라스와티(Ramanda-sarasvati), 그리고 16세기경의 브야사의 주석을 재해석한 상캬철학의 위대한 학자인 비즈냐나빅슈(Vijnanabhiksu)에 의하여 정교하게 다듬어졌다. 어떤 언어체계에서도 비슷한 경우를 가지지만 특히 범어(梵語 : Sanskrit)는 사용자의 선택과 표기에 따라 한 단어가 수많은 뜻을 내포하고 있기 때문에 범어(梵語)의 문법학자가 경전의 한 단어만이라도 줄일 수 있다면 "그는 마치 아들을 얻은 것처럼 행복할 것이다"는 말이 있을 정도로 경구의 단어에 함축성을 내포하고 있다. 이러한 간결함의 원리가 숨어 있는 요가-수트라(P.Y.S)는 경구를 연구하는 학자들의 고심어린 흔적들이 역력하고, 각 교전마다 약간의 차이를 보이지만 경전을 주석하고 재해석하는 과정에서 요가의 진정한 의미가 잊혀지지 않고 계승, 발전되어 온 점을 주목해야 한다.

파탄잘리(Patanjali) 요가 경전은 요가이론(Yoga-vidya)들을 과학적인 방법으로 제시함으로써 인간 존재에 대한 연구의 토대가 되고 있으며, 영혼을 비추는 거울, 미래를 내다보는 능력, 철학적 씨앗의 의미로 요가철학(Yoga-darsana)의 기원이 되고 있다. 이 경전은 해석하는 사람의 철학적 깊이와 의식수준에 맞게 이해될 수 있겠으나 그 의미들이 단순한 의식이나 느낌, 지식의 흔적만은 아니며, 실제로 요가경전(P.Y.S)은 수행이란 관점에서 도출된 영감의 결과이기 때문에 그것을 해석하는 사람의 수행의 깊이도 함께 이해할 수 있어야 한다.

요가경(P.Y.S)에 나타난 용어들은 많은 논점을 제시하며 주석자들마다 독창적인 견해와 여러 가지 해석의 차이를 보여주고 있다. 그것은 범어(Sanskrit)학자이며 요가 수행자로 전해지는 파탄잘리(Patanjali)가 그 시기에 맞는 단어를 선택했을 것이기에 전문적인 용어의 의미를 다른 시대의 다른 언어를 사용하는 사람들이 동일한 의미로 해석하기에는 무리가 있기 때문이다. 또한 파탄잘리(Patanjali) 이전에 이미 사용된 용어는 그가 동시대에 맞게 조정하거나 재해석하였을 것으로 오랜 기간 이어져온 철학적인 주제와 그 선택된 용어의 적절함을 인정하고 더 유추해서 의심할 필요는 없을 것으로 본다. 경전에 언급된 각각의 단어는 이해하는 깊이에 따라 실제적인 의미에서 유사(類似)한 것과 유일(唯一)한 것의 차이를 경험하게 한다. 예를 들어 그동안 파탄잘리 요가수트라 제1장에 언급되는 용어인 사마디(Samadhi)와 사마파티(Samapatti)는 많은 학자들에게서 최종적 명상의 단계를 뜻하는 비슷한 의미로 받아들여졌다. 그러나 카이발야다마(Kaivalyadhama)의 고전 연구학파 요가-미맘사(Yoga-mimamsa)에서 수많은 논의(論議)의 과정을 거쳐 비슷한 의미가 아니라 '사마디(Samadhi)'는 무상삼매의 어떤 결과를 의미하고 '사마파티(Samapatti)'는 의식이 집중되어 그 상태로 나아가는 과정의 의미로 이 용어들에 관한 논리적인 이견(異見)들을 정리하였다.

파탄잘리(Patanjali)는 요가경(Yoga-sutra) 제1장 2절에서 "요가는 마음을 멈추어 고요하게 하는 것이다.(Yoga-chitta-vritti-nirodha)"로 정의하고 있다. 집중, 몰입, 삼매를 총칭하여 총제(總制 : Samyama)라고 부르며, 이 용어는 집중력의 극대화인 총체적 의식의 제어를 뜻한다. 그것은 의식이 진전된 변화의 양상이며, 깊어지는 순서와 과정으로서 수행자가 어떤 원소나 대상에 총제하면 그 대상과 교감함으로써 조화를 이룰 수 있음을 의미한다.

요가(Yoga)는 때에 따라 적절한 명칭을 가지지만 아쉬탕가-요가(Ashtanga- yoga)나 파탄잘리(Patanjali)의 요가-수트라(P.Y.S)가 곧 라자-요가(Raja-yoga)라고 지칭되는 것은 적절치 않으며, 서로 비슷한 의미와 조화를 가지고 있다 해도 그 단어가 가진 특성에 맞추어 엄밀하게 구분되어야 할 필요가 있다. 스와미. 비베카난다(Swami. Vivekananda)에 의해서 처음 명명된 용어인 라자-요가(Raja-yoga)는 요가 수행의 왕도(王道)라는 의미로 명상을 통한 해탈의 직접적인 길을 뜻한다. 그리고 아쉬탕가-요가(Ashtanga- yoga)는 파탄잘리 요가-수트라(Yoga-sutra)에 나타난 여덟 단계를 거치는 수행자의 실천적 수행체계를 지칭하는 것이지 이론적 철학의 주제로만 연구된 것은 아니다. 따라서 라자-요가(Raja-yoga)와 아쉬탕가-요가(Ashtanga- yoga)는 구분되어야 한다.

요가(Yoga)는 자연과 우주의 현재적 실체와 상상이 가능한 또 다른 세계를 여는 열쇠이다. 따라서 유즈(Yuj)라는 어원적 의미는 정신과 육신의 연결을 뜻하며, 삼매는 현실에서 다른 차원을 경험하는 것이다. 요가 수행에서 육체는 정신과 영혼을 수용하는 가장 중요하고 유일한 도구로 보며, 육체와 존재하는 모든 것들을 인정하지만 거기에 빠지지는 않는다. 요가(Yoga)는 육체에 한정되지 않고 육체 너머의 세계를 지향하는 인간의 종교적 철학적 사유를 모두 포함한 실천하는 수행체계이다. 인도의 종교와 철학의 핵심사상인 업(業 : Karma)은 어느 한 사람과 그의 생애에 관하여 존재시기에 대한 의문부호를 생략하는 경우가 허다하다. 그 이유는 업에 따라 태어남과 죽음을 반복하는 우주적 법칙의 과정으로 보기 때문에 오고 가는 생들에 초연한 태도를 가질 수 있다. 따라서 수행을 통해 더 이상 생명의 씨앗과 육체를 가져야 할 필요성이 사라진 우주와 합일된 순수한 영혼에 이르고자 한다. 요가경(P.Y.S)에 의하면 요가는 실천수행(實踐修行 : Sadhana)에 큰 의의가 있기 때문에 나아갈 방향과 뚜렷한 목적의식이 있어야 하며, 끊임없는 수행을 통하여 육체적 한계를 넘어 지고한 해탈(Kaivalya)의 경지에 이를 수 있다고 서술하고 있다.

요가경(P.Y.S)의 구성

파탄잘리(Patanjali)의 요가 경전(P.Y.S)은 4 단원으로 나뉘며, 제1장 삼매(三昧 : Samadhi-pada)의 장(章)은 51절로 구성되어 요가의 정의와 심리적 분석을 토대로 설명되고, 제2장 수행(修行 : Sadhana-pada)의 장(章)은 55절로 구성되어 수행자가 지켜야 할 근본적인 덕목인 8단계의 요가를 위주로 수행의 실천을 강조하고 있다. 제3장 신통(神通 : Vibhuti-pada)의 장(章)은 55절이며, 요가 수행으로 자연과 일체성을 획득한다면 그 힘을 얻게 된다는 내용의 신통력을 설명하고 있으며, 제4장 독존(獨存 : Kaivalya-pada)의 장(章)은 34절로서 요가적인 성취인 해탈에 관한 명확한 이론적 근거를 남기고 있다.

제 1 장

삼매(三昧)의 장(章) - (Samadhi-pada)

1-1.

Atha·Yoga-anusasanam

(어터·요가-아누샤서넘)

이제부터 요가의 가르침을 시작한다.

【해설】 첫머리에 "이제부터 요가의 가르침을 시작한다"고 말한다. 이런 식의 첫 표현은 인도의 많은 경전 첫머리에 등장하는 구절이다. '이제부터 설해지는 요가의 가르침'이 요가-수트라(Yoga-sutra)를 정리한 파탄잘리(Patanjali)가 설명하고 있는 것인지 야즈나발캬(Yajnavarkya)의 법전(法典)에 쓰인 최초의 요가 수행자이며 요가의 시조(始祖) 또는 요가의 수호자로 상징되는 시바(Siva)신(神)이 말하는 것인지 주석가들에 따라 논란의 여지가 있다. 그러나 요가의 가르침은 파탄잘리가 요가의 성전을 처음으로 만든 것이 아니고, 그는 오직 옛 성인들의 가르침들을 집대성한 것으로 보는 주석가들의 견해가 지배적이다. 요가-수트라를 파탄잘리의 가르침으로 보지 않는 이유는 요가 수행을 통하여 최고신의 위치에 오른 시바신이 그 깨달음의 경지와 방편(方便)을 제시하고 있기 때문이며, 요가의 근원적인 최고의 스승이 있어야 한다는 정통성의 고려가 엿보이고 이런 이유로 '요가의 가르침을 시작한다.'고 겸허하게 적고 있음을 이해할 수 있을 것이다. 인도(印度)의 경전에서 흔히 쓰이는 범어(梵語)의 표현대로 '무엇에 따라서'의 의미는 자기 자신이 직접 가르친다고 할 경우에는 어

의(語義)에 따라 '샤서너(Sasana)'라고 해야 하며, 어떤 것에 따른 가르침은 '아누샤서너(Anusasana)'라고 해야 하는 것으로 볼 때, 여기에 기록된 구절은 다른 어떤 것에 따라서 가르친다는 뜻으로 유추할 수 있다. 파탄잘리 (Patanjali)는 수없이 많은 요가의 흐름들을 하나의 큰 강물로 흐르게 한 요가의 중시조(中始祖)와 같은 공로자로 수트라(Sutra : 구슬을 실에 꿰다)의 의미처럼 요가를 하나로 엮은 집대성자이며 요가 수행자이다.

1-2.

Yogas-Citta-Vrtti-Nirodhah
(요거스-찔떠-위릴띠-니로더허)

요가란 마음의 작용(作用)을 멈추게 하여 사라지게 하는 것이다.

【해설】 요가의 정의를 이처럼 명확하게 마음의 작용을 없애는 것이라고 하였다. 어떤 주석가의 해석에 의하면 요가는 삼매(三昧 : Samadhi)의 뜻을 가진다. 유즈(Yuj)를 어원으로 보면 삼매의 뜻이 있는데 유즈(Yuj)가 '결합하다'의 뜻이 되려면 유-지(Yuj-i)로 되어야 하므로 흔히 요가(Yoga)라는 말을 결합의 의미로만 해석하는 것은 잘못된 해석이라는 주장이 제기되고 있지만 마음과 몸을 하나로 묶어 일체심신(一體心身)이 삼매를 향한다면 같은 의미로 본다 해도 무리는 없다. 모든 단계에 미치는 마음의 성질을 파악하고 이를 통제한다는 의미에서 이 구절이야말로 요가의 뜻과 목적을 집약한 문장으로 볼 수 있다. 요가의 정의와도 같은 이 구절에서 우리는 문제의식과 그 해소방법, 그리고 인간의 궁극적인 목표를 찾아낼 수 있다. 마음의 작용은 무엇을 말하며, 또한 멈추게 하는 방법과 사라지게 했을 때 어떻게 되는가에 대하여 설명되고 있는 것이다. 마음은 마치 심원의마(心猿意馬)라는 비유처럼 제어되기 힘든 성질을 갖고 있다. 보고, 듣고, 느끼며, 습득되고, 선택된 마음이란 동물적 본능에 이끌리는 방향성이 아닌 인간이 가진 어떤 것을 말한다. 무게도 흔적도 없지만 마음

은 분명히 존재한다고 느끼는 그것을 분석하기란 참으로 어려운 일이다. 요가적 관점에서 마음의 성질을 살펴본다면 우주의 움직이는 원리인 구나(Gunas)의 힘으로 밝은 빛을 지향하여 신의 세계에 이끌리게 하는 사트바(Sattva)적인 성향과 라자스(Rajas)의 활동성으로 인하여 움직임이 생겨나고 타마스(Tamas)의 무감각과 어둠의 성향이 연결되어 생과 사의 윤회(輪廻)적 순환까지도 관련되어 있다. 스스로의 의지로써 모든 마음의 작용을 멈추게 하여 지워버리고 또 다른 차원을 열어 신의 세계에 접근하는 것, 윤회의 순환고리에서 영원히 벗어나려는 시도, 그 실천적 방법을 요가는 설명하고 제시하려는 것이다. 마음이 동요되거나 무감각 상태에 있거나 산란하여 안정되지 않은 마음은 요가가 아니다. 한곳에 집중되고 몰입되어 대상에 대한 지혜의 빛으로 번뇌를 없애고 업(業)의 속박을 풀어서 모든 마음의 움직임을 사라지게 했을 때, 비로소 순수한 인간 본래의 상태로 돌아가게 된다. 바로 그것을 요가(Yoga)라고 한다.

1-3.

Tada·Drastuh-Svarupe `Vasthanam

(떠다·드러스뚜후-스워루뻬 워스타넘)

마음이 수습(收拾)된 그 때, 관조자로서의 진아(眞我)는 자기 본래의 상태에서 빛난다.

　　【해설】상캬(Samkhya)철학에서 말하는 실재(實在)로서의 순수정신 푸루샤(Purusha)는 움직이지 않는 불변의 정신원리를 말하며, 지(地), 수(水), 화(火), 풍(風), 공(空)의 자성(自性 : Prakriti)이라는 변화의 속성을 가진 우주의 물리적 원질(原質)들에 의해 조금씩 그 모양과 성질이 달라진다. 이 변화의 속성(Prakriti)은 경험을 수반하는 것이기에 물질계뿐만 아니라 마음 작용에도 같은 근원을 가진다. 푸루샤는 태어나지도, 파괴되거나 구속되거나 능동적인 주체자도 아니며, 프라크리티(Prakriti)의 가장 완전한 출

현인 지성(知性 : Buddhi)으로 밝고 순수한 사트바(Sattva)적 지혜가 푸루샤(Purusha)라는 진아(眞我)의 거울에 비추어져서 반사되어 나타나는 것이다. 진아(眞我)라는 거울에 비춰지는 모습들은 자기 본래의 모습을 잃고 스스로 착각하여 고(苦 : Klesa)를 받는 것이다. 거울에 아무것도 비춰지지 않을 때는 없다. 해를 비칠 때는 해가, 달이 비칠 때는 달이, 바다가, 별이, 하늘이 그리고 어둠까지도, 어떤 것을 비추고 있든지 거울은 환상(Maya)이 아닌 그것과 동일한 것이라는 생각과 같다. "탓-트밤-아시(Tat-tvam-asi)"는 "그것은 그것이다" 또는 "그것은 그것만의 모습이다"라는 뜻이 되어 원인과 결과가 크게 보면 결국 하나라는 의미가 된다. 어떻게 착각에서 벗어나 실재(實在)를 직시할 수 있느냐가 요가의 과제이다. 요가의 목적은 진아(Purusha)가 자성(Prakriti)과 관계를 맺지 않고 홀로 본래의 모습으로 독존(獨存)하는 데 있으며, 이것이 곧 해탈인 것이다. 원인이 있는데도 피한다는 의미가 아니며, 거울에 아무것도 비춰지지 않게 하면 된다는 말이 결코 아니다. 눈으로 사물을 보지 못하는 사람이나 어린 아기처럼 짧은 시간에 몇 가지밖에 세상을 보지 못한 경우가 아닌, 다 담아낼 수 있으면서도 보이는 세계가 전부인 것처럼 착각하지 않는 거울 본연의 순수를 잃지 않는 것이다. 해탈이란 말도 이와 같은 뜻으로 해석할 수 있다. 모든 것을 다 담아낼 수 있으되 그 담겨진 것이 내가 아니고, '담은 그릇이 비춰진 거울'임을 아는 것이다. 따라서 마음의 작용이 멈추고 사라진 상태에서 진아(Purusha)는 본래의 모습, 즉 진면목(眞面目 : Svarupa)으로 돌아와 객관적(客觀的) 세계를 관조(觀照)하게 된다는 의미이다.

1-4.

Vrtti·Sarupyam-Itaratra

(브르띠·사루뺨-이떠러뜨러)

그 이외의 경우에 마음은 작용하는 모습을 가진다.

【해설】 마음의 작용이 멈추거나 사라지지 않았을 때는 진아(Purusha)가 본래의 모습을 잃고 순간적인 마음의 움직임에 이끌려 물질원리(Prakriti)와 동화(同化)된 상태에 있게 된다. 그것은 물에 비친 달이 물결에 흔들리는 것과 같고, 수정이 꽃의 빛깔에 물들어 보이는 것과 같다.

1-5.

Vrttayah · Pancatayyah · Klisata-Aklisata

(브릳떠여허 · 뻔쩌떠으여허 · 끌리셔따-아끌리셔따하)

마음의 작용은 다섯 가지이며, 그것은 '번뇌(煩惱 : Klesa)'로 물든 것과 물들지 않은 것으로 나누어진다.

【해설】 물든 것은 번뇌를 가진 마음이요, 물들지 않은 것은 번뇌를 갖지 않은 마음이다. 번뇌로 일어난 흔들린 마음이나, 번뇌(Klesa)의 원인이 되는 무지(無知), 무명(無明)의 상태와 번뇌로 인해 잃어버린 마음과, 마음에 번뇌가 가득 차 있는 경우, 그 어느 것이든지 이러한 번뇌를 가진 마음은 인간을 윤회의 세계로 몰아넣어 그 세계에 얽매이게 한다. 그러나 번뇌를 가지지 않은 순수한 마음은 해탈(解脫)로 이끈다.

1-6.

Pramana-Viparyaya-Vikalpa-Nidra-Smrtayah

(쁘러마너-위뻐르여여-위껄뻐-니드라-스므리떠여허)

바른 앎(正知), 도착(倒錯), 분별(分別), 수면(睡眠), 기억(記憶)

【해설】 이 다섯 가지가 마음의 작용을 일으킨다. 마음은 수많은 영향으로 비롯되지만 바른 앎(正知), 도착(倒錯), 분별(分別), 수면(睡眠), 기억(記憶) 다섯 가지가 근원적 원인으로 작용한다.

1-7.

Pratyaksa-anumana-agamah · Pramanani

(쁘러떡샤-아누마나-아거마하· 쁘러마나니)

올바른 앎(正知)은 지각(知覺)과 추리(推理)와 성인(聖人)의 말에 의해서이다.

【해설】 올바른 앎을 얻는 데는 세 가지 방법이 있다. 상캬요가 (Samkhya-yoga) 철학에서는 이와 같은 세 가지 인식방법을 논리학적으로 묘사하고 있다. 이는 현량(現量), 비량(比量), 성교량(聖敎量)이라 하며 직접경험에 의하여, 또는 이치를 미루어서, 그리고 성인(聖人)의 가르침에 의한 방법들이다. 그러나 경험은 때로는 독단을 낳기도 하고 추리는 오류를 범하기도 하며, 바르지 못한 스승을 만나서는 그릇된 앎이 되는 불행을 겪는다. 경험의 실재와 추리의 깊이와 밝은 길을 제시하는 스승을 만나는 것은 구도자를 참다운 앎으로 이끌어준다.

1-8.

Viparyayo · Mithya-Jnanam-Atadrupa-Pratistham

(위뻐르여요· 미탸-즈냐넘-어떠드루뻐-쁘러띠스떰)

도착(倒錯)은 대상의 참다운 모습이 아닌 그릇된 앎이다.

【해설】 길가에 놓여 있는 새끼줄을 보고 뱀이라고 느끼는 것은 실재하지 않는 뱀을 착각하여 판단한 것에 지나지 않는다. 그리고 눈감고 코끼리 만지기처럼 현재 만져지는 것을 전부로 착각하는 것도 경험하지 못한 대상을 실체처럼 인식하는 잘못된 마음이다.

1-9.

Sabda-Jnana-anupati · Vastu-sunyo · Vikalpah

(섭더-냐나-아누빠띠· 워스뚜-수뇨· 위껄뻐허)

분별하는 앎(分別知)은 말의 개념에 따라 이루어진 지식에 의한 것이므로 실체적 대상이 아니다.

　【해설】 황소를 보지 못한 어린아이에게 황소에 대하여 말하는 것과 같다. 분별하는 앎은 경험이나 추리나 성자의 가르침이나 착각과는 달리 관념적인 단순한 판단에 의한 앎으로 이것을 경계해야 한다는 뜻이다. 말의 개념에 의한 분별지(分別智)는 사실적 실체는 아니라 할지라도 옳지 않은 판단은 아니다. 가령 누구의 황소라고 할 때, 실제로는 누구라는 사람과 황소가 있을 뿐으로 분별하여 안 것에 지나지 않는다. 분별심(分別心)은 실제 생활에서 필요한 일상적 앎이다. 삶에 대한 이론적인 지식은 비록 뜨거운 불을 경험하지 못했다 하여도 그림이나 사진속의 불꽃에서 실체는 아니지만 불에 대한 개념적 이해를 갖게 한다. 그러나 그림에서의 타오르는 불이 결코 뜨겁거나 무엇도 태우지 못한다는 것을 아는 것은 실체가 아니라는 사실의 경험으로부터 자각(自覺)된다.

1-10.

Abhava-Pratyaya-alambana-Vrttir-Nidra

(어바워-쁘러떠야-알럼버나-위릴띠르-니드라)

수면(睡眠)은 의식의 작용이 존재하지 않는 상태이다.

　【해설】 수면(睡眠 : Nidra)은 꿈도 꾸지 않을 만큼 깊이 잠든 상태를 말한다. 이와 같은 상태에서도 마음의 작용은 없어지지 않고 그 대상도 실재하지 않지만, 수면(睡眠)중에도 무의식이라는 의식은 남아 있다.

1-11.

Anubhuta-Visaya-asampramosha·Smrtih

(어누부떠-위셔야-아섬쁘러모셔허·스므리띠히)

기억(記憶)은 경험한 대상을 잊지 않고 마음속에 갖고 있는 것이다.

【해설】기억이란 마음에서 어떠한 과거의 경험이 다시 일어나는 것이며 수행자(修行者)가 가장 벗어나기 힘든 것일 수도 있다. 기억은 사실이라는 실제적 느낌을 잠재의식(Vasana)에 쌓고 거기서 벗어나거나 바꾸려 하지 않으려는 속성이 있어 그것을 지우기가 쉽지 않기 때문이다. 그러나 자신이 지금껏 본 것들과 알았던 것들이 변함이 없는 진리인지 우물을 들여다보고 난 후 바다를 보았다고, 하늘을 보았다고 하고 있는지 살펴야 하는 것이다. 이처럼 바른 앎과 잘못된 앎, 분별심과 수면, 그리고 기억의 다섯 가지 마음의 작용은 사람에 따라서 때와 장소, 여러 가지 상황에 따라 복잡하게 나타난다. 이러한 마음의 작용을 지우는 것이 요가의 목적이다.

1-12.

Abhysa-Vairagya-Bhyam · Tan-Nirodhah

(어뱌서-웨이라갸 뱜· 떤-니로더허)

마음의 작용을 지우는 두 가지 방법은 수행의 실천과 욕심을 버리는 것이다.

【해설】닦는다는 것, 즉 수행(修行)이란 계속해서 되풀이하여 익힘이요, 욕심을 버린다는 것은 물질적인 세속의 욕망에서 벗어나는 것이다. 요가 수행에서 제시하고 있는 방법으로는 신(神)을 향한 마음의 정화인 크리야 요가(Kriya-yoga), 모든 것을 신(神)에게 헌신하는 박타- 요가(Bhakti-yoga), 신성(神性)을 가진 타인을 통하여 업(業)을 해소하려는 카르마-요가(Karma-yoga)와 명상을 통하여 다른 차원의 문을 여는 라자-요가(Raja-yoga), 무지(無知)에서 벗어나 지혜(智慧)를 깨우치는 갸나-요가(Jnana-yoga) 등이 있다. 파탄잘리(Patanjali)의 요가-수트라(Yoga-sutra)에서는 육체적 자기의 발견인 하타 요가(Hatha-yoga)적 자세에 대한 수행방법들을 구체적으로 제시하고 있지는 않지만 그 의미와 목적은 분명히 하고 있다. 수행(修行)

은 몸과 마음을 하나로 이어 깨끗하게 닦는 심신일여(心身一如)의 실천으로서 무조건 세속(世俗)을 등지라는 의미가 아니다. 번뇌의 원인을 찾아내어 벗어나는 길은 욕심에 묶여서 자유롭지 못한 마음에서 떠나는 것이다.

1-13.

Tatra · Sthitau · Yatno'Bhyasah
(떠뜨러 · 스티떠우 · 옅노뱌서허)

닦는다는 것, 즉 수행(修行)은 마음의 움직임을 멈추어 고요하게 하려는 노력이다.

【해설】 요가의 철학에서는 마음의 움직임도 우주적인 힘(Gunas)에 상응한다고 보아 끊임없이 일어나는 마음의 파도를 온전히 그치게 할 수는 없다고 말한다. 그렇다면 무엇을 마음의 정지상태라고 말하는 것인가? 그것은 밝고 순수한 성질을 가진 힘인 사트바-구나(Sattva-guna)로 이끄는 자기노력을 통하여 내면의 의식이 고요하게 빛나는 통일된 상태, 즉 삼매(Samadhi)를 말함이다.

1-14.

Sa · Tu · Dirgha-Kala-Nairantarya-Satkara-asevito · Drdha-Bhumih
(서 · 뚜 · 디르거-깔러-나이런떠르여-서뜨까라-아세위또 · 드르더-부미히)

그러나 수행(修行)은 오랫동안 쉬지 않고 성실하게 반복함으로써 비로소 확고한 경지에 이른다.

【해설】 마음을 한곳으로 모은다는 것은 욕심을 버리고 굳은 신념으로 지혜롭게 수행하는 것이다. 확고한 경지는 수행이 진전되어 마음에서 일어나는 무수한 생각들에 방해받거나 빠져들지 않는 금강심(金剛心)을 말한다. 수행은 꼭 시간과 비례하지 않을 수 있다. 산 위에 내린 빗물이 나뭇잎을 적시고 뿌리를 지나 계곡을 거쳐 강에 이르는 동안 수많은 물들

과 섞이어 하나의 바다를 이루기까지는 시간이 필요하다. 우주적 시간의 경과로서 빗물이 수증기가 되어 곧바로 날아가 바다에 속할 수도 있지만, 수행(修行)은 요행이나 우연의 일치가 아니다. 각성의 의지와 과정이 없이 느닷없는 깨우침이 일어날 수는 없으며, 설령 우연으로 보이는 일들이라 해도 모든 것은 이미 그렇게 되도록 준비된 것들이고 인연(因緣)과 업 (Karma)에 따른 필연일 수도 있다는 점을 알아야 한다.

1-15.

Drsta-anusravika-Visaya-Vitrsnasya · Vasikara-Samjna · Vairagyam

(드리스타-아누스러위꺼-위셔여-위뜨리스너스여 · 버시까러-섬즈냐 · 베이라검)

욕심을 버리고 보이는 대상이나 알고 있는 대상에 대해서도 집착하지 않 는 사람은 그 욕망을 스스로 이겨내어 벗어난 마음이다.

【해설】 세속적 욕망을 떠나 집착의 차원을 벗어난 수행자는 어떠한 대상에도 얽매이지 않는 순수한 마음을 간직한다. 그의 마음은 어떤 상황 에서도 그것에 구속됨이 없는 진정한 자유로움이다.

1-16.

Tat-Param · Purusha-Khyater-Guna-Vaitrsnyam

(떧-뻐럼 · 뿌루셔-캬떼이르-구너-웨이뜨러스넘)

이 욕망을 떠난 최상의 경지는 진아(Purusha)에 대한 참된 앎을 얻은 사람 이 가지는 것으로서 세 가지 구나(Gunas)에 의한 탐욕까지도 떠난 경지이 다.

【해설】 참된 앎이라는 것은 푸루샤(Purusha)와 프라크리티(Prakriti)의 성질을 이해하고 또한 그것마저 초월(超越)하는 것이다. 일례(一例)를 들 어 밤하늘의 별을 관찰하는 것은 우주를 이해하기 위한 것이라고 할 때, 수많은 기구를 동원하여 그 우주적 흐름을 볼 수 있을 것이다. 우주의

원리를 알아낸 사람은 더 이상 천체 망원경이라고 하는 도구가 필요하지 않다. 그러나 이러한 앎을 얻은 사람이라도 모든 욕망에서 완전히 벗어나야 비로소 해탈(解脫)을 얻는다.

1-17.

Vitarka-Vicara-Ananda-asmita-anugamat · Samprajnatah

(비떠르꺼-위짜라-아넌다-아스미따-아누거맡· 섬쁘러즈냐떠허)

마음이 거칠어지거나 미세한 움직임, 즐거움(歡喜)이나 자아의식(自我意識)등을 동반하고 있는 것은 유상삼매(有想三昧)이다.

　【해설】 요가에서는 삼매를 유상삼매(有想三昧)와 무상삼매(無相三昧)로 구분한다. 유상삼매는 정신 통일의 깊어지는 정도에 따라 거친 마음의 작용 비타르커(Vitarka), 미세한 마음의 작용 비차라(Vicara), 환희심의 극치인 아난다(Ananda), 오직 자기 존재의식만이 남아 있는 아스미타(Asmita)가 있다. 이 유상삼매의 경지에서는 자신의 순수하고 절대적인 존재감(存在感)만이 의식의 표면에 나타나며, 이는 잔잔한 호수에 밝은 빛이 쏟아지는 것과 같다.

1-18.

Virama-Pratyaya abhyasa-Purvah · Samskara-Seso' Nyah

(뷔라머-쁘러떠야-아뱌서-뿌르워허· 섬스까러-세쇼 녀허)

무상삼매는 마음의 움직임을 그치게 하는 수행의 결과로 나타나며 이런 경지에서는 잠재인상((潛在印象)만이 남게 된다.

　【해설】 마음에서 일어나는 모든 생각이나 분별을 끊어 버린 결과로 마음이 텅 빈 상태가 되었을 때를 무상삼매(無想三昧 : Nirvikalpa-samadhi)라 한다. 이때 의식의 표면에는 어떠한 생각도 일어나지 않고, 오직 의식 속에 잠재해 있는 인상만이 남아 있다. 잠재인상이란 비잠(Bijam : 종자,

씨앗)을 말한다. 모든 생명체는 복제능력을 가지며 씨앗 속에 정보를 남겨둔다. 다시 말해 재생을 위해 돌아올 무언가를 남겨두는 것이다. 만약 정신세계에서 방황하다 길을 잃어버릴 경우가 있다고 가정하면 아마도 그는 현상계(現象界)로 되돌아오지 못하는 상황에 빠질 수도 있는 것이다.

1-19.

Bhava-Pratyayo · Videha-Prakriti-laya-anam

(버워-쁘러떠요 · 뷔데허-쁘러끄리띠-러야-아남)

육체를 떠나 근원적 요소(Prakriti)로 다시 돌아간 사람들과 신령들에게는 자연발생적인 무상삼매가 있다.

【해설】 인도의 전통 종교사상에서는 신들의 모습이 다양하다. 이 신(神)들은 상호보완, 상호경쟁관계로 설정되어 그 특성이 고정되어 있지 않고 변화의 양상을 가지며 우주적 순환에 따라 같이 움직인다. 브라흐마(Brahma), 비쉬누(Vishnu), 시바(Siva)라는 최상의 신격(神格)을 제외한 다른 신(神)들은 절대적인 지위와 권위를 가지고 있지 못하며 힘의 변화를 겪는다. 따라서 천신(天神 : Deva)들도 윤회의 수레바퀴에서 자유롭지 못하며, 오히려 인간의 몸으로 수행을 통하여 영적인 성취를 이룬 사람들이 더 높은 지위를 갖는 경우가 많다. 이 성자(聖者 : Rishi)들과 성취자(Siddha)들은 더 이상 윤회하는 업(業)의 사슬에 묶이지 않기 때문에 신들보다 더 높게 칭송된다. 이들을 제외한 신들과 영혼들은 참된 해탈을 얻은 존재가 아니며 부여받은 자연적인 무상삼매에 들었지만 해탈로 이끄는 힘을 가지지는 못하는 것이다.

그러므로 이들은 지(地), 수(水), 화(火), 풍(風), 공(空) 등 자연적인 원소(Prakriti)에 자석처럼 이끌리어 그 어느 것 하나를 진정한 자아로 잘못 인식하여 그것과 결합해서 되돌아가려 한다. 이것은 순수의식 푸루샤(Purusha)를 해탈로 이끌지 못한 까닭에 육체를 떠난 후에도 자성(自性 :

Prakriti)에 다시 엮이게 되는 것이다.

1-20.

Sraddha-Virya-Smrti-Samadhi-Prajna-Pruvaka · Itaresam

(스랏다-위르여-스므리띠-서마디-쁘러즈냐-뿌르워커 · 이떠레샴)

그 이외의 요가 수행자들은 강한 신념으로 정진하여 한결같은 의식으로
삼매에 이르고 참된 지혜를 통하여 무상삼매에 들게 된다.

【해설】 강한 신념(信念 : Sraddha)은 진리에 대한 탐구심이다. 이 신념
에 의해 참된 지혜를 얻으려는 노력(勞力 : Virya)이 생기고, 한결같이 잊지
않으려는 이러한 염상(念想 : Smrti)을 수행하는 과정에서 삼매(三昧 :
Samadhi)의 경지가 생겨난다. 삼매를 통하여 우주의 참된 모습을 아는 지
혜(知慧 : Prajna)가 빛나게 된다. 그리하여 얻어진 이 지혜마저도 버릴 때,
무상(無想), 무종자(無種子)의 삼매가 완성된다.

1-2l.

Tivra-Samvega-anam-Asannah

(띠브러-섬웨이가-아남-아선너허)

참된 지혜를 얻고자 하는 강한 열정을 가진 수행자는 무상삼매(無想三昧)
의 완성이 빨리 이루어진다.

【해설】 삼매(三昧)는 저절로 이루어질 수 있는 것이 아닌 적극적인
노력을 통해서만 들어설 수 있는 것이다. 스스로 준비되어 있는지를 되돌
아보고 참된 지혜를 얻고자 하는 열정을 수행의 힘으로 삼는다면 잘못된
길로 들어서거나 정신세계에서 헤매지 않을 것이다.

1-22.

Mrdu-Madhya-adhimatratvat-tato'pi · visesah

(무리두-머댜-아디마뜨러뜨왈-떠또어삐· 위세셔)

강한 열정에도 온화(穩和)와 중용(中庸)과 파격(破格)의 차이가 있으니, 그
것에 따라 완성의 길(道)에도 정도가 다르다.

　【해설】 나태하거나 심하게 수행을 하는 것은 바람직하지 않고 중용
을 지키는 것이 좋다고 한다. 그러나 진리를 향한 열정이 강할수록 무상
삼매의 완성은 빨라진다.

1-23.

Isvara · Pranidhanad-Va

(이스워러· 쁘러니다나드-와)

자재신(自在神 : Isvara)에의 기원으로도 무상삼매에 이를 수 있다.

　【해설】 자재신(Isvara)은 지고의 신(神)이다. 절대자 유일신이 아닌 인
격신으로서 순수 해탈에 대한 염원을 놓치지 않고 그 열망의 정점에선
수행자의 정신을 끌어 올려주는 존재이다. 이 자재신(自在神)을 기원하는
점에서 요가사상은 무신론(無神論)이 아니며, 참된 지혜를 찾고 해탈을
향한 꾸준한 수행을 제시함에 있어 자기의 의지가 아닌 다른 힘에 의지하
는 것도 아니다. 순수한 영혼으로 나아가는 목적에서는 모든 길이 하나로
연결된다. 자재신에의 기원(Isvara-pranidhana)은 제 2장 1, 32, 45절에서 다
시 설명되고 있다.

1-24.

Klesa-Karma-Vipka-asayair-aparamrstah · Purusha-Visesa · Isvarah

(끌레셔-꺼르머-위빠까-아셔예이르-아빠라므르스떠허· 푸루셔-비세셔· 이스워러허)

자재신(Isvara)은 번뇌, 업, 업보, 잠재력에 의해서 더럽혀지지 않은 순수한

진아(眞我)이다.

【해설】자재신(自在神)이란 우주의 근본 원인이므로 인간고유 본질인 진아(眞我)와 비슷하다. 그러나 인간의 진아와 다른 면은 그것은 번뇌(煩惱) 등에 의해 더럽혀지지 않는 특별한 진아(眞我)이다. *잠재력에 대하여 (제2장 12절 참조).

1-25.

Tatra · Niratisayam · Sarvajna-Bijam

(떠뜨러· 니러띠셔염· 서르워즈너-비점)

자재신은 일체의 지혜를 낳게 하는 종자 중에서도 최고의 것이 갖추어져 있다.

【해설】일체를 아는 지혜(知慧)란 모든 세계를 지배하고 모든 것을 아는 힘(제3장 49 참조)이며, 모든 것의 존재양식을 일시에 어떤 절차도 거치지 않고 알 수 있는 능력(제3장 54 참조)을 말한다. 또한 종자(種子)는 이러한 지혜가 싹트게 하는 원인이자 힘이다. 이러한 힘은 모든 인간에게 갖추어져 있는데 자재신(自在神)에게는 최고의 힘과 최고의 종자가 갖추어져 있다고 한다. 농부가 씨앗을 구할 때 가장 순수한 최고의 씨앗을 찾듯이 지혜의 씨앗 또한 최고의 지혜로부터 받아야 한다.

1-26.

Purvesam-Api · Guruh · Kalena-anavacchedat

(뿌르웨이삼-어삐· 구루허· 깔레나-아너웟체답)

그 자재신은 시간에 의해서 제한을 받는 존재가 아니기 때문에 옛 스승들에게도 스승이 된다.

【해설】요가의 수행은 구루(Guru)라고 불리는 스승을 통하여 가르침을 받아야 한다. 요가는 스승의 지도 없이 성공하기 어렵기 때문에 또는

잘못된 방향으로 갈 수 있는 위험이 크므로 요가에서의 스승은 지식 전달자가 아닌 정신과 영혼을 빛으로 끌어 올려주는 절대적인 역할까지를 의미한다. 가르침이란 스승에게서 제자로 이어 내려가는 것이므로 반대로 거슬러 올라가면 최초의 스승이 있어야 하고, 그 스승은 홀로 깨달은 존재이어야 된다. 이러한 스승은 결국 자재신을 일컫는 것이고 최초의 스승은 시간적인 제약이 없는 존재이어야 하기 때문이다.

1-27.

Tasya·Vacakah·Pranavah

(떠스여·와져꺼허·쁘러너워허)

자재신을 상징하는 거룩한 말은 '옴'이다.

【해설】옴은 베다(Veda)시대부터 신성한 소리로 이어져 내려왔다. 처음은 제사장(祭祀長)이 제의(祭儀)를 행할 때에 외웠으며, 이 후 우주의 음으로 상징되어 요가 수행에 있어 중심적인 요소가 되었으며, 우주적 순환을 나타내는 만트라(Mantra)로서 아(a)-우(u)-옴(Om)을 합한 소리가 생성(生成)과 유지(維持)와 완성(完成)이라는 우주 생명력의 표상이 되었다.

1-28.

Tatah·Pratyak-Cetana-adhigamo'pya-antaraya-abhavas'ca

(떠떠허·쁘러떡-쩨떠나-아디거모'뼈-언떠라야-아바워스-쩌)

이 수행법을 익히면 마음을 고요하게 하여 내심(內心)을 관조하는 힘을 얻어 요가 수행의 장애를 없앨 수 있다.

【해설】만트라-요가(Mantra-yoga) 수행은 방해되는 조건들을 제거하는 방편으로서 외부적인 것들에 마음이 흔들리지 않고 청정함을 유지하며, 살아 움직이는 내면에서 울리는 진동인 생명의 기운을 찾아내어 더욱 깊게 몰입하게 하는 수행법이다. 또한 자재신을 명상하며 마음을 깨끗이

하여 요가 수행의 여러 장애를 제거하고 해탈을 성취하려는 끊임없는 노력이다.

1-29.

Taj-Japas-Tad-artha-Bhavanam

(떳-저뻐스-떠드-아르터-바워넘)

요가 수행자는 그 성음(聖音)을 반복하여 외우며, 그 소리가 표시하는 자재신을 염상(念想)하라.

　【해설】 옴(Om)의 만트라(Mantra)를 낮게 외우며 동시에 자재신의 빛나는 모습과 그 위력을 명상(Bhavanam)하면, 진아의 본질적 순수에 접근할 수 있다.

1-30.

Vyadhi-Styana-Samsaya-Pramada-alasya-avirati-Bhrantidarsana-alabdha-Bhumikatva-anavasthitatvani·Citta-Viksepaste'antarayah

(뱌디-스땨너-선서여-쁘러마다-알러스야-아위러띠-브란띠더르셔나-알럽더-부미꺼뜨와-아너워스띠떠뜨와니·찔떠-윅세이빠스떼안떠라야하)

요가에 대한 장애라는 것은 질병, 무기력, 회의(懷疑), 방일(放逸), 게으름, 애착, 잘못된 견해, 삼매에 들지 못하는 것, 삼매에 들어도 오래 머무를 수 없는 산란심(散亂心)이다.

　【해설】 요가 수행의 장애를 구체적으로 예시한 부분이다. 질병은 외부적 조건보다는 이미 가지고 있는 것이 드러난 것으로 그 치우침에서 오는 신호인 것이다. 아무리 좋은 것을 담으려 해도 그릇이 깨어져 있으면 소용이 없는 것처럼 정신과 영혼을 담은 육체를 외면할 수 없다. 어쩌면 수행의 과정에서 첫 번째이자 가장 큰 문제일 수 있다. 무기력(無氣力)은 간절히 바라면서도 행동에 옮길 수 없는 상태이거나 하고픈 열정마저

없는 상태, 회의(懷疑)는 마음의 결정을 하지 못하고 헤매는 것이고, 방일(放逸)은 마음이 한결같지 못함을 말한다. 게으름은 노력하지 않고 비켜서거나 피하는 마음이며, 애착(愛着)은 욕망에서 벗어나지 못하여 자유롭지 못한 상태이고, 독선(獨善)은 진리가 아닌 것을 진리라고 주장하거나 그것에 빠져 있는 것으로 만일 삼매에 이른다 하여도 위와 같은 장애들에 이끌리어 산만해지면 그 경지에 깊이 머무르기가 쉽지 않음을 말한다.

1-31.

Duhkha-Daurmanasya-angamejayatva-Svasa-Prasvasa·Viksepa-sahabhuvah

(두후까-더우르머너샤-아거메저여뜨워-스와서-쁘러스와사·빅세이뻐-서허부워허)

괴로움, 불만, 몸의 동요, 거친 호흡 등이 마음의 산란에 따라 일어난다.

　【해설】 마음이 바르고 강할 때는 번뇌나 불만과 몸의 동요가 없고 편안하고 고요한 호흡을 갖는다. 그러나 괴롭고 만족스럽지 못하며, 몸이 고요하지 않을 때는 호흡이 거칠어진다. 이러한 상황에서 마음의 안정을 이루기는 어렵다.

1-32.

Tat-Pratisedha-artham-Eka-Tattva-abhyasah

(떨-쁘러띠세이다-아르텀-에이꺼-떧뜨와-아뱌서허)

마음의 산란함을 없애기 위하여 어떤 하나의 대상에 집중하는 수행을 해야 한다.

　【해설】 마음의 안정을 위한 기본적 방편을 제시하고 있다. 산란심(散亂心)을 제거하기 위해서 수행자는 무엇인가 한 가지 대상에 집중하고 거기에 몰입(沒入)함으로써 산란한 마음을 멈추게 하고 지우게 된다.

1-33.

Maitri-Karuna-Mudita-upeksanam·Sukha-Duhkha-Punya-apunya-

Visayanam·Bhavana-tas-Citta-Prasadanam

(머이뜨리-꺼루나-무디따-우뻭샤남·수커-두후커-뿐냐-아뿐녀-위셔야남·바워나-떠스-

찔따-쁘러사더넘)

자(慈), 비(悲), 희(喜), 사(捨)는 각각 타인의 선행, 불행, 행복, 악행에 대한

감정이다. 이러한 감정을 이해할 때, 고요하고 맑은 마음을 얻을 수 있다.

　【해설】 다른 사람을 사랑하는 마음의 자(慈), 남의 슬픔을 같이하는

연민의 비(悲), 타인의 즐거움을 함께 나누는 희(喜), 흔들리거나 어지럽지

않은 사(捨)는 불교의 사무량심(捨無量心)과 같다. 마음이 깨끗하다는 것

은 마음이 한결같이 고요한 상태에 있는 안정된 마음이다.

1-34.

Prachardana-Vidharanabhyam·Va·Pranasya

(쁘락쪄르더너-위다러너뱜·와·쁘라너스여)

또는 숨을 내보내는 것과 숨을 멈추어 두는 법을 통해서도 마음을 고요하

고 맑게 할 수 있다.

　【해설】 의식작용과 호흡관계의 연관성을 이해하는 수행자는 자연스

럽게 길고 천천히 내쉬는 숨결에서 마음의 안정을 찾을 수 있고, 숨을

참는 법(Kumbhaka)을 익혀 숨이 멈추어진 그 찰나에서 요기(Yogi)는 우주

와 교감한다. 따라서 요가에서의 호흡법(呼吸法)이란 단순한 숨쉬기가 아

닌 숨을 통한 기(氣)의 조절과 통제와 확장으로서 지고한 세계에 들려는

의지가 담겨 있다. 수많은 다양한 호흡에 관한 설명들은 스승(Guru)의 지

도 없이는 쉽게 도달할 수 없는 비의적(秘義的)인 방법들이며, 여러 경전

(經典)에서 언급하고 있는 비밀을 수호하라는 진의는 그 가치나 수행 방

법이 잘못 전해짐으로써 미치는 악영향을 미연에 방지하려는 것이다. 그

룻된 이론과 잘못된 수행은 알지 못하거나 하지 못함만도 못하며, 오히려 수행자 자신뿐만 아니라 타인까지도 해칠 수 있기 때문에 그 위험을 미리 경계하고 예방하려는 근원적인 방책(方策)이다.

1-35.

Visayavati · Va · Pravrttir-Utpanna · Manasa-Sthiti-Nibandhani

(위사야와띠 · 와 · 쁘러브르띠르-웃빤나 · 마나샤-스티띠-니반나니)

여러 가지 대상에 대하여 특수한 감각이 생기는 것도 마음을 고요하게 안정시킨다.

【해설】 요가의 수행자가 여러 감각 기관에 정신을 집중시키면 각각의 기관에 특수한 감각이 생긴다. 예를 들어, 코 끝에 의식을 집중시키면 미묘한 향기를 느낄 수 있고, 혀 끝에 집중시키면 미묘한 맛을 느낄 수 있으며, 입 천장에 집중하면 색에 대한 감각을, 혀의 중심에 집중하면 촉각, 혀 뿌리에 집중하면 소리에 대한 감각을 느낄 수 있다. 이러한 영적인 감각 경험은 책이나 어떤 논리적 사고(思考)가 아닌 직접적이고 실천적인 뜻으로 마음을 평온하게 안정시킨다고 말한다. 뜻(意)과 마음(心)은 서로 다른 말로서 뜻은 마나스(Manas)이고, 마음은 칠떠(Citta)이다. 마음(心)은 심리기관의 본체이고 뜻(意)은 생각하고 느끼는 작용을 말한다.

1-36.

Visoka · Va · Jyotismati

(위쇼까 · 와 · 죠띠스머띠)

또는 근심과 괴로움을 떠나 내면의 빛을 경험할 때, 마음의 안정을 얻을 수 있다.

【해설】 내면의 빛을 경험한다는 것은 마음이 집중되어 있는 부동심(不動心)에서 가능하다. 이는 마치 자신이 햇빛에 반사되어 빛나고 있는

큰 바다 위에 있는 듯한 느낌을 경험하는 것과 같다고 요기(Yogi)들은 말한다. 이것은 순수한 자아인 사트바-구나(Sattva-guna)가 나타난 것을 직관하였을 때에 느끼는 감각적 경험이라고 한다.

I-37.

Vitaraga-visayam · va · cittam

(비떠라거-위셔염· 와· 찔떰)

또는 대상에 대한 욕심을 떠난 성자의 마음을 명상(冥想)의 대상으로 삼음으로써 수행자의 마음은 움직이지 않게 된다.

【해설】 불교에서도 관불삼매행(觀佛三昧行) 속에 법신관법(法身觀法)이 있는데, 석가의 열 가지 능력, 또는 대자대비심(大慈大悲心) 등을 염상(念想)한다. 이렇게 수행자가 명상을 통하여 지고한 성자들의 마음으로 향하여 갈 때 고요하고 안정된 마음을 얻는다.

1-38.

Svapna-Nidra-Jnana-alambananam · Va

(스웝너-니드라-즈냐나-알럼버넘· 와)

혹은 꿈이나 수면 중에 얻은 경험을 대상으로 하는 명상으로도 움직이지 않는 마음(不動心)이 이루어진다.

【해설】 꿈에 나타난 신(神)의 밝은 빛을 느끼고, 또한 꿈속에서 얻어진 영감이나 영적인 느낌, 그리고 꿈속에서 예시되거나 계시된 것에 대한 상념들을 놓치지 않고 명상하고, 또는 깊은 숙면 뒤의 잔잔함을 명상으로 연결하여 평화와 고요를 지속시킨다.

1-39.

Yatha-Abhimata-Dhyanad · Va

(여타· 아비머떠-댜나드· 와)

무엇이든 자기가 기원하는 신성한 것과 그 상징 등을 명상함으로서도 마음의 안정이 얻어진다.

【해설】 어떤 것이든지 요가 수행자의 마음에 끌리는 것을 생각의 대상으로 삼는다. 그 대상은 몸 밖에 있는 것이나 몸 안에 있는 것이나 신성한 상징 어느 것이라도 좋다. 예를 들어 힌두교의 얀트라(Yantra), 불교의 만달라(Mandala), 기독교의 십자가 등을 들 수 있고, 그 상징과의 일체를 통하여 정신을 정화하는 것이며, 외부적인 상징만이 아니라 자기 내부의 진아(Atman)를 명상하는 의미를 포함한다.

1-40.

Paramanu-Paramamahatva-anto'sya · Vasikarah

(뻐러마누-뻐러머머헐뜨와-안또어스여· 워시까러허)

위와 같은 방법으로 마음이 평정하고 부동심(不動心)을 얻은 수행자는 가장 작은 것에서부터 가장 큰 것에 이르기까지 모든 것에 대한 지배력이 생긴다.

【해설】 이러한 수행은 그것이 어떤 것이든 실체를 알 수 있는 힘을 얻는다. 초점이 맞지 않는 사진기나 망원경은 흐릿하여 그 실체를 알기 어렵고, 고정되어 있지 않고 흔들거리는 현미경 또한 그 대상을 파악하기가 어렵듯이 수행자의 마음은 움직이지 않고 멈추어 있을 때 비로소 그 진상(眞想)을 알 수 있다는 의미이다.

1-41.

Ksina-Vrttter-Abhijatasyeiva · Maner-Grahitr-Grahana · Grahyesu · Tatstha

-Tadanjanata·Samapattih

(크시너-브릴떼이르-어비자떠세이워·머네르-그러히뜨리-그러허너·그라헤이수·떨스여-떠덩저너따·서마뻗띠히)

이렇게 하여 마음의 작용이 모두 없어지면 마치 투명한 보석이 그 곁에 있는 꽃의 빛깔에 의해 물들듯이 마음은 인식의 주체가 되는 진아와 하나가 된다. 이와 같이 선정(禪定 : Samapatti)은 인식의 대상과 인식 주체의 구별이 없는 고요의 세계에 이르는 과정이다.

【해설】 의식상태는 프라크리티(Prakriti)의 산물에 불과하며 순수정신과는 무관하다. 순수정신의 본질은 모든 경험을 초월하는 것이다. 의식은 가장 미묘하고 밝은 사트바(Sattva)적 상태인 지성에 의하여 순수자아인 푸루샤(Purusha)를 관조할 수 있다. 그러나 푸루샤(Purusha)는 반사된 것에 의하여 왜곡(歪曲)되거나 물들지 않고 불변성을 잃지 않는다. 마치 한줄기 빛이 수정 구슬을 통과하는 것과 같다. 이것이 바로 요가 수행의 목표라 할 수 있는 삼매의 경지로서 주객이 따로 없어진 일체를 이룬 시간이며 존재이다. 우연하게 그런 세계에 들 수 없으며 부단한 수행을 통하여 가장 순수해진 마음인 무심의 경지에서만이 대상과 그 대상을 지각하는 인식의 주체가 하나가 된다. 선정(禪定 : Samapatti)은 지고한 세계인 삼매(Samadhi)가 지속되는 진행과정이다.

1-42.

Tatra-Sabda-Artha-Jnana-Vikalpaih·Sankirna·Savitarka·Samapattih

(떠뜨러-셉다-아르터-냐녀-위껄빠이히·상키르나·서위떠르까·서마뻗띠히)

이 중에서 말과 그것이 가리키는 대상과 그것에 관한 앎을 구별하고 분별하는 지식이 혼합된 것이 유심등지(有尋等至)이다.

【해설】 심(尋 : Vikalpaih)이라는 말은 분별해서 아는 지혜와 같은 뜻으로 쓰인다. 여기에서 이 분별지(分別智)라는 것은 말과 그 객체와 그에

관한 관념을 구별하는 앎이다. 분별된 이 세 가지는 참다운 실체를 대상
으로 한 것이 아니고, 오직 말로 표현된 지식에 지나지 않는다. 예를 들어
분별지(Vikalpaih)는 '소(牛)'라고 하는 말로서 '소'라는 대상과 '소'라는 관
념을 가리키는데 지나지 않는다. 그러나 분별지가 아닌 참된 지혜는 말과
객체와 관념이 나누어지지 않고 성립되는 무분별지(無分別智 : Savitarka)
이다.

1-43.

Smrti-Parisuddhau · Svarupa-Sanya-Iva-Artha-Matra-Nirbhasa · Nirvitarka
(스므리띠-뻐리슌더우· 스워루뻐-순냐·이와-아르떠-마뜨러-니르바사· 니르위떠르까)
고요한 마음이 깊어지면 기억이 사라져서 마치 의식 자체가 없어진 것처
럼 되어 진아(眞我)만이 홀로 빛난다. 이것이 무심등지(無尋等至 :
Nirvitarka)이다.

　【해설】 학습과 분별하는 지혜를 바탕으로 하는 기억은 일반적인 앎
을 얻는 기능을 가진다. 심리적 근원도 종자를 갖고 있기에 자의식이 프
라크리티(Prakriti)의 작용력에서 벗어날 수 없다. 그러나 수행자가 실체를
파악하는 유상삼매를 통해 존재하는 것과 아는 것이 분리되지 않은 완전
지(完全知)를 획득하면, 의식은 시공(時空)을 초월한 자연계의 본질(本質)
속으로 가라앉는다. 따라서 요가의 명상을 통하여 기억마저 사라지면 주
체적인 자아는 없어지고 관조만 하는 객체적인 진아(Atman)만이 빛나게
되는 것이다.

1-44.

Etaya-Eva · Savicara · Nirvicara · Ca · Suksma-Visaya · Vyakhyata
(에이떠-예워· 서위짜라· 니르위짜라· 쩌· 슉스머-위셔야· 뱌캬따)
이 진행과정에 따라서 그보다도 미세한 대상을 가지는 유심등지와 무심

등지가 설명된다.

【해설】유심등지(有心等至 : Savicara)의 대상이 되는 미세한 원소는 대지(大地)와 같은 것이다. 곧 현상으로 나타나서 장소, 시간, 원인 속에 한정된다. 무심등지(無心等至 : Nirvicara)의 대상이 되는 미세한 원소는 과거, 현재, 미래에 의하여 한정되지 않는 모든 현상에 공통되는 본질이다. 이러한 무심등지에서는 분별지(分別智)가 없어진다. 대상이 마음을 물들이지만 진아(Atman)는 변화하지 않으며 비어 있음과 같다.

1-45.

Suksma-Visayatvam·Ca-alinga-Paryavasanam

(슉스머-위셔여뜨웜·짜-알링거-뻐르여워사넘)

미세한 대상은 다시 더 들어간 근원을 가지지 않으니 근본원질(根本原質)에 이르러서 극치에 이르게 된다.

【해설】인도철학의 우주를 설명하고 있는 자연관을 살펴보면, 근본원질(Prakriti)로부터 현상 세계가 전개되며 그 과정은 크게 다섯 가지(五大)의 요소인 지(地), 수(水), 화(火), 풍(風), 공(空)으로 구성되었고, 다섯 가지의 감각적 느낌(五唯)인 성(聲), 향(香), 미(味), 색(色), 촉(觸)은 이보다 미세한 원소이고, 이 다섯 가지 감각적 느낌(五唯)보다 의식은 더욱 미세하며, 또한 사유 기능은 더 미세한 것으로 이것보다도 더 미세한 것은 없다고 설명한다. 유심등지는 이 형이상학적인 원리가 현상으로서 나타난 것으로서 시간, 공간, 인과(因果) 등의 범주에 들어 이것들로부터 제한을 받는다. 그러나 무심등지에서는 이들 원리가 현상의 모습으로 나타나는 것이 아니라 현상의 본질 그대로 나타나는 것이다.

1-46.

Ta·Eva·Sabijah·Samdhih

(따·에워·서비저허·서마디히)

위의 것은 유종자 삼매라 한다.

【해설】 유종삼매(有種三昧 : Sabijah-samadhi)는 외계의 것을 대상으로 가진다. 또한 종자가 있다는 것이므로 다음 세 가지로 해석된다.

- 외부적 실재(實在), 곧 객체를 대상으로 가진다.
- 일반적인 대상을 가진다.
- 궁극적인 참된 지혜에 도달하지 못하여 윤회의 세계에 얽매이는 요소를 가진다.

1-47.

Nirvicara-Vaisaradye'Dhyatma-Prasadah

(니르위짜러-워이사러데댜뜨머-쁘러사더허)

무심등지(Nirvicara)에 도달하였을 때에 마음은 고요하고 맑게 된다.

【해설】 무심의 선정(禪定)을 닦으면 깨달음의 힘인 사트바(Sattva)가 다른 두 힘인 라자스(Rajas)와 타마스(Tamas)를 억제하여 맑고 평정(平定)하게 한다. 이런 상태에서는 객체의 실상을 대상으로 삼는 지혜가 사고의 과정을 거치지 않고 찬연히 빛나게 되는 직관을 경험하게 된다. 불교에서 말하는 문득 깨달음을 여는 돈오(頓悟)와 비슷하다.

1-48.

Rtam-bhara·Tatra·Prajna

(리떰-버라·떠뜨러·쁘러즈냐)

고요하고 맑은 마음에서 진리를 간직하는 지혜가 생겨난다.

【해설】 여기에서 말하는 지혜는 직관지(直觀知 : Prajna)로서, 논리적

인 분석에 의한 지식과는 다른 참된 지혜이다.

1-49.

Sruta-anumana-Prajna-Bhyam-Anya-Visaya·Visesa-arthatvat

(스루따-아누마너-쁘러즈나·뱜·안여-위셔야·위세샤·아르터뜨왙)

이 직관지의 대상은 특수한 것으로 전해지지만, 추리에 의한 앎과는 다른 대상을 가진다.

　【해설】 전해 받은 지식이나 추리에 의한 앎은 보편적으로 드러난 존재를 대상으로 하는데 비하여, 이 직관지(直觀知)는 삼매에서 나타나는 것으로 형이상학적인 객체를 대상으로 한다. 이 대상은 구체적이며 특수한 존재로서 삼매의 경험을 통한 직관에 의해서 파악된다.

1-50.

Tajjah·Samskaro 'Nya-Samskara-Pratibandhi

(떳저허·섬스까로 녀-섬스까러-쁘러띠번디)

이것에 의하여 생긴 잠재인상(潛在印象)은 다른 잠재인상이 나타나는 것을 방해하는 성질이 있다.

　【해설】 여러 가지 경험이 기억 속에 남아 있는 것이 잠재인상이다. 이 잠재된 인상은 뒤에 어떤 기회를 만나면 의식 세계에 나타난다. 이 잠재인상에는 두 종류가 있다. 하나는 심리적인 형태로 의식 세계에 나타나는 것인데 기억이나 번뇌 등 감정의 원인이 된다. 다른 하나는 숙명적인 업(業)으로서 개인의 수명, 운명, 환경과 같은 객관적인 형태로 나타난다. 그런데 무심 삼매(三昧) 중에 생긴 지혜는 잠재인상을 억제하여 나타나지 못하게 한다. 무심삼매가 아닌 산란한 마음에서 나온 인상을 나타나지 못하도록 억제하면 스스로 삼매의 경지가 나타나고 삼매지(三昧智)가 생긴다. 이 지혜는 또한 잠재력을 남긴다. 그리하여 삼매지와 그 잠재력

은 서로 원인과 결과가 되어 연속된다. 이 삼매지로부터 생긴 잠재력은 번뇌를 없애는 힘을 가지며, 이렇게 하여 해방된 마음은 진아(Purusha)와 자성(Prakriti)의 이원성을 깨닫게 되어 본래의 목적을 실현한다.

1-51.

Tasya-api · Nirodhe · Sarva-Nirodhan-Nirbijah · Samadhih

(떠스야-아삐 · 니로데 · 서르워-니로단-니르비저허 · 서마디히)

이 무심등지로부터 생기는 잠재인상까지도 지워버릴 때, 일체의 마음은 그 작용이 사라져 무종-삼매(Nirbijah-Samadhi)가 나타난다.

【해설】 무종삼매는 최고의 수행 단계이며, 지속적인 수행에 의하여 삼매에서 나타나는 직관지마저 그치게 하면 이로부터 생기는 모든 잠재인상도 같이 사라지게 된다. 따라서 일체의 마음 작용은 근본원질(Prakriti)로 되돌아간다. 이때 진아(Purusha)는 본래의 상태로 홀로 빛나며 어느 것에도 가리어지지 않는 독존(獨存 : Kaivalya)의 해탈이 이루어진다.

제 2 장

수행(修行)의 장(章) - (Sadhana-pada)

2-1.

Tapah-Svadhyaya-Isvarapranidhana-ani · Kriya-Yogah

(떠뻐허-스와디야야-이스워러쁘러니다나-어니 · 끄리야-요거허)

크리야·요가(Kriya-yoga)란 고행, 독송, 최고신에 대한 헌신을 통하여 영혼을 정화시키는 요가이다.

　【해설】 끊임없는 수행과 독송(讀誦), 그리고 최고신에 대한 염상(念想)은 요가의 여덟 가지 구성 요소 가운데 권계(勸誡 : Niyama)에 속한다. 신적인 계시(啓示)는 실재하는 것에 대한 앎에 있어 객관적인 대상을 주체자(主體者)로 동화시키며 지혜를 이끄는 힘이다. 크리야·요가는 마음의 움직임을 없애기 위한 실천으로서 자재신(自在神 : Isvara)에 대한 자각이자 헌신이고, 일상생활에서 끊임없이 마음을 닦아내어 정화된 영혼으로 나아가려 노력하는 수행이다.

2-2.

Samadhi-Bhavana-arthah · Klesa-Tanu-Karana-arthas-Ca

(서마디-바워나-아르터허 · 끌레셔-떠누-까러나-아르터스-쩌)

크리야·요가(Kriya-yoga)의 목적은 번뇌를 물리치고 삼매에 이르게 하기 위해서이다.

　【해설】 힌두이즘(Hinduizm)에서는 수많은 자연신들을 상정(上程)하여

그 권위와 권능을 찬양하며 특별한 제의(祭儀)를 행하거나 독송(Mantras) 등을 통하여 신(神)에 대한 헌신과 찬양으로 정화된 영혼을 갈망한다. 또한 신의 세계에 접근하려는 시도로서 수행자들은 고행과 명상으로 몸과 마음을 순수하게 닦아낸다. 크리야요가는 신의 은총으로 세속의 온갖 번뇌에서 자유로워지고 깊은 신성에 이르려는 노력 그 자체이다.

2-3.

Avidya-asmita-Raga-Dvesa-abhinivesah·Klesah
(어위드야-아스미따-라거-드웨샤-아비니웨샤하· 끌레샤하)
무지(無知)는 자아의식, 격정(激情), 혐오(嫌惡), 목숨에 대한 집착, 번뇌(煩惱)로부터 생겨난다.

【해설】인간에게 있어 무지(Avidya)는 고통, 번민(煩悶)으로 나타나는 수많은 번뇌(Klesa)를 만들어 태어나는 순간부터 숨을 다하는 날까지 끊임없이 생겨나고 소멸을 반복한다. 요가철학은 그 원인에 대하여 다음과 같은 분석을 제시한다. 첫째는 업(業 : Karma)이며, 일회성의 생이 아닌 끊임없이 나고 태어남의 반복에서 더해지고 빠지는 순환의 반복을 상정하고 있다. 이 반복되는 업의 과정 중에서 승화된 것은 그 존재를 순수하게 하며, 습(習)으로 남은 것은 또다시 반복의 생을 이어간다는 흐름이다. 그 반복의 과정을 깨치고 더 이상의 윤회를 거치지 않으려는 생각과 시도가 요가이다. 수행의 과정에서 가장 어려운 문제는 크게 다섯 가지 번뇌의 씨앗(Panca-klesah-bijam)으로서 지혜가 없는 어리석음으로 진아(眞我)를 모르고 자아(自我)의 만족을 위해 살아가는 모습이고, 그 만족을 위하여 새로이 생성되는 욕망의 더함이며, 그 욕망의 충족에는 다함이 없기에 방해되는 요소에 대하여 증오하고 질시하는 것이다. 그리고 근원적인 본능인 생명에 대한 집착과 두려움 때문이다. 둘째는 인중유과론(因中有果論)이라는 논리적 접근이다. 원인은 이미 결과를 잉태하고 있다는 논리로,

결과만을 바라보는 관점에서 그 원인이 되는 처음의 싹을 알아내어 제거하고자 하는 것이다. 따라서 요가의 가르침은 수행의 목적을 명확하게 제시한다. 수행은 결과에 대한 무조건적인 승복이 아니라 치열하게 깨치려는 노력이며, 번뇌의 근원적인 원인을 거꾸로 뒤집어 탐구하려는 적극적인 모색이다.

2-4.

Avidya-Ksetram-Uttaresam · Prasupta-Tanu-Vicchinna-Udaranam
(어위드야-크세뜨럼-웃떠레샴 · 쁘러숩떠-떠누-위친나-우다라남)

무지(無知 : Aavidya)는 번뇌가 자라나는 밭이다. 번뇌가 씨앗의 상태로 잠자고 있든지, 요가의 수행으로 약해져 있든지, 머물거나, 더 커지든 무명(無明)은 항상 번뇌의 밭으로 존재한다.

【해설】 무지(無知 : Aavidya), 무명(無明)은 또 다른 번뇌의 근원으로서 번뇌가 있는 곳에는 항상 존재하는 것으로 무지에 빠져있는 동안 번뇌는 사라지지 않는다. 그러나 이 무지와 무명에서 벗어나면 모든 번뇌는 스스로 없어진다. 그것은 지혜의 등불을 찾으려는 첫걸음으로부터 시작되며, 보이는 것들이나 들리는 것들에 붙들리지 않고 자유로운 제 3의 눈과 귀를 열어 지혜의 밭갈이를 해나가는 것이다. 그리하여 번뇌의 밭에서 참다운 진리의 열매를 거두는 깨달음의 경지를 이루는 것이 수행자의 몫이다.

2-5.

Anitya-asuci-Duhkha-anatmasu · Nitya-Suci-Suhkha-atma-Khyatir-Avidya
(어니땨-아수찌-두후까-아나뜨머수 · 니떠-수찌-수카-아뜨머-캬띠러-어위드야)

덧없고(無常 : Anitya) 깨끗하지 않고(不淨 : Asuci) 괴롭고(苦 : Duhkha) 자기의 주체(自我)가 아닌 것(非我 : Anatmasu)에 대해 항상 그것은 있고(常 : Nitya), 깨끗하고(淨 : Suci), 즐겁고(樂 : Suhkha), 자아(自我 : Atma)라고 생각하는 것이

곧 무지(Avidya)이다.

【해설】 무명(無明)과 무지(無知)는 비슷한 의미로서 진리를 모르는 어리석음을 말하며, 무지(Avidya)란 지(知)가 없다는 것이 아니고 실체적 앎이 아닌 허상(虛像)의 인식을 말한다. 이 세상의 모든 것들이 변화함에도 영원한 것이라고 생각하거나, 무가치한 것에 대해 절대적인 가치가 있는 것으로 생각하거나, 자기의 마음대로 되는 것이 아닌데도 마음대로 할 수 있는 것으로 여기거나, 세상의 모든 것에는 절대적인 실재성(實在性)이 없음에도 모든 것이 그것 그대로 절대적인 실재라고 생각하는 것 등이다. 불교의 무상론(無常論)에서도 같은 내용의 오의(奧義)를 전하고 있다. 마음에서 일어나는 갖가지의 희노애락(喜怒哀樂)은 덧없으며, 그 자체가 실체가 아닌 생멸하는 과정일 뿐이기에 그것에 동요되거나 착오가 없도록 진정한 진아(眞我)의 본성을 바라보라는 의미이다.

2-6. Drg-Darsana-Saktyor-Eka-atmata-Iva-asmita

(드리그-더르셔너-셔끄뜨요레-에까-아뜨머떼-이와-아스미따)

자기의식은 진아(眞我)를 알게 하는 힘과 알게 하는 역할로서의 능력을 동일하게 생각하는 것이다.

【해설】 상캬-요가(Samkhya-yoga)철학에서는 진아(眞我)와 깨달음을 다르게 구분하고 있다. 무엇을 알게 하는 작용을 일으키는 능력은 심리의 아래층 깊은 곳의 인식 주체(眞我)와 자기의식(自我)과 뜻(意)과 마음(心)의 네 가지에 의해서 일어나는 것이라고 한다. 그 중에서 의식(意識) 활동을 통한 아는 힘인 깨달음의 중요성을 강조한다. 따라서 이 아는 힘과 순수한 정신적 자아인 진아(眞我)는 다르게 구분하여 보아야 한다. 상캬(Samkhya) 철학자 판차샤카(Panchshaka)의 주석에는 "깨달음보다도 형상(形相)이나 성향(性向), 지성(知性) 등 인식 능력인 깨달음의 역할을 근본 자아인 진아(眞我)로 보는 것은 무지 때문이다."라고 적고 있다. 진아(眞我)는

보고, 알고, 경험하는 순수주체(Purusha)로서 작용을 하지 않는다. 그러나 그의 대상이 되는 근본원질(Prakriti)은 보여진 것, 알려진 것, 경험된 것으로서 작용하는 것이다. 사유 기능이나 심리 작용은 이 근본 원질로부터 펼쳐지고 작용하는 것으로서 인식의 주체는 아닌 것이다. 진아는 인식과 사유의 기능인 깨달음이 어떤 대상을 포착하는 가를 알게 하는 감각을 도구로 사용하지 않으면 그 능력이 나타날 수가 없다. 또한 사유 기능도 진아에게 쓰이는 도구가 되지 않으면 아는 작용을 나타낼 수 없다. 그러므로 사유기능이 작용을 하는 것은 진아가 대상을 볼 수 있게 하는 힘을 가지고 있기 때문이다. 순수 자아에게 대상을 보는 힘이 주어지지 않는다면 사유 작용이 일어나서 자기의식으로 고정된다. 진아와 사유기능을 동일하게 보는 데에서 자기의식이 있게 된다고 한다. 그러나 진아와 사유기능이 완전히 일체가 되면 자기의식(Ahamkara)은 사라진다. 자기의식이 아는 작용을 하는 것은 자신이 스스로 깨닫는 것이 아니고 진아의 보는 힘에 의해서이다. 진아의 보는 힘이 자각될 때는 사유기능과는 다른 자각인 식별지(識別知)가 성립되어 해탈로 이끌어 간다. 진아와 사유 기능이 동일한 것같이 되었을 때에는 자기의식이 생기고 또한 여기에서 경험이 성립된다. 그렇지 않고 이 둘이 본래의 모습을 가질 때, 진아의 독존(Kaivalya), 즉 해탈(解脫)을 이룬다.

2-7.

Sukha-anusayo · Ragah

(수카-아누셔요 · 라거허)

욕망은 쾌락에 따라서 일어나는 마음이다.

【해설】 욕망의 근원은 과거에 경험한 쾌락을 기억하여 그것에서 벗어나지 못하고 집착하는 마음이다.

2-8.

Duhkha-anusayi·Dvesah

(두후카-아누셔이·드웨셔허)

혐오(嫌惡)는 괴로움에 따라서 일어나는 마음이다.

【해설】 혐오심은 과거에 경험한 불쾌감이나 신체적 고통, 정신적인 괴로움 등의 기억으로부터 생겨나는 번뇌가 현재에서 반감이나 노여움, 불쾌함 등으로 재생되어 나타나는 것이다.

2-9.

Svarasavahi·Viduso'pi·Tatha-arudho'Abhinivesah

(스워러서와히·뷔두쇼어삐·떠타-아루도어비니웨이셔허)

생명의 집착은 스스로를 보호하고 지키려는 본래의 욕구이며 현명한 사람들도 지니고 있는 본성이다.

【해설】 생명욕은 자기 보존의 본능이다. 인도의 전통사상가들은 이러한 생명의 보존 욕구는 수많은 전생으로부터 되풀이하여 경험한 죽음에 대한 괴로운 잠재적 기억으로부터 가지게 되는 것이라고 본다. 이러한 업(業 : Karma)이라는 사상적 견해는 동물이든 식물이든 모든 생물은 전생에 경험한 죽음의 공포를 잠재의식으로 가지고 있고, 이러한 잠재의식이 움직여서 나타나는 것이 생명을 보호하려는 욕구이다. 이 본능은 작은 곤충에서부터 수양을 쌓은 현명한 사람에 이르기까지 일반적으로 존재하는 공통된 집착으로 보는 것이다.

2-10.

Te·Pratiprasava-Heyah·Suksmah

(떼·쁘러띠쁘러서워-헤이야하·슉스마하)

이 번뇌들이 드러나지 않고 잠재하여 미묘한 상태에 있을 때, 마음의 근원으로 되돌려 제거할 수 있다.

　【해설】 번뇌에는 잠재적 의식과, 현재적 의식의 두 가지 형태가 있다. 번뇌가 인상의 모습으로 잠재해 있는 것과, 그것이 현재 활동하고 있는 의식으로서 심리적인 작용을 하고 있는 경우이다. 그런데 여기에서 말한 '미묘한 상태'라는 것은 심리적인 작용으로 아직 나타나지 않고 원인 그대로 있는 상태이다. 또한 마음을 되돌린다 함은 표면에 나타나지 않은 본래의 모습으로 마음이 되돌아가는 것이다. 심리 작용의 본체로서의 마음은, 진아가 이 세계를 경험하는 것과 그로부터의 해탈이라는 두 가지 목적을 달성하기 위하여 움직이고 있다. 그러므로 진아가 요가의 수행으로 스스로의 실상(實相)을 깨닫게 되면 마음의 임무는 끝난다. 이렇게 마음이 자기의 임무를 끝내면 그 움직임이 외부가 아닌 내부적 근원으로 향하게 되어 지금까지 움직이며 변한 번뇌가 점차로 마음의 본원으로 환원되어 소멸된다. 이것이 바로 환멸(還滅)이며 해탈이다.

2-11.

Dhyana-Heyas-Tad-Vrttayah

(드야나-헤야스-떧-브릴떠여허)

번뇌가 심리 현상으로 나타난 뒤에는 선정(禪定)으로써 제거될 수 있다.

　【해설】 이 선정은 불교 용어이며, 한 가지 집중을 이루어 외적 조건에 방해받지 않고 그것에 몰입되어 있는 의식상태를 뜻하며 화두(話頭)의 실천이 방편으로 제시된다. 이와 같이 하나로 통일된 의식의 흐름이 깊어진 명상의 상태를 요가에서는 댜나(Dhyana)라고 하며, 어떤 대상이든지 그것에 집중이 지속적으로 이어져 고요함속에 마음이 정지되어 있는 정려(靜慮)의 경지를 뜻한다. 선(禪), 정(定)으로도 표현되고, 선나(禪那)라고 음역(音譯)되기도 하지만 결국 같은 의미를 가진다. 이 상태에서 번뇌가 사라짐은 실천적 수행의 결과이다.

2-12.

Klesa-Mulah · Karmasayo · Drsta-adrsta-Janma-Vedaniyah

(끌레셔-물러허 · 꺼르마셔요 · 드리스따-아드리스떠-전머-웨더니여허)

업의 잠재력은 번뇌를 근원으로 하여 현세 또는 내세에 경험하게 될 가능성을 가지고 있다.

【해설】 업(業 : Karma)의 잠재력은 일상적인 경험에 의하여 없어지지 않고 남아 있는 잠재 인상의 일종이다. 이 업의 잠재력이 발생하는 원인이 되는 행위나 상념은 선한 것이거나 악한 것이다. 이 선한 행위나 악한 행위가 강렬하면 현세(現世)에 나타나고 그렇지 않으면 내생(來生)에 나타난다고 한다. 이러한 업을 불교에서는 과거의 업, 현재의 업, 미래의 업으로 구별하여 현세에 나타나는 업과, 내생에 나타날 업과, 생과 사의 순환 과정에 나타나는 업들로 얽혀 있으며, 이것이 바로 현생에서 수행으로 지워내고 해소해야 할 업(業)으로 보는 것이다.

2-13.

Sati · Mule · Tad-Vipaka · Jati-ayur-Bhogah

(서띠 · 물레 · 떠드-위빠꺼 · 자띠-아유르-보가하)

번뇌라는 근원이 있는 한 그것으로 인하여 태어남과 수명과 행복과 불행의 경험들이 있게 된다.

【해설】 업(業 : Karma)은 행위의 원인이면서, 또한 행위의 결과를 나타낸다. 결과의 의미인 '뷔파카(Vipaka)'라는 말은 불을 사용하여 음식을 요리한다는 뜻이 있다. 그러므로 원인(불)과는 다른 결과(요리)가 생기는 것이다. 대체로 인간의 움직임에는 보이지 않는 심리적인 움직임과 일상적인 활동이 있다. 기억이나 번뇌와 같은 심리현상은 눈에는 보이지 않으나 마음에 움직임이 있는 것이요, 업력(業力)으로 나타나는 움직임은 현상으로 외부로 드러나는 것이다. 밖으로 나타나는 이러한 현상은 인간의

생명을 포함하여 천신(天神 : Deva)들까지도 해당된다. 이와 같은 업력에 의한 생명들 중에는 제한된 수명이 있고, 그의 생애 동안에 행·불행을 경험할 수 있다고 한다. 불교에서도 업에 대한 이론은 연기사상(緣起思想)으로 발전되었고, 요가 사상에서는 같은 행위라고 하더라도 기억으로 남은 것과 번뇌는 생명의 시원(始原)부터 거듭되는 윤회전생(輪回轉生) 동안 축적된 것이 마치 그물들의 매듭처럼 하나로 연결되어 마음에 붙어 있다가 나타나는 것이라고 본다. 이러한 숙명적인 업(業 : Karma)은 대체로 한 생애에 축적된 것만이 남는다. 왜냐하면 그 대부분이 다음 생에서 업력(業力)으로 소비된다. 그러므로 요가 사상에서 보는 업력은 대체로 전생의 한 생애에 나타났다가 다음 생에서 모두 소멸된다. 일생동안 축적된 업은 사람이 죽는 순간에 한꺼번에 나타나서 죽음을 가져오며 그 남은 업은 다음 생명의 수명과 운명을 결정한다. 요가에서는 기독교에서 말하는 원죄의식(原罪意識)으로 묶여져 결정되어버린 영혼을 인정하지 않는다. 현생에서 결집된 업보도 요가적 수행으로 심신의 완전한 정화를 이루어 현생의 모든 업을 소멸시켜 수명을 스스로 결정한다거나 윤회의 전생(轉生)에서 자유로운 해방, 완전한 성취, 해탈을 이루어 가는 과정이기 때문이다.

2-14.

Te·Hlada-Paritapa-Phalah·Punya-apunya-Hetutvat

(떼·흘라더-빠리따빠-펄라하·뿐야-아뿐여-헤이뚜뜨왓)

이 업보들은 그 원인이 된 행위가 선행인가 악행인가에 따라서 기쁨이나 괴로움을 준다.

【해설】 행위란 몸짓만을 의미하지 않는다. 의식행위도 마찬가지인 것이다. 무의식적 행위라 할지라도 그 잔상은 남는다. 따라서 밝음을 향한 마음은 선함과 악함을 먼저 분별해야 하며, 그에 따른 행위를 일으켜

야 한다. 그 결과로 기쁨이나 괴로움이 생겨나는 까닭이다.

2-15.

Parinama-Tapa-Samskara-Duhkhair-Guna-Vrtti-Virodhac-Ca·
Duhkham-eva·sarvam·Vivekinah

(뻐리나마-따뻐-섬스까러-두후캐르-구너-브릴띠-위로닷-쩌·두후컴-에워·서르웜·비
베이끼너허)

현명한 사람에게는 현재의 모든 것이 번뇌(煩惱)로 보인다. 그것은 세 가
지 근본적인 변화의 속성(Trigunas)에 의해서 끊임없이 나타나는 번뇌와
잠재력이 마음에 고통을 만드는 것을 알고 있기 때문이다.

【해설】 평범한 사람들은 즐거운 것을 희구하지만, 인간의 생활은 고
(苦)와 락(樂)이 항상 엇갈려 있다. 괴로움이 많은 사람은 인생을 괴로운
것이라고 보고, 즐거움이 많은 사람은 인생을 즐거운 것이라고 느끼지만
사실은 그 괴로움이나 즐거움은 항상 변하여 움직이는 것이다. 그런데도
그것을 모르고 고정된 것이라고 믿기 때문에 즐거워하거나 괴로워하는
것이다. 그러나 모든 것이 변화한다는 진리를 깨달은 현명한 사람은 마음
을 변화시키는 외적요소에서 자유롭고 그에 따라 일어나는 내적인 괴로
움에서도 초연할 수 있다. 모든 존재는 우주적 순수 정신인 진아(眞我 :
Purusha)와 물질세계의 본질인 자성(自性 : Prakriti)에 의해서 존재하는 이
원현상으로 나타나며, 이러한 이원성에 의해서 현상 세계가 이루어지고
변화하는 과정임을 이해하기 때문이다. 그리하여 사람은 모든 것이 스스
로 모순에 빠져 있는 괴로운 존재라는 사실을 알게 된다. 고집멸도(苦集滅
道)를 설명하는 불교의 사성제(四聖濟)라는 말에는 네 가지 절대적인 진리
라는 의미와, 성자만이 아는 네 가지의 진리라는 뜻이 있다. 사성제의 첫
번째는 고성제(苦聖濟)이며, 인생이 이와 같이 괴로운 것이라는 사실을
마음 깊이 깨달은 사람은 성취를 이룬 자, 즉 성자(聖者)라 할 수 있다.

인간의 깊은 자아반성인 구도적(求道的) 삶은 인생의 괴로움을 깊이 느끼는 것에서부터 시작된다. 이는 석가모니의 출가나 인도의 수많은 수행자들의 생활에서 엿볼 수 있다.

2-16.

Heyam · Duhkham-Anagatam

(헤이염· 두후컴-아나거떰)

요가수행에 의하여 지워야 할 것은 미래에 대한 번뇌이다.

【해설】 번뇌가 존재하는 것은 과거의 고통과 현재의 괴로움이 있었기 때문이다. 과거의 고통이나 현재의 괴로움은 이미 이루어진 것으로서 제거될 수 없으며, 미래의 번뇌가 제거해야 할 대상인 것이다. 요가 수행자가 미래의 괴로움을 제거해야 한다는 것은 윤회전생(輪廻轉生)에 다시 들지 않는 해탈을 얻고자 하기 때문이다.

2-17.

Drastr-Drsyaoyh · Samyogo · Heya-Hetuh

(드러스뜨르-드리셔요호· 섬요고· 헤이여-헤이뚜후)

보는 것과 보이는 것을 같은 것으로 보는 무지(無知)는 제거해야 할 번뇌의 원인이다.

【해설】 요가 철학적 관점에서의 우주관은 보는 것은 순수정신(Purusha)이고 보이는 것은 세 종류의 활동력인 구나(Tamas, Rajas, Sattva)에 의하여 변화를 이끌어 지(地), 수(水), 화(火), 풍(風), 공(空)의 다섯 가지 물질의 원소(Prakriti)가 여러 형태로 나타나는 객관적인 세계이다. 이 객관적인 세계에서 번뇌와 직접적인 관계를 가지는 것은 사트바(Sattva)라는 형이상학적인 원인이다. 이것은 최고 심리 기관을 형성하고 있는 세 가지의 활동력(Gunas) 중에서도 가장 밝고 순수한 성격을 가진 것이다. 사트바

(Sattva)는 진아(Purusha)가 시작되는 시초에서부터 결합 관계를 가진다. 본래 사트바는 무의식의 성질을 가지고 있으나 푸루샤를 관조함으로써 의식을 가진 심리적 현상이 된다. 번뇌를 비롯한 일체의 심리 현상은 물론이고, 번뇌의 결과인 업(業)이나 그 잠재력까지도 모두 푸루샤와 사트바의 연관지어진 관계로부터 이루어진다. 상캬(Samkhya) 철학의 관점에서 이러한 관계는 자성(Prakriti)이 푸루샤에게 창조적 경험과 해탈을 맛보게 하기 위하여 스스로 푸루샤와 관계를 맺는데서 성립된다고 본다. 만일 진아(眞我)가 자성(自性)과는 어떤 관계도 맺을 수 없다는 것을 안다면 푸루샤는 자성과 어떤 관계도 갖지 않을 것이 당연하다. 이는 푸루샤가 그 참된 모습을 자각하지 않고 자성에게서 전개된 사트바적인 것에 비추어진 자신의 그림자를 자기 자신의 참된 모습이라고 착각하는 것이다. 이러한 착각은 사트바 이외에도 라자스와 타마스라고 하는 두 힘을 인자(因子)로 가지고 있다. 라자스는 활동력을 본질로 하는 힘이므로, 둔하고 어두운 타마스적 성질을 밝고 순수한 사트바로 옮길 때 사트바는 괴로움의 성격을 갖게 된다. 따라서 사트바 위에 그림자처럼 나타난 정적(靜的)이며 자각성이 없는 푸루샤 또한 번뇌로 물든 그림자를 보고 자기가 괴로워하는 것이라고 착각한다. 상캬(Samkhya) 철학에서는 번뇌의 원인을 이와 같이 형이상학적으로 분석하여 모든 번뇌의 원인을 근본적인 무지(無知) 또는 무명(無明) 때문이라고 설명하고 있다. 이 무명이라는 것은 참된 진아와 사유기능을 구별하지 못하는 것이니, 이들을 확실히 구별하는 것이 푸루샤가 물질세계에 끌리지 않고 독존하여 해탈에 이르게 하는 길이다. *(제2장 23절 참조).

2-18.

Prakasa-Kriya-sthiti-silam · Bhuta-indriya-atmakam · Bhoga-apavarga-artham · Drsyam

(쁘러까셔-끄리야-스티띠-실럼·부떼-인드리야-아뜨머껌·보가-아뻐워르가-아르텀·드리썸)

보이는 것은 밝게 비추는 성질과 활동성과 무겁고 어두운 성질 세 가지를 가지고 있다. 그것은 물질적인 요소와 그것을 지각하는 자기와의 결합으로 이루어진다. 푸루샤는 이것을 관조하여 현상계에서의 해탈을 목적으로 한다.

【해설】우주의 세 가지 근본인 구나(Gunas)가 서로 상극과 보완의 관계를 이루고 작용하며 우주의 변화를 가져온다. 밝게 비춤과 활동함과 둔함은 구나의 성질을 나타내는 것으로서, 현상으로 보이는 것을 구성하는 세 가지 변화를 일으키는 원질(原質)이다. 물질의 근본 원리인 자성(自性 : Prakriti)도 이 세 가지 힘으로부터 이루어져 있고 변화의 속성을 갖는다. 구나(Guna)는 잠시도 멈추지 않고 작용하는 힘을 가진 인자(因子)이므로 모든 존재는 이 세 가지 성향의 서로 모순되는 상극관계를 가진다. 그리고 각각 자기의 특성을 지키고 혼동하지 않지만 서로 영향을 주며 균형이 깨질 때 지배와 종속 관계를 가진다. 이 세 가지 힘의 작용으로 자성(自性)이 변화하여 경험세계가 나타난다. 이러한 구나의 인간적 성향을 상캬 카리카(Samkhya-karika)는 다음과 같이 정의하고 있다.

- 사트바(淳質)는 즐거움이 그것의 본질이고, 밝게 비추는 것이 그 작용이며, 가볍고 밝은 것이 특징이다.
- 라자스(同質)는 불쾌한 것이 그것의 본질이고, 활동성이 그것의 작용이며 불안정함이 특징이다.
- 타마스(暗質)는 어리석고 둔한 것이 그의 본질이고, 어두운 것이 그것의 작용이며, 무거운 것이 특징이다.

이와 같은 세 가지 힘의 성격이나 특징은 서로 다르지만, 이 세 가지 성질은 항상 서로 관련되어 있음으로써 물리적, 심리적 현상이 나타나게 한다. 이러한 관련성에는 서로 억제하고 서로 의존하면서 서로 어울리고 서로 자극하는 성질이 있다. 물질적인 원질(Prakriti)은 지(地), 수(水), 화(火), 풍(風), 공(空)의 다섯 가지 원소와, 지각 기관과 운동 기관인 눈, 코, 귀, 혀, 피부, 발성 기관, 손, 발, 배설 기관, 생식 기관의 십근(十根)의 기능을 포함한다. 이들은 물질의 원질(原質)로서 진아(眞我)에게 보이는 것이다. 진아는 세 가지 요소가 움직여서 보여주는 세상을 경험하려고 하는 것과 또한 그로부터 해탈하려 한다. 경험은 보는 진아와 보이는 세 요소와의 결합에서 성립되며, 해탈은 이 경험을 통해 진아가 보이는 것과는 전혀 다른 본래의 상태를 확립하는 것이다.

경험과 해탈은 모두 사유기능으로 나타나고 있으면서도 필연적으로 진아의 독존(獨尊)을 가져온다. 이것은 마치 수면에 빗물이 떨어져 물결을 일으키지만 결국은 하나의 물이 되는 것과 같다. 따라서 보이는 것과 본래의 것은 다르며 사유 기능의 작용을 경험하는 주체인 진아(眞我)를 이해할 때, 수행자는 모든 사유 기능의 작용에서 해방을 얻게 된다. 이것을 해탈이라 말한다.

2-19.

Visesa-avisesa-Ligamatra-alingani · Guna-Parvani

(뷔세샤·아위세셔-링거마뜨라-아링가니 · 구너-뻐르와니)

구나(Guna)의 변화양상은 몇 가지 다른 기능을 가진다. 차별이 있는 것과 없는 것, 근본 원질로 되돌아가는 것과 되돌리지 못하는 것이 있다.

【해설】 상캬(Samkhya) 철학의 근본 학설에 의하면 구나의 힘이 서로 관계되어서 만상(萬象)이 변화하며 네 가지 단계로 나뉜다.

- 차별이 있는 것은 5가지 물질원소인 땅, 물, 불, 공기, 공간이며, 10가지 기능의 뿌리가 되는 눈, 귀, 코, 혀, 피부의 감각기능과, 지각의 운동기관이 되는 발성기관, 배설기관, 생식기관 손, 발 등의 기능과 뜻(意)을 포함한다.

- 차별이 없는 것은 소리, 촉각, 색상, 향기, 맛 등의 5유(喩)와 물질의 미묘한 본질과 자기의식이다.
- 되돌아가려는 것은 깨달음(Buddhi)이다.
- 되돌아가지 않는 것은 근본자성(根本自性)인 프라크리티(Prakriti)이다.

여기에서 차별이 있는 것이라고 하는 것은 행복과 불행, 추함과 아름다움 등을 구별하는 것으로서 다섯 가지 원소와 열 가지 근본적인 지각 기능인 십근(十根)과 뜻(意 : Manas)을 통해 느끼는 다르다는 일반적인 판단을 말한다. 이에 반하여 다섯 가지 미세한 요소로서의 5유(喩)는 수행자가 느끼는 미묘한 요소이므로 이것의 본질을 아는 존재는 차별을 갖지 않고 구분하지도 않는다. 순수한 자기의식에는 행복과 불행, 아름답고 추함의 특수성이 인정되지 않으므로 차별이 없는 범주에 해당된다. 요가 수행의 목표는 자연의 본질을 깨닫고 변화의 속성을 파악하여 그로부터 영향을 받지 않을 때 자연스럽게 드러나는 진아를 보는 것이다. 비가 내려 마른 땅이 잠시 흙탕물이 될지라도 얼마 후 물이 마르면 원래의 그대로 돌아가듯, 불에 탄 것이 재가 되듯, 사람의 의식도 자연에서 일어나는 변화의 속성이기에 깨달음(Buddhi)을 향한 수행을 통해서 자성(自性)속으로 되돌리려는 노력을 한다. 개인 존재를 깨닫고 완성하는 기초(基礎 : Linga)는 모든 만물이 자연의 근원인 자성(Prakriti)으로 되돌아가는 것을 고요하게 지켜보는 것이다. 그러나 본성(本性 : Alinga)은 개인성이 없으며 되돌아 들어갈 곳 또한 없는 순수성 자체이다.

2-20.

Drasta · Drsimatrah · Suddho'pi · Pratyaya-anupasyah

(드러스따 드리시마뜨러허 슌도어삐 쁘러떠야아누뻐스여허)

보는 것이라 함은 오직 순일(純一)하게 보는 힘이며, 그 힘은 정적(靜的)이며 사유 기능이 나타내는 표상(表象)을 매개로 하여 대상을 본다.

【해설】 순일하게 보는 힘이라는 것은 순수하게 관조(觀照)만 하는 진아(眞我 : Purusha)를 말하며, 진아는 변화하는 현상들과 관계를 가지지 않는다. 변함이 없는 독존의 진아가 대상을 보고 파악할 수 있는 이유는 깨달음이 감각과 운동, 의식을 통해서 제공한 자료에 따라 자기를 변화시켜 만든 표상(表象)을 매개로 하기 때문이다. 진아(Purusha)는 알아챈 의식의 변화가 만든 표상에 조명을 비춰서 보게 되는 것이다.

2-21.

Tad-Artha · Eva · Drsyasya-atma

(떠드-아르터· 에워· 드리셔스야아뜨마)

보이는 것은 보는 것을 위해서만 있다.

【해설】 보는 것을 위한 것이란 진아(眞我 : Purusha)가 현실을 경험하여 그 경험으로부터 벗어나도록 하는 것이다. 보이는 것인 깨달음(Buddhi)은 자기 스스로를 위한 것이 아니고 순수한 진아(眞我)의 경험과 해탈을 위한 과정에 기여하는 역할에 지나지 않는 것이다.

2-22.

Krtartham · Prati · Nastam-api-Anastam · Tad-Anya-Sadharanatvat

(끄리따르텀· 쁘러띠· 너스떰-아삐-아너스떰· 떤-안여-사다러너뜨왙)

이미 해탈의 목적을 달성한 진아(眞我 : Purusha)는 보이는 현상계에서 벗어났지만 아직 해탈하지 못한 진아(眞我)가 남아 있는 한, 현상세계는 존재하는 것이다.

【해설】 상캬요가철학에 의하면, 근본 원질은 오직 하나뿐이지만 진아(眞我 : Purusha)는 생물의 수효만큼 많다. 생명을 가진 존재는 끝없이 진화하며 모든 속박으로부터 벗어나기를 갈망한다. 그러나 자성(自性)에 가려진 진아(眞我)가 본래의 모습을 깨닫지 못하였을 때 끝없는 착각 속

에 빠진 채 카르마의 법칙에 의해 부여된 생명의 시간이 다한 후에도 또 다른 육체를 필요로 하는 윤회를 거듭한다. 여기에서 해탈을 이룬 존재는 윤회의 바다에서 벗어나 무한한 우주와 하나가 되지만, 그렇지 못한 존재는 남아 있어 이 현상세계는 유지되고 존재하는 것이다. 일례를 든다면 마치 학교를 졸업한 졸업생과 입학생의 경우와 비슷하다. 졸업생에게는 교실과 운동장과 급우들과 스승이 더 이상 함께 하지 않지만 입학생들에게는 꼭 필요한 시간과 환경들이다. 훌륭한 졸업생 선배들이 후배들의 귀감이 되듯이 해탈한 존재는 좋은 영향력과 걸어간 발자취를 남겨 놓는다. 현재 보여지고 있는 현상들은 해탈을 이룩한 진아(眞我)에게는 더 이상 소용이 없지만 아직 해탈하지 못한 다른 진아(眞我)는 필요한 시간과 공간으로 남아 있는 것이다.

2-23.

Sva-Svami-Saktyoh·Svarupa-Upalabdhi-Hetuh·Samyogah

(스워-스와미-셕뜨요호·스워루뻐-우뻘럽디-헤이뚜후·섬요거허)

보는 자(Purusha)와 보이는 힘(Prakriti)의 결합만이 그 본래의 상태를 파악할 수 있다.

【해설】 보는 것과 보이는 것(Samyogah), 이 둘이 서로 결합하여 괴로움(苦)이 생긴다.(제2장 17절 참조) 그러나 이 결합이 있어야만 또한 보는 것인 진아(眞我)가 보이는 것(Prakriti)의 본성도 알게 되고, 비로소 진정한 참 모습을 파악하여 독존하게 된다. 마치 깨끗한 거울이라는 대상(Prakriti)을 통하여 비친 자신의 진면목(眞面目 : Purusha)을 보는 것처럼 보이는 것의 힘으로 스스로를 인식하는 것이 경험이요, 보는 것의 힘이 자기를 인식하면 그것이 바로 해탈이다.

2-24.

Tasya·Hetur-Avidya

(떠스여·헤이뚜르-아위드야)

결합의 원인이 되는 것은 무지(無知)이다.

　【해설】무지(Avidya)는 번뇌와 같은 의미로서, 보는 것과 보이는 것과의 다름을 모르고 둘을 하나로 보아 혼동하는 것이다. 이러한 무지가 과거 생에서부터 무수한 생애를 거치는 동안 업(業 : Karma)의 잠재 인상으로서 남아 있는 것이 번뇌이다. 이렇게 잠재인상에 남겨진 것은 진아(眞我 : Purusha)와 사유기능을 식별하는 참된 지혜에 이르지 못하며, 오히려 진아(眞我)를 가리고 있다. 당연히 버려져야 할 자아의식과 번뇌의 원인인 잠재의식의 결합은 무지에서 오는 것이므로 요가적 성취를 구하는 수행자는 이것을 제거해야 한다는 것이다.

2-25.

Tad-Abhavat-Samyoga-abhavo·Hanam·Tad-Drseh·Kaivalyam

(떧-아바와뜨-섬요가-아바뵤·하념·떧-드리세이히·깨월렴)

무지를 제거하면 진아와 사유 기능과의 결합은 없어진다. 이것이 번뇌의 사라짐이며 진아(眞我 : Purusha)의 독존(Kaivalya)이다.

　【해설】진아(眞我)의 독존(獨存)은 번뇌로 물든 것들이 모두 지워진 상태로서 다른 무엇과도 결합되지 않고 홀로 빛나는 것이다. 이것이 진정한 해탈의 내용이다. 진아(眞我)는 본래 자유, 청정, 불변, 편재(遍在)한 유일성이므로 보이는 객관세계와의 결합이 없어지면 본래의 상태로 남는다. 이때에 진아와 결합되어 있던 사유 기능인 깨달음 또한 모든 연결로부터 해방된다. 따라서 해탈은 진아(眞我)의 쪽에서도 근본 원질인 자성(自性)의 쪽에서도 가능해진다.

2-26.

Viveka-Khyatir-Aviplava·Hana-Upayah

(뷔웨꺼-캬띠르-아위플러와· 하너-우빠여허)

무지의 제거는 진아(眞我 : Purusha)와 사유 기능과의 다름을 아는 흔들림 없는 변별지(辨別知)이다.

　　【해설】 변별(辨別) 또는 식별지(識別知)란 진아(眞我)와 사유 기능을 분명하게 구별하는 지견(知見)이다. 이러한 지혜가 한결같지 않을 때 무지 와 무명은 완전히 제거되지 않는다. 진아(眞我)가 자기의 본성을 자각하도 록 흔들림 없는 변별력을 완성해야 한다.

2-27.

Tasya·Saptadha·Pranta-bhumih·Prajna

(떠스여· 섶떠다· 쁘란떠-부미히· 쁘러즈냐)

식별지(識別知)를 얻은 요가 수행자에게는 최고의 단계에 도달하는 일곱 가지의 참된 지혜가 나타난다.

　　【해설】 일곱 가지의 참된 지혜는 다음과 같은 것이다.

- 제거해야 할 것을 모두 알았으니 다시 알아야 할 것은 없다.
- 제거해야 할 것의 원인을 지웠으니 다시 없어져야 할 것은 없다.
- 모든 번뇌가 사라진 삼매에 의하여 완전하게 각성되었다.
- 식별지에 의하여 무지를 제거할 수 있는 수단은 이미 이루어졌다.
- 경험은 깨달음과 해탈의 두 가지 일을 이루는 요소이다.
- 변화를 가져온 구나(Gunas)는 깨달음과 함께 자성(Prakriti)으로 되돌 아간다.
- 이미 일어나는 동기가 없어져 버렸기 때문에 다시 전개되는 일이 없다.
- 이러한 단계에서 진아(眞我)는 구나와의 결합과 관계에서 벗어나

그 자체만으로 홀로 빛나며, 더럽혀지지 않은 순수하고 유일한 절
대존재로서 해탈한다.

일곱 단계 중에서 네 번째 단계까지는 수행의 노력에 의하여 성취되는
지혜이다. 이것에 따라 성취되는 다음 세 가지 단계는 마치 구름에서 빗
방울의 씨가 만들어진 후 거침없이 지상으로 쏟아지듯, 노력에 의한 수행
의 결과가 자연스럽게 연속된 힘으로 해탈에 이르게 한다.

2-28.

Yoga-anga-anusthanad-Asuddhi-Ksaye·Jnana-Diptir-a-Viveka- Khyateh

(요가-앙거-아누스타나드-아슏디-크셔예·냐너-딮띠르-아-뷔붸꺼·캬떼헤)

요가의 여러 부문을 수행함으로써 점차 마음의 더러움이 없어지면 식별
지에 도달하여 최고의 빛을 발하는 바른 지혜가 생긴다.

【해설】 여기 28에서부터 55절까지의 가르침은 '요가-수트라'의 포괄
적 사상체계가 중심적인 내용으로 설명되고 있다. 바른 지혜를 통한 변별
지의 획득으로 깨달음을 열어 삼매(三昧)에 이르고, 요가의 목적인 해탈을
위한 수행의 기초에서 실천적 방향까지 제시한다.

2-29.

Yama-Niyama-asana-Pranayama-Pratyahara-Dharana-Dhyana-
Samadhayo·Astangani

(여머-니여마-아서너-쁘라나야머-쁘러뜨야하러-다러나-댜너-서마더요·아스땅가니)

요가는 금계(禁戒), 권계(勸戒), 좌법(坐法), 조식(調息), 제감(制感), 응념(凝
念), 선정(禪定), 삼매(三昧)의 수행체계이다.

【해설】 이것이 파탄잘리가 제시한 요가수트라의 8단계이다. 8지(知)
또는, 8부문(部門)이라고 표현되며, 요가학파들 중에는 여덟 단계로 요가
체계를 세우지 않고 셋 또는 여섯 단계로 설(說)하기도 한다. 금계와 권계

는 사회 규범적인 요소이며, 인간성이라는 그릇을 닦을 바탕이 되는 일반적인 것으로 요가의 수행자들에게는 그 기본적 소양이 이미 갖추어져 있다고 보아 금계(禁戒)와 권계(勸戒)는 생략하여 좌법(坐法)부터 따르거나 명상(冥想)의 세 단계로 곧바로 들어가는 것을 의미한다. 그러나 기본적 바탕이 갖춰지지 않은 수행은 방황과 오류를 낳는다. 요가-수트라에서는 이를 경계하여 여덟 단계 모두를 설하고 있다.

2-30.

Ahimsa-Satya-asteya-Brahmacarya-aparigraha·Yamah

(아힘사-서땨-아스떼이여-브러머쩌르야-아뻐리그러하·여마하)

지켜져야 할 것으로는 살생하지 않는 것, 거짓말을 하지 않는 것, 도둑질하지 않는 것, 성적인 욕망의 절제와 탐내는 마음을 갖지 않는 것이다.

【해설】 계율, 또는 계행(戒行)이라 함은 강제적인 법이나 규칙처럼 부담스럽기도 하다. 그러나 무엇인가 날을 세울 때 연마석이 필요하듯 누군가의 규제가 아니라 스스로 지키려는 규율이 필요하다.

금계(禁戒 : Yama)는 자신과 자신 이외의 모든 관계를 규정한 도덕적이고 인간적인 마음가짐이다. 그러나 도덕적인 규범이라고 하더라도 단지 사회도덕으로서의 규범에 그치는 것이 아니라, 마음의 평화를 얻는 수단이며 나아가서는 요가의 목적을 달성하는 예비적인 수행이다. 첫 번째의 비폭력(非暴力), 불살생(不殺生)의 아힘사(Ahimsa)는 어떠한 경우에도 생물에게 해를 가하지 않는 것이다. 다른 생명을 해침으로써 받아야 할 카르마는 지워야 할 업력(業力)을 자신의 본래 가진 카르마의 제곱이 되어 맺게 됨은 물론, 그에 따른 윤회를 겪어야만 하는 것이다. 또한 수행자로서 이를 지키지 못함은 가장 기본적인 준비가 되어 있지 못함으로 본다.

두 번째의 정직(正直 : Satya)은 거짓말이나 남에게 해를 주는 어떠한 말이라도 하지 않으며 말과 행동이 일치하는 진실함을 가지는 것이다.

밀교(密敎)에서 말하는 삼밀(三密)인 신(身), 구(口), 의(意) 중에서 구밀(口密)에 해당하며 침묵을 의미한다.

세 번째의 도둑질하지 않는 것(Asteya)은 이 세상의 어떤 것도 자신의 것이란 없으며 태어나서 돌아갈 때까지 누군가에게서 빌려 쓰는 것일 뿐이다. 무릇 수행자는 자신이 현재 빌려 써야 하는 최소한의 것만을 취하고 더하거나 남겨두어서는 안 된다. 정당하지 못한 어떤 행위도 도둑질과 같으며, 이것은 탐내는 마음과 무절제한 행위를 낳게 하여 수행의 뿌리가 흔들릴 수 있기 때문이다.

네 번째 성적 욕망의 절제(Brahmacarya)는 성적인 욕망으로부터 자유로운 것을 말하며, 수행에 있어 반드시 지켜야 할 계율은 아닐 수도 있다. 왜냐하면 요가 수행자는 남편과 아내가 성적으로 구속됨이 없이 동반 수행하는 경우도 있기 때문이다. 성적인 욕망이 어떤 형태로든 집착을 만들고 그 집착은 깨달음을 방해하는 요소로 작용하기 때문에 이를 경계하라는 의미인 것이다.

다섯 번째의 탐내는 마음을 내지 않음(Aparigraha)은 무엇을 갖거나 갖지 않았는가가 아닌 소유 욕구를 말하는 것이며, 역시 수행을 방해하는 집착의 강한 맺힘으로 작용한다. 이것은 물질적인 것만을 의미하지 않으며, 세상에서 얻어지는 부와 권력과 명예 등, 보여 지지 않는 욕망까지의 모두를 포함한다. 출세나 성공이란 어느 누군가의 희생을 강요하는 것이며, 거미줄에 걸린 곤충처럼 결코 그것들로부터 자유롭지 못함을 수행자는 인식하고 경계해야 한다는 것이다. 만약 무엇인가를 갖고 있으면서도 나눔에 주저하지 않고, 없어지는 것을 아까워하지 않는 마음은 탐심을 절제하며 계율을 잘 지키는 것이다. 처음부터 욕망을 갖지 않으려는 노력이 중요한 이유는 이미 소유한 것들을 버리는 것이 세상에서 매우 어려운 일이기 때문이다.

2-31.

Jati-Desa-Kala-Samaya-anavachinnh · Sarvabhauma · Maha-Vratam

(자띠-데셔-깔러-서머야-아너윗친나하· 사르워버우마· 머하-브러떰)

수행자가 지켜야 할 이 금계(禁戒)는 신분, 장소, 시기, 관습 등 어떤 경우
에도 마음이 제한(制限)됨이 없이 지켜질 때, 이를 위대한 계율이라고 한
다.

【해설】 사회적인 도덕규범은 어떤 조건에 의해서 실행하게 된다. 시
기, 장소, 신분이나 전통적인 관습 등에 따른 제한들이다. 신(神)이나 어떤
명분을 위해서는 살생할 수 있다거나, 군대에 있는 군인으로서 전쟁 이외
에는 살생하지 않겠다는 단서적(端緒的) 제한이란 없다. 이와 같은 조건
(條件)이 붙어 있지 않은 수행, 조건 없는 위대한 계율을 대서계(大誓戒
: Mahavarata)라고 한다. 이것이 해탈을 구하는 수행자가 지켜야 할 금계(禁
戒)이다.

2-32.

Sauca-Samtosa-Tapah-Svadhyaya-Isvara-Prnidhanani · Niyamah

(셔우쩌-선또셔-떠뻐허-스와댜야-이스워러-쁘러니다나니· 니여마하)

권계(勸誡 : Niyama)에는 몸과 마음을 청정(淸靜)히 하고 생명 유지에 필요
한 것 이상을 구하지 않는 만족(滿足)과, 굶주림과 목마름과 추위와 더위
등을 이겨내는 고행(苦行)과, 독송(讀誦)과 최고신에 대한 기원(祈願)이 있
다.

【해설】 권계는 자기 자신에 대해서 지켜야 할 마음가짐이다.

첫 번째의 사우차(Sauca)는 수행자가 항상 몸과 마음을 청결하고 청정
(淸淨)하게 닦아야 하는 것이다.

두 번째의 삼토샤(Samtosa)는 스스로 부족함이 없는 마음이다. 생명유지
에 필요한 것 이상을 원하지 않는 만족(滿足)을 말한다.

세 번째의 타파(Tapah)는 수행의 원동력이며 추진력인 어려움을 이겨내는 의지의 실행(實行)이다.

네 번째의 스와댜야(Svadhyaya)는 크리야 요가에서 말하는 영혼을 밝게 비추어 인도하는 신성에 대한 끊임없는 독송(讀誦 : Mantra)이다.

다섯 번째의 이스와러-쁘러니다나니(Isvara-prnidhanani)는 최고신에게의 기원(祈願)을 통하여 정화된 영혼이 해탈할 수 있도록 명상(冥想)하는 것이다.

2-33.

Vitarka-Badhane · Prati-Paksa-Bhavanam

(뷔떠르꺼-봐드네이 · 쁘러띠-빽셔-바워넘)

이들 금계와 권계의 실행이 어리석은 생각으로 인해서 흐트러질 때는 그것에 대항하는 염상(念想)을 한다.

【해설】 어리석은 마음이 생겼을 때에는 이에 대항하는 마음을 닦아야 한다. 또다시 윤회의 과정을 겪지 않으려는 수행자의 강하고 굳건한 마음가짐이 필요한 것이다. 어리석은 생각에 빠져서 인내하지 못한 행위는 수행자 자신이 먹었던 것을 토해내어 다시 먹는 것과 같다는 인식을 일깨워 흔들림이 없도록 침잠(沈潛)한다.

2-34.

Vitarka · Himsa-adayah · Krta-akrita-anumodita · Lobha-Krodha-Moha-Purvaka · Mrdu-madhya-adhimatra · Duhkha-ajnana-ananta-Phala · Iti · Pratipaksa-bhavanam

(뷔떠르까 · 힘사-아더여허 · 끄리떠-아까리따-아누모디따 · 로버-끄로더-모허-뿌르워까 · 므리두-머댜-아디마뜨라 · 두후카-아즈냐-아넌떠-펄라 · 이띠 · 쁘러띠빽셔-바워넘)

남을 해하려는 마음은 이미 실행한 것, 실행을 시키는 것, 묵인한 것 등이 있고, 번뇌는 탐욕, 분노, 어리석음으로 인하여 생겨나기도 한다. 이러한 것으로 생거나는 망상(妄想)은 온화한 것, 중용, 격렬한 것의 구별이 있다. 어느 것이든 번뇌와 무지를 끝없이 가져오는 것임을 깨닫는 것이 어리석은 마음에서 벗어나는 상념의 수습(修習)이다.

【해설】 자발적으로 행한 것과 다른 힘에 의한 것과 모호한 자기의 선택으로 인하여 수없는 종류의 망상(Vitarka)이 생겨난다. 요가철학에서는 동기론적(動機論的) 입장에서 업(業 : Karma)에 의한 윤회를 인정하기 때문에 윤회를 가져오게 하는 원인을 육체적 동작으로 한정하지 않고 그 행위를 다짐한 마음에 있다고 보는 것이다. 요가 수행자가 망상이 일어날 때마다 흔들리지 않는 확고한 마음(不動心)으로 극복해갈 때 초월의 경지에 이르게 된다는 의미이다.

2-35.

Ahimsa-Prtisthyam · Tat-Samnidhau · Vaira-Tyagah

(어힘사-쁘러띠스타얌 · 떠뜨-선니더우 · 바이러-땨거허)

남을 해하지 않는 마음이 확고한 수행자에게는 모든 생명들의 적의(敵意) 또한 없다.

【해설】 생명을 죽이거나 해하지 않는 것은 다섯 금계의 첫머리에서 강조된다. 이 사상은 어떤 경우나 어떤 방법으로든지 생명을 해하지 않는 것으로서 요가 수행의 계율(戒律) 중에서 가장 큰 것으로 자기 본연의 업(業)을 이어가고 있는 생명을 함부로 죽이지 않는 것이다. 비폭력(Ahimsa)의 계율이 확립된다는 것은 수행의 기본적인 자세가 준비되었음을 뜻한다. 모든 생명을 있는 그대로 존중한다는 것은 인간의 마음 가장 깊은 곳에 그 기반을 가지고 있는 것이다. 이것은 우주 만물의 창조적 순리이며 모든 생명이 태어나면서부터 갖고 있는 생명 유지의 질서이며, 이러한 비폭력의 계행(戒行)을 철저하게 지키는 것은 모든 생명들이 실존(實存)으로부터 나타나는 창조의 충동이나 의지에 그대로 맡기는 것이다. 누구도

이것을 바꿀 권리를 부여 받지 않았기에 생명을 임의로 취하지 않는다. 이러한 계율을 확립한 수행자는 다른 생물들과도 조화를 이루어 완전한 평화와 생명의 존중이 실현된다.

2-36.

Satya-Pratisthayam · Kriya-Phala-asrayatvam

(서뜨여-쁘러띠스타얌· 끄리야·펄라-아스러여뜨웜)

정직의 계율을 지키는 수행자는 말과 행위와 그 결과가 일치한다.

　【해설】 정직하여 진실(Satya)만을 말하는 사람이 되면 그가 말하는 대로 그의 행위와 결과가 이루어진다는 것이다. 또한 현재의 언행일치(言行一致)가 미래에까지도 그 힘을 이어가므로 바르게 살아간다는 것은 수행자의 기본적인 성품이며 바탕이다. 따라서 이 가르침은 단지 윤리적인 계율에 그치지 않고 근원적인 요가 수행의 깊은 의미를 함축하고 있다.

2-37.

Asteya-Pratisthayam · Sarva-Ratna-Upasthanam

(어스떼이여-쁘러띠스타얌· 서르워-러뜨너-우뻐스타넘)

정직함을 갖추게 된다면 모든 방향으로부터 부족함이 없는 재물이 모인다.

　【해설】 부정직한 마음(Asteya)이 사라진 수행자는 타인의 것에 욕심을 내지 않으며, 어떤 것이든 소유하거나 모아두지 않기 때문에 모든 세상 만물을 다 품을 수 있고, 부족한 것 또한 없는 큰 사람이 되는 것이다.

2-38.

Brahmacarya-Pratisthayam · Virya-Labhah

(브러머쩌르여-쁘러띠스타얌· 위르여-라버허)

성적인 욕망을 절제하는 금욕의 계행이 확립되면 큰 힘을 얻는다.

【해설】 브라마차르야(Brahmacarya)는 금욕(禁慾), 불음(不淫)이라고 한역(漢譯)되고 있다. 성적 금욕의 실천으로 정력이 축적되면 심신(心身)에 거대한 힘을 갖게 된다. 주로 육체적인 기(氣 : Prana)를 표현한 것이지만 이 금욕자의 기(氣)는 육체적인 힘뿐만 아니라 영적인 해탈을 위한 큰 추진력이 되는 것이므로 몸과 마음을 승화시키는 연료로 사용되어야 하며 함부로 낭비해서는 안 된다. 또한 수행자의 충만한 기운은 다른 수행자의 힘을 고양시키거나 전수(傳授)를 가능케 하는 육체적, 영적 힘의 바탕이다.

2-39.

Aparigraha-Sthairye·Janma-Kathamta-Sambodhah

(어뻐리그러허-스태르예·전머-꺼텀따-섬보더허)

탐내지 않는 마음(Aparigraha)이 확립되면 자기의 과거, 현재, 미래를 알수가 있다.

【해설】 수행자는 최소한의 생활필수품을 가질 필요가 있으나 그 이상은 욕심을 내지 말아야 한다. 설령 많은 것을 가지고 있다 하여도 그것에 대한 지나친 집착이나 소유욕에 마음이 끌린다면 그보다 더 귀중한 것을 잃게 된다. 사람은 누구나 자기의 몸이나 대상에 대한 욕망으로 속박되어 있어서 마음의 진실한 지혜가 나타나지 못한다. 요가 수행자가 물질의 세계에 집착하지 않고 세상에서 얻어지는 부와 권력과 명예에 대한 욕망을 제거할 때, 자신이 포기한 유혹적인 대상들뿐만 아니라 그와 유사한 또 다른 대상들까지도 지배할 수 있는 능력에 도달하며, 심신이 정화됨으로써 진리의 성취에 한걸음씩 다가서는 진정한 자아실현의 길이다. 요가 수행자가 유혹을 이겨내고 욕망을 제어하였을 때 자기의 과거와 현재의 모습 그리고 미래에 대한 올바른 인식을 가질 수 있게 된다.

2-40.

Saucat-Sva-anga-Jugupsa · Parair-Asamsargah

(셔우짜뜨-스와-앙거-쥬굽샤· 뻐라이르-아섬서르거허)

심신을 깨끗하게 하면 자신의 육체에 대하여 집착함이 없어 다른 사람과
의 접촉도 가지지 않게 된다.

【해설】 항상 깨끗한 몸과 마음을 닦음으로써 정결(淨潔 : Sauca)함을
획득한 수행자는 자신의 몸을 다스려 남의 몸에 대해서도 욕망을 갖지
않는다. 따라서 수행의 과정에서 성적(性的)인 충동도 일어나지 않게 된
다.

2-41.

Sattva-Suddhi-Saumanasya-aikagrya-Indriyajaya-atma-Darsana-Yogyatva-
ani · Ca

(섵뜨워-숟디-셔우머너스여-아이까그여-인드리여저야-아뜨머-더르셔너-요겨뜨와-아
니· 쩌)

또한 청정의 계행(戒行)을 지키면 심신이 순수해짐으로써 희열(喜悅)이 생
긴다. 집중된 마음으로 감각 기관을 제어하여 자기 직관 능력이 발현된다.

【해설】 사트바의 정화(Sattva-suddhi)라는 것은 우주의 변화원소 구나
(Gunas) 중의 사트바(Sattva)가 다른 두 원질(原質)의 작용을 극복하여, 그의
본성인 순수와 조명(照明) 등의 성향이 마음의 표면에 나타나는 것을 말
한다. 또한 자기를 직관하는 능력은 진아(眞我)와 사유기능을 구별하는
식별지(識別知)이다.

2-42.

Samtosad-Anuttamah · Sukha-Labhah

(섬또샤드-아눝떠머허· 수커-라버허)

스스로 부족함이 없는 마음은 무상(無上)의 행복을 얻을 수 있다.

【해설】 만족이란 끝이 없는 욕망의 결과이며, 한계 없는 개별적 느낌으로서 시간과 공간에 따라 수시로 바뀔 수도 있다. 호랑이에게 쫓기던 사람이 낭떠러지로 떨어지다가 말라버린 칡넝쿨을 간신히 붙잡았으나, 절벽 아래에는 악어들이 입을 벌리고 있고 위에는 호랑이가 기다리고 있고 언제부턴가 생앙쥐 두 마리가 생명줄인 칡넝쿨을 갉아먹고 있는 절대 절명의 상황에서 코 끝에 스치는 향기로운 꿀 냄새에 취해 그 사람은 모든 위기의 상황을 잊은 채 꿀을 탐한다는 불교의 유명한 호랑이(虎) 비유에서처럼 각각의 해석을 낳는다. 호랑이는 과거의 업(業)이며, 악어는 미래에 다가오는 불행이나 고난, 생쥐 두 마리는 무지(無知)와 자기의 육체적 노쇠이며, 칡넝쿨은 수행의 길이다. 이는 수행의 길이 결코 쉽지 않음을 비유로 가르쳐 주고 있지만, 끝없이 빠져드는 윤회의 틀에서 벗어나려는 시도마저도 자칫 절대 절명의 상황에서는 그 목적을 잊어버리는 어리석음을 질책하는 것일 수도 있고, 또는 어디에도 방법이 없는 절실함에서 순간이나마 만족하는 인간의 본능적인 모습을 의미할 수도 있다. 요가(Yoga)는 추상적 개념에서의 무상(無常)이 아니라 스스로 무상(無想)을 만들어 가는 길이다. 생명보전을 위한 인간의 자연스런 본능은 단 한시도 멈춤이 없다. 어느 상황에서든 위기는 있지만 마음을 굳게 붙들고, 육체를 제어하는 수행자는 강한 생명력으로 위기를 헤쳐 나간다. 각자의 삶 속에서 만족(滿足)은 어디에도 없고 또한 어디에도 있는, 모든 것이 생각하기 나름인 것이다.

2-43.

Kaya-Indriya-Siddhir-Asuddhi-Ksayat-Tapasah

(까여-인드리여-싣디르-아숟디-크셔얕-떠뻐서허)

수행(Tapas)의 추진력으로 심신의 더러움이 제거되고 신체와 감각 기관의 초자연적 능력이 발현된다.

【해설】 요가-수트라(Yoga-sutra)에서 제시하는 수행의 8단계 중 다섯 번째의 단계인 프라탸하라(Pratyahara)는 감각을 제어(制御)하는 것이다. 자연을 초월한다는 것보다는 자연력(自然力)을 주고받는 능력을 일깨운다는 뜻으로서 결국 자신의 몸을 자연의 일부로 만들고 의지하는 대로 통제와 제어를 할 수 있다는 의미이다. 수행을 통하여 몸과 의식의 전체를 이해하고 제어할 수 있게 된 수행자에게는 당연한 일이지만 일반적인 시각으로는 초자연적 능력으로 보이는 것이다. 이러한 초자연력에 대하여는 3장 16절 이하에서 구체적이고 자세하게 설명되고 있다.

2-44.

Svadhyayad-Ista-Devata-Samprayogah

(스워댜야드-이스떠-데이워따-섬쁘러요거허)

독송(讀誦 : Mantra)의 실행으로 희망하는 신령(神靈)과 만날 수 있다.

【해설】 해탈에 관한 성전을 낭송하거나, 성어(聖語)이며 우주적 진동인 '옴' 만트라를 외움으로써 희망하는 신(神)과 교통(交通)하게 된다는 것이다. 주문(呪文)적 요가의 한 형태인 자파(Japa)요가를 말한다. 희망하는 신(神)이란, 인도(印度)의 수많은 자연신들의 자연력을 받고자 함이며, 그 각기 다른 신들의 힘이 수행자가 원하는 힘으로 전해지고 수행의 강력한 연료가 되기를 원하는 것이다. 또 하나는 이미 인간의 몸으로 수행을 통하여 성취를 이룩하고 해탈한 성취자(Siddha)들에게서 그 해탈의 성취력을 전해 받고자 한다. 이들은 절대적인 신격(神格)이 아니고 인격적인 영적 존재들이기에 더욱 친근하게 다가설 수 있다. 또는 천신(天神 : Deva)이나 현자(賢者 : Risi)들이 있다. 이들 존재는 수행자가 성전(聖典)을 낭송하거나, 성음(聖音 : Mantra) '옴'을 외움으로써 만나게 되고, 이들은 수행자의 영적 성취를 위한 지도와 수호하는 역할을 한다. 요가수행자가 적당한

지도자나 스승(Guru)을 만날 수 없을 때, 이 신령에 관한 진언(眞言 : Mantra)을 한마음으로 외울 때, 그 수행자의 눈에 원하는 신령을 보게 된다는 것이다. 기독교에서는 수호천사로서 나타나고, 불교에서도 특정한 진언(眞言)을 외거나 명호(名號)를 외우면 그 존상(尊像)이 보이고 그 음성을 들을 수 있다는 것과 같다. 불교의 관불삼매행(觀佛三昧行)에서 진언, 다라니, 명호(名號) 등을 외우며 명상에 드는 것은 이러한 만트라(Mantra)이다. 심령 과학에서는 수호신, 수호령으로 불린다. 그러나 여기에서 가장 중요한 점은 자칫 수행자가 거짓 신령에게 붙들려 선하지 못한 수행을 쌓게 되는 것을 경계해야 한다. 선과 악이란 본래 하나의 머리에 두 개의 얼굴을 하고 있는 양면성이다. 외부적 신의 영향이 아닌 내부의 청결하고 순수하지 못한 기운이 악한 신령을 부르기 때문에 선한 마음을 지키고, 밝고 깨끗한 몸과 마음을 닦으며, 흔들리지 않는 수행을 바탕으로 삼고 이러한 수행을 게을리 해서는 안 된다. 이러한 위험성 때문에 요가는 진리의 가르침과 올바른 길에 대한 스승(Guru)으로부터의 안내를 필요로 하여 스승과 제자간의 비의적(秘義的)인 1대(對)1 전수(傳授)를 지켜온 것이다.

2-45.

Samadhi-Siddhir-Isvara-Pranidhanat

(서마디-싣디르-이스워러-쁘러니다나뜨)

삼매의 성취는 자재신(自在神)에 대한 기원으로 가능하다.

【해설】 자재신(自在神)에 대한 기원(Isvara-pranidhani)은 모든 행위를 최고신에게 바치거나 마음을 모아 빛으로 인도되는 신성(神聖)에 경배하는 것이다. 자재신(自在神 : Isvara)은 요가를 최초로 가르쳐준 존재로서 수행자를 해탈의 세계로 인도해주는 최고(最高)의 신(神)이기 때문에 다른 어떤 신들보다 절대적인 요가의 스승이다. (제1장 23～28 참조)

2-46.

Sthira-Sukham-Asanam

(스티러-수컴-아서넘)

자세는 편안하고 안정되어야 한다.

【해설】 요가-수트라에서 구체적인 자세(Asanas)들은 설명되어 있지 않다. 주해서(註解書)에도 자세는 안정되고 안락한 것으로서 연화좌(蓮華坐), 금강좌(金剛坐), 달인좌(達人坐), 길상좌(吉祥坐), 영웅좌(英雄坐) 등의 명칭뿐이다. 이것만으로는 요가-수트라가 쓰일 당시에 어떠한 요가 자세(Asanas)들이 있었는지 분명하지는 않다. 다만 아사나가 어떠한 연결된 과정의 동작을 의미한다기보다 고정된 부동의 자세는 명상의 기초가 되는 안정된 좌법(坐法)을 뜻한다고 볼 수 있다. 따라서 앉는 자세(坐法)를 기본으로 하여 몸의 균형과 조화로움을 이루는 수많은 아사나(Asanas)들의 진보는 자연의 절대성과 그 권위의 상징인 신을 찬미하는 베다(Veda)시대로부터 신(神)의 세계에 직접 참여하려는 개인적인 모색들이라는 결과물로 나타난 것이다. 육체의 전체성을 이해하며 통일된 의식과 결합하려는 시도는 부동의 자세에서 규칙적인 호흡과 더불어 평정심의 확립이라는 통합을 원하였고, 요가의 최종적인 목표인 해탈은 이러한 예비적 단계를 경험하지 않고 획득하기 어렵다는 것이다. 이러한 사상적 흐름은 진리에 대한 비의적(秘義的) 전수(傳授)인 우파니샤드(Upanishad)를 낳았고, 행위의 주체인 인간의 육체적인 면을 중요시하는 탄트리즘(Tantrism)을 모태(母胎)로 한 하타-요가(Hatha-yoga)라는 결과물로 발전시켰다.

2-47.

Prayatna-Saithilya-ananta-Samapatti-Bhyam

(쁘러여뜨너-사이틸랴-아넌떠-서마쁘띠-뱜)

마음을 무한한 것에 합일시킴으로써 깨달음의 경지에 이른다.

【해설】 아난타(Ananta)는 우주를 감싼 수많은 머리를 가진 거대한 용(龍)의 이름이다. 인도의 신화에서는 이 용(龍)의 배 위에서 잠자고 있던 비쉬누(Vishnu) 신(神)은 다른 세계를 바꾸려 할 때 잠에서 깨어나는 것으로 설명되며, 현재라는 차원은 유지(維持)의 신 비쉬누가 꿈꾸는 세상이기에 마야(Maya)라고 불려진다. 마음이 광대무변(廣大無邊)한 우주적 시간의 상징인 아난타(Ananta)와 같은 것에 합일되었을 때는 무한한 것과 연결된 것이다. 수행자가 이와 같은 경지에 이른다면 마치 비쉬누신의 깊은 잠 속에 들어 있는 것과 같아서 육체에 관한 자아의식이 없어지므로 마음은 고요하고 안락해진다. '사마파티(Samapatti)'는 합일(合一)의 뜻으로 몸과 마음이 하나가 되어 삼매(三昧)로 이끌어진 마음의 과정을 의미하며, 불교에서는 선정(禪定)이라고 한역(漢譯)한다.

2-48.

Toto·Dvamdva-anabhighatah

(떠또·드웜드와-아너비가떠허)

안정되고 고요한 자세의 요가 수행자는 상대적인 상황에서 벗어난다.

　　【해설】 괴로움이나 즐거움, 추위나 더위의 감각적이고 상대적인 모든 것들로부터 자유로운 경지를 말한다. 이미 확고하게 안정된 상태로 고요에 침잠된 요가 수행자에게 외부적 감각과 내부적 번뇌(Klesha) 등의 일체는 더 이상 그를 괴롭히지 않는 무관(無關)한 것들이 되는 것이다.

2-49.

Tasmin-Sati·Svasa-Prasvasa-yor-Gati-Vicchedah·Pranayamah

(떠스민-서띠·스와서-쁘러스와서-요르-거띠-윗체더허·쁘라나머허)

자세가 안정되었을 때, 조기(調氣)를 수행한다. 숨을 끊는 것이 지식(止息)이다.

【해설】 아사나(Asanas)들의 깊은 훈련으로 안정된 자세가 완성되면 조기법(調氣法)을 익힌다. 조기법이란 프라나(Prana : 氣)라고 하는 우주의 생명력을 스스로 다스리고 조절하는 것이다. 생명력은 육체와 외계에 있는 것으로서 마음과 몸은 이 힘의 작용에 의해서 조절되기 때문에 아사나의 실천을 통한 신체의 이해와 기운이 막힘없이 흐를 수 있도록 정화하는 과정이 선행되어야 함을 분명히 하며, 그렇게 되었을 때에만 조기법(調氣法)의 수련은 달성된다고 강조한다. 요가-수트라에서 언급된 요가의 네 번째 단계인 프라나야마(Pranayama)는 흔히 호흡법(呼吸法)으로 알려져 있지만 정확한 해석은 호흡에 의한 기(氣)의 운용방법인 것이다. 수행자는 이것을 잘 조절(調節)하여 몸과 마음을 다스리게 된다. 프라나야마는 들숨(Puraka)과 날숨(Rechaka) 이외에 지식(止息 : Kumbhaka)이 있다. 그것은 숨 사이의 멈춤을 말하며 이 멈춤(Kumbhaka)의 숙달된 정도에 따라서 조기법의 깊이를 조절할 수 있다.

2-50.

Bahya-abhyantara-Stambha-Vrttir-Desa-Kala-Samkhya-Bhih · Paridrsto · Dirgha · Suksmah

(바하-압변떠러-스떰버-위릴띠르-데이셔-깔러-섬캬-비히 · 뻐리드르스또 · 디릉거 · 슉스머허)

조기(調氣)는 외부적인 것과 내부적인 것이 있고, 호흡의 멈춤으로 이루어지며 공간과 시간과 수(數)에 의하여 길고 미세하게 조정(調整)할 수 있다.

　　【해설】 요가에서의 호흡은 숨을 들이쉰 후에 그 흐름이 없어지는 내부적인 기운(Prana : 氣)과, 숨을 내쉰 후에 그 흐름이 없어지는 외부적인 것, 들고 나가는 숨쉬기의 과정에서 프라나(Prana : 氣)의 출입을 통제하는 숨의 멈춤 작용인 지식(止息 : Kumbhaka)의 세 가지로 구성되고, 공간과 시간과 수에 의해서 조정된다. 공간에 의한 조정이라는 것은 숨을 내쉴

때, 코 끝에 새의 털 같은 가벼운 것을 대어봐서 흔들림 없는 미세한 호흡인가를 측정한다거나, 숨을 들이마실 때, 발끝에서부터 머리 끝에 이르기까지 마치 개미가 기어 다니는 것 같은 미세한 느낌으로 조정하려는 시도를 의미한다. 시간에 의한 조정이라는 것은 찰나(刹那), 즉 눈 깜짝하는 순간의 사분의 일(Kasana)의 길이와 같은 시간 단위로서 기식(氣息)의 길이를 측정하여 수행자가 원하는 길이에 맞추어 조정하는 것이다. 수(數)에 의한 조정이라는 것은 호흡의 횟수로 기운의 움직임을 측정하고 점차 깊고 미세하게 기식(氣息)을 조정해 가는 것이다. 기의 상승(Udghata)은 생기(生氣)가 쿤달리니-차크라(Kundalini-cakra)에서부터 올라와서 머리에 닿을 때까지 36번 반복하여 마시고 토하고 멈추는 호흡의 과정에서 휘도는 생기의 흐름을 의식적으로 통제하여 전신에 순환시키고 갈무리한다.

2-51.

Bahya-abhyantara-Visaya-aksepi·Caturthah

(바햐-압변떠러-위셔야·악세삐·쩌두르터허)

외부의 대상과 내부적인 감각마저 초월한 경지를 제 4의 조식(調息)이라 한다.

【해설】 숨의 들고 나감이 장소와 시간과 수에 의해 잘 조정되어 익숙해지면, 숨이 밖의 대상에 구애되지 않고 또한 숨이 들어오는 것도 마찬가지로 자연스럽게 조절된다. 이와 같이 호흡에 의한 기의 순환을 의식적인 통제로부터 점차로 길고 가늘게 수행하면, 보다 높은 단계의 **호흡**으로 나아가서 드디어는 호흡이 필요하지 않은 기의 순환이 자연스럽게 이루어진다. 이러한 경지의 수행자는 마치 숨을 쉬지 않는 것처럼 보인다. 이것은 마시고 내쉬며 숨을 의식적으로 멈추어 기식의 흐름을 공간과 시간의 수에 의하여 조절하거나 조정하지 않는다. 따라서 의식적인 호흡이 아닌 기(氣 : Prana)의 다스림에 의해 숨이 들고 나가는 조작까지도 잊어버

릴 정도의 깊은 삼매(三昧)의 세계에 드는 것을 말함이다. 이것을 제 4위 조식(調息), 또는 의식(意識)이라 부른다.

2-52.

Tatah · Ksiyate · Prakasa-avaranam

(떠떠허 · 크쉬여떼 · 쁘러까샤-아워러넘)

이러한 조식을 수행함으로써 마음의 밝은 빛을 가리고 있는 번뇌가 소멸된다.

【해설】 '마음의 밝은 빛'이라는 것은 마음을 구성하고 있는 세 가지 근본적 변화의 요소인 구나(Gunas) 중에서 '사트바-구나(Sattva-guna)'를 말한다. 사유 기능이 번뇌에 빠져서 이 순수의 진아(眞我)를 가리고 고유한 본성이 자각할 수 없게 되는 것이다. 그러나 제 4의 조식법(調息法)을 수행하게 되면 '사트바(Sattva)'의 밝은 빛이 진아를 비추게 되어 장애적 요소를 일소하게 되어 해탈로 이끄는 식별지가 발휘된다. 이 제 4의 조식법은 숨이 내부에 머물러 있는 상태인 케발라-쿰바카(Kevala-kumbhaka)를 말한다고 하는 주석가도 있으나, 이는 마시는 숨의 정점과 내쉬는 숨의 멈춤이 깊어지고 고요해진 수행자가 깊은 선정(禪定 : Dhyana)에 들어 마치 숨이 끊어진 것같이 보이는 것으로서 자연스럽게 이루어지는 깊고 미세한 호흡이다.

2-53.

Dharanasu · Ca · Yogyata · Manasah

(다러나수 · 쩌 · 요겨따 · 머너서허)

또한 마음을 한곳으로 모으는 응념(凝念 : Dharana)이 가능해진다.

【해설】 의지(Manas)는 사유(思惟 : Sankalpa)에 의해서 일어나며, 호흡의 얕고 깊음에 따라 의식의 정도가 달라질 수 있다. 마음을 한곳으로

모으는 조작은 호흡의 통제에 의하여 가능한 것이다. 이러한 응념(凝念)에 관한 설명은 제3장에서 자세하게 설명되고 있다.

2-54.

Sva-Visaya-asamprayoge · Citta-Sya-Sva-Rupa-anukara · Iva-Indriyanam · Pratyaharah

(스워-위셔야-아섬쁘러요게 · 찔떠-스여-스워-루빠-아누까러 · 이와-인드리야남 · 쁘러뜨야하러허)

감각의 제어(Pratyaharah)란 마음이 여러 감각 기관과 결합하지 않을 때, 감각도 대상에서 영향을 받지 않고 분리된 것과 같이 되는 것이다.

　【해설】 육체적 감각 기관은 마음의 변화에 적응하여 마음이 움직인 그 대상과 결합하려 하거나 허위(虛僞)의 감각이 마치 실재로 인식되기도 한다. 이러한 성질을 기(氣)의 운용(Pranayama)에 의하여 억제하면 감각 기관은 홀로 떨어져 있는 상태에 있게 된다. 이때에 모든 감각 기관은 마음의 움직임에 따라 움직일 따름이다. 그러므로 감각의 제어(Pratyaharah)는 외계의 소리나 빛이나 향기, 맛이나 감촉 등의 대상에서 벗어나 감각이 마음의 움직임과 합일(合一)되어 있는 경지이다.

2-55.

Tatah · Parama · Vasyata-Indriyanam

(떠떠허 · 뻐러마 · 워셔떼-인드리야남)

그 결과 모든 감각 기관들은 최고의 순종성(順從性)을 갖게 된다.

　【해설】 감각 기관이 최고의 순종성을 가지는 것은, 감각 기관이 외계의 대상에 대하여 쏠리지 않고 마음과 더불어 있는 것이다. 독립적인 역할과 상호보완적인 감각기관들이 마음의 통제와 지휘 하에 놓여 있는 상태인 것이다. 마음이 감각 기관과 합일되어 대상에 이끌리지 않고 어떤

것에도 영향 받지 않는 이러한 경지는 시간과 공간을 초월한 홀로 존재하는 세계이며, 삼매에 든 요가 수행자의 감추어진 비밀이다.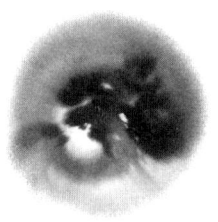

제 3 장

신통(神通)의 장(章) - (Vibhuti-pada)

3-1.

Desa-Bandhas-Cittasya · Dharana

(데셔-번더스-찔떠스여 · 다러나)

응념(凝念 : Dharana)은 마음을 한곳에 고정하는 것이다.

　【해설】 요가수행의 여덟 가지 단계 중에서 금계(禁戒 : Yama), 권계(勸戒 : Niyama), 자세법(姿勢法 : Asanas), 기(氣)의 순환법(順換法 : Pranayama), 그리고 제감(制感 : Pratyaharah)까지의 다섯 단계가 요가수행자의 바탕이 되는 육체적 조건들이라면, 집중(執中 : Dharana). 선정(禪定 : Dhyana). 삼매(三昧 : Samadhi)의 세 단계는 정신적인 수행이라고 볼 수 있다. 이 세 단계는 연속적인 수행체계로서 설명되어 있으나 실제적인 면에서는 수행자 각자의 단계가 연속되어 확실한 구별이 되는 것은 아니다. 응념(凝念)은 제감(制感)과는 달리 적극적인 수련으로 특정한 장소를 정하여 자세를 안정시킨 후 마음을 한곳에 집중하는 것이다. 마음을 매어놓는 장소란 응념의 대상이 되는 구체적인 곳을 말한다. 코 끝, 배꼽, 심장, 미간, 그 이외의 몸의 어떤 부위나, 밖의 어떤 사물이 될 수 있으며, 마음이 움직이지 않도록 고정시키는 것을 의미한다. 이 응념(凝念)은 제감(制感)의 수행이 앞서야 한다.

3-2.

Tatra·Pratyaya-eka-Tanata·Dhyanam

(떠뜨러·쁘러떠여-예꺼-따너따·댜넘)

선정(禪定 : Dhyana)은 의식 작용이 한결같이 어느 곳에 집중된 상태이다.

【해설】 선정(禪定)을 불교에서는 선나(禪那), 줄여서 선(禪)이라고 한다. 이른바 명상(冥想)이라고 하는 것이 바로 이것이다. 선정(禪定)은 어느 것에 몰입(沒入)되어 있는 상태이기 때문에 몰입으로 보아도 무방하다. 이는 응념의 연장으로서 마음의 집중이 중단되지 않고 한결같이 연장된 상태이다. 응념이 집중적(集中的)이라면 선정은 균일(均一)하다. 응념이 좁은 범위에 주의를 집중시켜서 대상을 분명하게 의식하는 구심력의 것임에 비하여 선정은 이러한 응념의 깊은 수행력으로 얻은 의식의 집중력이 지속되면서 그 선택된 대상에서 다시 다른 대상으로 확대되어 가는 원심력을 가진다고 볼 수 있다. 예를 들어 하나의 꽃을 대상으로 응념함으로써 그 꽃이 분명하게 마음속에 각인(刻印)된다. 수행자가 그 꽃에 대한 상념을 꽃의 빛깔, 형태, 향기 등으로 확장해 갈 수 있다. 이것은 일시적인 착각이 아니고, 어둡게 가라앉은 마음이거나 들뜬 기분도 아니며 평정하게 한결같이 맑게 흐르는 의식이다. 이 의식의 흐름이 도달되는 곳에 삼매(三昧)가 있다. 응념에서 선정으로, 다시 삼매에 이르면 해탈지(解脫智)를 얻는다. 그러므로 먼저 응념의 대상이 균일한 흐름으로 확대되어 모든 대상의 차원을 달리한 새로운 가치의 세계로 나아가는 기회가 주어져야 한다. 하타 요가에서는 응념과 선정의 구별기준을 필요한 시간의 길이로 재기도 한다. 한 가지 집중을 12번 호흡으로 삼아 12번 응념을 이룰 때 하나의 선정이라고 본다. 현대인들은 대중적인 우상(偶像), 또는 종교적 행위나 약물에 의한 새로운 경험 같은 것 등으로 몰입을 혼동할 수도 있다. 자기의 의지가 아닌 다른 힘에 이끌려서 바라본 세계는 참다운 자기의 것이 아니며, 그 상황에서 돌아왔을 때 겪는 부작용이 크다. 그것은

몰입(沒入)이 아닌 흥분의 최고조(最高潮)일 뿐이다.

3-3.

Tad-Eva-artha-Matra-Nirbhasam · Sva-Rupa-Sunyam-Iva · Samadhih

(떠드-예와-아르터-마뜨러-니르바섬· 스워-루뻐-순염-이워· 서마디히)

선정(禪定)이 한결같은 상태에 있어서 그 대상의 본성만이 빛나고 의식
작용은 사라져 자기와 그 대상까지도 없어진 그것이 삼매(Samadhi)이다.

　【해설】 삼매(Samadhi)는 심리학에서 말하는 직관(直觀)의 세계이다.
주관(主觀)의 존재가 잊혀지고 오직 객관(客觀)이 의식의 자리를 차지하고
있는 상태이다. 감각기관의 작용을 통해서 얻어진 경험적인 직관이 아니
고, 순수한 심성(心性)에서 얻어지는 객관세계이다. 삼매는 상념 그대로가
아니고 객관적인 대상으로 되어버린 것이다. 비록 추상적인 관념을 대상
으로 한 선정이라고 하더라도 그것의 결과로 도달된 삼매는 구체적인 내
용을 가진다. 이것을 불교에서는 깨달음이라고 한다. (제1장 41. 49참조)

3-4.

Trayam-Eekatra · Samyamah)

(떠뜨러염-에이꺼뜨러· 섬여머허)

응념(凝念 : Dharana), 선정(禪定 : Dhyana), 삼매(三昧 : Samadhi)를 총칭하여
총제(總制 : Samyama)라 한다.

　【해설】 총제(總制 : Samyama)는 총체적인 제어라는 뜻의 한역(漢譯)이
다. 응념과 선정과 삼매가 동일한 대상을 같이 가지기 때문에 총제라 칭
하며, 이 셋은 서로 나눌 수 없는 연장선에 있다. 이것은 구분이 모호하고
미묘한 요가 수행자의 개인적 심경(心境)을 의미한다.

3-5.

Taj-Jayat-Prajna-alokah

(떳-저얕-쁘러냐-아로꺼허)

그것들을 수행함으로써 참된 지혜의 빛이 나타난다.

【해설】 총제(總制 : Samyama)를 수행하는 것은 습성(習性)이 되어 언제
라도 그 심경(心境)에 들 수 있도록 준비된 확고한 마음의 자세이다. 참된
지혜는 알아야 할 것의 실상을 바르게 인식하는 식별지(識別知)이며 이러
한 지혜는 총제가 확고하게 이루어져감으로써 차례로 빛을 더해간다. (제1
장 20절 참조)

3-6.

Tasya · Bhumisu · Viniyogah

(떠스여 · 부미수 · 위니요거허)

총제의 수행은 단계에 따라서 행(行)해야 한다.

【해설】 마음의 작용에는 단계가 있다. 낮은 단계의 총제를 닦아서 자
기 것으로 하지 않으면 그 다음 단계의 총제를 수행할 수 없다. 집중 없는
몰입이 있을 수 없고 선정이 이루어지지 않은 삼매의 경지는 있을 수 없
는 것이다.

3-7.

Trayam-Antrangam · Purvebhyah

(뜨러염-언떠렁검 · 뿌르웨브허)

이 셋은 이전의 다섯 가지 부문에 비하면 내면적이고 직접적인 수행이다.

【해설】 요가-수트라의 8지(支) 중, 다섯 단계의 금계(禁戒 : Yama), 권
계(勸戒 : Niyama), 자세법(姿勢法 : Asanas), 기(氣)의 순환법(순환順環法 :
Pranayama), 그리고 제감(制感 : Pratyahara) 등을 의미하며, 이러한 단계의

구분은 응념(凝念 : Dharana). 선정(禪定 : Dhyana), 삼매(三昧 : Samadhi)에 도달하는 데 장애가 되는 것을 제거하는 수단이며, 심신의 정화와 단련을 위한 준비과정이다. 응념, 선정, 삼매는 직접적인 내적(內的) 수행으로써 얻어지는 정신적 세계이다.

3-8.

Tad Api·Bahir-angam·Nirbijasya

(떠드-아삐·버히르-앙검·니르비저스여)

그러나 그것도 무상(無想)삼매에 비하면 외적인 부문에 지나지 않는다.

　【해설】 무상 삼매는 응념이나 선정이나 삼매와는 달리 어떤 마음이나 대상이 아주 없어졌을 때 나타나는 것이다. 마음의 작용이 멈추어도 마음을 구성하고 있는 순수와 활동적인 것과 둔중(鈍重)함의 세 가지 변화요소(Gunas)는 존재하고 있으므로 마음의 변화를 일으키는 원인이 사라진 것은 아니다. 그러나 이것까지 없어진 것을 무상(無想)이라 하며, 번뇌의 씨앗이 사라진 경지를 무종자삼매(無種子三昧 : Nirbija-samadhi)라고 한다.

3-9.

Vyutthana-Nirodha-Samskara-Yor-Abhibhavapradur-Bhavau·Nirodha-Ksana--Cittanvayo·Nirodha-Parinamah

(붙타너-니로더-섬스까러-요르-어비버워쁘라두르-바워우·니로다-크셔너-찓딴워요·니로더-뻐리나머허)

마음의 변화는 내재한 잠재 인상이 의식면에 나타날 때에 일어난다. 그 마음의 변화까지도 억제하려는 찰나적 의식에 마음이 떠나지 않고 결합되어 있는 것까지 모두 비우고 지워야 비로소 무상삼매가 완성된다.

　【해설】 이전의 구절들은 수행자 개인의 심리적인 면에서 설명되고

있었지만 이제부터는 요가에 관한 철학적인 이론이 전개된다. 요가에서는 마음의 변화가 중요한 문제가 된다. 심리적인 마음의 변화를 이해하기 위하여 요가와 근본적인 철학체계가 같은 상캬철학의 이론을 도입한다. '현실세계는 우주적 근본 원질(原質)인 자성(自性 : Prakrti)으로부터 전개된 것이다.' 이 근본 원질로부터 주관과 객관의 세계가 전개되어 본래부터 잠재하고 있던 것이 작용하는 것을 한문용어로 전변(轉變)이라 부르며 변화의 양상과 과정을 의미한다. 이러한 전변의 근거가 되는 것은 변화를 일으키는 힘인 구나(Gunas)이다. 이 세 가지의 요소가 찰나마다 계속적으로 서로 관련되어 있기 때문에 모든 현실적인 존재는 끊임없이 변화하게 된다. 인간의 마음도 마찬가지이다. 마음도 자성의 전변으로 생긴 것이므로 세 가지 근본 요소에 의해 항상 움직이고 있다. 번뇌나 망상과 같은 잡념도 이것으로부터 생겨나며, 마음이 멈추어 고요하게 되는 것도 구나(Gunas)의 작용이다. 이처럼 인도 철학에서는 어떤 존재에 대하여 그 근원과 그에 따라 나타난 현상과의 관계로서 파악하려 한다. 따라서 마음도 근원적인 실체와 나타나는 현상과의 관계로 보는 것이다. 마음은 변화 속에서도 동일성을 유지하려 하지만 이미 나타난 상태에서의 잠재 인상과 없어진 잠재 인상은 마음이라는 실체로부터 나타난 것이므로 찰나 속에서 나타나 찰나 속으로 사라지는 덧없는 것으로 인식한다. 잠재 인상은 의식 작용으로서 나타나는 것이 아니므로 의식 작용을 멈추는 것만으로는 없어지지 않는다. 생각의 흐름을 멈추고 사라지게 하려는 요가 수행자의 노력이 의식의 표면에 나타나는 잠재 인상까지 제거하고 그 제거하려는 힘이 강해지면 마음의 작용도 사라지게 된다. 그러므로 마음의 변화는 찰나적인 잠재 인상의 변화이다. 마음의 작용을 그쳐서 사라지게 하려는 요가 수행은 번뇌나 망상과 같은 잡념을 억제하면서 그것이 의식의 표면에 나타나 힘을 잃고 그 대신 제거하려는 힘이 나타나게 하는 것이다. 이러한 잠재력이 현재 의식화되는 찰나와 실재로서의 마음 사이에 나눌 수 없는 관계로 존재한다.(제3장 14절 참조) 요가 철학에서는 마음을 멈추어 사라지게 하는 적극적이고 능동적인 실천을 강조하고 있다. 이런 점은 불교 철학에서도 현상적인 모든 존재는 시간의 흐름 속에서 찰나적 생멸(生滅)을 거듭하여 이어진다고 하며 불교 철학의 근본 원리이다. 찰나(刹那)는 시간의 가장 짧은 단위인 동시에 심리 현상에서도 가장 짧은 단위이다. 생각 또한 이 찰나 사이에서 생기고 사라지는 것이라고 보는 것이다.

3-10.

Tasya · Prasanta-Vahita · Samskarat

(떠스여 쁘러샨떠-와히따 · 섬스까랕)

마음의 고요함이 지속되는 것은 잠재인상을 지운 결과이다.

【해설】요가 수행자가 마음의 작용을 없애는 수행을 쌓은 결과로 마음의 흐름이 그쳐서 고요해지는 것은 잠재인상이 찰나마다 의식면에 나타나도 수행력에 의해 사라지기 때문이다. 마음은 항상 구나(Gunas)의 작용력으로 움직이고 있어 의식이 집중되어 있는 동안에도 마음의 움직임이 정지된 것같이 보일 뿐, 찰나 찰나마다 마음의 작용이 완전히 없어진 것은 아니므로 수행자가 마음의 지속적인 고요를 가지려 한다면 의식을 통제하는 수행을 게을리 해서는 안 되는 이유이다. 그렇게 되면 의식을 통제하는 잠재력이 마음의 움직임을 일으키는 힘에 의해서 영향 받지 않는다.

3-11.

Sarva-arthata-ekagratayoh · Ksaya-Udayau · Cittasya · Samadhi-Parinamah

(서르와-아르떠따-에까그러떠요호 · 끄셔야-우더여우 · 찓떠스여 · 서마디-뻐리나머허)

마음을 혼란스럽게 하는 어떤 것에도 끌리지 않고 한결같은 집중상태가 이루어지면 삼매의 상태로 들어간다.

【해설】 마음은 객관적 대상에 이끌려 잡념이 생기고, 이러한 산란한 마음이 있는 한, 어떤 한 가지 것에 집중할 수 없게 된다. 요가의 실천 수행에 의하여 잡념이 사라지고 오직 하나에 전념하는 깊은 상태가 나타나는 그러한 변화를 삼매의 전변(轉變) 또는, 무아(無我)의 경지라 한다.

3-12.

Tatah · Punah · Santa-uditau · Tulya-Pratyayau · Cittasya-ekagrata-Parinamah

(떠떠허· 뿌너허· 샨또-우디떠우· 똘여-쁘러떠여우· 쩹더스야·에까그러따-뻐리나머허)

하나의 사라진 생각에 이어서 또다시 이끌려 나오는 상념의 작용을 하나의 집중된 마음의 상태로 만들면 전념(專念 : Ekagrata)의 변화가 이루어진다.

【해설】 마음이 삼매에 들어가 있을 때에는 이미 있었던 산란한 의식 작용이 없어지고 다음 찰나에 한결같은 전념을 이룬다. 마음의 변화는 현재에 나타난 의식과 사라진 의식과의 찰나에서 일어나는 의식 상태이다. 하나를 향한 집중된 의식(Ekagrata)은 삼매와 연결되는 바탕이다.

3-13.

Etena · Bhute-indriyseu · Dharma-Laksana-avastha-Parinama · Vyakhyatah

(에떼이너· 부떼-인드리예이수· 더르머-럭셔나-아와스타-뻐리나마· 뱌캬따하)

이로써 물질 원소의 본질과 감각 기관이 실체와 시간적인 진행과 상태에 따라 변화됨을 설명한다.

【해설】 3장 9〜12절까지의 경문(經文)에서는 마음의 변화에 대하여 설명되었다. 다섯 가지 본질적 물질원소(Prakriti)와 감각기관에도 변화의 양상은 같다. 물질원소와 감각기관의 전변(轉變)을 다시 분석하여 실체와

시간적인 차이, 현상적인 형태로 구분한다. 물질이나 마음의 모든 것은 실체의 변화에 의해서 나타나지만 여기에서는 세 가지의 전변(轉變)을 설명하고 있다. 이 세 변화를 일례를 들어 설명하면 다음과 같다. 그릇을 만드는 재료인 진흙을 실체라고 할 때, 도공의 손에 의해 뭉쳐지고 구워져서 그릇의 모양이 되었다면 진흙은 흙덩이로서의 모습을 버리고 그릇의 형태를 취한 것이다. 이것이 실체적 변화이다. 그러나 그릇의 모습은 새로이 생긴 것도 아니고 없어진 것도 아니어서 진흙으로서의 성질은 항상 잠재하고 있다. 이처럼 하나의 그릇의 모습으로 나타나려면 미래와 현재와 과거라고 하는 시간적인 흐름 속에서 미래의 모습을 버리고 현재의 모습을 취하지 않으면 안 된다. 이것이 시간적인 변화이다. 현재 그릇의 모양으로 나타나 있어도 그릇의 모습이나 빛깔이 잠시도 쉬지 않고 변하며 본래적 요소인 흙으로 되돌아가려 한다. 이것이 상태의 변화이다. 상캬 요가철학에서는 진아(眞我) 이외의 모든 존재는 찰나 사이에서도 변화의 과정을 겪는다고 설명하고 있다.

그리하여 이 세 가지 전변(轉變)은 각각 다르게 나타나는 것이 아니라 동시에 서로 관련되어서 이루어지는 것이다. 따라서 실재로는 한 가지 변화로 보일 뿐이라는 것이다. 마음의 변화도 산란심을 억제하였을 때, 그 마음은 미래의 모습을 버리고 현재의 억제된 마음의 본성(Svarupa)으로 나타난다. 그러나 과거와 미래의 시간적인 위상(位相)으로부터 완전히 분리되는 것은 아니다. 계속 억제되는 것과 새로이 생기는 것이 있으므로 현재의 마음의 상태도 변화의 속성에서 자유로울 수 없다. 다만 마음을 억제하는 수행자의 노력은 여러 가지 잠재력을 지우는 유일한 힘이 된다. 실체는 과거, 현재, 미래의 세 시간 속에서 변화하고, 시간도 여러 상태에 따라서 본래적 모습을 수시로 바꾸어 간다. 이러한 변화를 불러일으키는 근원(根源)은 구나(Gunas)의 작용력이다.

3-14.

Santa-Udita-avyapadesya-Dharma-anupati·Dharmi

(샨또-우디따-어벼뻐데이셔-더르마-아누빠띠·더르미)

실체는 이미 없어진 것, 현재 일어나고 있는 것, 아직 한정되지 않은 것에
따라서 존재한다.

【해설】 현상세계는 과거, 현재, 미래의 시간적인 위상(位相)에 따라서
변모된다. 그것은 그 현상 속에 있는 원인이며 나눌 수 없는 것으로서
계속 존재한다. 아직 한정되지 않은 것은 현상에서 가능한 어떠한 변화의
양상과 모습을 말하며, 이는 물질계뿐만 아니라 정신적 세계 모두를 포함
한다.

3-15.

Krama-anyatvam·Parinama-anyatve·Hetuh

(끄러마-아녀뜨웜·뻐리나마-안녀뜨웨·헤이뚜후)

일정한 순서에 따라서 변화하는 모습은 실체가 찰나 사이에도 전변(轉變)
하고 있는 것이다.

【해설】 실체는 하나인데 그 보이는 현상이 일정한 순서에 따라서 다
르게 보이는 것은 그 모습이 계속하여 교체하며 변하고 있기 때문이다.
모습을 바꾸어 질그릇으로 변한 진흙의 달라진 모습의 예를 다시 제시하
면 변함없는 실체를 흙이라고 할 때, 그것은 고운 흙가루에서 진흙의 모
습으로 되었다가 그릇의 모양을 가지기도 하고 깨어진 파편이 되어 흙으
로 변화해 간다. 이렇게 계속되는 변화는 실체인 흙이 매번 모양을 바꾸
어 나타나는 것이다. 그릇이 깨어져서 파편의 모양으로 되었을 경우에도
흙의 요소는 변하지 않는다. 그러므로 진흙이 도공(陶工)의 손에 의해 그
릇이 되어도 실체가 변화한 것이 아니고 그 모양이 달라진 것뿐이다. 흙
덩이나 그릇은 각각 흙이라고 하는 실체가 전변하는 것으로서 시간 속에

서 쉬지 않고 진행되어 간다. 이것이 상캬-요가적인 세계관의 근본 원리
로서, 현실적으로 경험되는 존재는 실체라는 본래의 모습과, 시간과 상태
에 따라서 전변(轉變)을 거듭하여 하나의 다른 개체(個體)로 보이는 인식
의 결과물임을 설명하고 있다.

3-16.

Parinama-Traya-Samyamad-Atita-anagata-Jnanam

(뻐리나머-뜨러여-섬여마드-아띠따-아나거떠-냐넘)

실체와 시간, 상태의 전변(轉變)에 대한 총제를 하면 과거와 미래에 관한
지혜를 얻는다.

　【해설】이제부터는 30여 절에 걸쳐 총제(總制)를 얻은 요가 수행자가
가질 수 있는 힘에 대하여 설명하고 있다. 삼야마(Samyama)의 실천으로
요가 수행자는 모든 만물의 원망(願望)을 알 수 있기 때문에 위의 세 가지
변화에 대한 총제를 행하면 요가 수행자는 그 결과로서 과거와 미래에
관한 지혜를 얻게 된다. 응념과 선정, 삼매 수행을 쌓은 요기(Yogi)는 초자
연적인 힘을 나타내는 능력을 갖게 된다. 경험되는 세계의 모든 것은 물
리적인 것이나 심리적인 것을 막론하고 모두 하나의 근원적인 실재가 찰
나 사이에서 쉬지 않고 전변(轉變)하고 있다는 이론적 근거로서 요가 철
학은 인간에게 있어 초자연적인 능력의 가능성을 설명한다. 보이는 모든
현상은 진동의 힘으로부터 나타난다고 한다. 마음이나 물질을 엄격하게
구별하는 이원론(二元論)적인 사유가 아닌, 모든 것이 쉬지 않고 변화하는
것으로 보기 때문에 마음으로부터 물질로 또는 물질로부터 마음으로 서
로 전환하여 조작한다는 것은 이론적으로 가능하며, 또한 감각기관을 매
개로 하지 않는 예감(豫感)이나 상대적 교감(交感)도 있을 수 있다. 요기
(Yogi)는 어떤 일을 대하였을 때 그것의 실체와 그것이 변화된 시간적인
위상과 그 현재 상태의 세 가지 변화과정을 동일한 것으로 총제하여 직관

할 수 있는 것이다. 요가를 수행하여 어떤 것이 미래로부터 현재로 옮겨
오고 현재에서 과거로 돌아 들어가는 것인가를 확고하게 총제하는 심리
적인 조작을 할 수 있게 되면 그 대상의 과거와 미래에 대한 것을 알
수 있는 것이다. 다만 분명한 것은 요가 수행을 통해서 나타난 능력이
결코 수행자에게 깨달음과 해탈을 가져오지는 않을 수 있다는 점이다.
오히려 방해적인 요소로 작용할 수 있음을 경고한다. 초자연력이 진리가
아니며 그것은 다만, 부수적인 것으로서 드러내어 나타내거나 교만하지
않도록 스스로를 반성하며 오직 수행력의 원기로 삼아야 한다는 것이다.
요가 수행자가 획득하는 능력은 자유를 얻기 위한 과정의 부산물이지 물
리적인 특정능력을 위한 목적의 비술(秘術)을 의미하지 않는다. 만약 이러
한 능력이 삼매를 방해하는 원인이 된다면 그는 목표를 잃어버린 부랑자
(浮浪者)에 불과하다고 경고한다. 인간이 어떤 것을 소유하였을 때 자연에
서 잠시 빌려온 것에 불과할 뿐 원래의 자기 것이 아니며, 소유욕에서
벗어나지 못한다면 오히려 그것에 자기가 소유당하는 경우가 될 수 있기
때문이다.

3-17.

Sabda-artha-Pratyayanam-Itaretara-adhyasat-Samkaras-Tat-Pravibhaga-
Samyamat-Sarva-Bhuta-Ruta-Jnanam

(셔브다-아르터-쁘러뗘야남-이떠레떠라-아댜샤뜨-셩꺼러스떨-쁘러위바거-셤여마뜨-
서르워-부떠-루떠-냐넘)

경험한 말(言)과, 말이 표시하는 대상과, 나타내어진 것이 서로 구별되지
않고 뒤섞여 있기 때문에 혼란이 일어난다. 이들 각각의 구별에 대한 총
제를 함으로써 모든 생물들이 내는 소리의 뜻을 안다.

　【해설】 성대에서 나온 목소리가 귀로 전해지고 다시 그 소리가 모여
서 지각에 의해 뜻이 파악되어 내용을 가진 말소리로 알게 된다. 이처럼

뜻이 알려진 말소리가 합하여져 한 단어로 통일된 말이 성립된다. 최종적인 의식에 의해서 인정된 말소리가 단어로서 의미를 가진다. 모든 소리는 나타나고 또한 사라지는 것이므로 소리만으로는 말이 되지 못하며 음절만으로는 뜻을 가질 수 없다. 인도의 6파 철학 중 미맘사(Mimamsa)학파에서는 모든 소리는 그 소리가 가지는 대상에 관한 뜻을 일으킨다고 주장한다. 왜냐하면 한 소리는 단어가 될 수 있는 본성을 가지고 있고, 작용하는 다른 소리들과 결합하여 모든 사물을 말로 나타내는 힘으로 모이기 때문이라고 한다. 따라서 앞의 소리는 뒤의 소리에 의해서 규정되고 뒤의 소리는 앞의 소리에 의해서 규정된다. 그렇게 해서 특정한 단어를 만든다. 가령 불, 화(火), Fire는 똑같은 의미를 가지지만 언어체계가 다른 경우로서 만약 이 뜻을 학습하지 못한 사람은 그 의미를 알지 못하고 전달할수도 없으며, 우연하게 그 같은 발음을 했다 해도 그 진정한 의미와는 거리가 먼 의미 없는 소리일 뿐이다. 이와 같이 하나 하나의 소리를 들었던 경험에 의해 귀에 들려온 소리는 인식된 지각력에 집약되고 기억되어 의미적 한 단어로서 특정한 순서에 의해 파악된다. 관습적으로 사용되는 대상에 의해서 어떤 소리들이 집약되어 이루어진 통일체가 지각에 의해서 표시되면 그것은 의미를 가진다. 다른 사람에게 자기의 생각을 전달하려고 할 때, 뜻을 나타내려는 다양한 말소리들로 발음되어 그것이 상대방에게 들려진다. 상대방의 지각은 공유된 언어습관을 통해 반복 학습된 잠재 인상 또는 기억이 있기 때문에 그가 지각한 단어의 뜻을 이해하는 것이다. 모든 말소리가 그대로 단어가 되는 것은 아니기 때문에 특정한 모습을 가진 특정한 대상에 대하여 관습적인 말소리를 사용하고 있다. 그러나 때로는 관습적인 지각에 의해서도 말과 대상과 개념이 뒤섞이고 혼동되기도 한다. 이와 같은 것은 확고한 실체로 대상이 파악되지 않고 단지 그 사람의 경험에 의한 잠재 인상에서 잘못되어 파악되기 때문이다. 관습적인 말의 사용은 오직 기억되어 있는 인상으로만 생각하여 대상의 실재를 벗어나는 오류를 범하기도 한다. 말과 대상과 관념은 바르게 구별되어야 한다.

예를 들어 소(牛)라는 말과, 소라는 대상과, 소라는 개념은 소의 실재를 보지 못한 사람에겐 그 존재적 의미가 분명하지 못하며 습관에 의해 불린 혼란스런 개념일 뿐이다. 이것들을 구별할 수 있는 사람은 모든 실체적(實體的) 의미를 알 수 있으므로 각각의 의미적 구별을 총제하라고 가르치는 것이다. 위의 세 가지 총제를 획득한 요가 수행자는 실체를 구별하여 파악함으로써 만물의 실재적인 소리의 의미를 직관(直觀)하여 알 수 있게 된다.

3-18.

Samskara-Saksatkaranat-Purva-Jati-Jnanam

(섬스까러-삭샤뜨꺼러낱-뿌르워-자띠-냐넘)

총제를 행하여 잠재인상을 직관한 결과 전생(前生)을 알게 된다.

【해설】 잠재인상(Samskara)은 과거의 경험에 의하여 기억되어 있는 것으로서 잠재력에 의해 각인된 인상은 의식의 깊은 곳에 남겨져 번뇌와 업(業)의 원인이 된다. 이러한 잠재인상에 대하여 앞서 설명된 세 가지 실체, 시간의 변화, 현 상태의 모습에 대해 총제하여 직관할 수만 있다면 기억의 시간을 거슬러 자신의 전생(前生)만이 아니라 타인의 전생까지도 알 수 있다. 잠재력에 의한 인상은 두 종류가 있는데 번뇌의 원인이 되는 기억과, 업의 원인이 되는 행위이다. 이것들은 전생에 만들어진 잠재력으로서, 항상 변화를 일으켜 행동하는 힘이 되어 선과 악행의 업을 만든다. 일반적으로 그러한 힘의 과정을 알기는 매우 어렵다. 그러나 이에 대한 총제를 완성한 요가 수행자의 직관력은 잠재된 기억을 넘어서 자기와 다른 사람의 전생까지도 알 수 있는 것이다.

3-19.

Pratyayasya · Para-Citta-Jnanam

(쁘러떠여스여· 빠러-찔떠-냐넘)

의식에 대한 총제를 행함으로써 사람의 마음을 알게 된다.

【해설】 생각의 흐름에 대한 총제를 완성한 요가 수행자는 직관력을 얻게 되어 다른 사람의 마음 빛깔까지도 알 수 있다. 어둡거나 탁하거나 흐리거나 명료한, 또는 선하고 악한 마음을 읽을 수 있는 능력을 갖게 되는 것이다.

3-20.

Na · Ca · Tat-Salambanam · Tasya-avisayi-Bhutatvat

(너· 짜· 떧-살람바남· 떳셔-어비셰이-부후떠뜨왙)

그러나 그 타심지(他心知)는 다른 사람이 생각하는 대상까지 포함하지는 않는다. 이 범위는 상념에서 그치며 그러한 대상은 요가 수행자의 총제 대상이 아니다.

【해설】 남의 마음을 안다고 하더라도 남이 생각하고 있는 대상까지 알 수는 없다. 어떤 대상을 총제한다는 것은 그것을 바르게 보는 힘인 것이다. 다른 사람이 가지고 있는 매순간 변화하는 생각의 흐름까지 안다는 의미가 아닌 얼굴의 표정과 눈빛, 음성 등을 대상으로부터 직관할 수 있다는 것이며, 다른 사람의 마음을 알고 생각을 읽는다는 것은 요가 수행자의 총제의 대상 또한 아니라는 설명인 것이다.

3-21.

Kaya-Rupa-Samyamat-Tad-Grahya-Sakti-Stambhe · Caksuh-Prakasa-asamprayoge' Ntardhanam

(까여-루뻐-섬여맡-떠더-그라혀-셕띠-스떰베· 짝수후-쁘러까샤-아섬쁘러요게' 니떠르

다넘)

몸의 형태에 대하여 총제를 함으로써 다른 사람에게 자기의 모습이 보이지 않게 하는 통제능력을 가질 수 있게 된다. 다른 사람의 눈으로 보는 것과 각도를 맞추지 않을 때, 요가수행자의 몸은 누구에게도 보이지 않게 된다.

【해설】 이것은 보이는 힘에 대한 통제를 설명하고 있다. 사물의 형태나 빛깔이 보이는 것은 보는 자에게 보는 능력이 있는 까닭이지만, 동시에 보이는 쪽에도 보이는 요소가 갖추어 있기 때문이다. 육체는 다섯 가지 원소(Prakriti)로 이루어진 고유한 형태와 빛깔을 가지고 있기 때문에 눈에 비춰 보이는 것이다. 이러한 고유의 형태나 빛깔에 대하여 실체적 구별지를 획득한 요가 수행자가 특별한 총제를 행하게 되면 몸을 직접적으로 지각하게 하는 원인인 형태와 빛을 바꾸어 다른 사람이 보거나 파악되지 않는 은신(隱身)이 일어나게 된다는 이론이다. 이와 같은 방법의 원리는 음성(音聲)에도 해당하여 자신의 음성이 다른 사람에게 들리지 않게 한다거나 특정한 사람에게만 보낼 수 있는 전음(轉音)이 가능하다는 신통력을 말하며, 자기 자신의 통제능력이 완성되어 다른 사람의 눈과 귀 등의 다섯 가지 감각에까지 확장됨을 의미하는 구절이다.

3-22.

Sopakramam · Nirupakramam-Ca · Karma · Tat-Samyamad-Aparanta-Jnanam-Aristebhyo · Va

(소빠끄러멈 · 니루빠끄러멈-쩌 · 꺼르머 · 떹-섬여마드-아빠란떠-냐넘-아리스떼이뵤 · 와)

업(業)은 나타나는 조건이 갖추어진 것과, 아직 갖추어지지 않은 것이 있다. 수행자가 자신의 업에 대한 총제를 완성하게 되면 죽음의 시기를 알 수 있으며, 그 시기는 여러 가지 전조(前兆)로도 알 수 있다.

【해설】 업(業)에 의한 인간의 수명에 대하여 설명하고 있다. 인도인

들의 죽음을 받아들이는 자세는 윤회전생을 믿기 때문에 죽음의 순간을 중요하게 보는 것이다. 따라서 전통적으로 죽을 때에 당황하지 않고 올바른 굳은 마음을 가져서 생명의 기운, 혹은 영혼이 어두운 곳으로 이끌리거나 방황하지 않고 기원하는 곳으로 인도(引導)되도록 임종정념(臨終正念)의 마음가짐을 지녀야 한다는 것이다. 임종(臨終) 순간의 마음이 내세(來世)의 운명을 좌우한다는 사상적 측면에서 보면 매우 합리적인 사고인 것이다. 사람이 세상에 태어나고 수명을 누리는 원인이 업(業)이며, 이는 생명이 주어져 만들어낸 온갖 맺힘과 그 결과물인 매듭들은 한번의 생(生)에서 그 업보(業報)가 끝나지 않으며, 다 풀어 없애고 자유로워질 때까지 계속 이어지는 보이지 않는 힘이자 과거와 현재, 미래를 연결한 끊어지지 않는 실과 같다. 자기가 의지한 것이더라도, 무의식적인 무지(無知)에 따라서 알게 모르게 만들어낸 무수한 업(業)들은 태어남의 반복으로만 풀어질 수는 없다. 자기가 지은 맺힘을 깨닫는 것과 그 결과물인 매듭을 풀어내는 노력, 즉 수행의 필요성과 해결방법들이 뒤따라야 하는 것이다. 요가는 이러한 문제들을 해결해 주는 초과학적이고 실천적인 수행체계이다. 예를 들어 젖은 옷을 펼쳐서 햇볕에 말리면 짧은 시간에 마르듯이 이것은 업이 나타내는 힘을 수행력으로 지워내는 것과 같다. 그러나 펴지 않고 그대로 두면 오래도록 마르지 않으며 썩기도 한다. 이런 경우가 업의 무지(無知)로서 본래의 가벼운 모습을 찾는 힘이 갖추어지지 못한 것이다. 이와 같은 업에 대한 총제를 통하여 직관력을 얻은 수행자가 죽는 시기, 곧 생명이 떠나는 시기를 안다는 것이 조금도 이상할 이유가 없지만 죽음의 시기를 안다는 것은 보통의 사람들에겐 결코 쉽지 않은 일이다. 수행자는 자신의 과거와 현재, 미래를 유추하는 수행을 하였기 때문에 거슬러 올라가면 잠재기억 너머의 전생(前生)의 업과 미래에 다가올 죽음의 시기를 알 수 있는 것이다. 또한 여러 가지 전조(前兆)를 통해서도 죽음의 시기를 알 수 있다고 주석가들은 풀이하고 있다. 이는 수행을 하지 못한 세속인이 죽음에 대하여 마음을 열어 알고자 노력할 때, 느낄 수 있는 것들을 전통적인 예로써 설명하려고 한 흔적이 있다. 그 전조에는 첫째 자신(自身)에 의한 것, 둘째 외계(外界)에 의한 것, 셋째 신(神)에 의한 것 등이 있다. 이 중에서 자신에 의한 것은 귀를 막았을 때에 자기의 몸 안에서 소리가 들리지 않거나, 혹은 눈을 감았을 때에 자아(自我)에 대한 밝은 빛을 보지 못하는 경우이다. 둘째로 외계에 의한 것은 이미 죽어서 저 세상에 있는 사람이나 옛 선조와 마주치거나 모든 사물이 거꾸로 보이는 경우를 말한다. 또한 신(神)에 의한 것은 천계(天界) 혹은 천인(天人)을 보는 것으로 이러한 징조가 나타나면 죽을 때가 가까워진 것이라 설명하고 있다.

3-23.

Maitri-adisu·Balani

(마이뜨리-아디슈·버라니)

자애(慈愛)로운 마음의 정서(情緒)에 총제를 이루면 여러 가지 힘이 나타난다.

【해설】자애로운 마음(慈), 슬픔을 함께 나누려 하는 마음(悲), 같이 기뻐하는 마음(喜) 등의 정서에 대하여 총제를 이루면 그런 마음가짐을 실천하는 힘을 얻게 된다. 기뻐하는 마음을 명상하면 남이 기뻐하는 것에 같이 기뻐하는 마음을 얻게 되고, 괴로워하는 모든 생물에 대하여 명상하면 고통을 함께 나누려는 마음을 얻게 되고, 선(善)한 마음을 명상하면 착한 마음을 쓰는 힘을 얻게 된다. 또한 남과 함께 나누려는 자비심(慈悲心)의 힘은 괴로움에 처한 남을 구제할 수 있다. 또한 기쁨과 즐거움을 함께 하는 마음은 수행자 개인의 발전만이 아니라 살아 있는 모든 것들과 조화되어 세상을 이롭게 하는 큰 사랑을 이루는 것이다. 명상을 통하여 삼매(三昧)에 이르는 총제를 이루어 이러한 힘을 얻게 된다고 한다. 이러

한 마음은 수행력이 부족한 사람들에게서도 가능하지만, 이 구절의 진의 (眞意)는 일시적인 감정이 아닌 끊임없이 지속되는 각성(覺醒)된 마음을 의미하는 것이다.

3-24.

Balesu · Hasti-Bala-adini

(버레이수 · 허스띠-벌라-아디니)

강력한 힘에 대한 총제를 하면 코끼리와 같은 힘을 얻는다.

【해설】 코끼리의 힘에 대한 총제를 이루면 코끼리의 힘을 얻고 다른 대상의 힘에 대하여도 총제하면 그 대상의 힘을 얻는다. 이는 동양의 신비적인 많은 설화(說話) 등에 자주 등장하는 원리적 내용이다. 현대문물은 어떤 기계나 사물을 이용하여 그 힘을 이용하지만 동양적인 정서에서는 자연력에 동화되어 그 자연력을 그대로 자기에게 옮겨오거나 대입(代入)시킨다. 설령 그 힘을 가져오지 못한다 하여도 자연의 일부인 사람이 자연 속에 동화(同化)되는 과정은 동양정신의 모든 것이라 해도 지나침이 없을 것이다.

3-25.

Pravrtti-aloka-Nyasat-Suksma-Vyavahita-Vipraksta-Jnanam

(빠르브리띠-아로까-냐사뜨-숙스머-뵤와히떠-위빠라끄스따-냐넘)

내면에 있는 마음의 빛으로 비추어 보면 어떤 미세한 것, 사람의 눈에 가려져 있는 것, 멀리에 있는 것들을 알 수 있다.

【해설】 내면의 빛을 마음의 형이상학적인 특수한 감각적 현상으로 이해할 때, 그것은 순수자아가 '사트바-구나(Sattva-guna : 밝은 성질의 변화요소)'의 근원적 힘으로 나타난다.(제1장 36절 참조) 수행자가 이러한 총제를 이루어 보이지 않는 미세한 것이나, 가려져 있는 것이나, 먼 곳에 있는

것에 이 밝은 빛을 비추면 그 대상을 알아낼 수가 있다. 이와 같은 투시(透
視)나 천리안(千里眼)의 능력은 오늘날은 전파매체의 발달로 특별한 의미
가 없을지 모르나 여기에서 말하는 내용은 인간의 능력을 최대로 발휘하
는 것에 그 의미를 부여한다. 총제를 이룬 요기(Yogi)에게 이러한 특수
능력은 어렵지 않은 일이다.

3-26.

Bhuvana-Jnanam · Surye · Samyamat
(부워너-냐넘 · 수르예 · 섬여마뜨)

태양에 대한 총제를 행하면 우주를 아는 지혜가 생긴다.

【해설】 인도의 신화에 의하면 이 세계는 지계(地界)로부터 범천계(梵
天界)에 이르기까지 일곱 개의 세계가 있고, 그 일곱의 세계에는 다른 더
많은 세계를 설정해 놓고 있다. 지계(地界)에서부터 시작되어 메루(Meru)
산의 꼭대기에 이르고 메루(Meru)산정(山頂)에서부터 우주로 확대하여 북
극성까지의 사이에 있는 유성(流星)들과 태양을 포함한 항성(恒星) 등의
공계(空界)를 언급하고, 그 너머에 다섯 천계(天界)가 있으며, 그곳을 마하-
인드라(Maha-Indra : 帝釋天)의 세계로 그려내고 있다. 이러한 인식은 인도
인들의 초월적 우주의식을 살펴볼 수 있다. 하지만 여기에서 설명하는
태양은 우주의 태양이 아닌 소우주인 인간의 몸에 있는 추상적 태양의
기운이 깃들어 있는 마니푸라-차크라(Manipra-cakra)와 이 기운(氣運)의 통
로가 되는 '핑갈라(Pingala)'라는 양(陽)을 상징하는 기맥(氣脈)에 대한 통찰
을 의미하는 듯하다. 요가 수행자가 태양력이 모여 있는 이 차크라에 대
한 총제로서 그것의 힘을 직관하면 다른 곳에 대하여서도 가능해져 유추
확장함으로써 결국 우주만물의 실체를 알 수가 있다. 밝고, 순수한 성질
의 사트바는 본질적으로 만물을 비추어 보는 힘이 있으나, 어두운 암질인
타마스에 덮일 때에는 활동적인 라자스에 의해서 노출된 곳만을 비추어

본다. 그러나 위에서 설명한 것처럼 태양총(太陽總 : Manipra-cakra)에 대한 총제를 통해서 소우주인 온몸을 비추어볼 수가 있다.

3-27.

Candra·Tara-Vyuha-Jnanam

(쩐드레· 따라-뷰허-냐넘)

달에 대하여 총제를 행하면 별의 배치를 안다.

【해설】 아득한 옛날부터 태양의 힘만큼이나 달의 중요성을 인정하는 수많은 신화와 구전설화들이 이어져온다. 태양이 강력하고 변함없는 힘의 근원이라면 달은 고요함 속의 변화를 상징한다. 그 변화에서 시간의 흐름과 계절의 바뀜을 알 수 있고, 어두움과 침묵을 함께 하는 수행자의 빛이 되었다. 역시 이곳에서도 소우주인 인간에 비유하여 상징으로 설명하고 있는 듯하다. 인체에서 태양의 기운이 속한 위치가 배꼽 주변의 태양총(Manipra-cakra)이라면, 달의 위치(Ajna-cakra)는 눈썹 사이(眉間)의 뇌 깊은 곳에 위치해 있다. 현대 인체학(人體學)에서 말하는 시상하부의 뇌하수체를 의미한다. 이는 인체를 통솔하는 자동체계로서 모든 명령을 인체 곳곳에 내리는 중앙부이다. 따라서 별들의 배치는 이 뇌하수체가 내려지고 이에 따라 명령을 수행하는 곳들을 의미하고 이들이 인체를 순환하는 모든 체계를 상징적으로 표현한 것으로 볼 수 있다.

3-28.

Dhruve·Tad-Gati-Jnanam

(드루웨· 떤-거띠-냐넘)

북극성에 대하여 총제를 행하면 별의 운행을 안다.

【해설】 인도인들의 우주관과 현대 천체물리학의 이론들과는 많은 유사점들이 발견된다. 고대의 인도 문명인들은 정확한 천체 망원경과 같은

것들을 만들지 못했으나 우주천문학과 현대물리학 이론처럼 정확한 우주의 모습을 통찰하여 설명하는 초과학적인 정신세계는 경이롭다. 현대 천문학은 과학의 산물인 관측기계의 도움으로 우주의 신비와 생명의 비밀을 밝혀가며, 단편적인 부분에서의 지식과 분석에는 강하지만 전체를 보는 통찰력은 동양의 사유체계에서 그 방법을 도입해야 할 필요가 있다. 우주를 바라본 동양의 사유(思惟)는 감각 경험이 아닌 수행을 통해 자연과 하나 되는 마음과 전체를 통찰하는 힘의 바탕이다.

3-29.

Nabhi-Cakre · Kaya-Vyuha-Jnanam

(나비-쩌끄레 · 까여-뷰허-냐넘)

배꼽에 대하여 총제를 행하면 몸 안의 조직(組織)을 안다.

【해설】복부의 중심에 있는 배꼽의 신체적인 위치가 아니라 배꼽을 중심으로 생명에너지가 마치 수레바퀴 모양으로 퍼져 있다고 생각되는 신비한 부위이다. 이것은 마니푸라-차크라(Manipura-cakra)로서 눈으로는 보이지 않는 생명의 기운이자 근원적인 힘이다. 이에 대한 총제를 하면 몸 안의 조직을 알 수 있다는 것이다. 몸의 조직을 고대 인도인의 전통적인 의학체계인 아유르베딕(Aurvedic)에 따라 살펴본다면 움직이는 바람의 요소 바타(Vata)와 변화를 가져오는 불의 요소인 피타(Pitha), 안정성의 특성인 물의 요소 카파(Kapha), 이들은 독립적인 특성을 가지면서도 불가분의 연계성으로 인체의 생명력을 순환시킨다. 이 세 가지 기능을 '트리-도샤(Tri-dosha)'라 하며, 피부, 혈액, 근육, 골격, 골수(骨髓), 분비물들을 생성하고 촉진시킨다. 이들의 함수관계에서 배꼽 부위에 위치한 생명력이 저장된 차크라의 각성(覺醒)은 생명의 기운이 인체의 흐름에 어떻게 작용되어지는가를 아는 중요한 열쇠가 되는 것이다.

3-30.

Kantha-Kupe · Ksut-Pipasa-Nivrttih

(껀타-꾸뻬· 끄숱-삐빠샤·니위릍띠히)

목구멍의 샘을 대상으로 총제하면 배고픔과 목마름이 사라진다.

　【해설】 목의 우물은 혀뿌리 밑에 있는 목구멍을 말한다. 이곳에서 배
고픔과 목마름의 감정이 일어난다고 보아 여기에 총제를 하면 배고픔과
갈증이 해소된다는 것이다. 목구멍의 샘이란 침샘을 의미하는 것은 아니
며, 목 주변에 위치해 있는 생명의 기운인 비슈다-차크라(Vishdha-cakra)로
보는 것이 적당할 것이다. 또는 연구개(軟口蓋)의 비어 있는 곳을 흐르는
감로(甘露)인 소마(Soma)의 비의적(祕義的) 표현일 수 있다.

3-31.

Karma-Nadyam · Sthairyam

(꾸르머-나드얌· 스태르염)

자라관(龜關)에 대하여 총제를 하면 흔들림 없는 강한 육체를 이룬다.

　【해설】 자라의 관은 움푹 들어간 목과 가슴의 연결부위를 말한다. 관
(關)의 의미도 형체적인 것이기보다는 생명의 힘이 흐르는 추상적인 통로,
즉 나디(Nadi)이다. 인도의 영적 요가 수행자들은 명상을 통하여 각성시킨
육체의 미묘한 생명에너지를 감지하였고, 이것을 7만 2천 개의 나디
(Nadis)로 규정하고 있다. 요가 생리학적 접근에서 결코 빠트릴 수 없는
쿤달리니(Kundalini)와 이 원초적 에너지의 상승통로 수슘나(Sushumna), 이
다(Ida)와 핑갈라(Pingala)는 육체적인 차원에 머물고 있던 생명의 기운을
육체적 정화와 기의 순환수행, 그리고 명상을 통하여 영적 각성의 힘으로
상승시킨다. 이중에서 자라관에 총제를 행하면 생명력이 강해져서 몸과
마음이 안정된다. 하타-요가(Hatha-yoga)에서는 잘란다라-반다(Jalandhara-
bandha), 마하-무드라(Maha-mudra) 등이 실천수행 방법으로 제시되어 있다.

3-32.

Murdha-Jyotisi · Siddha-Darsanam

(무르더-죠띠시 · 싣더-더르셔넘)

머리 속의 빛을 총제하면 깨달음을 이룩한 신령(神靈)들을 볼 수 있다.

　【해설】 머리의 두개골 접합부위는 어린아이 시기에 서로 붙어 있지 않고 연한 상태이며 숨을 쉰다. 인도철학에서는 이곳을 영혼이 들어오고 나가는 부위로 인식하였고, 성년이 되면서 두개골은 완전히 결합을 이루어 이로써 영적인 교감을 이루는 통로가 차단된다고 생각했다. 그래서 현재까지도 전통적인 힌두의 화장(火葬) 풍습에서는 영혼의 자유를 위한 두개골을 깨뜨리는 의식이 남아 있다. 어쨌든 모든 수행은 육체적 정신적인 힘의 전부를 이곳으로 모아 이곳을 범아일여(梵我一如)의 통로(Brahma-randra)로 삼으려 하는 것이다. 그러나 이곳을 요가 수행의 정점, 일천 개의 연꽃잎이 일제히 개화(開花)하는 사하스라라-차크라(Shasrara- cakra)의 각성(覺醒)으로 혼동해서는 안 된다. 일곱 번째의 차크라(Cakra)로 알려진 사하스라라-차크라는 육체의 차크라가 아니기 때문이다. 이는 붓다(Buddha) 등 신(神)의 경지를 이룬 각자(覺者)들의 후광(後光)과 같은 빛 무리를 의미한다. 싯다(Siddha)는 수행을 통하여 깨달음의 성취를 이룬 존재로서 차원을 달리하였어도 깨달음과 해탈을 기원하는 수행자들의 스승으로 어디든 편재해 있으며, 도움을 주는 보이지 않는 존재들이다. 따라서 높은 지위에 오른 신(神)이 아니며 높은 차원의 영적 존재로 이해해야 한다. 요가 수행자는 총제를 통해 삼매를 이루면 이러한 신령(神靈)들과 만날 수 있다.

3-33.

Pratibhad-Va · Sarvam

(쁘라띠바드-와 · 서르웜)

또는 조명지(照明智)에 의하여 모든 것을 알 수 있다.

【해설】조명지(Pratibha)는 변별하는 지혜(제2장 26-28 참조)가 나타나기 직전의 밝고 깨끗하게 닦여진 마음이다. 이 지혜를 얻으면 어떤 대상을 알기 위해서 거기에 총제할 필요가 없다. 수행을 통하여 자연스럽게 뜻(意)이 바른 지혜를 가져오는 것이다. 이 조명지는 밝은 빛으로 사물을 식별하는 지식이 나타나기 이전에 나타나며 마치 태양이 떠오르기 전의 서광(曙光)과 같은 것이다. 명상에 몰입한 수행자는 밝은 지혜의 빛을 보게 된다. 이 지혜의 빛은 삼매로서 끝없이 윤회하는 고통으로부터 구제하여 해탈로 인도하기 때문에 구제(救濟)의 힘, 타라카(Taraka)라 한다.

3-34.

Hrdaye·Citta-Samvit

(흐리더예·찔떠-섬위뜨)

심장(心腸)에 총제를 행하면 마음을 읽을 수 있다.

【해설】심장은 인간 생명의 원동력으로 살아 있는 동안 쉬지 않고 움직이며 순환을 시키는 기관이자 영체(靈體)이다. 라야-요가(Laya-yoga)에서는 심장 주변에 위치한 아나하타-차크라(Anahata-cakra)를 각성시키는 수행(修行)을 한다. 심장은 작은 연꽃봉우리 모양을 하고 마음이 머무는 곳으로 알려지기도 한다. 그래서 요가 수행자들에게는 '깨달음의 자리'라고 불리며 감정이 일어나고 그에 따라 마음이 생기고 사라지는 모든 작용이 이곳에 있다고 본다. 인도 고전(古典) 삼림서(森林書)인 찬도갸-우파니샤드(Candogya-Upanishad)에 의하면 '작은 연꽃의 집' 심장 속에 아트만(Atman)이 깃들어 있다고 적고 있다. 마음은 의식(意識 : Manas)을 일으키는 주체로서 마음 자체는 의식면에 잘 드러나지 않지만 심장에 총제를 행하면 심장 속에 숨겨져 있는 마음의 실체가 의식의 표면에 나타난다. 마음의 실체를 의식하면 자기의 마음만이 아니고 다른 사람의 마음까지도 알 수 있다고 한다.

3-35.

Sattva-Purushayor-Atyanta-asamkirnayoh · Pratyaya · Aviseso · Bhogah · Para-arthatvat · Sva-artha-Samyamat-Purusha-Jnanam

(섣뜨워-뿌루셔요러-아뗜따-아성끼르너요호· 쁘러뗘야· 위세이쇼· 보거허· 뻐라-아르 터뜨왈· 스와-아르터-섬여마뜨-뿌루셔-냐넘)

밝은 빛의 성질인 사트바-구나(Sattva-guna)와 순수정신 푸루샤(Purusha)는 다르며, 즐거움이란 이 둘을 혼동하는 생각의 경험이며, 사트바는 다만 푸루샤를 비추는 역할에 지나지 않는다. 오직 독존(獨存)의 푸루샤에 총제를 할 때 진아(眞我)의 지혜가 나타난다.

【해설】깨달음의 빛인 사트바-구나(Sattva-guna)가 외계(外界)로부터의 자각에 따라서 이루어진 형상을 순수의 진아(眞我)에 비춤으로써 의식이 나타난다. 이것이 경험이며 이때 나타난 의식은 진아가 아닌 사트바에 비춰진 빛에 지나지 않는다. 이것을 참된 자기라고 생각하기 때문에 기뻐 하거나 슬퍼하는 것이다. 사트바는 단지 나타나는 성향이 있을 뿐으로 사물을 식별하는 지혜는 아닌 것이다. 그러나 사트바는 청정하고 비춰보 는 본성이 있는 점에서 푸루샤(Purusha)와 혼동되기 쉽다. 이렇게 다른 둘 을 같은 것으로 보는 상념이 경험이다. 또한 남을 위한 사트바의 속성은 푸루샤에게 경험을 제공하는 기회를 주는 것이다. 푸루샤는 자신의 존재 를 사트바의 작용으로 빛나게 하여 독존하게 된다. 사트바가 비추는 영상 을 진아로 착각하지 않고 진정한 총제의 대상인 순수정신 푸루샤를 독존 (Kaivalya)의 존재로 구분하라는 의미이다. 따라서 진아를 안다는 것은 자 기를 대상으로 하는 지식으로 진아를 알 수 있는 것은 진아 자신 이외에 는 없다.

3-36.

Tatah · Pratibha-Sravana-Vedana-adarsa-asvada-Varta · Jayante

(떠떠허·쁘라띠버-스라워너-웨이더나-아더르샤·아스와더-와르따· 자연떼)

이 진아의 총제를 통해서 지혜의 빛(照明智)과 초자연적 능력의 청각, 촉각, 시각, 미각, 후각이 생긴다.

【해설】 조명지(照明知)에 의해서 미세한 것, 가려져 있는 것, 먼 곳에 있는 것, 과거의 것, 미래의 것을 안다. 청각지(聽覺知)에 의해서 모든 소리를 듣고, 촉각지(觸覺知)에 의하여 만물의 감촉을 느끼며, 시각지(視覺知)에 의해서 우주의 빛깔과 형태를 의식하고, 미각지(味覺知)에 의해서 모든 음식의 맛을 의식한다. 후각지(嗅覺知)에 의해서 세상의 모든 향기를 구별하여 안다. 진아에 대한 총제의 결과로서 이와 같은 능력을 얻게 된다.

3-37.

Te·Samadhau-Upasarga·Vyutthane·Siddhayah

(떼· 서마다우-우뻐서르가· 뷰뜨타네· 싣더여허)

지금까지 서술하였던 총제의 여러 가지 결과는 마음이 일어나고 있을 때에는 영능(靈能)하지만 삼매를 방해하는 장애가 될 수 있다.

【해설】 조명지(照明知) 등은 삼매에 이르는데 있어 도리어 장애요소가 될 수 있다. 미세한 것, 먼 곳, 과거와 미래를 넘나들 때, 이로 인하여 요가 수행자의 정심(定心)이 방해될 수 있기 때문이다. 수행자가 진아에 대한 총제를 통하여 초자연적인 능력을 얻는 것으로 요가의 목적이 달성되었다고 생각한다면 작은 것 때문에 크고 소중한 것과 기회를 잃어버리게 된다. 삼매에 들어 해탈을 위한 수행을 하는 요가인은 초자연적인 능력이 얻어지더라도 그것이 전부가 아님을 잊어서는 안 된다. 모든 업(業: Karma)을 지워내어 수행의 최고 목적인 해탈을 성취하려는 수행자가 또다시 초자연적인 능력으로 인하여 업의 바퀴에 이끌릴 이유가 없다. 요가가 주력(呪力)을 개발하는 수단이라고 생각하거나, 마술사와 요기

(Yogi)를 혼동하는 경우가 있다. 요가를 수행하여 초자연력이 개발되는 것은 사실이지만 그것이 요가의 목적은 아니다. 세속적인 세계에서는 이것들이 대단한 능력임은 분명하다. 인도에서는 마술이나 주문으로 초자연적인 능력을 나타내어 보이는 화키르(Fakir)라 불리는 이들이 있으나 마술사 이상의 인정을 받지 못한다. 초능력이 요가의 지고한 목표나 성취(Siddhi)의 길도 아니기에 수행자는 오히려 방해와 장애의 요소가 될 수 있음을 경계해야 한다.

3-38.

Bandha-Karana-Saithilyat-Pracara-Samvedanac-Ca·Cittasya·Para-Sarora-avesah

(번더-까러너-샤이틸야뜨-쁘러짜러-섬웨더낫·쩌·쩔떠스여·뻐러-셔로라-아웨셔허)

총제의 수행을 통하여 마음에 의한 육체적 얽매임이 자유로워지거나, 마음이 움직이는 길이 밝게 되고 그 흐름을 아는 요기(Yogi)는 마음을 타인의 몸으로 이입(移入)하여 머물 수 있다.

【해설】 마음은 본래 어디든지 자유롭게 갈 수 있지만, 업(Karma)에 의해 묶여지고 한 몸속에 들어가 갇혀 있는 것이다. 그러나 총제를 수행하여 업력(業力)이 약해지고 육체적 수행을 함께 하여 자신의 몸 안에서 순환하는 통로들이 정화되어 밝게 되면 마음의 자유로운 이동이 가능해진다. 자기의 육체적 감각을 완전하게 제어하고 몸 안에서 순환하는 모든 통로(Nadis)들을 알게 된 수행자는 마음을 자신의 몸으로부터 죽은 사람이나 살아 있는 다른 생명의 몸속으로 들어가게 할 수 있으며 이전의 몸에 있던 기능도 그 마음을 따라서 간다. 이렇게 하여 다른 몸에 자기의 마음을 이입(移入)한 요기는 옮겨가기 이전의 몸처럼 자유자재로 움직일 수 있다. 이 구절은, 변신술(變身術)이나 빙의술(憑依術)과 같은 느낌을 준다. 자기의 육체를 완전하게 자각한 수행자가 행할 수 있는 신비한 능력

을 설명하였지만 필요성에 대한 의문의 여지는 남는다. 인도 신화에서는 이와 같은 많은 내용이 등장한다. 자기의 몸을 떠나 다른 사람의 몸으로 이입한 수행자가 이전의 수행을 망각하고 이입된 몸에 매어버린 경우들이 있다. 결국 신(神)이나 스승의 도움으로 자기의 진정한 자아와 목적을 깨달은 수행자는 홀연히 그 육신을 떠난다. 신화나 설화로 꾸며진 내용이지만 현재 살고 있는 모습을 착각하여 진정한 자아와 본래의 목적을 잊고서 살고 있는 것은 아닌지 생각하게 하는 대목이다. 푸루샤(Purusha)가 프라크리티(Prakriti)에 가려져 마야(Maya)의 세계를 방황하며 진정한 실체에 접근하지 못하고 윤회(輪廻)를 반복하는 생명에게 던지는 각성(覺醒)의 메시지일지도 모른다.

3-39.

Udana-Jayaj-Jala-Panka-Kantaka-adisu-Asanga·Utkrantis-Ca

(우다너-저얏-져러-빵꺼-껀떠까-아디수-아성거·우뜨끄란띠스-쩌)

총제의 수행으로 우다나(Udana) 기(氣)를 통제하게 되면 물, 진흙, 가시나무 덤불에도 구애받지 않고, 또한 죽은 뒤의 몸에서도 쉽게 그로부터 빠져 나오게 된다.

【해설】 우다나(Udana)는 다섯 종류의 생기(生氣) 가운데 하나이다. 이 우다나(Udana)에 대하여 총제를 하면 물에 빠지지 않고, 진흙수렁에 빠지지 않고, 가시를 밟아도 찔리지 않고 쉽게 그로부터 벗어날 수 있다. 이 기운(氣運)은 상승하는 힘으로서 통제를 이루면 몸을 가볍게 하여 떠오르게 할 수 있다. 인간이 가지고 있는 여러 기관은 외부적으로는 몸의 형태를 나타내고 안으로는 생기인 생명력을 나타낸다. 이 생명력(Jiva-prana)에는 다섯 가지가 있다.

(1) 프라나(Prana)는 얼굴과 코를 거쳐서 심장 사이에 머무르며 숨을 운반하는 작용을 한다.

(2) 사마나(Samana)는 심장에서 배꼽까지의 사이에 머무르며 음식을 소화시키고 균등하게 배분하는 작용을 한다.

(3) 아파나(Apana)는 배꼽에서 발바닥까지의 사이에 머무르며 몸의 생리적 기능을 유지하게 한다.

(4) 우다나(Udana)는 코 끝에서 머리까지의 사이에 머무르며 기운을 위로 올라가게 하는 작용을 한다.

(5) 비야나(Vyana)는 온 몸에 두루 차 있는 생명력이다.

이 다섯 가지를 모두 '프라나(Prana : 氣運)'라고 한다. 이 중에서 '우다나(Udana)' 기(氣)는 생명력을 위로 올라가게 하는 것이므로 이것을 자유롭게 통제하면 몸을 가볍게 떠오르게 하여 어떤 물리적인 장애든지 벗어날 수가 있다. 석가와 예수의 기적에서도 물 위에 앉거나 걷는 대목이 나오며, 인도에서 중국으로 간 보리달마(達磨 : Bodhidharma)가 가랑잎으로 강을 건넜다는 일화 등은 요가 수행의 관점에서 보면 기적(奇蹟)이 아닌 이러한 우다나(Udana)의 통제로 가능함을 의미한다. 또한 이 우다나의 기운(氣運)을 제어할 수 있는 수행자는 생명을 위로 끌어 올려 자신의 뜻대로 죽을 수 있다고 한다.

3-40.

Samana-Jayaj-Jvalanam

(서마너-저얏-즈워러넘)

사마나(Samana)기(氣)를 통제하면 몸에서 불꽃을 나타낼 수가 있다.

【해설】 사마나는 음식을 연소시켜서 소화를 일으키는 기운(氣運)으로 이를 마음대로 통제할 수 있게 되면 몸으로부터 불꽃을 외부로 토해낼 수가 있다. 이러한 초자연적인 능력은 인도의 많은 설화와 신화에 수없이 등장하며 불교의 전설(傳說) 중에도 나타나 있다.

3-41.

Srotra-akasayoh · Sambandha-Samyamad-Divyam · Srotram

(스로뜨라-아까셔요호· 섬번더-섬여맏-디범· 스로뜨럼)

청각기관과 허공의 연계성에 총제를 행하면 그 결과로 천이통(天耳通)을 얻는다.

【해설】 허공(虛空)은 비어 있음으로 세상 어디에든 가득 차 있다. 청각기관은 인체에서 허공에 가득 찬 소리를 들을 수 있는 기관이다. 한꺼번에 수 없는 소리들이 울리는 가운데서 필요한 진동음을 감지하고 구별하여 듣는 훈련이 되어 있기 때문에 모든 소리를 다 들을 수는 없다. 동물들도 필요한 소리와 위험한 소리, 먹이와 관계된 소리 이외에는 민감하지 않듯이 사람도 자기가 필요하지 않은 소리는 잘 기억되지 않는다. 모든 소리는 진동에 의하여 생겨나고 이 진동음을 감지하는 귀에는 소리가 통과하는 구멍이 있으며, 자동으로 떨림판과 그 떨림을 고유한 파동의 음으로 판별하는 기관이 내부에 있다. 허공은 무엇으로부터도 방해를 받지 않고 어디에나 편재(遍在)해 있기 때문에 귀의 공간과 외계의 허공이 하나로 통하여 소리들을 들을 수 있다. 천이통(天耳通)은 신령(神靈)의 소리를 비롯하여 미세한 소리와 먼 곳에 있는 소리도 들을 수 있는 힘이다. 이러한 능력은 얻고자 하여 얻어지는 것이 아니라 수행 중에 자연스럽게 일깨워지는 것으로 어떤 것도 거스르지 않고 허공(虛空)과 일치한 요기(Yogi)에게 나타난다.

3-42.

Kaya-akasayoh · Sambandha-Samyamal-Laghu-Tula-Samapattes-Cakasa-Gamanam

(까야-아까셔요호· 섬번더-섬여말-러구-뚤러-서마빧떼스-짜까셔-거머넘)

몸과 허공과의 연결에 대한 총제를 하거나, 또는 가벼운 솜털과 같은 것을 대상으로 마음을 모으면 공중을 걸을 수가 있다.

【해설】 자기 몸의 기운을 통제한 수행자가 총제를 통해서 육체와 허공의 결합관계를 알게 되면 몸은 물리적인 힘과 육체적인 한계를 벗어나 깃털처럼 바람을 타고 날거나 허공을 걸을 수 있다는 것이다.

3-43.

Bahir-Akalpita·Vrttir-Maha-Videha·Tatah·Prakasa-avarana-Ksaya

(버히르-어껄삐따·브릴띠르-머하-위데하·떠떠허·쁘러까샤·아워러너-크셔여)

마음의 집중이 상상이 아닌 실제로 몸 밖에서 이루어질 때 그 작용을 대탈신(大脫身)이라 한다. 그에 따라서 마음의 빛을 가리는 모든 장애가 사라진다.

【해설】 마음이 밖의 어느 한 곳에서 집중되는 것을 상상하는 것만이 아니라 실제로 그렇게 되는 것이라고 믿어질 때 실현된다는 것이다. 우리는 육신이 진정한 '나' 라고 생각하는 마음을 버리지 못한다. 상상만으로 자기의 마음(意)을 외부로 향하게 하여서는 진정한 자유를 얻지 못하며, 마음이 육체 안에 깃들어 작용한다는 생각의 한계를 떠나서 실제로 몸으로부터 해방시키려 할 때 진정한 자유를 얻게 된다. 스승의 지도가 없거나 수행의 단계를 거치지 않은 시도는 자칫 빙의(憑依)나 접신(接神) 등 위험한 상황에 처할 수 있음을 수행자는 경계하지 않으면 안 된다. 그것은 몸을 벗어난 정신의 독립이기 때문이다. 번뇌와 업은 라자스나 타마스의 성질을 가진 힘이 마음의 빛을 가리고 덮어서 생겨나는 것이다. 마음의 작용에 총제를 행하는 요가수행자가 삼매에 들어 의식을 육체로부터 벗어나게 하여 외계에 집중시키고 머물 수 있다. 이때 '사트바'만이 움직여 마음에 빛을 비추어 순수의 진아(眞我)를 빛나게 한다. 여기에서 말하는 대탈신(大脫身)은 유체이탈이 아닌 망아(忘我)의 상태로서 깊은 선정(禪定)에 이른 것을 말한다.

3-44.

Sthula-Svarupa-Suksma-anvaya-artha-Vattva-Samyamad-Bhuta-Jayah

(스뚤러-스워루뻐-숨스마-언워야-아르터-월뜨워-섬여맏-부떠-저여허)

다섯 가지 물질 원소(Prakriti)의 거친 면, 본질적인 면, 미세한 5유(唯)의 면과 변화의 근본 원질인 3구나(Gunas)의 면, 우주적인 활동성과 합일에 대한 총제를 경험하면 물질의 지배력을 얻는다.

【해설】 프라크리티(Prakriti)는 지(地), 수(水), 화(火), 풍(風), 공(空)의 5대(五大) 원소이다. 거칠고 크다는 것은 각 원소가 가지는 근본적 성질이며, 본질적인 면은 각 원소의 특성을 의미한다. 이것은 우주의 물질을 구성하는 근본 원인이 된다. 다음으로 각 원소의 보다 깊은 곳에 있는 맛(味), 감각(觸), 빛깔(色), 소리(聲), 냄새(香) 등 5유(唯)의 힘은 5대(五大) 물질원소 속에서 그것의 성질을 결정한다. 이것들의 변화를 일으키는 세 가지 활동적인 힘(Gunas)은 우주적인 목적에 의하여 진아(眞我)의 경험과 해탈을 위해 작용한다. 요가 수행자가 이러한 것들에 총제를 행하여 그 속성을 파악하면 다섯 가지 물질 원소의 지배력을 획득한다.

3-45.

Tato'animadi-Pradurbhavah·Kaya-Sampat-Tad-Dharma-anabhighatas-Ca

(떠또'어니마디-쁘라두루바워허·까여-섬뺕-떠드-더르마-아너비가떠스-쩌)

물질적인 다섯 가지 원소를 지배하게 되면 몸을 작게 할 수 있고 몸이 물질적 요소들로부터 벗어나 어떤 것에도 파괴되지 않는 완전한 몸이 된다.

【해설】 요가 수행자가 이루는 초자연적인 몸의 자재력(自在力)에는 여덟 가지가 있다고 한다. 몸을 원자처럼 작게 하여 바위 등을 자유자재로 통과할 수 있는 힘과, 몸을 산처럼 거대하게 하는 힘, 바람처럼 몸을 가볍게 하는 힘, 땅처럼 몸을 무겁게 하는 힘, 자기의 뜻대로 어떤 것이라

도 실현시키는 힘, 창조하고 지배하는 힘, 만물을 뜻대로 하는 힘, 원하는 것을 이루는 힘이다. 이러한 물리적인 것의 통제는 물질의 속성을 깨달은 수행자의 영역이다.

3-46.

Rupa-Lavanya-Bala-Vajra-Samhananatvani·Kaya-Sampat

(루빠-라원여-벌러-워즈러-섬허너너뜨와니·까여-섬뻐뜨)

육체의 완전함은 아름답고, 우아하고, 강한 힘과 깨지지 않는 견고함을 이룬다.

【해설】 완전함을 갖춘 요가 수행자의 외견에 관한 설명으로서 아름답고 단아한 매력과, 강하고 깨지지 않는 금강(金剛 : Vajra)의 육체를 의미한다.

3-47.

Grahana-Svarupa-asmita-anvaya-arthavattva-Samyamad-Indriya-Jayah

(그러허너-스워루빠-아스미따-안워야-아르터웥뜨워-섬여마드-인드리여-저여허)

감각기관의 지각작용과 능력, 거기에 연결된 자아의식, 그것들을 변화하게 하는 힘인 3 구나(Gunas)의 활동목적 등에 총제를 하면 감각기관을 지배할 수 있다.

【해설】 감각기관의 지각은 대상에 대해 반응하는 인식작용이다. 만약 어떤 소리에 대하여 파악한다는 것은 그 소리의 본질인 공통성과 특수성을 인식하는 것이다. 또한 그것들의 본질은 지각되는 대상과의 공통성과 특수성이 지각기관에 결합되어 있는 것이다. 거기에 결부된 자아의식은 각 감각 기관에 내재(內在)한 구나에 의해서 나타난다. 밝은 빛의 사트바와 활동하는 라자스, 움직이지 않는 타마스적인 성향들이 여러 감각기관과 자아의식을 멈추어 있게 하지 않고 끝없는 변화를 갖게 한다. 중요

한 것은 각각의 감각기관에 들어 있는 자기 고유의 목적성이다. 이 특성들에 대해 총제를 통하여 깨달은 요가수행자는 모든 감각기관을 통제하는 힘을 얻는다.

3-48.

Tato · Manojavitvam · Vikarana-Bhavah · Pradhana-Jayas-Ca

(떠또· 머노저위뜨웜· 위꺼러너-바워허· 쁘러다너-저여스-쩌)

감각기관의 지배력을 얻으면 빠른 속도로 육체를 이동시킬 수 있으며, 육체의 외부에서 감각기관을 움직이게 할 수 있다. 또한 현상계의 근원(Prakriti)을 지배하는 힘이 나타난다.

【해설】 육체가 의식 활동의 속도로 지극히 빠르게 변하거나 이동할 수 있는 능력을 설명하며, 감각기능의 육체를 떠나서 어떤 장소나, 언제나, 무엇이든지 원하는 대상에 작용할 수 있게 된다. 세계의 근원인 프라다나(Pradhana)의 지배력은 이 현상세계의 근본 원인인 자성(自性 : Prakriti)과 그 결과인 자연력을 통제하는 능력이다. 이 초자연적인 능력을 근원적인 힘(Mula-prakriti)이라고 한다.

3-49.

Sattva-Purusha-anyata-Khyati-Matrasya · Sarva-bhava-adhis thatrtvam ·

Sarva-Jnatrtvam-Ca

(섿뜨워-뿌루샤-안여따-캬띠-마뜨러스여· 서르워-바와-아디스타뜨리뜨웜·

서르워-냐뜨리뜨웜-쩌)

사트바(Sattva)와 푸루샤(Purusha)의 구별에 대해 총제하여 분별지혜를 얻으면 모든 것을 알게 되고 모든 것을 할 수 있다.

【해설】 수많은 목적을 가진 총제 중에서 특히 진아에 대한 총제는 깊은 고요 속에서 깨끗한 마음의 상태를 만들고 사물을 비추어 보이는

힘인 사트바(Sattva)가 사실은 진아(眞我 : Purusha)와는 다르다는 것을 확실하게 직관하게 된다. 그리하여 이러한 직관력에 도달한 요기(Yogi)는 모든 것을 알게 되고 통할 수 있는 힘이 나타난다.

3-50.

Tad-Varagyad-Api · Dosa-Bija-Ksaye · Kaivalyam

(떠뜨-와이라그야드-아삐 · 도셔-비져-크셔예 · 까이월염)

이러한 초능력까지도 버려서 모든 업의 씨앗까지 끊어졌을 때, 진아의 해탈(Kaivalya)을 이룬다.

【해설】 진아의 독존(獨存)이라는 요가 수행자의 목적을 이루기 위한 분별지(分別智)일지라도 '사트바-구나(Sattva-guna)'의 한 현상에 지나지 않는다. 요가수행자의 목표는 앎의 범위를 넓히는 것이 아닌 진리를 통한 고통의 근원을 깨닫고 완전한 자유를 얻는 것에 있다. 고통의 실상인 모든 욕망으로부터 벗어나는 것이야말로 진정한 자유를 누리는 길이며, 이 목적에서 벗어난 것이라면 수행으로써 얻은 어떠한 초자연적인 능력도 해탈에 방해가 될 뿐이다. 초자연적인 능력에 대한 구절마다의 설명들은 그것을 이루라는 의미가 아닌 육체적 한계를 풀어 자연과 가장 가깝게 접근하는 단계를 말하고자 하는 것이며, 결국 이러한 육체와 정신적 수행은 신의 경지에 이르는 수단임을 암시하려는 것이다. 그러나 이러한 수행을 통하여 얻어진 능력까지도 떠날 때에 수행자는 카르마(Karma)의 작용력에서 완전히 자유로운 진아(眞我)의 독존(獨存)을 이룬다.

3-51.

Sthani-Upanimantrane · Sanga-Smaya-akranam · Punar-anista-Prasangat

(스따니-우뻐니먼뜨러네 · 성거-스머야-아꺼러넘 · 뿌너러-아니스떠-쁘러성가뜨)

비록 높은 신령으로부터 힘의 유혹을 받더라도 집착이나 자랑을 갖지 않아야 한다. 그렇지 않으면 다시 좋지 않은 힘에 이끌리게 된다.

【해설】 인도 고사(古史)에 의하면, 높은 신령(神靈)은 신의 경지에 이르렀지만 완전한 해탈을 이루지 못한 존재들로서 인간의 몸으로 수행을 통하여 해탈을 이루려는 수행자를 질투하여 아름다운 선녀(仙女)나 불로장수의 신약(神藥) 등으로 수행자를 유혹한다. 수행자가 이 유혹에 끌려서 애착이나 자랑을 느끼면 다시 처음의 상태로 떨어져 버린다. 석가가 고행(苦行)중에 악마의 유혹을 받고, 예수도 광야에서의 단식기도 후에 사탄의 유혹을 받았던 예화(例話)에서처럼 그들은 여러 가지 유혹과 협박을 이겨낸 진정한 수행자의 모범이다. 수행자는 수행의 참 목적이 무엇인지 항상 경계하여 잊어서는 안 된다.

3-52.

Ksana-Tat-Kramayoh·Samyamad-Vivekajam-Jnanam

(크셔너-떹-끄러머요호·섬여마드-위웨꺼점-냐넘)

찰나와 찰나에의 연속성에 대하여 총제를 행하면 그 결과 분별로부터 생긴 지혜가 나타난다.

【해설】 물질의 가장 작은 극점이 원자(原子)인 것처럼 시간의 가장 작은 단위는 찰나(刹那)이다. 원자가 앞의 장소를 버리고 다른 장소를 얻는 순간이 찰나일 수 있다. 이때의 원자의 흐름은 끊어지지 않는 지속성의 연속이다. 요가 철학에서의 시간은 관념에 지나지 않고 오직 찰나라고 하는 시간의 단위만을 그 실체로 본다. 이러한 찰나가 연속적으로 이어지면서 시간이 성립된다. 찰나는 자성의 변화에서 생겨나므로 찰나가 있는 곳에는 반드시 세 가지 구나(Gunas)의 움직임이 있다. 그러므로 한 찰나마다 이 세계가 전변(轉變)하여 나타나는 것이다. 미래, 현재, 과거의 찰나를 통해서 자성으로부터 구나스에 의한 변화를 가져오는 찰나가 연속되는 것이 우리들의 인식 기관에 의해서 일정한 시간의 관념으로 파악된다.

이러한 매 순간의 사이에서 일어나는 변화를 이해하면 애착과 번뇌로부터 자유로워질 수 있다. 어느 한 찰나의 생각이나 느낌을 그 다음의 찰나로 가져오지 않고 그대로 두는 수행을 통하여 과거의 애착에서 벗어나며, 이러한 찰나의 구별이 가능한 지혜를 얻기 위하여 수행자는 찰나를 직관(直觀)하는 총제를 통해 시간의 연속성에서 벗어날 수 있다.

3-53.

Jati-Laksana-Desair-Anyata-anavacchedat-Tulyayos-Tatah·Pratipattih

(쟈띠-러끄셔너-데이샤이르-안여따-아너윗체닫-뚤여요스-떠떠허·쁘러띠뻴띠히)

이와 같이 분별하는 지혜로써 종류와 특징과 위치 등에 있어 구별 되지 않고 똑같이 보이는 두 가지를 명확하게 구별할 수 있다.

【해설】 흔히 서로 비슷한 두 가지를 구별할 때는 그것의 종류, 특징, 장소를 식별의 기준으로 삼는다. 그러나 이러한 기준으로 구별되지 않는 것도 이 찰나적 시간의 분석으로 얻은 지혜에 따라서 구별할 수 있다. 예를 들어 형태, 빛깔, 크기가 비슷한 두 개의 사과를 관찰자가 보지 않는 사이에 그 위치를 바꾸어 놓았다면 보통 사람은 그것을 가려내지 못하지만 찰나의 총제를 통하여 식별지를 얻은 요가수행자는 정확한 구별을 할 수 있다. 두 개의 사과가 놓여진 공간의 특별한 찰나를 경험하기 때문이다. 이러한 식별지는 진아(眞我 : Purusha)와 자성(自性 : Prakriti)의 구별을 이끄는 힘이 되는 것이다.

3-54.

Tarakam·Sarva-Visayam·Sarvatha-Visayam-Akramam·Ca-iti-Vivekajam-Jnanam

(따러껌·서르워-위셔염·서르워타-위셔염-아끄러멈·짜-이띠-뷔붸꺼점-냐넘)

이러한 식별지는 구제자(Taraka)라 불리는 것이다. 존재하는 모든 것들을 대상으로 하여 일어나는 것을 한 번에 안다.

【해설】 타라카(Taraka)는 구제자(救濟者)의 뜻으로서 무지(無知)로 인한 나고 죽는 윤회의 업(業)으로부터 구제되어 해탈의 세계로 이끄는 힘을 의미한다. 이 지혜는 요가 수행자 자신의 조명지(照明知)로부터 일어나는 힘이며 외부의 힘을 의미하지 않는다.(제3장 33절 참조) 또한 타라카(Taraka)라는 말에는 눈동자의 뜻이 있다. 눈동자는 인체에서 사물을 식별하는 곳으로서 구제자는 무지(無知)의 감겨진 눈을 떠서 모든 대상을 알게 되는 의미를 내포한다. 이로써 모든 대상의 과거와 미래, 현재에 존재하는 모든 것을 명확하게 알게 된다.

3-55.

Sattva-Purushayoh·Suddhi-Samye·Kaivalyam

(섣뜨워-뿌루셔요호·숟디-삼예·깨월염)

사트바와 푸루샤의 깨끗함이 같을 경우에 해탈의 성취를 이룬다.

【해설】 요가 수행을 통하여 얻은 참된 지혜로 라자스와 타마스의 성향이 엷어지고 번뇌의 씨앗이 사라져 움직임은 있어도 마음이 고요하게 사트바의 밝은 빛만이 진아(Purusha)를 비추는 상태이다. 진아는 본래 깨끗한 것이지만 경험에 의하여 가려지고 더럽혀진 것처럼 보일 뿐이다. 그러나 깨달음의 빛 사트바(Sattva)가 본래의 순수한 청정을 얻으면 진아의 깨끗함과 같은 상태가 된다. 그러면 더 이상 사트바의 빛은 진아에게 경험을 전할 필요가 없다. 이미 목적을 달성했기 때문이며, 이 깨달음의 힘인 사트바는 가지고 있는 움직임을 그대로 근본 자성으로 환원시켜 버린다. 이때 비로소 진아는 경험으로부터 해방되어 본래의 순수한 절대적인 독존(獨存 : Kaivalya)을 이룬다. 앞서 설명된 초능력은 요가의 목적이 아니라 사트바를 깨끗이 하기 위한 것이다. 다만 이러한 초능력은 요가 수행자의 총제라고 하는 집중과 몰입, 삼매로 진행됨에 따른 것으로 초자

연적인 능력이 나타나는 것은 삼매의 정도를 확인하는 의미가 있다. 이러한 초자연력을 나타낼 정도를 이루어야 해탈의 직접적인 힘이 되는 참된 지혜를 얻을 수 있다. 인도의 종교에서 이러한 초능력의 경험은 통속적으로 인정되고 있는 부분이다. 불교에서도 선정수행의 많은 단계 중에서 오신통(五神通)의 위치가 있으며, 기독교에서의 영적 교감에 의한 방언(方言) 등이 종교현상으로 받아들여지고 있음을 본다. 그러나 인도의 종교사상에서는 영매적(靈媒的) 종교성보다는, 깨달음을 성취한 사람(Siddhas)들의 영향력과 중생을 구제하기 위해 인간 세상에 나타나는 신(神)을 설정하고 있다. 이러한 신앙은 신(神)의 세계에서 인간의 세상으로 내려오는 구체화된 모습이며, 화신(化身 : Avatara)으로서 신령과 인간을 중개하는 역할은 아닌 것이다. 요가는 제(諸) 종교들에서 보이는 절대적 존재인 신(神)의 의미와의 근본적 차이를 가진다. 자신의 내부에 신성(神聖)이 존재한다고 보아 가려진 그 신성을 빛나게 하여 신의 경지에 이르려는 현생해탈(現生解脫)의 목적을 위한 모든 실천적 수행체계이다.

제 **4** 장

독존(獨存)의 장(章) - (Kaivalya-pada)

4-1.

Janma-ausadhi-Mantra-Tapah-Samadhijah·Siddhayah

(전머-아우셔디-먼뜨러-떠뻐허-서마디쟈하·싣더여허)

초자연력의 성취는 선천적인 것이거나, 약초의 힘에 의하여, 또는 만트라, 혹은 고행으로, 혹은 삼매에 들어가는 것으로 얻을 수 있다.

【해설】이 4-1은 앞의 3장에 들어 있어야 할 것 같은 내용이지만 보충 설명과 신통의 장을 종합하는 구절로 이해하기로 한다. 태어날 때부터 선천적으로 초능력을 가진 사람도 있고, 주문(呪文 : Mantra)이나 약초(藥草)의 힘으로, 또는 고행이나 삼매에 들어서 초능력을 얻을 수 있다고 하였다. 선천적으로 초능력을 가지고 태어난다는 것은 그렇게 되도록 전생에 닦은 힘에 의한 결과라는 카르마의 법칙과 그에 따른 윤회의 사상을 바탕으로 한 요가철학으로 해석하면 결코 무리는 아니다. 약초에 의한 성취는 고대사회의 샤먼적(Samen) 유산(遺産)으로 근대까지도 동서양을 막론하고 주술사나 마법사, 종교의 제사장들에 의해 초월적 신심(神心)을 불러일으키는 약초를 사용한 흔적들이 엿보이며, 오늘날에도 치료제나 흥분제 등의 형태를 가진다. 인도의 전통에서도 베다(Veda)시대에 제사장 (Braman)들이 소마(Soma)라는 신비한 약초를 신(神)께 바치는 제사의식에서 사용한 기록이 많으며, 아예 이 소마를 신의 위치에까지 올려놓고 있다. 또한 주문(Mantra)은 육체적 진동을 통하여 정신적 각성을 이끌어 초

자연적인 능력을 나타내게 한다. 고행(苦行)의 실천은 수행자가 거치는 과정의 일부로 강한 의지를 일깨워 수많은 초자연적 능력을 계발 또는 깨우쳐 가는 것이다. 삼매에 의해서 얻어지는 초자연력은 이제까지 3장에서 설명한 대로 목적이 아닌 수행중에 자연스럽게 얻어지는 결과물인 것이다.

4-2.

Jati-antara-Parinamh · Prakriti-apurat

(쟈띠-안떠러-뻐리나머허· 쁘러끄리띠-아뿌라뜨)

근본 원질(原質)이 다른 종류처럼 느껴지는 상태로 변화된다.

　【해설】몸이나 감각 기관이 다른 종류로 변화한다는 것은 근본 원질인 '프라크리티(Prakriti)'의 화학적 구조가 바뀌는 것이 아니라 다른 생명 의식으로 전이(轉移)가 일어나서 그것의 느낌을 갖게 되는 것으로 육체적 변화를 가져온다는 의미이다.

4-3.

Nimittam-Aprayojakam · Prakrtinam · Varana-bhedas-Tu · Tatah · Ksetrika-Vat

(니밑떰-아쁘러요저껌· 쁘러끄리띠넘· 버러너-베이더스-뚜· 떠떠허· 크쉐뜨리꺼-워뜨)

선과 악은 자연적인 흐름을 바꾸게 하는 요소는 아니며, 오직 '프라크리티(Prakriti)'로부터 변화가 생긴다. 그러나 행위에 의하여 그 양상이 깨지고 새로운 변화가 일어날 수 있다. 마치 농부가 물을 조절할 때와 같다.

　【해설】선악(善惡) 등 업(業)의 근원은 자성(自性 : Prakriti)을 변화시키는 작용을 일으킬 수 없지만 농부가 논에 물을 댈 때에 도랑을 만드는 것과 같은 이치로 행동양식에 따라서 변화를 가져올 수 있다는 것이다. 장애가 되는 것을 막고 물이 곡식이 있는 논밭으로 흐르도록 바꾸는 농부

의 역할처럼 악업(惡業)을 차단하고 선업(善業)을 이어가면 자성(自性)은 인간을 신의 완전성으로 변화 또는 진화시키는 요소가 된다는 것이다. 이것은 인간존재에 내재해 있는 신성을 선행과 수행으로서 빛나게 하여 더 이상 인간의 육체를 필요로 하지 않는 해탈의 세계, 윤회하지 않는 경지로 나아가려는 의지를 말하고 있다.

4-4.

Nirmana-Cittani-asmita-Matrat

(니르마너-찔따니-아스미따-마뜨라뜨)

유일한 자아의식으로부터 여러 가지 마음이 생겨 나온다.

【해설】 윤회의 반복은 여러 종류의 생명을 가지기 때문에 그 마음도 다양하게 나타나고 다르게 작용하지만 모두가 같은 자아의식이라는 원질 (Asmita-matra)로부터 나온다. 윤회(輪廻)하는 동안 생명은 지워진 업(業 : Karma)이라는 인과법칙(因果法則)의 명확한 과보(果報)에 의해 동물이나 인간, 또는 신의 존재로 태어나며, 그 존재에 따라서 마음의 작용도 변한 다. 그러나 그 마음은 유일한 자아의식으로부터 나오며 이것은 육체가 바뀌어 태어난다 해도 변하지 않는 영혼의 순환(轉生)이다. 이것은 하나의 촛불이 켜지면 불이 붙은 심지로부터 불빛이 온 방안으로 퍼져나가는 것 과 같다. 생명을 가진 육체는 각자의 의식과 마음을 가지고 있지만 결국 자아의식이라는 하나의 공통성에 붙들리어 윤회를 통해서도 소멸되거나 바뀌지 않는다. 그러나 요가 수행은 이러한 자아의식을 버리는 것이 아니 라 거짓자아에 현혹되어 순수함이 가려진 진아(Purusha)를 드러내어 다시 금 어두운 윤회의 업에 얽매이지 않으려는 노력이다. 참자아(眞我)로 독존 할 때, 더 이상 육체적 생명을 필요로 하지 않는다. 왜냐하면 이미 모든 것을 경험한 푸루샤가 우주적 진리와 하나가 되었기 때문이며, 이것을 진정한 요가적 해탈이라고 한다. 요가를 불멸(不滅)의 수행이라고 하는

이유가 이것이며, 불교사상의 무아설(無我說)과 진아(眞我)를 인정하는 요가사상과의 근본적 차이가 이것이다.

4-5.

Pravrtti-Bhede·Prayojakam·Cittam-Ekam-Anekesam

(쁘러브릴띠-베데이·쁘러요저껌·찌떰-에껌-아네께이샴)

여러 가지 이유로 나타나는 마음의 현상들은 다르지만 그 마음들을 통제하는 근본 마음은 오직 하나이다.

【해설】윤회를 인정한다는 전제하에 한 생명이 여러 가지 다른 모습으로 각각 다른 마음을 가지고 태어나지만, 마음을 움직이게 하는 원인이 되는 유일한 마음이 있다. 그것은 하나의 근원적인 마음이 전생(轉生)을 통하여 지워지지 않는 목적성을 갖고 달라진 생명과 육체 속에서 명령자의 역할을 한다. 이 유일한 마음은 우주적 진리 속에 하나로 합일하기 전에는 마음을 담아둘 그릇(肉身)이 필요한 이유이며, 그릇에 여러 음식들이 담기듯 얼마든지 다른 마음들로 채워질 수 있다. 그러나 갖가지의 마음들이 쉼 없이 움직이고 있기 때문에 요가 수행자는 불변의 유일성에 집중하여 흔들리지 않고 흩어지지 않도록 하려는 것이다. 모든 전생(轉生)의 과정에서도 일관된 한 마음은 시간과 공간을 초월해 있다. 그러므로 그 마음은 어떤 생명의 몸이나 마음으로 변화할 수 있겠지만 없어지지는 않는다. 이는 마치 이슬이 오늘과 내일 다른 풀잎에 맺힐 수 있고 어디든 스며들고 속하지만 결국 같은 물의 성분인 것처럼 단 하나의 마음이라는 것은 진아(眞我)이며, 아트만(Atman)이고, 푸루샤(Purusha)이고, 신성(神性)이다.

4-6.

Tatra·Dhyanajam-Anasayam (떠뜨러·댜너잠-아너셔염)

갗가지의 연관되어 있는 마음들은 선정(禪定 : Dhyana)에 의해서 성취된다.

【해설】 모든 가지각색의 위치에 따라 다른 마음들은 오직 삼매에 의해서 하나가 된다. 완전한 집중의 차원인 선정(禪定)에 의하여 이러한 마음들이 하나로 묶여진다. 누군가는 약초(藥草)와 진언(眞言)에 따라서 또는, 고행과 욕망의 억제를 통하여 확실한 힘을 얻고자 한다. 그러나 그모든 것은 욕망의 잠재력으로부터 벗어나 오직 하나의 자유를 얻기 위함이며, 삼매의 집중을 위한 갗가지 수단들에 불과할 뿐이다.

4-7.

Karma-asukla-akrsnam · Yoginas-Trividham-Itaresam

(꺼르머-아수끄라-아끄리스넘 · 요기너스-뜨리위덤-이떠레샴)

요가 수행자의 행위(業)는 희거나 검지도 않다. 그러나 보통 사람의 행위는 희거나 검고 두 가지가 섞여 있다.

【해설】 업(業)은 흰 것, 검은 것, 희지도 검지도 않은 것이 있다고 한다. 흰 업(業)이란 좋은 결과를 낳게 하는 원인이 되는 업으로서 고행이나학습, 선정을 닦은 자가 가지는 업(業)이다. 그것은 단지 자신의 뜻에 의해 다른 어떤 도구나 도움을 받아 거기에 의지하는 것이 아니기에 다른 사람에게 영향을 주지 않는다. 검은 업(業)은 나쁜 결과를 낳게 하는 어떤 행위이며, 희고 검은 업(業)이 섞여있는 것은 보통사람들의 알게 모르게 또는 알면서도 만들어 가는 모든 행위들을 말한다. 이와 같은 행위들은 결과를 가져오며 그것을 통하여 번뇌를 만들고 잠재력을 남겨서 윤회(輪廻)의 전생(轉生)을 가져야만 하는 것이다. 완전성을 희구(希求)하는 요가수행자는 모든 욕망을 절제하기 때문에 행위들과 카르마(業)의 진행에 따라서 묶여지지 않는다. 그들의 행위에 따른 결과들은 악하거나 선한 것도 아니다. 그는 선악의 차원을 넘어서 어떠한 행위의 흔적도 남기지 않기 때문이다.

그러나 그의 행위가 다른 사람들에게 선한 마음과 선한 업(業)을 고양시켜줄 수는 있다. 다만 그것은 받아들여지는 사람의 입장일 뿐이다.

4-8.

Tataṣ-Tad-Vipaka-anugunanam-Eva-abhivyaktir-Vasananam

(떠떠스-떧-위빠까-아누구나남-에워-아비벽띠르-와서나남)

윤회(輪廻) 전생(轉生)하면서 쌓아온 잠재력은 그 업의 결과로 적합한 것만이 현재의 생(生)에서 나타난다.

【해설】 윤회전생을 기정사실로 받아들이거나 이해할 경우에 해당되는 구절들과 설명이 계속된다. 따라서 가정(假定)에 의한 추론적(推論的) 표현은 생략한다. 현재를 사는 사람들은 생명이 시작된 오랜 과거로부터 전생 윤회하고 진화하여 현재의 몸을 가지게 되었다. 다만, 동양적 진화는 서양의 종의 진화론과는 다르다. 도태(淘汰)와 변이(變移) 등의 외부적 환경 요인만이 아닌 생명이 갖는 목적성에 초점을 두고 있는 것이다. 태어나서 먹고 마시다가 씨앗을 남기고 사라지는 소모적인 일회성 생명의 의미는 동양적 사고로서는 인정할 수가 없는 것이다. 오히려 내부지향적인 시각으로 바라보며 전체를 아우르는 생명의 비밀과 인간의 진화를 말하고 있다. 그것은 그 무수한 생의 반복으로부터 얻은 잠재력이 특정한 환경에 따라 그 상황에 맞게 나타나는 것으로 본다. 과거의 생에서 쌓여진 잠재력들이 모두 나타난 것이 아니라 업보에 맞추어진 특정한 것이 어느 때는 동식물로 태어났었지만, 어느 때는 신령으로, 지금은 인간으로 태어나 인간으로서의 성향만 나타난다. 그것은 인간으로서 특별한 전생(轉生)을 하고 있기 때문에, 과거에 어떤 존재였는지 그 과보에 따라서 현재 인간으로서의 업보(業報)에 적합하게 맞추어 나타난 것이다. 과거의 기억이 지각 경험 속에 섞여서 나타난다고 하는 것은 현대 심리학에서도 언급되고 있으나, 인도에서는 기억의 기원을 전생까지 연장하고 있는 것

이다. 이것은 행(行)의 일부로서 잠재인상(潛在印象 : Samskra)과 번뇌(煩惱 : Klesa)와 업력(業力 : Karma)으로 되어 있다.

4-9.

Jati-Desa-Kala-Vyavahitanam-Apy-Anantaryam · Smrti-Samskarayor-Eka-Rupatvat

(쟈띠-데셔-까러-벼워히따남-아삐-아넌떠르염 · 스므리띠-섬스까러요르-에꺼-루뻐뜨와뜨)

이들 잠재인상은 그것이 만들어진 때와 나타난 장소와의 사이에 간격이 있으나 여러 번의 생(生)을 통해서도 끊어지지 않고 연결되어 있는 것은 나타난 것과 잠재력과의 사이에 동일한 성질이 있기 때문이다.

　【해설】 많은 전생(轉生)을 통해서 잠재력이 쌓여지고 특정한 상황에 맞추어 적합한 기억이나 업(業)으로 재생된다. 이때, 그 잠재인상(潛在印象 : Samskara)과 재생된 기억 사이에는 연속성이 있으며 만일 이러한 연속성이 없다면 윤회도, 업도 없을 것이다. 잠재인상이 잠재력 속에 남아 있는 것과 그것이 나타난 기억의 사이에 동일성(同一性)이 있어서 장소와 시간에 관계없이 직접적인 원인이 되어 같은 결과를 가져오는 것이다. 수없는 생애(生涯)를 거쳐 오는 동안 인간이든 동물이든 다른 존재로 태어나고 죽음을 맞이하지만 어떤 모습으로 바뀌든 완전한 존재가 되기 전에는 잠재력으로 남아 유전(流轉)되는 것이다.

4-10.

Tasam-Anaditvam · Ca-asiso · Nityatvat

(따삼-아나디뜨웜 · 짜-아시쇼 · 니떠뜨왇)

생명에 대한 끊임없는 애착의 잠재력에는 시초(始初)가 없다.

　【해설】 잠재인상의 시초는 어디까지 거슬러 올라가도 알 수 없다. 그

것은 모든 생명에 있어 존재하는 생에 대한 애착이 가장 기본적인 힘으로 남아 있기 때문에 막혀있는 것이다. 살고자 하는 애착과 집착은 생명을 가진 모두에게 나타나는 자연스러움이다. 전통적인 인도의 윤회에 관한 사유(思惟)에서 살펴볼 때 갓 태어난 생명도 죽음의 위기에서는 두려움을 갖는 이유에 대한 의문은 한 생명이 죽음에 대하여 한번도 경험하지 않았다면 두려울 것이 없다는 논리이다. 이것은 전생에서 경험된 죽음에 대한 괴로움의 잠재적 기억(Samskara)이 묻어 있기 때문이며 그것이 업(業 : Karma)이라는 사상이다. 따라서 모든 생명은 이처럼 죽음의 공포와 현재의 자기생명에 대한 끊임없는 애착으로 이어져 번뇌를 만들고, 가장 기본적인 잠재력의 씨를 남겨 다음 생으로 이어간다.

4-11.

Hetu-phala-asraya-alambanaih · Samgrhitatvad-Esam-Abhave · Tad-Abhavah

(헤뚜-펄라-아스러야-아럼버나이히 · 섬그리히떠뜨와드-에삼-아바웨이 · 떤-아바워허)

잠재력은 그 원인과 결과를 가져오는 잠재의식의 근거가 되는 내부적 요인과 외부의 대상이 결합되어 있기 때문에 그것들을 제거하면 잠재인상 또한 없어진다.

【해설】 잠재인상의 원인은 괴로움이나 즐거움 등의 경험에 의해서 비롯되고 그것에서 자유롭지 못하고 얽매여 있기 때문에 번뇌가 생겨나며, 이 번뇌의 근원적 원인은 무지(無知)이다. 그리고 이 잠재 기억의 결과로 다시 생겨난 기억과 현실에서 만들어지는 의식들은 마음(Citta)이라는 곳에 의지하여 집을 짓는다. 또한 대상이라는 것은 경험을 만드는 조건으로서 자기의 감각이나 외부의 다른 사람과의 관계를 의미한다. 모든 잠재인상은 이러한 원인과 그 결과로 인하여 생겨나오며 그것들을 제거하지 않는 한 존재하는 잠재 인상은 없어질 수 없다. 여기에서 제시되고 있는

의미는 잠재력에 대한 설명만이 아니라 사라지게 하는 방향을 전하고 있다. 따라서 마음의 작용과 잠재 인상이 시작도 없이 지속되어온 것이라면 그것을 어떻게 무엇으로 끊어낼 수 있는가의 문제가 남는다. 기억과 잠재 인상을 남기는 원인을 제거하면 결과는 만들어지지 않는다는 이치를 적용하는 인도철학의 저변에는 시작도 끝도 없는 무한성을 그려내고 있다. 우주적 창조론에 대한 것부터 인간존재의 영원성과 불멸성을 한계(限界) 지어서 생각하지 않는다. 그러므로 어떤 것에도 휩쓸리거나 이끌리지 않는 마음은 시간과 장소에 구애됨이 없다. 마음을 멈추어 사라지게 하여 온 우주에 편재되어 있는 불멸성과의 합일, 이것이 요가 수행의 목적이고 방편이며 해탈인 것이다.

4-12.

Atita-anagatam · Svarupato'Asti-Adhva-Bhedad-Dharmanam

(어띠따-아나거떰· 스워루뻐또'어스띠-어드워-베달-더르마남)

과거와 미래는 그것 자체로 존재한다. 여러 현상에는 시간적인 위상(位相)의 차이가 있을 뿐이다.

【해설】 아무것도 없는 곳에 존재가 있을 수 없다. 무엇이 생(生)하는 것은 이미 무엇이 있었던 것이며, 만약 결과가 원인(原因)속에 내재되어 있지 않았다면 어떻게 존재성을 획득할 것인가의 문제의식으로부터 원인에 의하여 초래되는 모든 것은 이미 선재(先在)하고 있었던 결과의 나타난 양상이나 그 발전이다. 요가철학은 이와 같은 인중유과론(因中有果論)의 입장에 있기 때문에 잠재인상이 의식으로 나타나는 경우에도 이 원리는 적용된다. 이러한 논리에 비추어 경험 없이 생각이 떠오르지 않는다는 것이다. 현재 상태로 나타나는 상황은 어떤 경험이 생겨난 과거로부터의 잠재적 기억에 의한 것이며, 또한 의식이 현실에서 나타났다가 사라져 버린 후에도 아주 없어지는 것은 아니다. 잠재 기억의 실체는 과거, 현재,

미래를 통해서 변함없이 실재하며 이것이 마음의 본체(Citta)로 이어져서 현상의 모습으로 바뀌고 시간이라는 추상적인 연속성에서 전변(轉變)한다. 그러나 요가철학에서는 이러한 연속적인 실재로부터 완전하게 벗어나는 방법은 무엇인가를 분명하게 제시한다. 냉정하고 끈질긴 업(業 : Karma)의 법칙에 따라 윤회(輪廻)와 전생(轉生)이라는 숙명으로부터 벗어나 영원한 자유를 누릴 수는 없는가 하는 이러한 의문들의 해답이며 모든 주제의 완성인 것이다. 요가철학에서는 이 해탈의 계기인 현생에서 시간과 잠재력의 상관관계나 연결점을 완전히 무시하지는 않는다. 그러나 다른 차원에서 그 해법을 제시하고 있다. 그것이 의식이든 잠재력이든 그것들은 진아(眞我)가 아니라는 것이며, 오직 진아(Purusha)만이 독존할 수 있도록 그 장애요소들을 제거하면 된다고 명확하게 주장하는 것이다. 비록 삼매의 수행에서 나타난 지혜라고 하더라도 그것은 푸루샤에 본래부터 있었던 지혜의 빛을 드러나게 하는 힘이 되는 수단에 지나지 않는다. 따라서 이 지혜는 의식표면에 나타나는 잠재적 기억이나 시간적 경험의 지혜와는 전혀 다른 차원인 것이다.

4-13.

Te·Vyakta-Suksma·Guna-atmanah

(떼·벽떠-슉스마·구나-아뜨마너허)

크고 작은 모습을 가지고 현실적으로 나타난 모든 것들은 구나의 활동에 근거한다.

【해설】 과거나 현재, 또는 미래라는 단절되지 않는 흐름을 시간이라는 단어로 표현하고 있다. 어느 때이든 단 한순간이라도 나타났었고, 나타난 것들은 사실이라는 실제적 의미를 가진다. 그러나 나타날 것이란 미래적인 의미는 모호하고 불투명한 것이다. 물론 과거의 연결점에서 현재가 시작되고 당연히 미래로 움직여 갈 것이지만 누구도 미래를 미리

끌어내려 현재의 시점에 맞추지 못한다. 미래는 변화무쌍한 베일에 가려진 세계일 뿐이다. 요가적 관점에서는 시간을 연속성의 개념으로 보지 않고 찰나와 찰나 사이를 인정하기 때문에 어느 순간도 과거나 미래가 아닌 오직 현재의 시점만이 남는다. 문제는 눈에 보이는 것이든, 보이지 않는 것이든 현실적으로 존재하는 것들에 대한 것이다. 상캬(Samkhya)철학자 비즈냐나빅슈(Vijnanavhiksu)는 "마치 돌로 만들어진 조각상은 이미 돌덩어리 안에 존재하는데 단지 조각가에 의하여 드러났을 뿐 원인적인 행위란 그 결과가 나타난 순간에만 존재한다는 착각을 주면서 바로 그 행위를 발생시킬 뿐이다."라고 설명한다. 따라서 물질과 정신은 우주 현상계의 근원(Prakriti)과 이들을 움직이게 하는 속성을 가진 구나(Gunas)에 의하여 항상 다른 모습으로 바뀌는 변화의 양상을 겪는다. 모든 것은 나타난 상태만으로 존재하는 것은 아니며, 과거에도 있었고 미래에도 있어야 할 것들이라 해도 언제나 구나(Gunas)의 변화에 포함되는 것이다. 요가에서는 물리적인 상태나 현실적으로 나타나는 현상만이 아니라 마음의 작용 또한 이와 같은 상관관계로 본다.

4-14.

Parinama-ekatvad-Vastu-Tattvam

(뻐리나마-에꺼뜨와드-워스뚜-떨뜨웜)

단일성 속에 이미 변화적 요인이 내재해 있다.

【해설】 변증법적인 논리와 실증적 사관(史觀)을 내포하고 있는 구절이지만 단일성의 의미는 근본으로 돌아가려는 회귀이며 자꾸만 분화하고 복잡해지는 것들을 멈추고자 하는 것이다. 결국 단일성의 목표는 요가적 수행을 통하여 마음의 작용을 멈추고 사라지게 하려는 시도이며, 집중과 몰입을 넘어 삼매로 가려는 것이다. 변화적 요인은 얼마든지 이미 내재하고 있다. 물질계와 정신계 모든 곳에서 작용하는 자성(自性 : Prakriti)과

이 요소들을 변화하게 하는 구나(Gunas)에 의하여 지구를 돌게 하고 바람을 일으키며, 풀을 자라게 하기도 하여 꽃을 피워내며, 수많은 탄생과 죽음을 만들어 낸다. 따라서 인간도 태어나면서부터 이러한 변화 속에서 죽어야 할 운명을 이미 가지는 것이다. 불멸의 존재란 나서 죽고 또다시 무엇으로든 태어나는 반복의 전생(轉生)과정을 극복하고 영원한 자유를 획득하여 온 우주전체에 편재된 하나의 단일한 순수성, 즉 신성(神性)으로 화(化)하는 것이다.

4-15.

Vastu-Samye·Citta-Bhedat-Tayor-Vibhaktah·Panthah

(버스뚜-삼예·찔떠-베다뜨-떠요르-위벅떠허·뻔타하)

같은 대상도 그것을 보는 시각에 따라 다른 것은 마음과 대상의 목적이 같지 않기 때문이다.

【해설】 여기에서 잠시 살펴야 할 부분은 요가가 지나온 역사성에서 독자적인 요소와 다른 사상들과의 습합(習合)과정이다. 최초로 설정된 힌두이즘(Hinduism)은 카스트(Kaste)라는 신분의 차별로부터 시작된다. 이로써 지배자와 피 지배자로서의 관계가 생겨나며, 토착민들의 자연신을 정복자들이 자신의 신과 결합시키고 독점하기에 이른다. 신들의 대리인임을 자칭하는 브라만(Braman)계급은 오랫동안 자신들의 위치를 굳게 지키고 있었지만, 신분과 계급을 부정하고 평등을 주장하는 불교의 출현으로 그 권위를 위협받게 되고 불교에 휩쓸린 대중들을 끌어와야 할 방향을 모색하기에 이른다. 이 때를 기점으로 하여 힌두이즘은 엄청난 변화를 겪으며 베다(Veda)시대에서 우파니샤드(Upanishad)시대로 넘어가는 계기가 되는 것이다. 결국 불교의 혁명과도 같은 흐름은 브라만 사제계급에 독점되어 있던 신(神) 중심의 시대로부터 인간(人間) 중심으로 돌아오는 계기를 만든 것이다. 힌두이즘의 관점에서 보면 불교는 사도(邪道)이고,

불교의 관점에서 역시 힌두이즘의 종교관은 사교(邪敎)라고 할 수 있다. 이렇게 인간중심으로 넘어온 종교와 사상들은 여러 철학적 사조를 낳게 된다. 그러나 여전히 관념적인 이론은 대중들에게 다가가지 못하고 일부 학자나 그 관념의 추종자들에 국한되는 한계성으로 남게 된다. 이때 등장했던 여섯 철학 사조에서 상캬 철학을 이론체계로 요가를 실천체계로 하여 불교의 철학과 사상에 경합하며 서로 영향을 주고받는다. 파탄잘리가 집대성한 이 요가-수트라의 정확한 연대는 물론 파탄잘리의 존재에 대해서도 논란의 여지가 있는 것은 전통적으로 윤회(輪廻)와 전생(轉生)을 믿는 인도인들에게 시간의 관념이란 중요한 의미가 없기 때문으로 이해할 수 있을 것이다. 다만 요가-수트라가 쓰일 당시는 불교가 이미 불길처럼 번져가고 있었음이 분명하다. 이 구절과 이후에 나오는 몇 개의 구절들은 요가와 불교의 유사한 내용과 함께 차이점을 직간접적으로 적고 있는 흔적이 발견되지만 수행체계에 대한 것이 아니고 이론적 차이로서 관념론에 대한 비판적 시각을 엿볼 수 있다. 요가철학의 실재론에서는 객관적 대상은 주관적인 관념과는 달리 독립하여 존재한다는 주장인 반면, 불교의 유식학파에서는 "사물은 인식 작용의 구성에 지나지 않으며, 꿈속의 대상과 같다."하여 사물의 본성과 실재성을 부정한다. 더 나아가 "인식작용을 동반하지 않으면 대상은 존재하지 않는다. 그러나 대상을 동반하지 않고서도 인식 작용은 존재한다. 따라서 보이는 대상이란 꿈처럼 공허한 것이며 엄밀하게는 존재하지 않는다."고 말한다. 이러한 유식학파에 대하여 요가학파는 사물이 눈앞에 놓여 있는데도 불구하고 인식작용만을 가지고 사물의 본성이나 실재가 없다는 것은 극히 주관적인 관념론이라는 비판을 한다. 이 4장 15절의 의미를 주석가들의 견해로 살펴본다면, 인식의 대상이 되는 사물은 그것에 대하여 가지는 인식이나 생각이 경우에 따라서 달라질 수 있음을 다음의 일례(一例)를 들어 설명하고 있다. 아름다운 한 여인을 보며 어떤 남자는 기뻐하고, 어떤 남자는 자기의 여자가 아니어서 괴로워하고, 또 다른 남자는 아무런 감정의 변화나 동요가 없다면, 이것은 보는 사람의 마음에 따라서 가지게 되는 차이일 뿐이다. 그 아름다운 여인의 진실한 모습은 과연 어떤 것인가의 의문은 여기에서 중요하지 않다. 이것은 객관적 대상과 그것에 대한 마음이 각각 주관적 관점에 따라 다르게 보이는 것으로서 위의 예(例)에서 시사하듯이 생각이 들게 된 원인은 마음에 가지고 있던 관념이 선과 악 또는 무지와 초월에 따라서 나타난 결과로 보아야 한다는 것이다. 그러나 한 가지 대상을 두고 다른 인상을 낳게 된 이유가 오직 바라보는 주시자의 마음에만 원인이 있는 것이 아니고 인식작용을 갖게 한 그 대상에도 있다. 이러한 인식작용은 구나(Gunas)의 어울림에 의해서 이루어진 것으로서 사물이나 마음들이 찰나 사이에 어떤 모습으로든 전변(轉變)하고 있는 것이다.

4-16.

Na · Caika-Citta-Tantram · Vastu · Tad-Apramanakam · Tada · Kim · Syat
(너 · 짜이꺼-찓떠-떤뜨럼 · 워스뚜 · 떨-아쁘러마너껌 · 떠다 · 킴 · 스야뜨)
대상은 한 마음에 의존하여 존재하고 있는 것이 아니다. 만일 마음에 의해 대상이 존재하는 것이라면, 그 마음에 의해서 존재가 확인되지 않는 것은 존재하지 않는다는 뜻과 같다.

　【해설】 이 구절도 불교의 관념론에 대한 논박(論駁)이다. 관념론처럼 만일 어떤 대상이 사람의 마음에 의존하여서 존재하고 있는 것이라면, 그 마음에 의해서 인지(認知)되지 못하였거나 인정되지 않은 것은 모두 존재하지 않는 것이 된다. 존재하지 않는 것인 이상, 그것은 다른 사람의 마음에 의해서도 인식될 수가 없어야 한다. 누구에게도 확인되지 않은 객관적 현상이나 대상은 어떻게 되고 그것이 마음에 연결되는 것이 어떻게 가능할 것인가 하는 의문은 계속된다. 상캬요가철학의 실재론적 인식론(實在論的 認識論)에서는 어떤 대상의 일부가 마음과 연결되지 않을 때,

그 부분은 없는 것같이 보일 수도 있겠지만 사실은 존재하고 있는 것일 수 있다고 가정한다. 예를 들어 몸에서 항상 볼 수 없는 등 부분은 보이지 않기 때문에 존재하지 않게 된다는 것과 같다. 그러므로 객관적인 대상은 마음과는 다르게 독립하여 존재하는 것이라고 생각하지 않을 수 없다. 마음은 진아와 연결되어 존재하고 여러 마음들이 공통의 대상이 되는 하나의 현상에 연결될 때, 인식이 이루어진다고 보는 것이 타당하다는 주장이다.

4-17.

Tad-Uparaga-apeksitvac-Cittasya · Vastu · Jnata-ajnatam

(떠드-우빠라가-아뻭시뜨왓-찥떠스여· 워스뚜· 즈냐따-아즈냐떰)

객관적 대상은 마음의 인식에 따라서 그 존재가 드러나기도 하고 알려지지 않기도 한다.

【해설】 상캬·요가철학의 인식론에 의하면, 사물의 모습이 마음에 비춰짐으로써 인식이 이루어진다는 이론적 근거로서, 객관적 대상이 마음을 자신의 색으로 물들여 간다는 이 인식론을 몇 가지 비유를 통하여 설명하려 하고 있다. 대상과 마음의 연결을 자석(磁石)과 쇠 조각의 관계로 설정한다면, 자석과 같은 객관적 대상은 독자적으로는 아무 반응이 없으나 쇠 조각이 가까이 다가올 때 갖추어진 자력(磁力)의 속성이 나타나듯 마음을 자기(自己)에게 관련시킨다. 또는 마음을 수정과 같은 투명체로 보고, 수정 옆에 붉은 꽃을 두면 수정에 꽃이 비춰서 붉게 물드는 것처럼 보이듯 수정과 같은 순수한 마음(Purusha)은 꽃과 같은 객관적 대상으로부터 물들여진 모습을 갖는다는 것이다. 그러나 보이는 것과 실재적 상황은 전혀 다를 수 있다는 것에 주의해야 하며, 달빛에 비친 그림자는 그림자일 뿐, 자기는 아닌 것처럼 실체를 분별할 수 있는 지혜가 필요하다는 것이다. 이렇게 생각할 때 분명한 하나의 대상도 얼마든지 인식되는 경우

와 그렇지 않은 경우가 있을 수 있다는 것이 설명된다. 마음의 움직임은 보편적으로는 계속적인 활동을 하는 것이어서 대상이 존재하는 이상은 반드시 인식되어야만 할 것이나, 인식되지 않을 경우가 있는 것은 존재하지 않아서가 아니라 대상과 마음이 연결되지 않았을 뿐이다.

4-18.

Sada · Jnatas-Citta-Vrttayas-Tat-Prabhoh · Purusasya-aparinamitvat

(서다 · 즈냐따스-찓떠-위릳떠여스-떹-쁘러보호 · 뿌루셔스야-어뻐리나미뜨왇)

마음의 작용은 항상 주재자(主宰者)인 진아(Purusha)에게 인식된다. 푸루샤는 변함이 없는 순수의식이다.

　【해설】 객관적인 사물은 인식되기도 하고 그렇지 않기도 하지만 마음의 작용은 언제나 그의 주재자인 푸루샤(Purusha)에게 인식된다. 인식작용은 진아 스스로가 원하는 것이 아닌 변화하는 마음이 마치 거울에 비친 여러 가지 자신의 표정을 확인하듯이 바뀌어 보이는 것뿐이다. 따라서 진아(眞我)는 마음을 비춰주는 거울의 역할과 같다. 마음은 항상 전변(轉變)하는 것이어서 실재하는 대상의 존재를 알 수도 없고, 인식하지 못할 수도 있다. 그러나 마음을 주재하는 푸루샤는 변함이 없으며, 마음의 작용이 어떤 대상과 결합되어 있을 때 그 존재를 인식하고 인정한다.

4-19.

Na · Tat-Sva-abhasam · Drsyatvat

(너 · 떹-스와-아바섬 · 드리셔뜨왇)

마음은 보여 지고 있는 대상이기 때문에 자기 자신을 비추어 낼 수는 없다.

　【해설】 마음은 인식의 주체가 아닌 인식의 대상이다. 보여 지고 있는 것이 보는 역할을 할 수 없다. 거울이 없이 자신의 눈으로 자신의 눈을

보지 못하는 이치와 같다. '나는 좋다'거나, 또는 '나는 원한다'고 하는 의식은 앞 구절에서 언급된 것처럼 마음의 상태에 대하여 진아(眞我)가 그것을 인정함으로써 비로소 가능한 것이다. '나'의 의미는 사유하는 자아(自我)가 아니라 참된 나(眞我)를 뜻하며, '나'는 단지 의식의 근원일 뿐, 스스로 무엇을 좋아하거나 원하지는 않는다. 따라서 '진아(眞我)를 의식의 활동(活動)으로 생각하는 것이야말로 근본무명(根本無明)이다'라고 요가에서는 말하고 있다.

4-20.

Eka-Samaya · Cobhaya-anavadharanam

(에이꺼-서머예 · 쪼버야-아너워다러넘)

또한 마음은 동시에 두 가지를 확인할 수 없다.

【해설】 이 구절에서도 마음은 작용하고 있는 스스로를 알아차리지 못한다는 것을 논증(論證)하려 한다. 마음은 같은 찰나적 시간에 두 가지 대상에 대하여 인식할 수 없다. 마음이 밖에 있는 대상을 확인하여 판단함과 동시에 그 판단을 하고 있는 마음의 작용을 확인할 수는 없는 이유이다. 여기에서 요기(Yogi) 비베카난다(Vivekanada)의 예(例)를 들어보면, 똑같은 속도로 같은 방향으로 달리는 두 열차에서 다른 열차를 본다면 그 열차는 정지해 있는 것처럼 보인다. 열차가 움직이고 있다는 것을 알기 위해서는 보는 쪽에서 멈추어 있어야 한다. 이렇듯 항상 변하는 마음은 움직이는 열차를 탄 사람과 같이 무엇을 판단하는 기준이 될 수 없다. 만일 마음이 판단의 주체가 된다면 자기 스스로를 알고 외적인 대상도 동시에 인식할 수 있어야 한다. 그러나 마음이 대상에 쏠려있는 동안에는 자기를 인식하지 못하고 자기를 생각하는 동안은 외부의 대상을 인식하지 못한다. 마치 '열 마리 돼지형제가 소풍가는 날'의 동화(童話)에서 모두가 자기라는 숫자를 세지 못하여 잃어버린 하나를 찾으려고 소동을 벌이

는 것처럼 마음은 스스로를 판단하는 인식의 주체가 아닌 것이다.

4-21.

Citta-antara-Drsye · Buddhi-Buddher-Atiprasangah · Smrti-Samkaras'Ca

(찌따-안떠러-드리쓰예· 붇디-붇데이러-아띠쁘러성거허· 스므리띠-성꺼러스'쩌)

만일 마음이 다른 마음에 의해 보여 질 수 있다면 지각(知覺)을 인지하는 것이 되어 마음의 근원으로 무한정 소급되는 오류와 그에 따른 기억의 혼란이 일어나는 결과가 생긴다.

　【해설】 이 구절에서도 진아의 존재(存在)를 부정하고 스스로 자신의 마음이 주체로서 대상을 인식한다는 이론을 제시한 불교 유식파(唯識派)의 사상(思想)에 대하여 논박(論駁)하고 있는 내용으로 볼 수 있다. 한 마음을 보는 다른 마음이 있다면, 그 다른 마음은 또 다른 마음에 의하여 보여 져야 한다. 그렇지 않으면, 마음을 인식하는 계속되는 마음의 자리가 필요하고 끝없이 반복되어야 하는 결과가 생긴다. 또한 마음이 마음을 인식하는 논리가 성립된다면 지각으로부터 지각으로 연속되는 경험의 기억이 나타나게 되어 단일한 기억의 한계가 없는 기억의 일대 혼란에 빠지게 된다. 상기 구절에서 든 해설의 예처럼 거울 없이 자신의 눈으로 자기의 눈을 볼 수 있어야 된다. 그렇지 않으면 확인할 수 없는 그 마음 스스로는 의식성(意識省)을 획득하기 어렵다. 따라서 기억이 무한정 소급(遡及)되어야 하는 모순(矛盾)되는 이론을 극복하여 변함없이 항상 인식하는 마음의 경험을 비춰주는 거울과 같은 진아(眞我)의 실재를 인정해야 한다는 결론에 도달하는 것이다.

4-22.

Citera-Aprati-Samkramayas-Tad-Akara-apattau · Svabuddhi-Samvedanam

(찌떼이러-어쁘러띠-성끄러마야스-떠드-아까라-아빹뚜· 스워붇디-섬웨더넘)

순수정신 진아(眞我)는 스스로 대상과 결합하지 않지만 사트바의 조명에 의해 비춰질 때, 마음이 마치 의식의 주체처럼 활동하는 것이다.

【해설】 진아(眞我)는 정적(靜的)인 순수 정신이기 때문에 어떤 능동적인 작용을 하지 않는다. 따라서 스스로 대상과 관계하지는 않지만 사트바-구나(Sattva-guna)의 빛으로부터 대상을 알게 된 마음의 경험을 인식한다. 마음은 사트바적인 빛의 반사에 의해서 진아(眞我)에 비추어 만들어지고 그 마음의 속성처럼 변화를 가져오기 때문에 의식의 주체처럼 보여 질 수 있으나, 상캬요가철학의 이론적 사상체계에서 가장 중요하게 제시되는 것이 바로 마음의 작용(Citta)과 푸루샤(Purusha)의 관계성으로서 주체와 객체가 전도되는 부분을 경계하고 있는 것이다. 푸루샤 외의 어떤 마음의 작용과 인식도 주체가 될 수 없으며, 다만 마음이 실재처럼 착각되어 보여 질 뿐으로 요가 수행자는 분별의 지혜로써 수행의 지표를 찾아야 한다고 강조한다. 그러나 푸루샤의 완전한 독존을 위한 이러한 통찰은 결코 쉬운 일이 아닌 것이다. 다음에서 인용하는 어느 주석자의 구절은 그 어려움을 적고 있다. "항상 브라흐만(Brahman : 創造性)이 있는 감춰진 그곳은 지하세계도 아니고, 산중의 동굴도 아니며, 어두운 곳도, 광활한 바다 속도 아니다. 그것은 진아와 구분하기 어려운 마음의 작용이다."

4-23.

Drastr-Drsya-Uparaktam·Cittam·Sarva-artham

(드러스뜨리-드리셔-우뻐럭떰·찓떰·서르와-아르텀)

마음은 보는 자와 보이는 것과의 연결로 물들여져 모든 대상을 인식한다.

【해설】 '보는 자' 는 진아(眞我)이며, '보이는 것'은 객체로서의 대상이다. 대상을 인식하게 되는 것은 보고, 듣고, 느끼는 등의 마음의 경험을 사트바-구나(Sattva-guna)의 빛으로써 진아(眞我)에 비출 때 가능하다. 대상에 영향을 받은 마음은 진아와 결합되어 보는 자와 보여주는 자와의 구분

을 잃고 대상의 인식주체인 주관처럼 활동한다. 그러나 마음이 대상을 인식하는 힘은 사트바의 특성인 빛의 요소와 진아(眞我)의 인식능력에 의해서이다. 다시 거울의 예를 들어본다면, 어둠 속에서는 사물이 보이지 않지만 빛에 의하여 거울에 보여 지게 된다. 사물이 없다면 보이는 것도 없다. 때문에 빛과 거울만으로, 거울과 사물만으로는 보여지지 않으며 거울과 빛과 대상이 동시에 존재해야 한다. 이렇듯 마음은 파악하는 것(眞我)과, 파악되는 것(對象)과, 파악하는 작용(Sattva-guna)이 연결되어 있다. 이 세 가지를 명확히 구별하는 것이야말로 진정한 요가수행자의 참 모습이다.

4-24.

Tad · Asamkhyeya-Vasanabhis-Cittam-Api · Para-artham · Samhaty-Akaritvat

(떠더 · 아성케여-와서나비스-찔떰-아삐 · 뻐라-아르텀 · 섬허뗘-아까리뜨왙)

마음은 과거에 쌓여진 무수한 잠재 기억을 가지고 여러 가지 모습을 보이지만, 사실은 다른 것을 위해서 있는 것이며 단일하지 않고 복합적으로 움직인다.

【해설】 마음의 전변(轉變)은 자신을 위해서가 아니라 진아(眞我)에게 다양한 경험을 맛보도록 하여 그 후에 완전한 앎으로 해탈을 시키기 위한 목적을 가진다.(제2장 21절 참조) 진아(眞我)가 비록 착각과 무지, 혼동의 그늘에 가려져 있지만 푸루샤(Purusha)를 자유롭게 하려는 본능적인 목적에 의한 프라크리티(Prakriti)의 작용력에 의하여 위로는 완전한 존재 아래로는 땅위의 풀잎까지도 진화(進化)의 영향력에 들어 있는 것이다. 복합적인 것이란 어떤 것을 위해 존재하는 목적이 있다는 인도인들의 전통적 사고가 엿보이는 일면으로 마음이 무수한 잠재인상에 의해서 다양한 모습을 나타내고 있으나 결국은 진아를 위해 존재하고 있다는 사유(思惟)이다.

마음은 다만 복합체로서 진아(眞我)의 해탈을 위한 궁극적인 보조의 의미를 내포하고 있다.

4-25.

Visesa-Darsina·Atma-Bhava-Bhavana-Vinivrttih

(위셰셔-더르시너·아뜨머-바워-바워나-위니브릳띠히)

진아와 마음이 다름을 구별할 때, 자기의식(自己意識)에서 해방된다.

【해설】 자기 존재에 대한 의식은 과거에 무엇이었고, 미래에는 어떻게 될 것인가 등을 생각하는 것이다. 일반 성인이 문득 빛바랜 자신의 유아사진을 보며, 지금의 모습에서 바라본 과거의 자기와 현재사이에서 분명 자신이었음을 인정하면서도 현실에서의 자기와는 너무도 다른 존재로 느껴져서 잠시 혼란스러움을 겪게 된다. 그 어린 자신으로부터 분명 지금이라는 현재의 모습이 되었지만 그와 나는 다르다. 성장이라는 내부적 요소와 외부적 환경의 변화로 전혀 다르게 바뀐 육체와 정신적인 앎의 범위가 넓어져 달라진 것이다. 그러면 과거의 나와 현재의 나의 사이에 연계된 어떤 공통성이 있어야 내가 되는가 하는 의문이 남게 되고 그 결론은 변화하지 않는 분명한 주체가 있어야만 '나'의 존재는 성립된다. 모든 변화의 요소에도 결코 변하지 않는 동일한 나의 존재란, 참 '나' 진아(眞我)이며, 아트만(Atman)이고, 푸루샤(Purusha)이고, 신성(神性 : Bhagvan)이며, 순수영혼이다. 미래적인 환경의 '나' 또한 과거의 경우처럼 유추하여 해석할 수 있을 것이다. 변함없이 순수한 영혼 진아와 수없이 찰나마다 변화하는 마음이 다르다는 것을 아는 수행자는 자기의식이라는 아상(我想)으로부터 벗어나게 된다. 요가의 지속적인 가르침의 제시는 마음의 망상(妄想)으로부터 벗어나 진아가 독존(獨存)하는 것이다. 다만 자기 존재에 대한 아무런 의미를 부여하지 않는 허무주의자나, 현재 보여 지고 있는 세계 이외의 다른 차원의 세계를 부정하는 사람에겐 실존(實存)의

의미도 미래(未來)라는 것까지도 의미가 없다. 따라서 어떤 가르침도 필요치 않으며, 자기와 참된 자아와의 차이를 구하고자 하는 일도 있을 수 없고, 자기 존재에 대한 여러 가지 생각을 그치게 하는 일도 없다. 지나간 과거란 무가치하고 무의미한 시간의 낭비가 아니라, 풀의 싹으로서 그 종자(種子)의 존재를 알 수 있는 것이다. 과거와 현재, 그리고 미래의 '나'라는 존재를 자각할 때 무지를 벗고 진리를 여는 지혜로써 해탈로 이끄는 길인 요가 수행을 실천하게 된다. 누군가가 어떤 깨우침을 구하려할 때 그것이 사트바의 활동에 의한 것임을 자각한다면 진아(眞我)와 마음의 차이가 어떤 것임을 알게 되어 자기 존재에 대한 실체를 앎으로써 진정한 자유를 얻게 되는 것이다. "나는 무엇이었던가? 나는 무엇이고 또 나는 무엇이 될 것인가?" 등의 의문은 마음에서 일어나는 변화일 뿐, 순수의 정신인 진아(眞我)는 마음의 어떤 변화에도 물들여짐이 없다.

4-26.

Tada · Viveka-Nimnam · Kaivalya-Pragbharam · Cittam

(떠다· 비베꺼-님넘· 까이월여-쁘라그바럼· 찔덤)

마음이 진아를 구별하는 식별지로 향하면 진아(Purusha)의 독존을 이룬다.

　【해설】 요가철학에서는 마음이 대상으로만 기울어져 있을 때를 무지의 상태로 본다. 그러나 마음의 작용이 대상으로부터 벗어나 진아(眞我)와 다름을 분별하는 방향으로 나아갈 때 식별지(識別知)가 나타난다. 이때 푸루샤(Purusha)는 마음의 작용으로부터 경험한 지혜를 통하여 진정한 독존의 경지(Kaivalyam)를 이루게 되는 것이다.

4-27.

Tac-Chidresu · Pratyaya-antarani · Samskarebhyah

(떳-치드레이수· 쁘러뜨여-얀떠라니· 섬스까레이버허)

이와 같은 마음에도 그 사이사이에 이제까지 쌓여진 잠재력으로부터 생겨난 다른 상념들이 있게 된다.

【해설】 식별지(識別知)가 생겨서 마음과 진아(眞我)가 다르다고 하는 것을 아는 지혜의 빛이 나타난 후에도 마음의 흐름 사이에는 '나는 그것이다' 혹은 '그것은 나의 것이다' 등의 어떤 것을 알았다는 즐거움이나, '나는 안다'혹은 '나는 모른다'고 하는 다른 여러 잠재인상에 의한 상념이 있게 된다. '나는 안다'는 생각은 정신적 목마름의 괴로움을 진정시키는 만족의 힘이 되지만 '나는 모른다'는 것은 무지(無知)이자 미혹(迷惑)이다. 이 미혹의 근원이 곧 자아의식이며 자기만족의 추구이다. 이렇게 여러 가지 다른 상념이 생기는 마음은 순간도 멈추지 않고 변화하는 속성을 갖는다. 이러한 의식 속에는 전생과 과거의 경험이 쌓여진 기억 또는 인상 등의 잠재력이 원인이 되어 나타나기 때문이다.

4-28.

Hanam-Esam · Klesava-Duktam

(하넘-에샴· 끄레셔워-둑떰)

이런 잠재력을 제거하는 방법은 앞서 말한 번뇌를 제거하는 방법과 같다.

【해설】 2장 10~11절에서 번뇌를 제거하는 방법이 설명되어 있다. 과거의 어떤 경험으로부터 가지고 있었던 잠재인상이 참된 지혜의 불길에 태워져서 타 버린 씨앗처럼 되었을 때는 두 번 다시 마음의 대지(大地) 위에 상념이 되어 싹트는 일이 없다. 그러나 식별지가 완전하지 못한 사람은 소멸(消滅)되지 않은 잠재력을 통하여 다른 상념이 나타난다.

4-29.

Prasamkhyane'py-Akusidasya · Sarvatha · Viveka-Khyater-Dharma-Meghah · Samadhih

(쁘러성캬네이'삐-어꾸시더스여· 서르워타· 비베커-캬떼르-더르머-메거허· 서마디히)

깊은 명상의 삼매(三昧)로부터 나온 깊은 지혜(Prasam-khyana)를 얻어 아무
런 욕망(慾望)을 갖지 않은 자는 모든 경우에 식별지가 있어 법운삼매(法
雲三昧 : Dharma-megha-samadhi)의 경지가 나타난다.

【해설】 깊은 지혜는 명상의 삼매에서 나타나는 직관지(直觀知)이다.
이는 모든 존재의 본질과 그 존재의 관계를 아는 지혜로서 모든 존재가
있게 된 근본 진리와 그 존재 사이에 있는 관계를 아는 지혜이다. 요가
수행자가 이런 지혜를 얻더라도 그에 대한 욕망이 없고 명상의 수행으로
무심(無心)의 경지에 들면 완전한 식별지(識別知)에 의해 모든 잠재력
(Vasana)과 카르마(Karma)가 없어진다. 이때의 요가수행자에게는 법운삼매
(法雲三昧 : Dharma-megha-samadhi)가 나타난다. 법운삼매는 완전히 욕심을
떠난 심경(心境)에서 식별지만 남아 있는 경지를 말한다. 이에 대하여 여
러 가지 주석자들의 해설이 있다. 위즈냐나빅슈(Vijnanabhiksu)는 "법운 삼
매를 일체지(一切智)로부터 나오는 것으로 하늘에서 비를 내리듯이 좋은
결과를 가져오는 삼매(三昧)"라고 하였고, 불교(佛敎)에서도 보살(菩薩 :
Bodhi-sattva)의 열 가지 정신세계의 단계 중에서 최고의 위치에 있는 경지
를 법운지(法雲智)라 하여 지혜로운 진리의 구름이 많은 공덕(功德)의 비
를 부른다는 의미를 부여하고 있다. 이와 같은 의미와 열반(涅槃)에 들어
있는 부처님의 덕(德)을 나타내는 의미로 해석하기도 하며, 오랫동안 수행
한 공덕이 이루어져 영성(靈性)의 힘이 크게 나타나 마치 구름으로부터
비가 쏟아져 마른 대지를 적시듯 많은 수행자들에게 내려지는 것을 말한
다.

4-30.

Tatah · Klesa-Karma-Nivrttih

(떠떠허· 끄레이셔-꺼르머-니브릳띠히)

법운삼매(法雲三昧)에서는 모든 번뇌와 업(業 : Karma)이 사라진다.

　【해설】 이 법운 삼매를 성취하면 참된 직관지(直觀知)에 의해서 무지(無知)로 인한 모든 번뇌가 없어지고 과거에서부터 잠재해 있던 업의 고리들이 벗겨진다. 법운삼매는 모든 분별지가 그친 곳이며, 욕심을 떠난 세계이고, 번뇌를 일으키는 잠재력이 모두 사라진 경지이다. 이렇게 번뇌와 업이 없어진 요가 수행자는 더 이상 어느 것에도 구애받지 않으며, 또다시 어떤 유혹이나 번뇌도 침범치 못하여 불멸의 해탈로 나아간다.

4-31.

Tada · Sarva-avarana-Mala-apetasya · Jnanasya-anantyaj-Jneyam · Alpam
(떠다 · 서르와-아워러너-머러-아뻬떠스여 · 냐너스야-아넌뜨얏-즈네염-얼뻠)

그리하여 모든 번뇌와 업이 소멸하고 모든 더러움의 덮개가 벗겨진 지혜는 그 한계가 없기 때문에 더 이상 알아야 할 것은 없다.

　【해설】 번뇌(煩惱)와 업(業)으로 가려져 있던 것이 걷히고 밝은 지혜의 빛이 나타난다. 법운삼매(法雲三昧)는 어두운 타마스(Tamas)를 제거함으로써 마치 구름이 걷힌 햇빛이 모든 생물에게 따사로운 은혜를 내리는 것과 같으며, 또한 구름이 비를 내려서 대지를 적시는 것과도 같다. 요가 철학에서의 법운삼매는 잠재인상을 가지는 번뇌와 업의 근원을 소멸시키는 신이 주는 은총과 같다. 이에 반하여 인도 수행자들의 고전 삼림서(森林書)인 '타이티리야 아란냐카(Taittiriya-aranyaka)'에서 다음과 같은 흥미로운 비유(比喩)로 능동적인 수행의 의지를 표현하고 있다. "소경이 보석에 구멍을 뚫고, 손가락이 없는 사람이 그것을 끈으로 꿰고, 목 없는 사람이 그것을 걸고, 혀 없는 사람이 그것을 칭찬하였다." 이 비유에서 보이듯 수행은 어렵고 험난한 과정과 상식 이상의 실천을 더하여 찾아가는 지혜이며 길이다.

4-32.

Tatah · Krta-arthanam · Parinama-Krama-Samaptir-Gunanam

(떠떠허 · 끄리따-아르타남 · 뻐리나마-끄러머-서마쁘띠르-구나남)

그러면 구나(Gunas)는 그 목적을 다했으므로 변화를 마친다.

【해설】 세 가지 변화요소인 구나(Gunas)가 내부적 전변(轉變)을 일으키는 목적은 진아(眞我)에게 경험을 갖게 하려는 데 있다. 덧붙여 설명한다면 진아(眞我)에게 경험을 알게 하고 자기도 정화(淨化)됨의 계기로 삼으려 하는 것이다. 이 목적이 이루어지면 비로소 자성(自性)적 변화의 근본 동기가 없어지게 되고 이로써 전변(轉變)의 연속이 끝나게 된다.

4-33.

Ksana-Prati-Yogi · Parinama-aparanta-Nirgrahyah · Kramah

(크셔너-쁘러띠-요기 · 뻐리나마-아뻐란떠-니르그라허 · 끄러머허)

계속적으로 일어나는 것은 각 찰나(刹那)들이 떨어지지 않고 연결되어 있다. 그러므로 전변(轉變)의 끝에서만이 성취의 결과가 파악된다.

【해설】 3장 52절에서 '찰나로부터 찰나로 이어진다.'고 전술(前述)된 것처럼 변화의 가장 짧은 시간의 단위 '찰나(刹那)'가 끊이지 않고 연결(Kramah)되어 이어지고 있는 것을 시간(時間 : Kala)으로 본다. 이 연결은 변화가 이루어지는 전제조건이라고 볼 수 있으나 이것을 인식하거나 파악하기는 어렵다. 나무가 자라고 꽃이 피고 지는 그 사이를 감지하기 힘들듯이 열매가 맺혀 보이는 결과로 시간의 흐름을 느낄 뿐, 그 변화되고 있는 찰나를 볼 수는 없다. 결국 찰나적 변화의 연속성은 끝나는 찰나에서 알 수 있다는 뜻이다. 이와 같은 생각은 불교사상에서도 동일하게 나타나고 있다. '대승기신론(大乘起信論)'에서 다음과 같이 설명된다. "미혹(迷惑)에 빠져 헤매는 중생(衆生)은 무시이래(無始以來) 생각이 연속으로 이어져서 생각을 떠난 일이 없다. 이런 상태에 있는 동안에는 마음의 현

상이 나타나서(生), 머물러 있다가(住), 달라지고(異), 없어지는(滅) 네 가지 상태를 거치면서 변화해 가지만 이 모습을 파악할 수는 없다. 이런 마음의 모습을 아는 것은 보살(菩薩)의 모든 단계를 지나서 한 찰나의 생각에서 깨달음을 얻어 상념이 모두 사라진 무념무상(無念無想)의 상태에 있을 때"라고 말하고 있다.

4-34.

Purusha-artha-Sunyanam · Gunanam · Pratiprasavah · Kaivalyam · Svarupa-Pratistha · Va · Citi-Saktir-Iti

(뿌루샤-아르터-순야넘 · 구나남 · 쁘러띠쁘러서워허 · 까이월염 · 스워루뻐-쁘러띠스타 · 와 · 찌띠-셕띠르-이띠)

독존(獨存)이란 진아(Purusha)를 위한 목적이 없어진 세 가지의 구나(Guna)들이 본래의 근원으로 환원(還原)하고 진아(眞我)의 순수의식만이 홀로 빛날 때이며, 이것을 해탈(解脫)이라 한다.

【해설】 독존을 두 가지 시각으로 해석해 본다면, 하나는 근본 원질이 진아와 결합하지 않고 있는 것이고, 다른 하나는 진아가 스스로 본성을 확립한 해탈을 의미한다. 부연하면 근본 원질인 자성(自性 : Prakriti)을 바탕으로 한 구나(Gunas)는 지각 기능이 일어나고, 자아의식 등으로 진행되는 과정에서 모든 목적을 이루고 되돌려서 근본원질(Prakriti)로 돌아가 버린 상태를 독존, 또는 해탈이라고 할 수 있다. 또한 진아가 구나의 전변(轉變)에 관여하지 않고 자기 본래의 모습을 획득하는 것이다. 이때의 진아는 깨달음을 비추어주는 사트바(Sattva)의 조명과도 결합하지 않고 스스로 빛나는 것이다. 결국 변화의 속성으로 깨달음을 사명으로 하는 구나와 순수정신 진아(Purusha)의 명확한 구분이 이루어진다. 순수정신 진아가 어느 것과도 관계하지 않고 독존(Kaivalya)할 때, 모든 번뇌와 업(Karma)이 완전히 사라진 불멸(不滅)의 존재로 남는다. 🌑

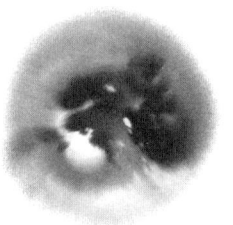

하타-요가(Hatha-yoga)에 대한 이해

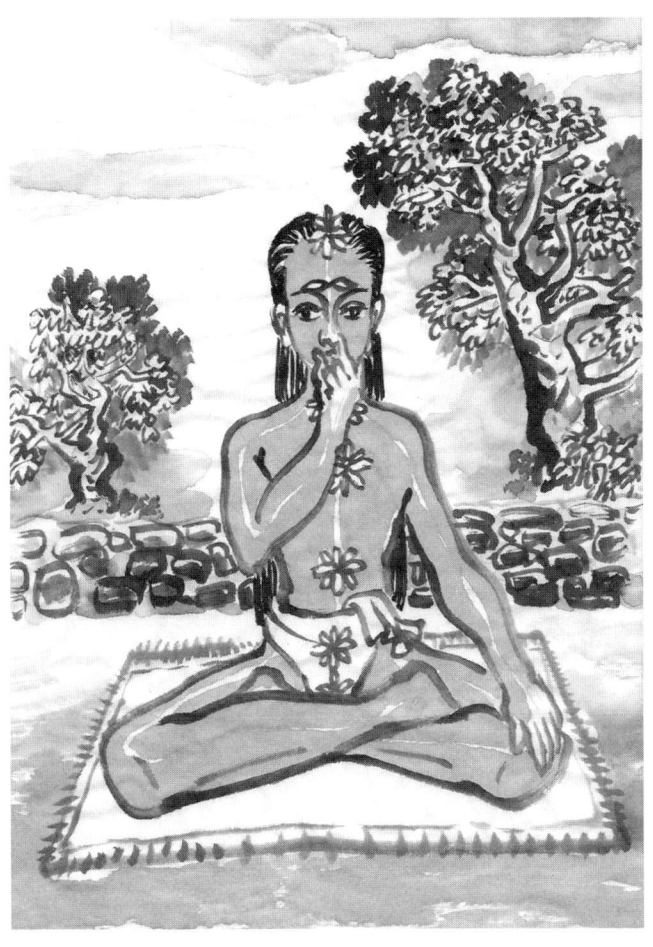

하타요가는 인간존재의 발전에서 중요한 부분을 담당
한다. 그것은 육체의 잠재력을 탐구하고 마음과 육체의
조화를 꾀하며 좀 더 높은 자아와 접촉할 수 있게 한다.

스와미 시바난다 라다(SWAMI SIVANANDA RADHA)

하타-요가(Hatha-yoga)에 대한 이해

라자-요가(Raja-yoga), 하타-요가(Hatha-yoga), 라야-요가(Laya-yoga), 쿤달리니-요가(Kundalini-yoga), 만트라-요가(Mantra-yoga) 등은 아쉬탕가-요가(Ashtanga-yoga)에 귀결된다. 다른 명칭이나 종류, 특별한 기법들은 개인의 특성과 취향에 따라 선택할 수 있는 방법이며 더 깊은 이해와 접근을 모색하는 같은 목적지를 향해 다르게 놓인 길들이다.

붓다(Buddha)의 탄생 시기보다 앞선 것으로 보이는 신(神)들의 계시(啓示)를 적은 푸라나(Puranas)와 스승이 제자를 신들의 세계로 인도하는 내용의 우파니샤드(Upanishads)를 비롯한 요가에 대하여 언급된 수많은 인도 전통문헌들이 있지만 요가를 전문적으로 다룬 경전 중에 요가를 체계화한 이론서(理論書)라고 할 수 있는 파탄잘리(Patanjali)의 요가-수트라(Yoga-sutra)가 가장 중요한 위치를 차지한다. 요가와 관련된 실천방법들을 설명하고 있는 고전(古典)들에는 하타-요가(Hatha-yoga)에 관련하여 기술(記述)된 대표적인 경전으로 위대한 요기(Yogi)인 스와트마라마(Svatmarama)에 의한 하타요가-프라디피카(Hathayoga-pradipika)와 고락나트(Goraktnath)에 의한 고락샤-상히타(Goraksha-samhita), 게란다(Gherand)의 가르침을 기술한 게란다-상히타(Gheranda-samhita), 그리고 작자(作者)가 명확하지 않은 시바-상히타(Siva-samhita)가 있다. 이 경전들은 6세기에서 15세기 사이의 오랜 기간에 걸쳐 제작되었으며, 수 세기 동안 정신적인 발전을 이루고자 하는 사람들에게 그 방향을 인도해주는 스승과 안내자의 역할을 했다.

하타-요가(Hatha-yoga)는 인도(印度)와 네팔(Nepal), 티벳(Tibet) 등지에서 많은 분파들을 형성하며, 그 지역의 종교와 문화들을 혼합하여 그 환경적 특색에 맞게 조정되고 발전하였다. 이 경전들의 주제는 건강한 심신을 위해 잠재력(Kundalini)을 각성시키는 것과 영적인 자유(Samadhi)의 성취(Siddhis)에 대한 것으로서 요가 수행자들은 이 경전들을 통해 요가의 진정한 의미를 깊이 이해할 수 있을 것이다.

고전(古典)속의 하타-요가(Hatha-yoga)는 정신적인 발전과 상승을 위한 선행 단계로서 실천되고 있었으나, 오늘날에 와서는 이 위대한 실천과학의 목적이 잊혀지거나 변질되고 있다.

영적으로 진화된 성자들(Rishis)에 의하여 제안되고 설계된 하타-요가(Hatha-yoga)는 셀 수 없는 높은 수행자들과 스승들, 그리고 그들에게서 가르침을 받는 매우 한정된 전수 방식에 따라서 이어져왔다. 명상(冥想)을 위한 전제조건으로 하타-요가(Hatha-yoga)를 수련한다는 내용이 경전들에서 언급되지만 하타-요가(Hatha-yoga)의 인체과학적인 체계와 방식만으로도 인류의 진화를 높일 수 있다. 진정으로 무엇을 안다는 것은 그것을 실천하여 경험을 가진 사람임을 의미하며, 이해하는 것과 아는 것은 분명히 다르다. 하타-요가(Hatha-yoga)는 인간에 대한 이해에 깊은 의미를 부여함으로써 자신의 육체를 무시하지 않고 관리하여 정신적 승화의 바탕과 통로가 되게 하려는 시도이다. 이것이 하타-요가(Hatha-yoga)의 주제가 된다.

수행을 여덟 단계로 구분한 아쉬탕가-요가(Ashtanga-yoga)에서 제시한 금기의 덕목(Yama)과 권장의 덕목(Niyama)은 모든 요가 수행자들에게 공통으로 강조된다. 파탄잘리(Patanjali)의 요가경(Yoga-sutra)에서는 요가의 좌법(Asana)에 대한 자세한 언급이 없고 다만, "앉는 법(Asana)은 편안하고 쾌적해야 한다."라고만 설명된다. 파탄잘리가 경전을 집필할 당시는 수행자들의 일상생활 전체가 명상의 자세를 취하고 있었기에 구태여 자세에 대한 세밀한 묘사를 하지 않은 것으로 보인다.

스승(Guru)의 지도 아래 전통적인 요가를 지도받는 수련생들은 보편적으로 10~12년 동안 스승의 생계를 위하여 소나 염소를 기르거나 밭을 일구며 스승에게서 지식을 습득하였으며, 사사(師事)하는 내용은 요가의 이론적 바탕과 실제적 방법들로서 아사나(Asana)와 프라나야마(Pranayama)를 수련 단계에 따라 지도 받으며, 모든 수련생들은 밝은 지혜에 눈뜨기 위해 가야트리 만트라(Gayatri-mantra)와 호흡 수련을 매일 병행하여 수련했다. 또한 일상생활에서 수행자가 행하는 도덕적 소양과 윤리 규범은 매우 중요한 가르침의 하나였다.

하타요가-수행자(Hatha-yogis)는 외부적인 청결뿐만 아니라 내부적인 정화를 위한 수련도 끊임없이 행해야 하며, 이는 영적인 각성을 기원하는 수행자에게 육체와 정신의 균형과 조화를 위한 필수 조건이 되고, 그에 따라 생명이 유지되는 기본적인 통로인 코와 위장을 정화하는 구체적이고 실제적인 기법들이 제시되었다. 프라나야마(Pranayama)의 수행을 통하여 정신적 안정과 기도(氣道)의 정화를 꾀하며, 비자-만트라(Bija-mantras)를 통하여 자연의 원소들과 동화하고자 하였다. 예를 들어 대지(大地)의 원소를 뜻하는 비자-만트라(Bija-mantra)는 람(Lam), 물은 밤(Vam), 불은 람(Ram), 달은 탐(Tam)이라 하여 그것의 종자(種子)가 되는 것을 염송(念誦)하여 그 기운을 깨운다. 육체는 대지가 기른 형태이며, 물로 채워져 순환하고, 불기운에 의하여 소화됨으로써 성장하며, 달의 기운 또는 그 감로로써 모든 것이 정화된다. 다시 말하면, 이러한 비자-만트라(Bija-mantra)와 호흡에 의해 기운을 순환시키는 방법(Pranayama)에 의하여 요가 수행자의 심신은 정화된다는 것이다.

전통적인 요가 전수에 의하면 스승(Guru)이 제자의 성취 단계에 맞추어 아눌로마-빌로마(Aniloma-viloma), 바스트리카(Bhastrika), 우자이(Ujayi), 수리야베다(Suriya-bedha) 등의 호흡 수련을 지도하였다. 스승의 직접적인 지도에 따라 전수되었기 때문에 아사나(Asana)와 호흡법(Pranayama)에 관해서 파탄잘리의 요가수트라에서는 구체적인 기법들의 서술을 생략한 것으로 보이며, 하타-요가(Hatha-yoga) 경전들에서는 좀 더 자세하게 설명되어 있으나 요가는 스승을 통하여 습득되는 것임을 고전요가는 분명히 하고 있다.

명상의 요가

요가의 최종적인 목적이 되는 인간 완성을 위한 라자-요가(Raja-yoga)는 높은 수행자들의 숨결이 녹아있는 깊은 가르침이다. 비록 기법에 있어서 세부적인 언급이 부족하지만, 수많은 종교와 철학 실천법들이 어우러진 시대적 수행 환경에서 파탄잘리(Patanjali)는 요가의 이론적 토대를 확립하였고, 스와미. 스와트마라마(Swami. Swatmarama)에 의해서 하타-요가디피카(Hatha-yogadipika)의 실천법들이 구체적으로 소개되었다.

라자-요가(Raja-yoga)는 지혜의 확장을, 하타-요가(Hatha-yoga)는 실천 수행법을 강조한다. 명상의 요가(Raja-yoga)에서는 아사나(Asana)를 특별하게 강조하지는 않지만, 조화로운 심신이라는 명제하에 내적인 집중과 편안한 호흡 그리고 멈추어 있거나 느린 동작으로써 의식의 집중과 통제를 획득하려 한다. 이러한 집중을 위한 준비단계를 넘어선 수행자는 자연스럽게 정신적인 고요와 안정을 이룰 수 있으므로 고전 요가경전들은 이 진행과정을 상세하게 설명하지 않고 있다. 요가수행자의 느린 신진대사 활동, 깊고 자연스런 호흡, 고른 맥박은 명상요가(Raja-yoga)의 첫 단계이 다. 수행자의 일상이 이러한 과정에 녹아 있을 때, 건강한 심신을 가지게 되어 의지가 확고해지고 생명의 기운은 깊은 명상을 위한 활력으로 흐르 게 되며, 느리게 마시고 토하여 호흡을 안정시키는 수련(Pranayama)은 마 음의 평안과 영적인 순화의 전(前)단계 과정이 된다.

호흡(呼吸)을 통한 생명의 기운이 정화된 통로를 따라 막힘없이 흐르게 하는 조식(調息 : Pranayama) 수련의 다음 단계로 제시된 감각의 제어 (Pratyahara)는 외부로 향한 감각을 되돌려 하나로 집중된 의식을 내부로 향하게 하는 것을 의미한다. 스와트마라마-요기(Swatmarama- yogi)가 제시 한 프라나야마(Pranayama), 무드라(Mudras), 반다(Bandhas) 등의 실천법을 적절하게 수행할 때 제어된 기운은 척추를 타고 오르며 영적인 각성을 이끈다. 이 모두를 요가의 실천적 수행, 요가-사다나(Yoga-sadhana)라고 부 른다. 모든 좌법(Asanas)과 수축법(Bandhas), 호흡 운기법(Pranayamas), 결인 법(Mudras)들은 깊어지고 고요해진 숨의 길이가 인지(認知)되지 않을 정도 로 자연스럽게 숨이 멈춘 듯한 케발라-쿰바카(Kevala-kumbhaka)를 경험하 게 하며 이러한 상태의 지속을 어떠한 이중성도 존재하지 않는 단일한 의식을 뜻하는 운마니-아바스타(Unmani-avastha)라고 부른다. 수행자가 절 제하는 생활 속에 중단 없는 수련을 한다면 그의 기운(Prana)은 척추 좌우 의 이다(Ida)와 핑갈라(Pingala)를 벗어나 오직 척추 중앙에 흐르는 기(氣)의 통로인 수슘나(Sushumna)를 타고 오르며 자연스런 숨의 멈춤을 경험하고 지고한 정신적 영역에 이르게 될 것이다. 그곳에 도달하기 위한 목적으로 우리는 셀 수 없는 수많은 생(生)을 거쳐 온 것이다.

어떠한 목적을 위해서이든 수행을 서두르지 않아야 하는 것은 성급하게 결과를 가지려 함에 따라 심신의 균형이 깨지고 수련은 더 이상 발전으로 이어질 수 없다. 매우 느린듯하여 특별히 정신적인 발전이 없는 듯이 느껴진다 해도 수련을 멈추어서는 안 된다. 모든 길에는 오르막과 내리막이 있듯이 수행에도 여러 난관은 있기 때문이다. 요가 수행의 정도(正道)를 따르고 그 길을 발견한 수행자는 조급한 마음으로 샛길에 들어서지 않는다. 요가가 제시하는 길을 성실하고 강한 의지로 끊임없이 바르게 수련하면 분명한 목표가 보이고 이어진 그 길을 따라 묵묵히 걸을 때 목적지에 이를 것이다.

요가의 길에서 완전한 불멸의 정신을 얻고자 하는 수행자는 어둠에서 방향을 잃지 않도록 성취의 끝에 이르렀던 수행자의 인도를 받는 것이 시간의 낭비 없이 목적지에 가까이 가는 길이며, 그들의 경험을 받아들여 자신의 거울로 삼아 스스로 길을 가야 한다.

어떤 훌륭한 철학이나 종교라도 보편성을 잃고 특정 형식만을 고집한다면 그것을 따르는 사람은 타의에 이끌려가는 삶이 되어 인간의 정신적 성취를 어렵게 한다. 때때로 신앙은 그 영적 성장과 안녕을 위하여 중요하지만 자신이 진정 존재하는 이유가 누군가의 설계에 의한 것이라면 수행의 필요성에 대한 의구심과 존재의 모순을 무엇으로 해결할 것인가의 심각한 고민에 빠진다. 오랜 과거로부터 현재까지 인간의 영적인 진화를 돕는데 기존의 종교와 철학들이 완전한 성공에 이르지 못한 이유가 된다면, 그것은 바로 인간이 중심이 되지 못한 채 인간은 신(神)의 피조물에 불과하다고 강요되어진 신(神) 중심사상 때문이다. 여기에서는 인간의 진화를 위한 실천철학이 강조되고 있는 요가를 소개하고자 한다.

하타-요가(Hatha-yoga)의 목적

하타-요가(Hatha-yoga)는 순수 정신에 도달하기 위한 육체적 정화를 필수적인 선행요건으로 보고, 이 실천수행을 과학(科學)적 방법으로 진행, 발전시켰다. 여섯 가지 전통적인 몸의 정화 방법들은 기운이 흐르는 육체의 통로를 원활하게 하여 정신적인 각성의 차원에 도달하게 하려는 의지이다. 하타-요가는 탄트라(Tantra), 라자(Raja), 쿤달리니(Kundalini), 크리야-요가(Kriya-yoga) 등의 예비 단계적 수련으로 고려된다. 옛 현인들이 과학적인 요가를 발전시킬 당시에는 요가를 인간의 육체를 치료하는 요법(療法)으로 사용하지는 않았다. 설령 요가의 수행으로 만성적인 질환과 난치병의 효과적인 호전의 사례들이 있었다 해도 그것은 단지 수행의 과정에서 나타나는 부산물일 뿐이다. 그러나 현대에 들어 요가가 마치 몸을 치료하는 요법처럼 인식되고 있는 것은 본질을 놓치고 부차적인 것에 목표를 두고 있는 것이다.

하타-요가(Hatha-yoga)의 주제가 되는 것은 육체와 정신에 작용하는 활력의 균형과 안정, 새로운 힘의 상승이다. 근원적 힘을 기(氣)의 중앙 통로인 수슘나-나디(Sushumna-nadi)를 따라 오르게 유도하여 육체와 정신의 장벽을 부수고 조화를 이루어 하나로 연결한다. 이 균형이 새로 만들어질 때 생성된 충동은 깨달음을 향한 영적 진화에 중심의 힘으로 작용한다. 하타-요가(Hatha-yoga)가 이 목적에서 벗어난다면 그 의미가 퇴색되어 의미 없는 고행에 불과하게 되고 단순히 질병의 치료법에 쓰일 뿐이다. 기(氣 : Prana)에 관련하여 좀더 명확한 개념을 상정한다면, 기(氣)는 나타난 모든 형태들에 내재된 고유한 힘이다. 발전과 진화 또는 변화는 이러한 현재적 형태라는 틀을 깨는 것이며, 바꾸어 가는 것이다. 육체적인 자세(Asana)와 호흡의 조절(Pranayama), 또는 의식을 하나로 모으는 결인

(Mudras)의 행법들은 변화를 원하는 자기 의지적 표현이다.

하타-요가(Hatha-yoga)의 문자적인 '하(Ha)'와 '타(Tha)'는 해와 달, 양과 음을 나타내며 양극을 의미하면서도 상호보완의 양면성을 갖는다. 하타-요가(Hatha-yoga)는 육체와 정신에서 양극이 합일을 이루고 상호작용 할 수 있게 하는 방편임은 의심할 여지가 없다. 이러한 결합은 자연스럽게 이루어지는 시간의 경과가 아니라 능동적인 마음 가득한 열정과 노력으로 이루어진다고 하타-요가(Hatha-yoga)는 설명한다. 우연한 계기로 인간은 자각할 수 없으며 육체적인 기운이 상승하려는 마음과 하나가 될 때 새롭게 깨어나며 다른 차원을 그려낼 수 있다. 기(氣)와 의지(意志)는 본질적 창조력의 기초이며, 우주는 거대한 별과 미세한 원자에 이르기까지 이 구성에서 잠재한 의지의 작용으로 변화를 가진다. 이 두 가지가 분리될 때는 각기 제자리인 자연의 원천으로 돌아간다. 창조는 이처럼 살아 움직이는 것이라고 우주물리학에서도 같은 이론을 제시하고 있는데 이러한 힘을 (+), (-)로 구분한다. 도교(道敎)에서는 음(陰)과 양(陽), 요가 학자들은 물질적 근원(Prakriti), 순수정신(Purusha), 수행자들은 이다(Ida)와 핑갈라(Pingala), 탄트라(Tantra)에서는 이 양자를 샥티(Sakti)와 시바(Siva)라고 부른다. 자연의 원리는 이처럼 철학적 배경이나 시대적 환경에 따라, 다른 고유의 명칭을 가지고 있지만 본질은 같은 것이며, 설령 다른 형태로 나타난다 해도 그것을 인지하는 능력이 있어야 한다.

우리가 영혼의 눈을 떠서 모든 만물을 바라본다면 이러한 자연의 조화된 힘들이 이 형태들을 만들고 있음을 알 수 있으며 그 창조적 세계에 동참할 수 있다. 지금껏 이러한 우주적인 원리에 대해서 생각하지 않았었다면 육체의 눈이 아닌 영혼을 눈을 뜨고 지금 이 순간부터 위대한 창조의 작업에 주인공으로 참여해야 한다.

인간의 일상을 유지하게 하는 기본은 균형(均衡)이며, 육체와 정신의 조화로운 상태이기에 이 힘의 적절한 배분이 하타-요가(Hatha-yoga)에서 중요한 개념으로 설정되고 있다. 그 근원적인 힘을 샥티(Sakti)라 부르며, 육체적인 기운과 심리적 의지의 상호작용으로 조화를 이루지만 이 조화가 흐트러지면 육체적 질병이나 정신적으로 불안정한 상태가 된다. 또한 한 개인을 넘어 사회적 측면에서 바라보면 이 부조화는 만족보다는 불만족 기쁨보다는 분노와 폭력 등으로 나타나는 것이다. 현대의 사회적 구조는 정신력의 과도한 소모가 더 많이 요구되는 반면, 그 내적 성장은 간과되어지고 외적 성향에만 치우친 채 육체의 활동 범위는 극히 제한되고 있다. 이러한 불균형은 현대사회의 구조적인 병폐이며 한계이다. 불균형과 부조화를 조화롭게 바꾸어가려는 인간 중심의 과학적인 실천 수행법인 하타-요가(Hatha-yoga)가 지금의 시대에도 그 시사하는 바가 크다 할 수 있으며 변함없는 의미를 갖고 있는 것이다.

하타-요가(Hatha-yoga)에서 설명하고 있는 정화(淨化)의 실천적 의미와 과정은 인간이 복합적인 구성체라는 점에 근거를 두고 있다. 육체와 정신이 복잡한 연계를 가지고 상호작용하기 때문에 결국 우리의 몸과 마음, 정신은 하나임을 전제하는 것이다. 현존하는 '나'는 눈으로 보이는 육체만을 따로 인정하거나, 무엇을 인식하는 정신만을 '나'라고 할 수는 없다. 그러나 많은 이들이 그러한 착오를 거듭하며 잘못된 진행과정에서 헤어나질 못한다. 튼튼한 몸과 편안한 마음이 조화를 이루는 완전한 존재로서의 '나'를 찾으려는 끝없는 노력은 우리 모두의 과제이다.

육체적 수련을 넘어 초월의 세계로

의식의 영역이 지고한 곳으로 확장되도록 하는 신성(神性)을 담은 그릇이 육체라고 보고, 그러한 관점에서 요가 수행을 육체적 구성요소들의 변화과정으로 파악하고 있다. 보편적인 사고에서는 의식의 영역과 육체적 한계를 설정하여 구분하지만 요가에서는 육체적 정화를 통하여 정신적 연결점을 찾아내고 자기의 의지와 정화된 힘으로 고차원의 영적 깨달음을 성취한다고 보고 있으며, 그것은 환상의 세계가 아닌 실재로 성취할 수 있는 영적 확장인 것이다. 이 과정의 자각과 실천 없이는 끝없는 생과 사를 반복하는 윤회의 틀에서 벗어날 수 없다고 보는 것이다.

실존하는 의미에 대해서 한번도 숙고하지 않고, 자기 내면을 바라보는 깊은 명상도 없이 이 세상에서 무엇이 그토록 중요한 일이 있는지 그것을 위해 얼마나 많은 시간과 열정을 낭비하고 있는지 돌아보아야 한다. 우리가 알고 있고 이해하며 가르침을 믿고 따르는 위대한 성인(聖人)은 역사(歷史)속에서 누구였고, 그들이 지구상에서 실재했었던 시대에 무엇인가를 남기기 원했다면 그것은 무엇이었는지 깊이 생각해보아야 한다. 그들의 몸은 근원으로 돌아가고 그들의 정신은 빛이 되어 완전하게 사라졌다. 육체의 어떤 부분도 남아있지 않지만, 설령 잘 보존되어 있다 해도 이미 그는 그가 아니며 그가 될 수 없는 것은 그의 영혼이 이미 그 자리에 없기에 누구도 그를 인식할 수 없기 때문이다. 그는 살과 뼈에 생명의 기운이 깃들어 있었을 때, 그리고 의지로 움직이고 있었을 때 비로소 그인 것이다. 그들이 남긴 것은 한 생을 살며 터득한 인간본연의 실존적 의미와 나아갈 길을 당시의 언어로 누군가에게 가르치려고 한 점이다. 그리고 그 말과 의미를 새기고자 하는 이들에 의해 글로 기록되어 지금에 이르고 있다.

우주의 숨결, 호흡

숨을 고르는 것은 단순한 호흡기 계통의 훈련이 아닌 심장에 무리가 되지 않게 온몸에 생기를 확장하여 순환시키는 매우 유익한 수행법이다. 만약 이러한 몸의 변화를 무시하고 명상을 하거나 요가적인 수련에 집중한다 해도 자기의 의지가 아니기 때문에 외부의 환경에 자극을 받게 되면 그에 따라 신체의 기가 흐트러져 고통을 받을 수도 있다. 육체의 감각이 의식의 중단과 변화를 가져온다면 그 감각을 연결하는 신경계도 제어하고 통제하는 수련이 있어야 한다.

여러 장애요소가 제거될 때 생명의 기운이 온몸을 고르게 휘돌게 되고, 비로소 깊은 명상에 들게 될 것이다. 명상은 청명한 가을하늘처럼 맑고 밝으며, 아름다움으로 가득하고, 평온의 세계라고 많은 이들이 자기의식에서 경험된 느낌을 말한다. 명상이란 일순간의 환희가 아니며, 우연히 얻어지는 어떤 것도 아니다. 육체 너머의 특별한 존재에 대해서 무엇인가를 원하는 것도 아닌 진정한 자기 내면을 탐험하는 여행이다. 그렇기 때문에 육체적인 청결함을 되찾는 일은 가장 우선되는 중요한 일이며 외부는 물론 내부적인 정화가 이러한 명상의 세계로 접근할 수 있는 기회를 갖게 하는 것이다.

하타-요가(Hatha-yoga)는 단지 육체만을 돌보는 기법이 아니며, 명상의 자세를 갖추어 자기 실체와 실존을 발견하고자 할 때 느끼게 되는 육체적인 결점(缺點)을 해결하고자 하는 총체적인 수행을 말한다. 자기 육체는 스스로 관리하지만 전문적인 의사에게 맡겨야 할 때도 있다. 그러나 자기자신을 살펴보지 않고 무조건 내맡기는 것이 되어서는 안 된다. 자기 존재에 대한 이해와 관심 그리고 실천을 통한 자각이 있어야 한다. 요가에서의 정화라는 말의 의미와 그 필요성은 육체를 통해서 육체 너머의 세계를 그려내고자 하는 시도이다. 따라서 요가 수행자는 하타-요가(Hatha-yoga)의 경전들이 제시하고 있는 네티(Neti), 다우티(Dhauti), 바스티

(Basti), 나울리(Nauli), 카팔라바티(Kapalbhati), 트라타카(Trataka) 등 제시된 여섯 가지의 정화법(Kriyas)을 끊임없이 실천해야 한다.

하타-요가(Hatha-yoga)의 정화법(Kriyas)은 생명의 기운이 흐르는 통로를 정화하고 그들 사이의 균형을 이루게 하는 기본이 된다. 기운의 본질은 끊임없이 움직이는 것으로서 흐르고 변화하며 이에 따라 사람의 마음 또한 시시각각으로 변한다. 이 둘은 비슷한 구조를 가지고 있기에 움직이는 이 기운을 확고한 상태로 이끌고 어떠한 것에 의식을 계속 집중한다는 것은 매우 어려운 일이다. 기운의 순환이 고르게 유지될 때 수행자는 의식의 집중을 이룰 수 있다. 하나가 아닌 두 가지의 의식이 교차한다면 그것은 집중이 아니다. 집중은 정화의 과정으로 이해되어야 하며, 자기를 잊어버릴 만큼의 어떤 것에 몰입되어 있는 인식의 연속은 멀리 뻗어있는 하나의 긴 선처럼 연결되어 다른 의식이 끼어들거나 중단되지 않는 확고함이다.

우주의식과 진화과정

의식은 자기 존재에 대한 자각을 갖게 하며, 기(氣 : Prana)는 반복하여 순환함으로써 생명을 유지하게 한다. 모든 생명의 진화는 누구도 부정하거나 거부할 수 없으며 그 과정에서 벗어나지 못한다. 그럼에도 불구하고 스스로 퇴화의 길을 따른다면 인류의 미래는 없다. 물질적인 것에 초점을 맞추고 양적인 풍요만을 얻으려 하면 곧 쓰레기가 되어버릴 것에 집착함과 같으니 영적 진화를 얻기 위해서는 중단 없는 수행을 실천해야 한다.

미생물로부터 살아 움직이는 모든 생명체는 물론, 길가의 자그마한 돌멩이까지 변화와 발전은 있어 왔으며 멈춰있거나 퇴화하고 있다고 생각하는 사람은 없을 것이다. 창조는 어느 한 시기만이 아니라 끊임없이 계속되고 있는 것이다. 그와 같은 모든 변화와 변형이 창조라 한다면 인간의 의식 또한 진화와 창조의 범주 안에 있다. 이러한 자연의 변화는 과학적인 사실로서 삶에 있어 철학이며, 신념이며, 종교이며, 진화의 길로 인도하는 안내자이다. 자연에서 취하며 멈추지 않고 변화를 겪는 인간의 몸은 어느 때인가 다시 자연으로 돌려진다. 우리가 몸도 '나'이고 영혼도 '나'라고 인식하고 있다면 영혼이 되돌아가는 곳에 대해서도 알아내야 할 것이다. 이렇게 인간이 끊임없이 진화하고 있는 한 발전의 여지는 남아 있다.

인류의 문화가 신의 의지나 자연성에서 벗어나 현재의 쾌락만을 목적으로 삼는다면, 그것은 진화가 아니다. 문명이 주는 혜택에 젖으려는 충동일 뿐이다. 지금의 인류는 변화를 일으키는 근원적인 물음에 다가서고 있다. 그것을 힘이라고 표현한다면, 우리 몸의 변화됨을 분석하고 재정의(再定義) 할 필요가 있다. 인류가 의학이라는 이름으로 육체를 연구하고, 과학이라는 이름으로 육체를 편하게 하고, 철학이라는 이름으로 본질을 찾으며, 종교라는 이름으로 신의 영역을 염원하고 있지만 빠져서는 안 될 어떤 것이 있다. 그것은 스스로를 변화시키고 발전시킬 수 있는 의지와 실천인 것이다.

자기의 몸과 영혼이 능동적인 노력에 의하여 진화할 수 있을 것인가의 물음에 대한 대답은 요가 수행의 실천이다. 수행의 과정을 통해, 육체는 매우 민감하고 순수하게 변화함으로써 빠르게 노화하거나 질병에 시달리지 않는 강한 육체로 거듭난다. 하타-요가(Hatha-yoga)는 생명을 유지시키는 기운과 마음의 힘까지도 바꾸고 통제하여 한 개인의 존재가 진화해가는 과정을 이끌어준다. 육체의 요소가 변화하지 않는 한 의식의 통합은 요원한 일이 되지만 이 위대한 도전에 동의하는 사람은 어디든 편재하는 우주적 기운을 얼마든지 자기의 것으로 받아들이고 진화의 근원으로 삼을 것이다. 그 첫 단계의 실천이 육체적인 정화법으로써, 육체를 자기 의지대로 조정하는 아사나(Asana)와 숨고르기인 프라나야마(Pranayama)의 수행을 통하여 내적인 집중과 더 나아가 무한한 영역으로 의식을 확장하는 심신의 조화, 자연과의 하나 됨을 이루어 간다. 이러한 조화로운 심신의 완전한 결합, 그것이 요가이다.

잠재된 근원적 힘의 각성

하타-요가(Hatha-yoga)에서는 육체에 근원적으로 내재한 힘을 쿤달리니(Kundalini)라고 부르며 이 기운이 잠깨어 척추의 중심에 있는 가장 중요한 기운의 통로인 수슘나-나디(Sushumna-nadi)를 타고 위를 향해 오를 때 영적 각성이 일어난다고 서술하고 있다. 그러나 이러한 경험을 하기 위하여 먼저 이해되어야 할 중요한 것은 기운이 응집되는 그곳으로부터 이 기운들을 순환시키는 차크라(Cakras)이다. 72,000개의 기의 통로(Nadis)들은 육체의 중요한 저장소인 6개의 차크라(Cakras)에서 재분배된다.

기운이 흐르는 통로(Nadi)가 막히거나 기능을 다하지 못했을 때 육체적인 안녕과 깊은 명상은 어려운 일이며, 이러한 기운이 온몸을 고루 순환할 수 있도록 기운이 머무는 저장소에 대한 이해와 각성 그리고 확대는 하타-요가(Hatha-yoga)에서 중요한 주제의 하나이다. 만약 전등을 켜는 스위치가 떨어져 있을 경우에 전구의 불을 밝히기 불가능한 것처럼 기(氣)를 연결시키는 접점(接點)의 역할을 하는 차크라(Cakras)도 인체에서 마찬가지로 중요한 관련을 가진다. 차크라(Cakras)를 각성시키는 방법은 정화법(淨化法)과 아사나(Asana) 프라나야마(Pranayama), 무드라(Mudra)의 실제적인 수련이다. 수슘나-나디(Sushumna-nadi)는 기운의 근원적인 장소인 물라다라(Muladhara)로부터 가장 높은 아즈나-차크라(Ajna-cakra)까지 연결하는 가장 중요한 기의 통로이다. 만약 쿤달리니-샥티(Kundalini-sakti)가 깨어난다 해도 수슘나-나디(Sushumna-nadi)가 정화되지 않았거나 장애(障碍)로 막혀 있다면 쿤달리니-샥티(Kundalini-sakti)는 물라다라(Muladhara)에서 상승할 수 없다. 따라서 쿤달리니를 깨우기 전에 수슘나-나디(Sushumna-nadi)는 정화되어야 한다.

프라나(Prana)와 마음의 제어

파탄잘리(Patanjali)의 단계적인 아쉬탕가-요가(Ashtanga-yoga)와 전통적인 하타-요가(Hatha-yoga)체계는 다른 차이점을 발견할 수 있다. 누구나 의식의 집중이 얼마동안은 가능하지만 그 집중을 지속시키는 일이 결코 쉽지 않음을 알고 있다. 하타-요가(Hatha-yoga) 경전의 저자들은 의식의 변화와 그 의식의 집중에 대한 어려움을 인식하고 이론적인 설명보다는 실제적인 접근방법을 서술하고 있다.

하타-요가(Hatha-yoga)에서는 의식의 제어를 기운(Pranas)을 통제하여 자연스럽게 경험할 수 있음을 명확하게 진술하고 의식과 기운의 상관관계를 설명하고 있다. 기운이 리듬을 잃었을 때 그 영향으로 인하여 의식의 고요함도 깨진다는 논리이며 많은 수행자들이 의식으로써 의식을 제어한다는 것은 쉽지 않다고 여기는 점이 보다 직접적인 방법을 선택하게 된 이유로 보인다. 그러므로 요가 수행자는 마음의 변화를 의식하지 않으며 숨고르기(Pranayama)를 통한 자연스런 의식의 집중을 이루어 가는 것이다. 마음을 제어하여 집중을 성취하기 어려운 이유는 마음이 여러 요인에 따라 변화하는 특성 때문에 다시 흐트러지고 다른 방향으로 향하기 때문이다.

프라나야마(Pranayama)의 수련은 많은 역할과 긍정적인 효과를 가지며 호흡의 비율을 낮추어 몸에 새로운 열기를 발생시키고, 뇌의 중앙에 여러 명령체계를 깨워 내분비를 변화시키며 뇌파를 조정하는 등 단순하지 않은 역할과 효과를 가진다. 하타-요가(Hatha-yoga)에서 요가 수련의 첫 번째 과정으로 가장 강조하고 있는 육체 내부의 정화법인 샷-카르마(Shat-karmas)는 준비되지 않은 육체에 비율을 증가시키는 호흡 수련의 위험함을 설명하고 있다. 바꾸어 말하면 샷-카르마(Shat-karmas)를 강조하는 의미는 프라나야마(Pranayama)의 더 높은 성취를 위한 준비단계이고 기초가 되는 것이기 때문이다.

육체의 정화

육체 내부의 정화법인 샷-카르마(Shat-karmas)는 육체 내부의 모든 계통을 정화시키고 음(Ida)과 양(Pingala)의 기운이 흐르는 통로의 장애를 제거한다. 두 개의 콧구멍으로 규칙적인 숨이 지날 때 생명의 기운과 명료한 의식을 가로막는 장애는 없다. 요가 생리학에서는 왼쪽 콧구멍(Ida)으로 숨이 흐를 때는 의식이 깊어지는 상태이고, 오른쪽 콧구멍(Pingala)으로 숨이 지날 때는 생기(Pranas)가 지배적이 된다는 견해를 가진다. 양쪽 콧구멍으로 번갈아 마시고 들이쉬는 숨쉬기는 부교감 신경이 안정되어 있는 심신의 균형상태임을 의미한다. 음의 통로(Ida)에 기운이 흐르고 있을 때의 명상 수련은 수면(睡眠)처럼 고른 안정된 뇌파의 상태가 된다. 반면 양의 통로(Pingala)에 기운이 흐르고 있을 때는 창조력과 사고력이 우세한 상태이기에 어때에는 깊은 명상에 들 수 없다. 그러나 양쪽의 콧구멍으로 숨이 고르게 흐르고 있을 때 수슘나(Sushumna)가 열리며 기운이 막힘없이 의식의 정점으로 향하여 명상을 위한 어떤 어려움도 없는 최적의 상태라고 모든 하타-요가(Hatha-yoga) 경전들에서 설명되고 있다. 따라서 수슘나-

나디(Sushumna-nadi)를 정화하여 막힘없는 상태로 유지하는 것은 원기(元氣)인 쿤달리니를 깨우는 과정에 선행하는 요가의 실천수행에 있어서 가장 중요(重要)한 과제가 된다. 즉, 샷-카르마스(Shat-karmas)는 프라나야마(Pranayama)를 위한 준비 단계인 것이다.

많은 이들이 요가의 호흡 수련(Pranayama)을 단순한 숨쉬기 이상으로 생각하지만, 문자적인 의미의 '프라나(Prana)'는 생기(生氣)이며, '아야마(Ayama)'는 범위(範圍)라는 의미가 결합된 단어로서 수행자가 자기 내부의 생명력을 온몸으로 확장시키는 고도(高度)의 실천방법이다.

인간의 내면은 존재에 대한 자각의 영역이 있다. 그러나 강을 건너고자 할 때 나룻배가 필요하듯이 무지의 어둠으로부터 벗어나 밝은 빛으로 향할 어떤 의지와 계기가 있어야 한다. 우리가 무지라는 어둠을 벗어난다면 현재적인 삶보다 더욱 진화된 창조의 영역에 도달할 것이다. 그러나 어떻게 그 어둠을 뚫고 밝은 빛의 차원으로 다가설 것인가는 잠들어 있는 기운을 깨우고, 흐트러진 기운을 다스리는 수련을 통하여 가능하다. 의식의 장소를 상세하게 논의할 수는 없다. 마치 다른 사람의 꿈을 들여다보고 동참할 수 없는 것은 그것이 각자의 고유한 세계이기 때문이다. 내면이 밝아질 때 인간의 실존은 재생의 과정을 거치고 새로운 영역으로 그 범위가 확장되는 기쁨의 경험을 갖게 될 것이다.

만약 요가 수행자가 초월의 세계를 경험하고 도달하기를 원한다면, 프라나야마(Pranayama)를 포함한 하타-요가(Hatha-yoga)의 수련을 완성해야 한다. 그곳으로 향해가는 길에서 수행자로서의 본분을 잊지 않고 지켜야 할 사항에 따라 생활해야 하기를 강조함은 현재의 삶에서 누려야 할 모든 즐거움을 포기하라는 강요가 아니다. 다만 변화를 선택하였다면 지금 가진 모든 것을 그대로 붙들고서 바뀌기를 원해서는 안되며, 할 수 있는 것과 하지 않아야 할 것들에 대한 선택을 해야 한다. 누군가가 자각의 다른 영역으로 발길을 내딛기로 결정했다면 요가 수행의 길에서 발목을 잡는 여러 요소들과 인연, 그리고 소유한 것들에 대하여 내려놓을 준비가 되어야 하는 것이다. 하타-요가 수련체계에서 강조되는 자세(Asana)와 호흡(Pranayama)수련은 집중을 높이고 육체적인 정화와 건강함으로써 마음의 안정을 통한 영적 자각을 목적으로 의도된 실천수행법임을 기억해야 한다.

철학이 분명 지적능력의 향상을 가져오지만 그 지식을 통해 진화의 정점에 도달할 수는 없다. 때로는 지식이 정신적인 각성에 큰 장애가 될 수도 있다는 사실은 수행자에게 각성이 되어야 한다. 무엇을 '안다는 것'과 '한다는 것'의 차이는 매우 크다. 알았다는 것에 안주하여 더 큰 세계로 향하는 문을 안에서 잠그는 어리석음을 범하는 경우가 될 수 있기 때문이다. 수행은 지식의 소유가 아니라 그것을 활용하고 실천하는 강한 의지가 수반되어야 하며, 그렇게 될 때 진정한 수행자라 할 수 있을 것이다.

하타-요가는 모든 사람이 자기 능력에 맞게 실천 수행할 수 있는 위대한 과학이다. 누구나 하타-요가에서 제시한 방법들 중에 전부가 아니라 할지라도 매일 조금씩 그 방법을 익힐 수 있다. 아사나(Asana)와 짧은 시간 동안 행하는 프라나야마(Pranayama)의 수련은 어렵거나 복잡하지 않다. 그 수련의 과정은 팔과 다리부터 시작하여 점차 온몸으로 확대하게 된다. 프라나(Prana)라는 생기를 수단으로 삼아 다른 영역으로 향하는 것이 하타-요가(Hatha-yoga)의 실천으로 효과적이라고 생각하는 수행자는 그 길을 선택할 수 있다. 육체적인 준비가 된다면 누구로부터 명상을 지도받을 필요가 없다. 명상은 배우는 것이 아니라 행하는 것이기 때문이며, 수행이라는 말과 같은 의미이다. 따라서 이른 아침 숨고르기(Pranayama)를 수련하는 수행자의 의식은 이미 새로운 자각의 차원으로 나아가고 있는 것이다.

육체적 질병

질병의 치료적인 측면에서 보았을 때 요가수행법들이 전통적인 의학체계보다 분명 더 많은 시간과 노력을 요구한다는 것은 사실이다. 그러나 질병의 고통만을 감소시키는 미봉책이 아닌 예방과 영구적인 치료의 관점에서는 그 결과가 몸과 마음의 균형을 이루고 조화로움을 되찾는 요가수행은 약물에 의존하는 현대의학과는 비교할 수 없는 가치를 가진다. 하타-요가(Hatha-yoga) 실천 수행의 결과로 나타나는 육체적 문제들의 해결은 하타-요가의 원리가 심신의 완전한 균형과 조화, 통일에 바탕을 두고 강력한 치유효과를 내기 때문이며, 이런 이유로 혹자는 요가(Yoga)를 인간과학이라 칭하기도 한다.

심신의 조화를 이루는 세 가지 실천 수행법의 기본원리는 건강에 대한 자기 인식과 관리이며, 긴장으로부터의 이완할 수 있는 기회를 갖는 것이다. 또한, 샷-크리야(Shat-kriyas) 아사나(Asanas) 프라나야마(Pranayama)의 끊임없는 수련을 통한 적절한 내분비물(Doshas)의 조절과 육체의 정화는 음과 양(Ida, Pingala), 천지(天地)간의 기운(Prana, Apana)이 균형을 되찾아 자연과 조화를 이루어 지고한 차원의 문을 여는 열쇠가 된다.

만약 15개의 동일한 크기와 무게를 가진 벽걸이용 추시계를 걸어둔다면 언젠가 그 시계추가 같은 운동방향을 갖게 됨을 발견 할 수 있다. 이것은 진동의 법칙에 따라 자연스럽게 상호간의 리듬이 조율된 결과이다. 육체에도 생체시계가 있다면 다양한 기관과 기능을 수행하는 조절과 자기 조정의 일정한 규칙이 있을 것이다. 만약 이와 같은 등식이 성립되지 않고 하나의 기관이 독자적인 기능을 가진다면 육체를 조정하는 규칙이 균형을 잃는 것으로 볼 수 없고, 육체가 유기적이거나 전체가 아닌 부분적인 역할만을 한다는 의미가 된다. "소화가 잘 안되지만 다른 곳은 다 좋다"라고 말하는 것은 맞지 않는다. 그것은 어느 한 부분이 아픈 경우 약물과 외과적인 치료법으로 그곳만을 집중해서 치료한다고 해결되지 않음과 같은 이치이다. 몸과 마음의 어떤 결함이나 그 결과로 발생하는 질병은 육체를 통제하는 어떤 규칙적인 조정력이 깨질 때로 보아야 할 것이다. 따라서 육체적 건강을 되찾기 위해서는 모든 기관과 기능들이 갖는 리듬의 법칙에 따라 일부를 치료하는 개념이 아니라 몸의 전체적인 균형과 조화를 되찾아야 하는 것이다. 그것은 부분도 전체로 인식하는 자기 관리의 종합적인 체계가 있어야 한다. 육체 일부의 결함과 질병은 다른 부분으로 확산되어 깊어질 수 있다. 하타요가-테라피(Hathayoga-therapy)는 질병의 진행을 억제하고 점차 개선시켜 신체에 새로운 활력과 건강을 되찾게 한다는 점에서 매우 긍정적인 평가를 받고 있다.

오늘날 대부분의 요가 지도자들은 이 체계를 분명하게 이해하지 못하기에 요가를 발명하고 있다. 요가적 처방이라 하면서 의학적 진단에 의존하며 단지 변비와 비염치료, 척추질환의 개선을 언급한다거나 아픈 사람이 여러 가지 동작의 지도에 의해 질병의 고통에서 벗어나고 회복되리라고 생각한다. 다양한 병과 수많은 개인적인 특성을 고려하지 않고 막연한 치료 개념만으로는 근본적인 문제에 접근하여 최대한의 결과까지 기대할 수 없다.

육체의 기운과 그 나타나는 힘을 보존하는 원리는 기존의 의학과 치료과학들이 빠뜨리고 있거나 회피해버린 매우 중요한 관점이다. 우리는 풍부한 영양을 섭취하는 일에 많은 중요성을 두고 있다. 그러나 본래부터 가지고 있는 진정한 힘의 원천을 잃어가고 있다는 사실은 잊고 있거나 무시하고 있다. 음과 양의 조화를 통한 힘은 어떠한 극단적인 치우침도 균형을 되찾게 하는 자연적인 원리이다. 음양의 조화가 깨지고 한쪽의 기운만이 우세하거나 약해지고, 그 흐름이 막히고 억압될 때 본래부터 가진 원천적인 힘은 분산되어 소진되는 것이며, 그 결과로 질병이 생겨난다.

육체의 각 기관들은 단지 음식을 섭취한 영양원소만으로 그 기능을 다하는 것이 아니다. 음양의 조화로운 힘이 삶의 더 큰 활력소가 되는 것이다. 하타-요가(Hatha-yoga)의 과학적 체계에서 강조하는 주제는 몸과 마음의 조화를 되찾으려는 시도이다. 이렇게 몸과 마음을 동시에 다스리는 하타-요가(Hatha-yoga)는 현대과학이 해결하지 못하는 천식과, 당뇨증, 혈압에 탁월한 치료효과를 보여준다.

또한 간질과 히스테리, 류머티즘 등의 선천적인 질병과 만성적인 질환에 매우 효과적인 치료의 향상을 가져온다. 전통적인 방식에 따른 요가 수행자들은 만성적인 대부분의 질병들이 하타-요가(Hatha-yoga)를 통해 개선되고 치유될 수 있다는 것을 발견했다. 고통을 받고 있는 마음과 정신적인 질환은 원기의 부조화에 따른 상태이기 때문이다. 생명의 기운이 균형을 잃어버린 상태인 질병의 고통에서 벗어나게 하기 위해서는 우리는 새로운 대안을 찾아내야 하며, 현대의학에 요가적인 체계를 대입시킬 필요가 있는 것이다.

요가 수행자는 자기 몸의 특성에 대한 세심한 이해와 자기 진단으로써 체질에 맞는 수행체계를 따르는 노력이 필요하다. 새롭게 조명되고 있는 요가 자세들과 호흡 수련체계가 건강한 몸을 관리하는 효과적인 방법이라는 사실은 매우 고무적인 일이다. 일상생활에서 요가적 수행을 통해 자연스럽게 심신의 부조화를 해소하려는 요가 수행자의 태도는 육체의 전체적인 구조의 이해, 즉 호흡기계, 내분비계, 소화기계, 신경계통 등의 상호 보완성과 일정한 규칙성을 알아야 한다. 이 모든 것들이 근원적인 힘의 바탕에서 이루어지고 있음을 이해함으로써 두뇌의 완전한 자기통제력, 그리고 감정의 제어를 통하여 심신의 불균형을 회복할 수 있다. 그 바탕 위에서 자기 자신의 의지를 가지고 균형과 조화 통일을 위한 하타-요가(Hatha-yoga)의 방법들을 실천하는 일이다.

하타-요가의 실천

오랜 기간동안 축적된 하타-요가(Hatha-yoga)의 실천수행법이 오늘날 전 세계의 과학적 연구들을 통해 입증되고 치료법으로 받아들여지고 그 영역이 확대되어 왔다. 개인적으로 요가를 수행하는 사람을 제외하고 많은 사람들에게 요가를 지도하여 보급하는 일은 그 필요성에 따라서 큰 의의를 가진다. 많은 이들이 끊임없이 질병에 시달리고 그에 따라 의학체계도 많은 발전을 이루어 수많은 환자들의 고통을 해결하여 왔지만 부분적으로 인체를 인식하는 한 질병의 공격으로부터 벗어날 수 없다. 모든 사람들에게 실천하려는 의지만 있다면 하타-요가(Hatha-yoga)의 도움을 받을 수 있다. 질병에 시달리거나 그로 인하여 삶의 의지가 꺾이고 절망하지 않기를 원한다면 육체의 전체적인 기력회복을 주제를 삼는 하타-요가(Hatha-yoga)의 제안을 잊어서는 안 될 것이다.

요가지도의 역할

육체적 고통에는 정신적인 상실감이 따른다. 괴로움으로부터 벗어나려는 사람이 있다면 그의 요청에 맞는 요가를 지도해야 한다. 짧은 시간에 질병이 해소되지 못한다 해도 그를 정신적으로 안정되고 풍요한 영역으로 안내할 수 있어야 한다. 이렇게 하지 못하거나 하지 않는 것은 대부분의 요가 지도자들이 요가의 전통을 이해하지 못하여 범하는 오류이다.

무엇인가 없었던 것이 필요성에 의해서 새롭게 만들어지는 것을 발명이라 한다면, 발견은 이미 존재하고 있는 것을 찾아내어 그 용도에 맞게 사용하는 것이다. 이미 있었던 것을 알지도 못하고 무시하거나, 이전의 것을 사용해보기도 전에 새로운 것을 만들어 낸다면 굳이 '요가(Yoga)'라는 용어를 사용할 이유도 없고 그동안 있었던 요가적 의미와 방법들은 불필요한 것들이 되어버리기에 그러한 바탕이 없는 것은 요가(Yoga)라는 명칭이 아닌 새로운 용어로 불려야 마땅하다. 전통을 이해하고 정통성을 찾으려는 노력은 셀 수 없는 수행자들의 땀과 열정의 자취이며 임상 실험이 완료된 수행체계를 인정한다는 의미이므로 비로소 '요가'라는 용어가 사용될 수 있다. 깊은 이해와 실천이 뒤따르고 시대적 상황과 그 요청에 맞추어 개선하고 보완해야 함에도 '요가'라는 이름의 수많은 발명들이 무책임하게 생겨나는 것은 요가지도의 역할을 하는 이들이 간과하고 있는 중대한 실수이다. 그것은 관절염, 류머티즘, 불면증의 고통에 시달리는 사람들에게 약간의 운동법을 지도하는 것으로 만족하는 것이 문제인 것이며, 하타-요가(Hatha-yoga)를 이해하고 실천할 수 있도록 유도하는 역할에 소홀함으로써 지도받는 이들의 정신적 향상을 기대할 수 없게 했었던 것이 가장 큰 문제이다.

육체적인 건강만을 개선시키는 노력으로는 충분하지 않다. 습관을 반성하고 개인적인 특성이 변할 수 있도록 도와주어 정신적인 안정을 찾도록 해야 한다. 현재까지의 자기를 돌아보고 잘못된 심신의 기본적 바탕을 바꾸려는 노력이 함께 병행되어야 한다. 단지 질병에서 벗어나기만을 바라는 한, 마음으로부터의 자유를 얻기는 쉽지 않다. 모든 요가 지도자는 하타-요가(Hatha-yoga)의 진정한 본질과 정신을 깊이 이해하고 실천하며 일치된 언행으로 그 의미를 전해야 하는 사명을 가져야 한다.

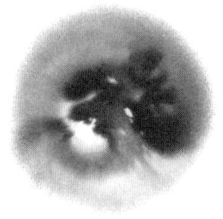

요가경

2

하타-요가-프라디피카

Hatha-yoga-Pradipika

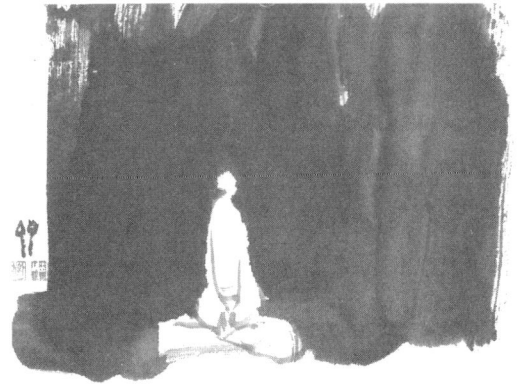

I hope that many people will be inspired to the practice of Yoga.
나는 많은 사람들이 요가를 실천함으로써 영적으로 진화되기를 바랍니다.

스와미 마헤샤난다(Swami. Maheshananda)

■ 머리말

하타프라디피카(Hathapradipika)는 그동안 인도에서는 많이 번역 출간되어 요가에 대한 지식의 범위를 넓혀주었다. 이 경전은 각 경구(經句)들이 말하고자 하는 의미를 명확하게 전달하고 있어 번역자나 편집자의 개인적 견해가 특별하게 삽입되거나 주석(註釋)이 달리 필요하지 않는 구성을 가지고 있다.

경전이 번역 출간되기까지는 많은 시간과 노력이 있었고 특히 전통 요가대학 카이발야다마(Kaivalyadhama)의 연구진들에 의해 경전이 훼손되지 않는 차원에서 다듬어졌고, 비하르(Bihar)의 요가대학에서 자세한 해설과 함께 현대적인 느낌에 맞추어 알기 쉽게 수정보완 하였다. 이를테면 스와트마라마(Svatmarama)에 의해 예시(例示)된 전통적인 다누라사나(Dhanurasana)는 각각의 엄지 발끝을 잡고 당겨서 양쪽의 귀에 붙이는 자세이다. 스와미 꾸발라야난다(Swami. Kuvalyananda)는 일반 수행자가 그 자세를 취하는 것은 좀처럼 쉽지 않는 일이어서 발목 가까이를 잡고 활모양의 자세를 취하도록 조정하였고, 마첸드라사나(Matsyendasana) 또한 어려운 점을 고려하여 아르다-마첸드라사나(Ardha-matsyendrasana)를 고안하여 비슷한 효과가 되도록 전통적인 경전의 내용에서 벗어나지 않는 범위에서 수정하였다. 그는 요가경전의 가르침을 수행자들에게 합리적이고 과학적인 접근이 되기를 희망하여 정리한 것이므로 그것이 요가 본래의 의미를 변형시키거나 희석시키는 결과를 가져오지는 않았다. 다음에 나올 경전은 지혜로운 누군가에 의해서 더욱 진보되고 개선되어 그러한 방법이 그 시대적 상황에 적합하게 제시되어야 한다. 그리하여 합리적인 판단과 실제적인 경험에 따른 지식으로 발전되어 요가를 이해하려는 모든 이들에게 쉽게 다가설 수 있기를 바라며, 이 중요한 하타-요가(Hatha-yoga)의 경전을 통해서 요가의 실천 수행이 깊어지리라고 믿는다.

하타-요가(Hatha-yoga)를 연구하는 학자와 요가 수행자들에게 스와트마
라마(Svatmarama)의 경전은 매우 귀중한 자료이다. 수행자가 잊지 않아야
할 삶의 태도와 모든 행위가 요가의 실천에 있음을 강조하는 이 경전은
스와트마라마가 첫 장에서 언급한대로 수많은 요가의 성취자들에게서 받
은 영감(靈感)을 원천으로 하여 전통적인 하타-요가(Hatha-yoga) 수련기법
을 종합한 경전이다.

하타-요가(Hatha-yoga)의 완성 없이 라자-요가(Raja-yoga)를 성취할 수 없
음을 강조하여 분리되지 않는 연속성과 상호보완성을 시사하고 있다. "하
타-요가의 완성이 없이 라자-요가에 이르지 못하며, 라자-요가가 없는 하
타-요가도 없다. 그러므로 요가의 성취를 위하여 이 두 가지를 바르게
수행(修行)해야만 한다."(H.P 2장 76절) 하타프라디피카(Hathapradipika)는 여
덟 가지의 다양한 요가 조식법(調息法 : Pranayama)들을 상세하게 소개하
고 있다. 조식법(Pranayama)의 수련은 육체 분비물의 양을 조절하고 기운
의 통로를 정화(淨化)하여 영적 각성(覺醒)의 바탕이 되기를 전하고 있다.
다른 힌두(Hindu) 전통의 경전들에서 언급되는 호흡을 통한 기(氣)의 운행
법(Pranayama)은 만트라(Mantras)와 함께 수련하는 것으로 설명되고 있지
만 하타프라디피카(Hathapradipika)에서는 그것에 대한 특별한 언급이 없
이 조식법(Pranayama)의 종류와 방법만을 설명하고 있다.

다른 경전과 차별된 특징으로는 요가의 구성요소 중 금기(Yama)와 의
무(Niyama)에 대한 언급에서 요가수행자의 음식 섭취에 대한 규정사항 중
절식(絶食 : Mitahara)에 관한 서술이 차이를 보이고 있다.(H.P 1장 38, 40절)

이는 파탄잘리(Patanjali)에 의해서 제시된 요가 이론체계와 기존의 기록들보다 좀더 구체적인 지시 사항들을 보여준다. 이 내용은 상캬철학의 경전인 상캬-카리카(Samkhya-karika)에서 보이는 금기와 권장사항의 규정을 차용한 흔적으로 유추할 수 있다. 순수함과 밝음으로 향하는 선한 행위와 지혜로움, 그리고 열정은 위대한 각성(Mahat)을 이끄는 힘이다. 여기에서 말하는 선한 행위는 열 가지로서 수행에 있어 필수조건으로 규정된 금기(Yama)와 의무(Niyama)이다.

다섯 가지 금기(Yama)는,
(1) 생명을 죽이지 않는 것
(2) 남의 것을 훔치지 않는 것
(3) 내적, 외적으로 청정함의 유지
(4) 먹고 마시는 데 있어서의 절제
(5) 게으르지 않을 것

다섯 가지 의무(Niyama)는,
(1) 마음의 동요로 자기를 놓치지 않을 것
(2) 스승에 대한 존경과 헌신
(3) 진실을 말할 것
(4) 끊임없는 실천수행
(5) 교만하지 않을 것

하타요가프라디피카(Hathayogapradipika)는 스와트마라마(Svatmarama)에 의하여 하타프라디피카(Hathapradipika)로 불려진다. 문자적인 의미는 '하타-요가(Hatha-yoga)의 등불'이며, 수행자들이 걷고자 하는 길의 방향을 제시하는 빛과 같은 의미를 가진다. 이 경전에서는 독립적인 수행법인 하타

-요가(Hatha-yoga)와 라자-요가(Raja-yoga)를 따로 특징지어서 구분하지 않고 서로 상호보완의 역할을 하는 것으로 서술하고 있다. 요가의 길에 들어선 수행자가 육체적인 이해로부터 정신적인 안정을 단계적으로 경험할 수 있게 되는 과정에서 수행자는 진정한 주체자로 거듭나고, 바로 이것이 요가 실천수행의 목적이 된다.

스와트마라마(Svatmarama)는 하타-요가(Hatha-yoga)를 자기 발견과 발전의 첫 단계로 보며, 하타-요가(Hatha-yoga)는 아사나(Asana)를 첫 수단으로 고려한다. 아사나(Asana)의 실천에 따라서 의식을 집중하는 끊임없는 수련은 자연스럽게 라자-요가(Raja-yoga)의 단계에 이르게 되는 것으로 볼 때 엄밀한 의미에서 하타(Hatha), 라자-요가(Raja-yoga)의 구분은 관점의 차이일 뿐 동일한 연속선상에 있는 것이다.

스와트마라마(Svatmarama)는 여러 실천 수행법을 음양(陰陽)의 조화를 위한 하타카르마(Hathakarma)라는 명칭으로도 사용하였다. 그러나 현대 요가의 지향하는 바는 정신적인 의미를 놓치고 있거나 생략하고 질병을 치료하는 육체적인 면에서의 성과만을 위한 가치를 추구하는 요소가 강하다. 어느 시기에나 그 시대적 요청에 의한 변화는 있으며, 그 환경과 상황에 따른 부정과 긍정적인 발전의 성과가 있었을 것이지만 요가의 본질적인 의미와 목적을 잃거나 훼손되지 않도록 요가경전을 통해 재발견할 수 있어야 할 것이다.

육체적 정화

요가의 첫 단계는 자신의 존재를 자각하는 것으로 아사나(Asana)라는 수단을 통해 가능함을 분명히 하며, 육체와 정신을 연결하는 것은 호흡을 다스리는 것에 있음을 강조한다. 따라서 '나'의 개인적 존재는 육체를 구성하는 것만이 아니다. 이는 충분히 정신적인 자기의식이 동반되는 것으로 실천수행을 통해 스스로 체험(體驗)한다는 점을 고려할 때 하타-요가 (Hatha-yoga)가 육체만을 강조한 요가로 인식되는 것은 맞지 않다.

스와트마라마(Svatmarama)의 철학

하타프라디피카(Hathapradipika)에서는 스와트마라마(Svatmarama)의 독자적인 철학이 특별하게 발견되지 않지만, 개인의 영혼과 구분되지 않는 동일한 우주적 순수정신을 언급하고 있는 점에서 베단타(Vedanta)학파의 일원론적 철학체계인 아드바이타(Advaita)의 사상을 엿볼 수 있다. 보이는 세계는 모두 하나의 근본원리에서 파생되어 나온 환상(Maya)이며, 마음 (Manas) 또한 근본적인 장소에서 생겨났다는 인식에서 출발하여 이러한 우주적인 진실을 알아낸 수행자는 그 실체에 접근하는 것으로 이것이야 말로 요가의 목적이 되는 것이다.

하타프라디피카(Hathapradipika)의 구성

전통적인 하타프라디피카(Hathapradipika)는 4장(章)의 문집(文集)으로 구성되어 있지만 원문(原文)은 여러 개의 사본(寫本)으로 나뉘어 있었고, 카이발야다마-요가-연구소(Kaivalyadhama-yoga-mimamsa)에서 이중 다섯 번째 사본을 찾아내었다. 그것은 요가 수행에 있어 장애요소가 되는 육체적 질병에 대해 언급된 부분이며, 자신의 잘못된 수행방법으로 인한 육체적 불균형과 이상 상태를 살피고 그에 따른 치료적 방법을 포함하는 409절의 경구로 구성되어 있다. 하타프라디피카(Hathapradipika) 경전의 경구는 500절로 알려져 있지만 어떤 사본은 401절, 단지 331절로 구성된 사본도 있다. 이 경전은 A.D 13세기와 16세기 사이(1350~1550)에 제작된 것으로 추정되고 있다.

전통의 고전 요가는 해석하는 각도에 따라서 많은 의미로 달라지거나 다양하게 이해될 수 있으나 하타요가-프라디피카(Hathayoga-pradipika)는 하타-요가(Hatha-yoga)의 정통성을 계승하는 매우 특별하고 소중한 자료가 된다.

이 경전은 스와미. 스와트마라마(Swami. Swatmarama)에 의해서 약 15세 기경에 제작되었을 것으로 추정하고 있으며, 현대의 하타-요가는 스와트 마라마의 요가디피카(Yogadipika)를 바탕으로 응용되고 확대되었다. 하타-요가(Hatha-yoga)는 이외에도 세 가지 중요한 경전이 있다. 시바상히타 (Siva- samhita), 게란다-상히타(Gherandha-samhita), 그리고 고락셔-샤타카 (Goraksa- sataka) 이 모두는 요가의 전통에서 분리된 다른 형태와 방법을 취하며 강조하여 제시한다.

스와트마라마(Svatmarama)는 하타-요가, 쿤달리니(Kundalini), 무드라(Mudra), 나다누산다나(Nadanusandhana) 등 몇 가지 용어의 개념을 분명하게 정의해 놓지는 않았다.

육체는 정신을 담는 그릇이라 가정하였을 때 완전히 자유로운 정신은 육체적인 훈련과 그 경험을 통해 얻어지며, 내면의 집중을 이루어가는 것으로 하타-요가(Hatha-yoga)와 라자-요가(Raja-yoga)라는 용어의 구분은 하나의 목적을 위한 두 가지 용어적인 관점에 불과할 뿐이다. 따라서 요 가의 정의와도 같은 '마음 붙들기'는 하타-요가의 완성 없이 가능하지 않 다고 분명하게 말하고 있는 것이며, 그것이 곧 라자-요가(Raja-yoga)에 이 르는 유일한 길임을 강조하는 것으로 하타-요가(Hatha-yoga)의 중요성을 우회적으로 표현하고 있다. 케차리(Khecari)와 샴바비(Shambhavi) 등 중요 한 무드라(Mudra)의 예나 나다누산다나(Nadanusandhana)와 사마디(Samadhi) 등의 설명에서 하타-요가와 라자-요가가 분리된 실천 수행으로 말하고 있지 않음을 볼 수 있다.

요가의 수행은 아사나(Asana)의 실천에 따라 육체에 내재한 원초적인 기운인 쿤달리니(Kundalini)를 깨우고 우주적인 기운 프라나(Prana)또는 바유(Vayu)의 합일로써 정신적 완전성에 이르는 성취를 이끌어낸다고 설명한다. 요가 수행자가 힘의 존재를 느끼는 것은 외부의 자극에 의하지 않고 내면의 소리를 감지하는 훈련을 하면서 그 울림과 자기의식을 하나로 합일시키는 것이라고 설명하며 하타프라디피카(Hathapradipika) 4장 70∼73절의 예에서 보이듯 구체적으로 언급하고 있다. "요가 수행자가 자기 내부에 집중할 때 낮은 짤랑짤랑 소리부터 파도소리, 피리소리, 벌의 날개소리, 나팔과 천둥과 아주 미세한 울림까지도 듣게 되며 이러한 수련은 자신의 강한 집중력과 정신적인 각성의 경험을 갖게 되는 요가 수행으로, 내면적 울림이 무지(無知)의 가리어짐을 벗겨내어 밝은 지혜와 하나가 되는 것"이라고 설명한다.

요가는 우리에게 참다운 인생이 어떠한 목적을 가져야 할 것인가를 분명하게 설명하고 있다. 시바(Siva)신이 제시한 요가의 길은 마첸드라나트(Matsyendranath)와 그의 제자 고락샤나트(Gorakshanath)를 위시하여 수많은 요가의 리쉬(Rishi)들과 성취자(Siddha)들에 의해 발전되어왔다. 하타요가-프라디피카(Hathayoga-pradipika)는 그 길을 걸었던 이들의 영감(靈感)과 뒤에 오는 이들을 위해 자비로운 마음으로 비춰주는 빛이며 그들의 향기이다. 그들의 은혜에 감사하는 마음으로 그 빛의 인도와 향기를 따라 걷는 길은 결코 험난한 여정이 아니다.

이 경전은 하타-요가(Hatha-yoga)에 관하여 기술된 가장 오래된 것으로써 현대의 하타-요가(Hatha-yoga)적 방법들이 이 경전에 기반하고 중심이 되었으며, 현재 제시되고 있는 대부분의 요가적 방법들은 이 경전에 기술된 내용을 좀 더 상세하게 응용하거나 다르게 변용하고 있는 것이다. 요가의 길은 선택된 사람이 정해져 있지 않지만 그렇다고 해서 누구나 쉽게 밀어 제치고 나아갈 수 있는 얄팍한 문은 더욱 아니다. 자기 존재를 탐구하는 계속적인 의지와 열정으로 그 길을 걸으며 오직 자신만이 통과할 수 있는 그 문을 열어야 한다. 요가는 분명히 인간의 한계를 넘어서려는 노력이지만 고행이라 여기고 잠을 자지 않는다거나 어떠한 자세를 장시간 지속시키는 지나친 수행은 무언가를 빠르게 성취하고자 하는 그릇된 욕망이 된다. 그러한 태도는 오히려 심신을 약화시키는 나쁜 결과를 가져올 수 있다. 스승의 지도에 따라 자신에게 알맞은 양과 시간의 조절이 필요한 이유는 요가 수련을 실천하는 과정에서 스스로 깨닫지 못하는 오류와 지나침을 알게 되는 열쇠가 되기 때문이다. 따라서 요가를 지도하는 스승의 역할은 기법의 전수가 아니라 요가의 목적을 전하며 자신이 그러한 규칙에 따르는 생활태도를 보여주는 것이다.

정화의 과학

하타-요가(Hatha-yoga)에서 '가장 전통적인 고전의 경전은 스와트마라마(Svatmarama)가 편집한 '하타-요가(Hatha-yoga)의 빛'으로 번역되는 하타요가-프라디피카(Hathayoga-pradipika)이다. 그 빛의 의미는 수행자의 육체와 정신을 스스로 빛나도록 어둠을 밝히는 등불이 되는 것이다.

위대한 요기 마첸드라나트(Matsyendranath)의 제자인 고락나트(Gorakhnath)를 따르는 요가분파(分派)는 동북지방을 중심으로 하타-요가(Hatha-yoga)를 발전시켜오며 그 지역 방언으로 기록하였으나, 스와트마라마(Svatmarama)는 범어(Sanskrit)로써 하타-요가(Hatha-yoga)의 모든 지혜를 엮었다. 다른 요가와 관련된 고전(古典) 자료에서 쉽게 찾을 수 없는 아사나(Asana)와 프라나야마(Pranayama) 샷-카르마(Shat-karmas) 등을 상세히 기술하여 하타-요가(Hatha-yoga) 수행자들의 직접적이고 절실한 문제들을 해결한 점에서 매우 귀중한 자료이다. 스와트마라마(Svatmarama)는 동시대의 불교와 자이나교의 도덕적 규율보다는 실용적인 수행방법에 더 큰 비중을 부여하여 제시하고 있다.

파탄잘리의 아쉬탕가-요가(Ashtanga-yoga)에서 보이는 야마(Yama)와 니야마(Niyama)는 정신세계를 지향하는 수행자들의 기본적인 인성(人性)에 관련된 도덕적이고 종교적인 규제(規制)의 성격이 강하다. 하타요가-프라디피카(Hathayoga-Pradipika)는 수행자의 기본 소양에 해당하는 금계와 권계는 생략하고 바로 수행의 직접적인 세 번째의 단계인 아사나(Asana)부터 언급하고 있다. 이미 도덕적으로 준비되고 갖추어진 사람이 수행자의 전제 요건이 되는 것임을 되풀이하여 설명할 필요가 없기에 생략하는 것이다. 마음은 주체할 수 없이 각기 다른 방향으로 흐르며 제어하기 힘들지만 요가는 그 마음을 억제하고 멈추게 하고 사라지게 하고자 한다. 그 방법과 실천 수행을 강조하는 것이 고전요가경전들이 보여주고자 하는 노력이다.

샷-카르마(Shat-karmas)에 대한 강조

하타-요가(Hatha-yoga)에서 가장 먼저 강조하는 여섯 가지 육체적 정화법은 생명의 기운이 흐르는 통로(Nadi)가 막히거나 정체(停滯)되지 않게 순환시키고자 하는 것이며, 깊은 명상을 위한 선행조건이 된다. 몸의 복잡한 기능은 자연물의 영양 흡수와 그 잔여물의 배설이라는 단순한 과정을 반복한다. 하지만 육체내부는 결코 단순하지 않으며 오히려 복잡하고 치밀한 체계에 의해서 소화 흡수되고 배설된다. 이러한 신진대사의 과정에서 생산되는 중요한 분비물인 점액과 가스와 산(酸) 등은 요가의 여섯 가지의 육체 정화법(Satkarmas)으로 조정되고 균형을 이루게 된다. 이는 완전한 건강에 이르는 비결이며 그 완전함을 지속되게 한다. 하타-요가 (Hatha-yoga)에서 중요하게 여기는 육체와 마음 그리고 정신적인 조화로움 은 이러한 수행의 과정에서 이루어진다.

하타-프라디피카에는 요가 수행자의 건강한 육체를 위한 신체정화법들 이 구체적으로 제시되고 있다. 생명의 기운이 순환하는 통로가 되는 호흡 기계와 소화기계, 그리고 신경계를 정화(淨化)하는 방법인 네티(Neti), 다 우티(Dhauti), 바스티(Basti), 카팔라바티(Kapalbhati), 트라타카(Trataka)와 나 울리(Nauli) 등의 실천행법을 강조하는 것으로 시작된다.
그러나 이러한 정화법들이 하타-요가(Hatha-yoga) 전체를 구성하고 있 는 것은 아니며, 아사나(Asana)와 프라나야마(Pranayama)의 실천이 뒤따라 야 한다. 마음의 제어(制御)와 단일한 의식으로의 집중은 이러한 육체적인 정화의 바탕위에서 성립됨을 강조하고 있다.

아사나(Asana)는 깊은 숨결과 함께 하는 자기 훈련이다. 우리는 무엇을 그대로 유지하려는 심리와 그것으로부터 벗어나기를 갈망하는 두 개의 의식 사이에서 갈등하기도 하며, 이러한 의식이 충돌하여 자기 통제를 벗어날 때를 정신분열증이라 부른다. 이러한 위험에 빠지지 않고 명확한 의식의 제어를 위하여 육체를 튼튼하게 하는 바탕을 마련하는 것이 하타-요가(Hatha-yoga) 수행의 주제가 된다. 육체와 정신의 조화를 위해서는 몸 안의 미묘한 물질 요소들(Tattvas)과 다양한 분비물이 고르게 순환할 수 있도록 그 힘의 원천(Prana)으로부터 통로가 되는 나디(Nadis)를 정화하는 것이며, 이러한 목적을 위한 수련은 무드라(Mudras), 바즈롤리(Vajroli), 사하 졸리(Sahajoli), 케차리(Khechari), 샴바비(Shambhavi), 비파리타-카라니(Vipareetakarani) 등의 실제적인 실행과 깊은 명상을 통해서 가능해진다. 요가 수행자가 이러한 육체적인 실천 행법들을 통하여 외부로 향한 감각들을 내적으로 돌리는 제감(制感 : Pratyahara), 의식의 집중(集中 : Dharana)과 몰입(沒入 : Dhyana)을 넘어서 최고의 정신영역인 삼매(三昧 : Samadhi)에 이르게 될 것을 언급하고 있다.

제 1 장

◆ PRATHAMOPADESAH ◆

자세(姿勢 : Asanas)

1. 서문(序文)

1-1.

하타-요가를 처음으로 제시한 시조(始祖) 시바(Siva) 신(神)께 바친다. 하타-요가(Hatha-yoga)는 지고(至高)한 라자-요가(Raja-yoga)로 이르고자 하는 수행자의 훌륭한 계단에 해당한다.

1-2.

요가(Yoga) 수행자 스와트마라마(Swatmarama)는 최초의 스승 나타(Natha)의 예시(豫示)로써 요가 수행자들을 라자-요가(Raja-yoga)의 성취로 이끌기 위해 하타-요가(Hatha-yoga)의 가르침을 설명한다.

1-3.

많은 설명들이 뒤섞여 혼란한 어둠 속에서 길을 잃고 헤매는 수행자들과 라자-요가(Raja-yoga)를 모르는 이들을 위해, 요기(Yogi) 스와트마라마(Swatmarama)는 깊은 자비심으로 하타-요가(Hatha-yoga)의 등불(Pradipika)을 높이 들어올린다.

1-4.

마첸드라나트(Matsyendranath), 고락샤나트(Gorakshanath) 그리고 수많은 요가의 성취자들에 의해 성찰(省察)된 하타-요가(Hatha-yoga)의 비술(秘術)들은 그들의 자비에 의해 스와트마라마(Swatmarama) 수행자에게 전수(傳授)되었다.

1-5 ~ 9.

성스러운 조사(祖師) 시바(Siva) 신(神 : Adhinath)으로부터 마첸드라, 샤바라, 아난다바이라와, 카우랑기, 미나, 고락샤, 위루팍샤, 빌레샤야, 만타나, 바이라와 요기, 싯디, 붓다, 칸타디, 코란타카, 수란안다, 싯디파다, 카라파티, 카네리, 푸잡파다, 니타나타, 니란자나, 카팔리, 빈두나타, 카카찬디스와라, 알라마, 푸라브데와, 고다콜리, 틴티니, 바누키, 나라데와, 칸다, 카팔리카, 그리고 수많은 위대한 성취자(Siddha)들은 하타요가적 실천에 의해서 죽음을 넘어서는 힘을 얻어 대 우주의 불멸의 존재로 편재(遍在)한다.

1-10.

하타-요가(Hatha-yoga)는 인생의 번뇌(煩惱)로 고통에 빠져 있는 수행자들이 의지할 수 있는 안식처가 되며, 요가의 길을 실천 수행하는 사람들을 받쳐주는 거북이(龜)와 같다.

 *거북이(龜)는 인도 창조신화에 등장하는 열 번의 비쉬누신(神) 화현(化現 : Avatara) 중에서 가장 첫 번째로 신(神)들이 태초의 우유바다를 저을 때 기둥을 받쳐주는 주춧돌의 역할을 담당하고자 거북이로 변신(變身)한다. 여기에서는 이 비유(比喩)를 뜻한다.

1-11.

하타-요가(Hatha-yoga)를 통하여 성취를 이루고자 하는 수행자는 초자연적인 능력을 함부로 드러내지 않아야 한다. 왜냐하면 그것은 감추어져 있을 때 그 의의(意義)가 있지만 자랑하거나 공개하면 무력(無力)한 것이 되어 버리기 때문이다.

2. 수행(修行)을 위한 여러 조건(條件)들

1-12.

수행자는 정치(政治)가 바르고, 사람들이 선량하여 걸식(乞食)으로 음식을 얻기가 쉬운 곳, 그리고 범죄가 없는 나라의 화살이 닿지 않는 한적한 곳의 조그마한 암자(庵子)에서 홀로 수행을 하는 것이 좋다. 또한 습(濕)하거나 바위에 막히지 않고 홍수와 불의 피해를 입지 않는 인적(人跡)이 드문 곳이어야 한다.

1-13.

하타-요가(Hatha-yoga)의 실천적 수행을 성취한 이들이 제시하는 암자(庵子)의 구조는 다음과 같다. 출입구는 작고, 창문은 없으며, 잠자리는 평평하고, 틈새가 없고, 높거나 낮지도 않아야 한다. 벽은 쇠똥을 두껍게 발라서 동물과 벌레들이 침범하지 않도록 깨끗이 해야 한다. 문밖에는 그늘이 있는 정자와 우물 등이 있어서 아름다우며, 주위에는 외부와 격리되는 울타리가 있어야 한다.

1-14.

위와 같은 구조의 암자에 혼자서 모든 잡념을 버리고, 스승으로부터 받은 가르침의 길을 따라서 오직 요가의 수행에만 전념(專念)하여야 한다.

1-15.

요가는 다음 여섯 가지의 장애(障碍)요소들 때문에 실패가 있을 수 있다. 지나친 수행, 많은 대화, 무절제한 음식의 섭취, 계율(戒律)의 고집, 사람들과의 절제 없는 만남, 성급한 마음이 그것들이다.

1-16.

요가는 다음의 여섯 가지에 의해서 성취(成就)를 이룬다. 열의(熱意), 대담한 결정, 용기(勇氣), 바른 지식(知識), 신념(信念), 교제(交際)의 전폐(全閉)이다.

그리고 비폭력(非暴力), 성실(成實), 불투도(不偸盜), 금욕(禁慾), 인내(忍耐), 강건(剛健), 인자(仁慈), 정직(正直), 절식(絶食), 정결(淨潔) 이상 10개의 금계(禁戒 : Yama)와, 고행(苦行), 만족(滿足), 자재신(自在神)에의 귀의(歸依), 보시(普施), 신앙(信仰), 성스런 가르침의 청문(聽聞), 참회(懺悔), 현명(賢明), 만트라(Mantra)의 염송(念誦), 제의(祭儀), 이상은 요가의 나타(Natha)에 의해서 설해진 10가지의 권계(勸戒 : Niyama)이다.

*나타(Natha)는 길을 인도하는 안내자. 스승(Guru). 보호자. 귀의처. 피난처. 사람들의 지도자를 의미한다.

3. 요가의 자세(姿勢 : Asanas)

1-17.

자세는 하타-요가(Hatha-yoga)의 제일 첫 부분이므로 먼저 설명한다. 자세(Asanas)는 심신의 건강, 무병(無病), 쾌적함을 준다.

1-18.

바시스타(Vashishtha), 그리고 요기(Yogis)들과 마첸드라(Matsyendra) 등의 성
자(聖者)들에 의하여 채용(採用)된 자세 중에서 몇 가지를 나는 설명할 것
이다.

*바시스타(Vashishtha)는 인도의 고전 서사시인 라마야나에 등장하는 현자(賢者)이
며, 요가의 이론을 심도(深到)있게 설명한 갸나(Jnana)요기로 알려져 있다. 마첸드라
(Matsyendra)는 요가 수행자의 계보(系譜)를 잇는 중시조(中始祖)에 해당하는 대 스승
(Maha-guru)으로서 스와트마라마(Svatmarama)는 이론적 근거와 실천수행을 설명하는데
있어 그들을 근원으로 삼아 종합했음을 암시하고 있다.

스와스티카사나(Swastikasana)
1-19.

종아리와 허벅지 사이에 양쪽 발끝을 끼우고 몸을 똑바로 세워 앉는다.
이것이 길상(吉祥)의 자세 스와스티카사나(Swastikasana)이다.

고무카사나(Gomukhasana)
1-20.

오른쪽 다리를 접어 발목을 왼쪽 엉덩이 옆에 두고, 마찬가지로 왼쪽의
발목을 오른쪽 엉덩이 옆에 붙인다. 이것이 소(牛) 얼굴의 자세이다.

비라사나(Virasana)
1-21.

한쪽 발을 다른 쪽 허벅지 위에 올려 고정하고 한쪽 다리는 구부려 발을
엉덩이 옆에 둔다. 이것이 영웅(英雄)의 자세이다.

꾸르마사나(Kurmasana)

1-22.

양쪽 발꿈치를 맞대어 항문(肛門)을 누르며 정좌(正坐)한다. 요기(Yogi)들에 의해 거북이(龜)의 자세라고 불린다.

쿠쿠타사나(Kukutasana)

1-23.

연화좌(蓮華坐 : Padmasana)에서 무릎과 허벅지 사이에 두 팔을 깊이 끼워 넣은 후 바닥을 손으로 짚어 몸을 허공에 띄운다. 이것이 수탉(鷄)의 자세이다.

우탄-꾸르마사나(Uttan-Kurmasana)

1-24.

위의 수탉 자세로부터 진행하여 수축(收縮: Bandha)을 한 상태로 두 손을 올려 목을 감고 거북이 모양을 하여 몸을 세우거나 눕힌다. 이것이 위로 세운 거북이(龜)자세이다.

다누라사나(Dhanurasana)

1-25.

양쪽 엄지발가락을 두 손으로 나누어 잡고, 몸을 활처럼 휘게 하여 마치 활시위를 당기듯이 발끝을 귀 쪽으로 향한다. 이것이 활(弓)자세이다.

마첸드라사나(Matsyendrasna)

1-26.

오른발을 왼쪽 허벅지 깊이 끌어올려 붙이고, 왼발을 오른쪽 무릎의 밖에 세워 오른 손으로 왼발을 붙잡아 상체(上體)를 왼쪽으로 비튼다. 이것이 마첸드라(Matsyendra) 성자(聖者)의 자세이다.

마첸드라사나(Matsyendrasana)의 효과
1-27.

마첸드라(Matsyendra) 자세(Asana)를 매일 수행하면 소화력이 강화되고, 무서운 질병의 뿌리를 파괴할 수 있다. 또한 쿤달리니(Kundalini)의 각성을 촉진하고, 달(Soma)을 안정시킨다.

　*소마(Soma)는 척추의 끝에 위치한 내분비계(內分泌系)를 총괄하는 뇌하수체 호르몬(Hormon)이나 송과샘의 분비를 의미하는 것으로 이해할 수 있다. 이 소마(Soma)는 달(月 : Candra), 또는 감로(甘露 : Amrit) 등으로 표현되며, 연구개(軟口蓋)로부터 흘러 떨어져서 태양(Manipra-cakra)속으로 사라진다고 한다. 마첸드라사나(Matsyendrasana)는 이 소마(Soma)의 분비를 억제(抑制)하고 조정(調整)한다.

파씨마타나사나(Pascimatanasana)
1-28.

바닥에서 두 발을 가지런히 하여 몸을 똑바로 펴고, 두 손으로 두 발의 엄지발가락을 잡고, 상체를 구부려 이마를 무릎 위에 붙이고 그대로 움직이지 않고 견딘다. 이것이 등을 펴는 전굴(前屈)의 자세인 파씨마타나사나(Pascimatanasana)이다.

파씨마타나사나(Pascimatanasana)의 효과
1-29.

파씨마타나사나(Pascimatanasana)는 많은 자세들(姿勢 : Asanas) 중에서도 최상으로서 척추(脊椎)의 중심을 관통하고 있는 수슘나(Sushumna) 기관(氣管)을 통해서 프라나(Prana : 氣運)를 운반하게 하는 것이다. 그리하여 소화의 불(Pitta)을 증대(增大)시키고, 또한 복부를 가늘게 하여 무병(無病)하게 한다.

*요가 수행과 밀접한 연관성이 깊은 인도(印度)의 전통 생리학(生理學)인 아유르베딕(Aurvedic)의 체계에서는 인체의 고유한 성질을 우주적 균형의 원리에 맞추어 설명하려 한다. 지(地), 수(水), 화(火), 풍(風), 공(空)의 다섯 가지 자연의 물질 원소, 즉 프라크리티(Prakriti)로써 육체를 구성한다면 이것을 변화시키는 세 가지 기본적 성질(性質), 또는 기질(氣質)을 트리-도샤(Tri-dosha)라 한다. 공기(空氣)의 성질은 바람과 공간을 더한 바타(Vatadosha), *물과 불기운을 더한 피타(Pittadosha), 물과 대지를 더한 카파(Kaphadosha)의 증감과 비율에 따라 인체는 개별적 특성이 달라진다고 본다. 따라서 소화력을 강하게 하는 것은 위장(胃腸)의 불기운(Pitta)을 왕성하게 하는 것이다.

마유라사나(Mayurasana)

1-30.

두 손바닥을 바닥에 대고, 두 팔의 팔꿈치 위에 배꼽의 양쪽을 대고 몸을 공중에 띄워서, 막대처럼 똑바로 펴서 유지(維持)한다. 이 체위를 공작(孔雀)의 자세라고 한다.

마유라사나(Mayurasana)의 효과

1-31.

이 자세는 과식(過食)이나 좋지 못한 음식물을 모두 소화시켜 소화기계의 모든 질환을 없애고, 비장(脾臟)의 비대 등 내분비계의 과소(過小), 과다(過多) 등으로 생긴 여러 가지 병과 체질이상 등을 개선한다. 또한 위장에 불(Pitta)을 일으켜서 모든 독성을 중화(中和)시킬 수 있다.

사바사나(Savasana)

1-32.

죽은 사람처럼 바닥에 등을 붙이고 누워 있는 자세이다. 이 자세는 하타-요가(Hatha-yoga)의 수행으로부터 오는 피로를 제거하고, 마음의 긴장을 풀어 깊은 휴식을 가져온다.

중요(重要)한 자세(Asana)

1-33.

시바(Siva) 신(神)께서 84가지의 자세들을 설명하셨다. 나는 그 중에서 가장 중요한 네 가지 자세들을 설명할 것이다.

1-34.

가장 중요한 네 가지의 자세는 ① 달인(達人 : Siddha). ② 연화(蓮花 : Padma). ③ 사자(獅子 : Simha). ④ 제왕(帝王 : Bhadra)이다. 이중에서도 특히 싯다사나(Siddhasana)는 언제나 유지하는 것이 좋다.

싯다사나(Siddhasana)

1-35.

왼발의 발꿈치를 회음부(會陰部)에 붙이고, 오른발의 발꿈치를 단단히 성기(性器) 끝 치골(恥骨) 위쪽에 고정시킨다. 상체를 곧게 세우고, 턱을 가슴에 닿게 바짝 끌어 당겨서(Jalandhara-bandha) 멈춘다. 모든 감각을 외부의 대상으로부터 내부로 돌리고(Pratyahara), 시선은 미간(眉間 : Ajna-cakra)을 응시(凝視 : Sambavi-mudra)한다. 이것이야말로 해탈의 장애를 끊어내는 위대한 성취자(Maha-Siddha)자세, 달인좌(達人坐)이다.

싯다사나(Siddhasana)의 다른 형태(形態)

1-36.

왼발의 발꿈치를 성기의 위쪽에 대고, 오른발의 발꿈치를 다시 그 위에 겹쳐 놓아서 달인(達人)자세를 해도 좋다.

싯다사나(Siddhasana)의 다른 명칭(名稱)들

1-37.

이 자세를 달인(達人 : Siddha)이라고 하나, 어떤 유파(流波)의 사람들은 금강(金剛 : Vajra)이라는 이름으로 부르며, 다른 일부는 해탈자(解脫者 : Mukta)라고도 하며, 또는 비밀(秘密 : Gupta)로 감추어진 것이라는 이름으로 부르기도 한다.

1-38.

권계(勸戒 : Yama) 중에서는 절식(絶食 : Mitahara)이, 금계(禁戒 : Niyama) 중에서는 비폭력(非暴力 : Ahimsa)이 소중한 것처럼, 자세(姿勢 : Asana)에서는 싯다사나(Siddhasana)가 최상임을 달인(達人)들은 알고 있다.

1-39.

싯다사나(Siddhasana)는 84가지의 자세 중에서도 매일 해야 한다. 그것은 72,000개의 기(氣)의 통로(Nadis)를 정화(淨化)하기 때문이다.

1-40.

진아(眞我 : Atman)를 상념(想念)하고, 음식을 절제(節制)하며, 12년간 끊임없이 달인좌를 수행하는 요가수행자는 요가의 궁극적인 목표를 달성할 것이다.

　*요가의 궁극적인 목표란 모든 장애를 극복하여 가장 순수해진 영혼인 진아(眞我 : Atman)가 어떤 것에도 영향력을 받지 않고 독존(獨存 : Kaivalya) 할 때이며 이를 해탈(解脫 : Mukti)이라 한다.

1-41.

달인(達人)의 자세(Siddhasana)에 익숙해지고, 호흡(呼吸)에 의한 케발라-쿰바카(Kevala-kumbhaka)가 이루어져서 스스로 기(氣)를 제어할 수 있다면 다른 많은 자세(Asanas)들이 필요하지 않다.

*케발라-쿰바카(Kevala-kumbhaka)는 호흡(呼吸)을 제어(制御)하는 수련이 깊은 수행자에게서 일어나는 자연스럽게 숨이 멈추어진 상태를 뜻한다.

1-42.

이처럼 달인자세(Siddhasana)로 앉는 것이 익숙하게 된다면, 자연스럽게 운마니(Unmani)의 생사를 초월한 상태에 도달하여 3개의 반다(Bandhas)도 자연스럽게 이루어진다.

*운마니(Unmani) 상태는 의식의 흐름이 멈추어진 무심(無心)과 자기를 잊은 무아(無我)의 삼매에 든 경지를 말한다. *반다(Bandhas)는 흉부(胸部)수축의 잘란다라-반다(Jalandhara-bandha)와 복부(腹部)수축의 우디야나-반다(Uddiyana-bandha), 항문(肛門)수축의 물라-반다(Mula-bandha)가 있다.

I-43.

달인좌(Siddhasana)에 비할 자세(Asana)는 없고, 케발라(Kevala)에 비할 쿰바카(Kumbhaka)는 없고, 케차리(Khechari)에 비할 무드라(Mudra)는 없고, 나다(Nada)에 비할 라야(Laya)는 없다.

파드마사나(Padmasana)

1-44.

왼쪽 허벅지 위에 오른발을 얹고, 오른쪽 허벅지 위에 왼발을 얹는다. 등뒤로 두 손을 돌려 교차한 뒤 두 발의 엄지발가락을 꽉 잡는다. 턱을 앞가슴 부분에 당겨 붙이고 코 끝을 바라본다. 이 체위는 연화좌(蓮華坐 : Padmasana)라고 하며, 수행자들의 질병을 사라지게 한다.

파드마사나의 다른 형태(形態)

1-45 ~ 46.

발바닥을 위로 향하게 해서, 깊이 엇갈린 두발을 허벅지 위에 올려놓고, 손바닥을 위로 향해서 양손을 포갠다(Bairava-mudra). 그리고 시선은 코끝에 집중하고, 혀를 뒤집어 끝을 단단히 윗니의 뿌리에 대고 턱을 가슴에 붙인 채 서서히 기(氣 : Prana)를 위로 끌어올린다.

1-47.

연화좌(蓮華坐)로 불리는 이 자세는 모든 질병들을 물리친다. 그러나 보통 사람들은 성취하기가 쉽지 않으며, 오직 현명한 이들만이 가능하다.

1-48.

정확한 연화좌(Padmasana)를 취하여 두 손을 겹쳐 올려두고 마음을 주위로부터 온통 자신으로 집중(集中)하여 잠들어 있는 항문 주위의 생명의 기운(Kundalini-sakti)을 깨워야 한다. 숨을 마시며 아파나(Apana)기운을 끌어올리고, 숨을 내쉬면서 프라나(Prana)를 끌어내리는 반복을 통하여 이 두 가지 기운을 하나로 모아 순환시킨다. 이 상태에서의 요기(Yogi)는 샥티(Sakti)로부터 높은 지혜를 얻게 된다.

1-49.

어떤 요가 수행자든 연화좌(蓮華坐)를 할 때, 기도(氣道)를 통해서 체내에 흡입(吸入)한 기(氣 : Prana)를 보류(保留)할 수 있게 된다. 이것에 관해서는 의심의 여지가 없다.

싱하사나(Simhasana)

1-50.

두 발목을 음낭(陰囊)의 아래에 두어 회음(會陰)의 양쪽에 붙이고 오른쪽의 발목을 왼쪽 발목에 겹쳐서 앉는다.

1-51.

그런 다음 두 손바닥을 각각 무릎에 올려 손가락을 펴고, 입을 크게 벌려 혀를 길게 밖으로 내밀어 코 끝을 응시(凝視)하여 정신을 집중한다.

1-52.

이 사자의 자세(獅子 : Simhasana)는 뛰어난 요가 수행자들에 의하여 많은 자세들 중에서 최상의 것으로 존중된다. 이는 3개의 반다(Bandha)를 모두 아우르는 자세이기 때문이다.

바드라사나(Bhadrasana)

1-53 ~ 54.

양쪽의 발꿈치를 음낭(陰囊)의 아래, 회음(會陰)의 양쪽에 붙인다. 왼쪽 발꿈치를 왼쪽에, 오른쪽 발꿈치를 오른쪽에, 그리고 서로 접해 있는 두 발을 두 손으로 잡아서, 움직이지 않게 단단히 조여 붙인다. 이 자세를 제왕좌(帝王坐 : Bhadrasana)라고 하며 모든 질병을 다스린다. 성취를 이룬 요기들은 이 자세를 고락샤사나(Gorakshasana)라고 한다.

1-55.

이와 같이 최고의 요기(Yogi)들은 자세(Asanas)와 반다(Bandhas)의 실천을 통하여 수행(修行)으로 쌓인 피로를 푼다. 몸과 정신을 하나로 묶는 무드라(Mudra)의 집중으로부터 기(氣 : Prana)를 조절하고, 나디(Nadis)를 정화

(淨化)시켜 완전한 자유(自由 : Mukti)에 이른다.

4. 단계적(段階的)의 수행에 관한 여러 조건(條件)들

1-56.
하타-요가의 실천방법은 아사나와 여러 가지의 쿰바카(Kumbhakas), 무드라(Mudras)와 나다누산다나(Nadanusandhanas) 등이 정확하게 연결되어 있는 모든 실천 수행체계를 말한다.

요가적 성취(成就)에 대하여
1-57.
누구든지 순수(純粹)한 음식을 먹고 욕망을 버리고서 금욕적인 생활을 하며, 오직 요가에 전념하는 사람은 1년 후에는 달인(達人)이 될 것이다. 이것에 대해 의심의 여지는 없다.

요가적 절식(節食 : Mitahara)
1-58.
신선하고 향긋한 맛을 내는 음식물을 먹으며, 항상 위의 4분의 1을 비워두고, 시바(Siva) 신(神)께 공경(恭敬)하는 마음으로 식사하는 것을 절식(節食 : Mitahara)이라고 한다.

음식(飮食)에 대한 금기(禁忌)
1-59.
매운 것, 신 것, 자극적인 것, 짠 것, 뜨거운 것, 푸성귀, 쉰 죽, 기름, 겨자, 참깨, 술, 생선, 육류, 굳은 우유, 우유기름, 말콩, 대추 열매, 기름으로 튀긴 과자, 마늘 등은 수행자(修行者)에게 적당하지 못한 음식물이다.

1-60.

또한 다음과 같은 음식물은 좋지 않다. 식은 것을 다시 데운 음식물, 자연적인 기름기가 없어진 마른 음식물, 과도하게 짜거나 신맛을 지닌 것과 여러 가지 야채를 섞지 않아야 한다.

요가 수행자(Yogi)의 금기(禁忌)

1-61.

불(火)과, 여자와, 긴 여행 등 취미에 관한 금기(禁忌)를 지켜야 한다. 성자(聖者) 고락샤(Goraksha)가 이르기를 악인(惡人)을 가까이 사귀는 것, 불 옆에 있는 것, 여자와 섞이는 것, 긴 여행을 하는 것, 이른 새벽의 목욕, 단식, 그밖에 육체를 괴롭히는 행위 등은 피하여야 한다.

요가 수행자(Yogi)의 적합한 음식

1-62.

수행자에게 적합한 음식물은 다음과 같다. 좋은 곡물들, 밀, 쌀, 보리, 쪄서 말린 쌀과 정제(精製)된 기름, 우유, 흑설탕, 각설탕, 꿀, 말린 생강, 오이 등과 데친 야채, 콩류, 맑은 물 등이다.

1-63.

또한 수행자는 영양이 되는 음식물, 달고 향긋한 것, 버터와 우유가 섞인 음식물 등 요가 수행을 하기 위한 기본적인 음식물을 선택하여 적당히 먹는 것이 좋다.

5. 요가수행의 정도(正道)

1-64.

젊은이, 성인, 노인이나, 병들고 허약한 이들 누구나 요가수행을 성실하게 하면 완전한 성취에 이를 수 있다.

1-65.

완전한 성취는 실천하는 수행(修行)에서 나온다. 수행하지 않는 사람이 어떻게 성공을 얻을 수 있을 것인가? 단지 요가의 교전(敎典)을 읽는 것만 으로는 요가의 완전한 성취에 이를 수 없다.

1-66.

요가 수행자의 옷을 입고 요가에 관한 토론(討論)만으로는 요가의 성취를 이루지 못한다. 오직 실천하는 요가의 수행만이 완전한 성취(Siddhi)에 이 르게 한다. 이것은 의심의 여지가 없는 진리이다.

1-67.

여러 가지 아사나(Asanas), 쿰바카(Kumbhakas)들, 그 밖의 탁월한 무드라 (Mudras) 등 하타-요가(Hatha-yoga) 수행(修行)에 관한 모든 것은, 요가수행 의 궁극적 목표인 라자-요가(Raja-yoga)를 성취하기까지 수행해야 한다.

사하자난다(Shajananda)로부터 제시(提示)되어 스와트마라마-요긴드라 (Svatmarama-yogidra)를 통해 설명된 하타프라디피카(Hathapradipika)의 첫 번째 장(章)인 '자세(姿勢 : Asanas)'를 마친다.

제 **2** 장

◆ DVITIYOPADESAH ◆

육체(肉體)의 정화(淨化 : Shatkarma)와
조기법(調氣法 : Pranayama)

1. 서문(序文)

2-1.

요가 수행자는 자세(Asanas)를 익숙하고 확실하게 익힌 후에 균형 있는
음식을 적당하게 먹으며, 스승(Guru)의 가르침에 따라 숨을 통해 기운을
다스리는 방법(Pranayama)을 수련해야만 한다.

　*요가에서의 프라나야마(Pranayama)는 조식(調息), 호흡법(呼吸法) 등으로 이해되어
사용되지만, 숨을 통한 기운의 제어(制御)가 정확한 의미이다. 이 경전에서는 이하 조
기법(調氣法), 또는 조기(調氣 : Pranayama)로 표기함.

2-2.

기(氣 : Prana)의 흐름에 따라 마음도 움직인다. 기(氣)가 움직이지 않으면
마음도 움직이지 않는다. 수행자가 부동심(不動心)에 도달하려면 호흡의
조절에 의하여 기(氣)의 움직임을 통제(統制)해야 한다.

2-3.

일반적으로 호흡과 기운이 몸에 머무르는 동안은 살아 있으며, 이것들이

몸으로부터 떠난 것을 죽음이라 한다. 그러므로 조기(調氣)를 유지(維持)하여 스스로 제어(制御)할 수 있어야 한다.

2-4.

생명의 기운이 순환하는 기(氣)의 통로인 나디(Nadi)가 깨끗하지 않거나 막혀 있을 때, 몸의 중앙을 타고 흐르는 수슘나-나디(Sushumna-nadi) 또한 흐르지 않는다. 이런 경우에 어떻게 운마니(Unmani)의 상태가 일어날 수 있을 것인가? 또한 어떻게 해탈(解脫 : Moksha)이라는 수행의 목적을 달성할 수 있을 것인가?

2-5.

생명의 기운이 순환하는 통로인 나디(Nadi)가 막히지 않고 깨끗하게 정화(淨化)되었을 때, 기(氣 : Prana)의 축적에도 견딜 수 있는 진정한 달인(達人)이 된다.

2-6.

그러므로 몸의 중앙을 흐르는 기(氣)의 통로인 수슘나-나디(Sushumna-nadi)가 정화(淨化)될 때까지 항상 밝고 청정(淸淨)한 마음으로 끊임없이 호흡에 의한 기(氣 : Prana)를 다스리는 수행을 해야 한다.

2. 기맥(氣脈)의 정화(淨化 : Nadisodhana-pranayama)와 운행법(運行法)

2-7.

수행자는 연화좌(蓮華坐)를 하고, 왼쪽 코로 달(月)의 차가운 음기(陰氣)를 들여 마시고 지식(止息)한 후에 태양(陽)의 기운(氣運)이 통하는 오른쪽의 콧구멍으로 숨을 내쉰다.

  *왼쪽 콧구멍으로부터 시작되는 이다-나디(Ida-Nadi)를 통해서 음기(陰氣 : Prana)를
체내(體內)에 흡입(吸入)하고, 그것을 유지(維持)한 후 *오른쪽 콧구멍으로부터 양(陽)
의 기운이 시작되는 핑갈라-나디(Pingala-nadi)를 통해서 숨을 내쉰다.

2-8.

그런 다음에는 오른쪽 콧구멍으로 숨을 들여 마시고, 숨을 유지(維持 :
Kumbhak)한 후 왼쪽의 콧구멍으로 다시 내쉰다.

2-9.

그 후에는 숨을 토해낸 쪽의 콧구멍으로 다시 숨을 들여 마시고, 최대한
오랫동안 멈춘다. 그런 다음 다른 쪽의 콧구멍으로 천천히 내쉰다. 결코
급하거나 거칠게 해서는 안 된다.

2-10.

기(氣 : Prana)를 왼쪽 콧구멍으로 들여 마신 경우에는 그것을 보류(保留)
한 후 오른쪽 콧구멍으로 내쉬어야 한다. 또 기를 오른쪽 콧구멍으로 들
여 마신 경우에도 숨을 유지(維持 : Kumbhak)한 후 왼쪽 콧구멍으로 토해
내야 한다. 이와 같은 방법으로 좌우의 콧구멍을 통해서 조기(調氣)의 수
행을 계속한다면, 요가 수행자의 기도(氣道 : Nadis)는 3개월 이내에 깨끗
이 정화(淨化)될 것이다.

2-11.

아침, 낮, 저녁, 한밤중, 네 번에 걸쳐서 이 조기(調氣)를 수행하여 숨의
보류(Kumbhak)의 횟수(止息의 시간)를 날마다 조금씩 늘려나가 마지막에
는 80회에 이르게 해야 한다.

3. 조기(調氣)의 단계(段階)

2-12.

조기(調氣)의 첫 단계에서는 땀이 나고, 중간의 단계에서는 떨림이 생기고, 높은 단계는 기(氣 : Prana)의 운행(運行)이 쉬워져서 브라흐마-란드라(Brahma-randhra)에 이른다. 그러므로 기운(氣運)을 통제하는 프라나야마(Pranayama)의 실천 수행이 꼭 필요하다.

  *브라흐마-란드라(Brahma-randhra)는 머리의 정상에 있고, 영혼이 몸에서 빠져나가는 곳을 의미하며, 높은 정신력을 통제(統制)하는 두뇌의 한 장소를 말한다.

4. 조기(調氣)의 주의할 점과 그 결과

2-13.

조기(調氣)의 수행에 의하여 생긴 땀으로 온몸을 마찰하는 것이 좋다. 이것에 의하여 신체가 건강하고 경쾌해진다.

2-14.

조기의 첫 단계에서는 우유와 버터가 첨가된 음식이 적당하다. 그 후 조기의 수행이 숙달되어 확실하게 이루어졌을 때는 이러한 원칙을 지킬 필요는 없다.

2-15.

사자나 코끼리, 호랑이 같은 맹수도 서서히 길들일 수 있는 것처럼, 조기의 수행 또한 서서히 계속해야 마침내는 조절할 수 있게 되는 것이다. 그렇지 않고 갑자기 억제(抑制)하려고 하면 오히려 수행자의 육체를 해친다.

2-16.

바른 호흡에 의한 조기(調氣)의 수행으로 모든 질병이 없어질 것이다. 그러나 수행의 방법이 틀리면 오히려 여러 가지 병이 생기게 된다.

2-17.

잘못된 방법에 의하여 기운이 흐트러지면 딸꾹질, 천식과 기관지, 두통, 귀, 눈의 통증 등 여러 가지 질환이 발생한다.

2-18.

그러므로 올바른 방법으로 기(氣 : Prana)를 채우고, 유지하며 토해내지 않으면 안 된다. 이렇게 할 때 비로소 성취에 이르게 된다.

2-19.

호흡에 의한 조기(調氣) 수행의 결과로써 기도(氣道 : Nadis)가 정화(淨化)되면 몸이 경쾌해지고 혈색이 좋아지는 등의 외부적 증후가 나타난다.

2-20.

또한 기의 통로가 정화되면 조기(調氣)의 조절이 자유롭게 되어 소화(消化)의 불(火)이 활발해지며, 나디(Nadi)를 흐르는 미묘한 소리(Nada)를 확실하게 들을 수 있다. 이 때 모든 질병은 없어지고 완전한 건강이 찾아온다.

  *소화의 불(火)은 음식의 소화를 촉진하는 힘인 피타-도샤(Pitta-Dosha)를 뜻하고, *나다(Nada)는 몸의 내부에서 들려오는 미묘한 소리(音)이다. 인도적인 세계관에 의하면, 영원으로부터 오는 신비한 소리는 만물을 창조하는 근원적인 진동(振動)이며, 절대자의 현현(顯現)이 곧 나다(Nada)이다. 또한 라야-요가(Laya-yoga)에서는 소우주(小宇宙)인 인체(人體)의 나다(Nada), 즉 심장(心腸) 주위의 아나하타-차크라(Anahata-cakra)에서 나는 미묘한 소리를 감지할 것을 강조한다.

5. 여섯 가지 정화법(淨化法 : Shat-karmas)

2-21.

비만체질(肥滿體質)과 점액체질(粘液體質)은 호흡에 의한 조기법(調氣法)을 수행하기 전에 여섯 가지의 정화법(淨化法)을 해야만 한다. 그 이외의 사람은 이러한 수행법을 반드시 할 필요는 없다. 왜냐하면 육체가 정화된 요기(Yogi)들은 3가지 성질(Tridosha)이 균형을 이루고 있기 때문이다.

*(제1장 29절의 참조)

2-22.

여섯 가지의 정화법(淨化法)이란 도티(Dhauti), 바스티(Basti), 네티(Neti), 트라타카(Trataka), 나울리(Nauli), 카팔라바티(Kaplabhti)이다.

2-23.

이 여섯 가지는 신체를 정화하는 비법(秘法)이다. 이것은 신비한 힘이 생기기 때문에 뛰어난 요가 수행자들이 소중하게 여기는 수행법이다.

도티(Dhauti) - 위장(胃腸)의 정화법
2-24.

4손가락(폭7cm)과 50손가락(길이3m) 넓이의 무명천을 스승의 지시에 따라 천천히 삼킨 다음 꺼낸다. 이 진행과정이 도티(Dhauti)라고 하는 정화법이다.

2-25.

도티(Dhauti) 정화법의 힘에 의하여 기침, 천식, 비장(脾臟)의 병, 피부병 등 점액체질의 과잉으로 생기는 20가지의 질병이 없어지게 된다.

바스티(Basti) - 대장(大腸)의 정화법
2-26.

쪼그리고 앉는 우트카타사나(Utkatasana)를 취하고 배꼽 깊이의 물 속에서, 항문에 길이 10cm의 대나무를 7cm까지 끼워 넣어 항문(肛門)을 세게 당겨 조이면서 물을 빨아들이고, 나울리(Nauli)를 하여 장(腸)속의 물을 움직인 후에, 그 물을 다시 내보내야 한다. 이것을 바스티(Basti)라고 한다.

2-27.

내분비(內分泌)계의 이상, 비장의 비대, 수종(水腫) 등 3가지 체질의 부조화로 생긴 질병들은 이 바스티(Basti) 정화법에 의해서 소멸된다.

2-28.

수행자가 물로 장(腸)을 세척하는 정화법(Basti)을 실천한다면 육체조직, 감각기관, 심리기관이 모두 정화(淨化)되어 피부에 윤기가 생기고 소화가 잘되며, 체질의 모든 부조화가 해소(解消)될 것이다.

네티(Neti) - 비강(鼻腔)의 정화법
2-29.

길이 20cm 정도의 부드럽고 매듭이 없는 무명실을 코 속에 넣어서 그것을 입 쪽으로 꺼내야 한다. 성취를 이룬 요기들은 이것을 네티(Neti)라고 말한다.

네티의 효과(效果)
2-30.

네티(Neti)의 정화법은 머리 속을 맑게 하고 영적인 직관(直觀)을 주며, 어깨 위쪽에 생긴 여러 가지 질환(疾患)들을 신속하게 없애준다.

트라타카(Trataka) – 안구(眼球)의 정화법

2-31.

시선(視線)을 움직이지 않고 작은 목표물을 눈물이 나올 때까지 집중하여 응시(凝視)해야 한다. 이 정화법은 스승들(Acharyas)에 의하여 트라타카 (Trataka)라고 불려지고 있다.

트라타카의 효과

2-32.

이 정화법으로 눈의 모든 질병을 제거하고, 눈의 피로와 나태함을 극복하여 창조(創造)의 문을 연다. 이 트라타카(Trataka) 정화법은 보물상자처럼 비밀스럽게 감춰져야 한다.

나울리(Nauli) – 복부의 율동(律動)

2-33.

어깨를 앞으로 굽히고 활발하게 복부(腹部)를 수축하여, 좌측에서 우측으로 우측에서 좌측으로 빠르게 회전(回轉)시키며 움직여야 한다. 성취를 이룬 요기들은 이것을 나울리(Nauli)라고 한다.

2-34.

나울리(Nauli)는 활동력이 둔해진 소화의 불을 재연소(再燃燒)시킨다. 따라서 음식의 소화를 촉진하여 항상 상쾌한 느낌을 갖게 한다. 이것은 체질의 부조화로부터 생기는 모든 질병을 없애는 하타-요가의 기본적인 실천수행이다.

카팔라바티(Kaplabhti) – 호흡(呼吸)에 의한 정화법

2-35.

대장간에서의 풀무소리처럼 빠르게 숨을 마시고 토하는 호흡법(呼吸法)

을 카팔라바티(Kaplabhti)라고 하며 이는 점액질(粘液質)의 과잉으로부터 오는 질병을 없앤다.

2-36.

이상의 여섯 가지 정화법들에 의해서 비만(肥滿)과, 점액질의 과잉으로부터 오는 질병들이 해소되며, 이런 방법으로 불결한 분비물 등이 씻어진 후에 호흡(呼吸)을 수련하면 고통 없이 조기(調氣)를 성취한다.

2-37.

일부 요가의 스승들(Acharyas)은 오직 호흡(呼吸)에 의해서만 모든 나디(Nadi)가 정화된다고 하며, 다른 정화법은 인정하지 않는다.

가자-카라니(Gaja-karani) - 코끼리 위장(胃腸) 정화법
2-38.

항문을 조여서 아파나기(氣 : Apana)를 목까지 끌어올려서 위장(胃腸)에 있는 것을 토하는 연습을 단계적으로 하면 나디(Nadi)와 각각의 차크라(Cakras)를 자기(自己)의 통제에 둘 수 있다. 이 방법을 하타-요가(Hatha-yoga)에 능통(能通)한 수행자는 코끼리 위 청소법(Gaja-karani)이라고 한다.

6. 프라나야마(Pranayama : 調氣法)

2-39.

범천(梵天 : Brahma)을 비롯한 다른 신(神)들도 죽음을 두려워하여 호흡의 수련에 전념(專念)했던 것이다. 그러므로 요기(Yogi)는 항상 조기(調氣 : Pranayama)의 실천 수행을 해야만 한다.

*브라흐마(Brahma)는 인도 신화(神話)에서 창조의 역할을 맡는 신이지만 최고 권위를 갖지는 않으며, 유지(維持)의 신 비쉬누(Vishnu)와 재생(再生)을 위한 파괴(破壞)의 역할을 맡는 시바(Siva)신과 삼위일체(三位一體)적인 의미를 갖는다.

2-40.

기운(氣運)이 육체에서 머물러 마음이 동요(動搖)하지 않고 의식이 미간(眉間 : Ajna-cakra)에 집중되어 있는 동안에 어떻게 죽음에 대한 두려움이 있을 것인가?

2-41.

조기(調氣)를 규정대로 수련한 결과 여러 통로(通路 : Nadis)들이 청소되었을 때, 기(氣 : Prana)는 쉽게 중앙을 흐르는 기도(氣道 : Sushumna-nadi)의 입구를 열고서 그 속으로 들어간다.

7. 마논마니(Manonmani)

2-42.

기(Prana)가 중앙에 있는 수슘나(Sushumna)인 기의 통로(氣道)를 따라 흐르게 되면, 마음은 움직이지 않는다. 마음이 움직이지 않는 상태를 마논마니(Manonmani)라 한다.

*마논마니(Manonmani)는 의식의 흐름이 멈추어 텅 비어 있는 진공(眞空 : Sunya)의 상태를 말하는 운마니(Unmani)와 라야(Laya) 등과 동의적(同意的) 표현으로 일종의 무의식적 경지를 뜻한다. 이는 하타-요가(Hatha-yoga)적 수행의 결과로 나타나는 최고의 목표인 삼매(三昧 : Samadhi), 즉 라자-요가(Raja-yoga)이다.

2-43.

이 상태에 도달하기 위하여 여러 가지의 쿰바카(Kumbhaka)를 한다. 이렇게 각기 다른 지식(止息 : Kumbhak)을 행하여 삼매(三昧)를 포함한 여러 가지 초자연적인 능력을 함께 얻을 수 있다.

8. 쿰바카(Kumbhaka)의 종류(種類)

2-44.

쿰바카(Kumbhaka)는 수리야베다나(Suryabhedana), 우자이(Ujjayi), 싯카리 (Sitkari), 시탈리(Shitali), 바스트리카(Bhastrika), 브라마리(Bhramari), 무르차 (Murcha), 프라비니(Plavini) 등의 여덟 가지 종류가 있다.

  *쿰바카(Kumbhaka)는 숨을 멈추는 '지식(止息)'을 뜻하지만 단지 숨을 그치는 것이 아니라 숨을 멈춘 채 자신이 의지하는 곳으로 프라나(Prana), 즉 생기(生氣)를 순환(循環)시키는 프라나야마(Pranayama)와 동일한 의미이다.

2-45.

숨을 들여 마셨을 때 잘란다라-반다(Jalandhara-bandha)로 쿰박(Kumbhak)을 유지(維持)한 후 숨을 토하고, 마신 숨을 모두 내쉰 후에 우디야나-반다 (Uddiyana-bandha)를 행한다.

2-46.

항문을 수축하여 물라-반다(Mula-bandha)를 하고 이어서 목을 수축하여 기 도(氣道)를 잠그는 잘란다라-반다(Jalandhara-bandha)를 한다. 그리고 복부 를 등 쪽으로 수축시키는 우디야나-반다(Uddiyana-bandha)를 한다면, 기 (Prana)는 성스런 중앙의 통로인 브라흐마-나디(Brahma-nadi)인 수슘나 기 도(氣道)에 들어갈 것이다.

2-47.

아파나(Apana : 地氣)를 위로 끌어올리고, 푸라나(Prana : 天氣)를 목 아래로 인도(引導)해야 한다. 이러한 조기(調氣)의 실천 수행을 쌓은 요기(Yogi)는 노화(老化)로부터 해방되어서 16세의 젊음을 갖게 된다.

수리야베다나(Suryabhedana) - 태양(太陽)과의 연결(連結)

2-48~49.

수행자는 편안한 자리 위에서 어느 한 좌법(坐法)을 취하고, 숨을 오른쪽 콧구멍으로 천천히 들여 마셔서 모발과 손톱, 발톱의 끝까지 기(氣)가 들어차도록 숨을 멈추었다가 왼쪽 콧구멍으로 천천히 토해내야 한다.

2-50.

이 최상의 조식(調息)인 수리야베다나(Suryabhedana)는 두뇌를 맑게 하고, 바타성(Vata-dosha) 질병을 없애고, 기생충을 제거한다. 그러므로 반복하여 행하는 것이 좋다.

  *아유르베딕(Aurveedic)에 언급된 바타(Vata) 성질은 바람과 공간(空間)의 기운(氣運) 이다. 신체적 균형은 또 다른 물과 불기운의 피타(Pitta)와 물과 대지(大地)의 카파 (Kapha)가 조화(調和)를 이루고 있을 때는 건강하지만 이 기질(氣質)적 균형(Tridosha)이 깨어졌을 때를 질병으로 보며, 특히 바타(Vata)의 성질이 약화되어 있을 때 각종 감기 부터 천식, 기관지염, 폐의 이상 등을 불러일으키는 원인이 된다고 설명하고 있다.

우자이(Ujjayi) - 승리자(勝利者)

2-51.

입을 다물고, 양쪽 콧구멍으로 천천히 목구멍에서 심장(心腸)에 이르는 느낌으로 소리가 나도록 숨을 마신다.

2-52.

그리고 지식(止息 : Kumbhak)을 한 후에 왼쪽 콧구멍으로만 토해낸다. 이 호흡법(呼吸法)은 목의 담(痰)을 없애고, 소화의 불(火)을 증강시킨다.

2-53.

또한 기도(氣道)와 체액(體液)의 모든 질환과 수종(水腫)을 없앤다. 이 우자이(Ujjayi)라고 불리는 호흡법은 움직이면서도 할 수 있으며, 쉬거나 앉거나 걸을 때도 행할 수 있다.

싯카리(Sitkri) - 치찰음(齒擦音)
2-54.

싯카리(Sitkri)는 입을 열고 맞댄 두 이빨 사이에 혀를 대고, 시- 하는 소리를 내면서 숨을 마신다. 숨을 내쉴 때는 오직 코로 토해야 한다. 이 수행으로 두 번째의 사랑의 신(Kamadeva)이 찾아온다.

  *이는 다시 젊어져서 아름다워진다는 회춘(回春)의 의미로 해석할 수 있다.

2-55.

이것은 여성수행자 그룹에서도 환대(歡待)와 찬미(讚美)를 받고, 소우주인 자기 스스로의 창조와 재생의 가능자가 되어 배고픔, 목마름, 졸림, 피곤함이 생기지 않는다.

2-56.

이로써 모든 질병으로부터 자유로우며 순수하고 완전한 몸이 된다. 진실로 이 수행(修行)을 한다면 지상에서는 요가수행자들의 우두머리가 된다.

시탈리(Shitali) - 냉각(冷却)

2-57.

혀를 말아서 입술 밖으로 내밀고 공기를 빨아들이듯이 마신 후 지식(止息 : Kumbhak)한 후 양쪽의 콧구멍으로 천천히 숨을 내쉰다.

2-58.

이 시탈리(Shitali)라고 하는 지식(止息 : Kumbhak)은 비장(脾臟)의 비대에 따른 질환이나, 체내의 모든 독소를 없앰으로써 열병, 담즙이상, 배고픔, 목마름, 졸림, 피곤함 등을 해소한다.

바스트리카(Bhastrika) - 풀무질

2-59.

두 발을 교차하여 양쪽 허벅지 위에 올려놓고 앉는다. 이 연화좌(蓮華坐 : Padmasana)는 모든 나쁜 요소를 차단할 수 있다.

2-60.

연화좌(蓮華坐)를 취하여 목과 몸을 바르게 한 후 입을 다물고 복부(腹部)에 힘을 주어 숨을 코로 토한다.

2-61.

숨을 토할 때는 공기가 급하게 빠져나가는 소리를 내고 들이마실 때는 가슴에 가득 차는 느낌으로 목구멍에서 머리와 심장부근까지 이르도록 빠르게 숨을 마신다.

2-62.

요가 수행자는 같은 방법으로 숨을 토하고 마시기를 반복(反復)한다. 이는 마치 대장간에서 풀무질을 힘주어서 하는 것과 같다.

2-63.

이렇게 해서 자기의 몸 안에 있는 기(氣)를 의식적으로 회전(回轉)시켜야
한다. 반복된 호흡이 힘들 때는 왼쪽 코를 닫고 오른쪽 콧구멍으로만 숨
을 마신다.

2-64.

그리고 복부에 기(氣)가 가득 차게 되면 빠르게 중지와 인지를 제외한 손
가락으로 꽉 막아 지식(止息 : Kumbhak)한 후 왼쪽 콧구멍으로만 숨을
내쉬어야 한다.

2-65.

이 조기법(調氣法)은 바람(Vata), 담즙(Pitta), 점액(Kapha)의 과잉과 과소의
이상으로 생긴 질병을 없애고 소화의 불을 증가시킨다.

2-66.

이 바스트리카(Bhastrika)는 빠르게 쿤달리니(Kundalini)를 각성시켜서 기도
(氣道)를 정화하고, 몸을 상쾌하게 하는 좋은 영향을 가져온다. 또한 수슘
나·나디(Sushumna-nadi)의 입구를 막은 점액(粘液) 등의 장애물을 제거한다.

2-67.

바스트리카(Bhastrika)라고 불리는 이 쿰바카는 수슘나 기도(氣道) 속에 있
는 완고(頑固)한 3개의 결절(結節)을 파괴하는 것이기 때문에 요기(Yogi)는
특히 수련해야 한다.

　*3개의 결절(結節)은 기운(氣運)이 통하는 길을 방해하는 '덫(Knots)'이라는 의미의

그란티(Granthi)를 말하며, 육체와 이름과 형태의 세계인 배꼽 부근의 브라흐마 (Brahma), 마음과 영적감성의 보전(保全) 매듭인 가슴 부위의 비쉬누(Vishnu), 그리고 사고(思考), 인식(認識), 이성(理性)의 세계와 관계하는 미간 부위의 루드라(Rudra) 그란 티(Granthi)가 있다. 그리고 이 결절은 요가 수행자가 쿤달리니(Kundalini)를 각성시키고 육체적 기운을 상승시켜 이러한 매듭의 장소들을 부수어 초월의 차원으로 가기 위해 수행의 3개 관문(關門)으로 이해할 수 있다.

브라마리(Bhramari) - 벌(蜂)소리

2-68.

브라마리(Bhramari)는 수벌의 날개에서 나는 소리와 같이 큰 소리로 빠르 게 숨을 들여 마시고, 암벌의 날개에서 나는 소리와 같이 작은 음(音)이 나도록 천천히 숨을 내쉰다. 이러한 수련을 할 때 요가 달인(達人)들의 마음은 여러 종류의 황홀한 상태에 이른다.

무르차(Murcha) - 백조(白鳥)

2-69.

양쪽의 콧구멍으로 숨을 가슴 가득 들이마신 후, 매우 강하게 잘란다라- 반다(Jalandhara-bandha)를 한 다음 천천히 숨을 내쉰다. 이 무르차(Murcha) 라고 하는 깊은 호흡법은 마음을 고요하고 편안하게 한다.

프라비니(Plavini) - 부상(浮上)

2-70.

몸속을 순환하는 기(氣)를 복부에 가득 채우는 것으로, 깊은 물에서도 마 치 연잎처럼 쉽게 떠있을 수 있다.

9. 조기(調氣)와 지식(止息)의 종류

2-71.

조기법(調氣法)에는 마시는 숨 푸라카(Prakha), 토하는 숨인 레차카 (Rechaka), 멈추어 진 숨 쿰바카(Kumbhaka) 세 종류로 나뉘고 그중 쿰바카 는 다시 사히타(Sahita)와 케발라(Kevala)의 두 종류가 있다.

사히타-쿰바카(Sahita-kumbhaka)
2-72.

케발라(Kevala)에 성공할 때까지는 사히타(Sahita) 쿰바카를 계속해야 한다. 사히타-쿰바카(Sahita-kumbhaka)는 육체에 기(氣)를 보유(保有)할 수 있도록 마시고 토하는 숨이 자유로워진 때이다.

케발라-쿰바카(Kevala-kumbhaka)
2-73.

마시고 토하는 숨이 자유로운 상태의 지식(止息)을 이루는 케발라-쿰바카 (Kevala-kumbhaka)야말로 진정한 조기(調氣)라 부를 것이다.

2-74.

케발라-쿰바카(Kevala-kumbhaka)로 자유로이 기(氣)의 조절이 가능한 수행 자가 삼계(三界)에서 얻지 못하는 것은 없다.

2-75.

쿰바카(Kumbhaka)에 의하여 쿤달리니(Kundalini)가 각성되고 이에 따라서 중앙의 기도(氣道 : Sushumna-nadi)에 장애들이 사라지면 하타-요가(Hatha-yoga)의 완성되어 라자-요가(Raja-yoga)의 단계에 도달한다. 그것은 의심의 여지가 없다.

10. 라자-요가(Raja-yoga)의 성취를 이끌기 위한 하타-요가(Hatha-yoga)

2-76.

하타-요가(Hatha-yoga)의 완성이 없이 라자-요가에 이르지 못하며, 라자-요가(Raja-yoga)가 없는 하타-요가도 없다. 그러므로 요가의 성취를 위하여 이 두 가지를 바르게 수행(修行)해야만 한다.

2-77.

쿰바카(Kumbhaka)에 의한 지식(止息)의 상태에서는 마음을 모든 대상(對象)으로부터 떼어놓을 수 있다. 이와 같은 수행의 방법에 의해서 라자-요가(Raja-yoga)의 단계에 도달할 수 있다.

2-78.

하타-요가(Hatha-yoga)적 수행을 통한 완성의 표시는 몸이 가벼워지고, 얼굴이 광채가 나며, 미묘한 음(音 : Nada)이 분명히 들린다. 두 눈은 맑아지며, 질병이 없어지고, 정액(精液 : Bindu)의 조절이 가능해진다. 또한 활발한 소화의 불(火)과, 기도(氣道 : Nadis)가 순수하게 정화된다.

사하자난다(Shajananda)로부터 제시(提示)되어 스와트마라마-요긴드라(Svatmarama-yogidra)를 통해 설명된 하타프라디피카(Hathapradipika)의 두 번째 장(章)인 '호흡(呼吸)을 통한 운기법(運氣法 : Pranayama)'을 마친다.

제 3 장

◆ TRTIYOPADESAH ◆

무드라(Mudra)와 반다(Bandha)

1. 서문(序文)

3-1.

산과 숲, 대지(大地)의 모든 것을 유지하게 하는 용신(龍神 : Shesanaga)처럼, 모든 요가의 실천수행을 가능하게 하는 힘은 쿤달리니(Kundalini)이다.

3-2.

스승의 은총에 의하여 잠자고 있던 쿤달리니(Kundalini)가 눈을 떴을 때는 모든 연꽃(Cakras)들과 결절(結節 : Granthis)들이 열리게 된다.

3-3.

그러면 중앙의 기도(氣道 : Sushumna-nadi)는 막힘이 없이 넓어져 프라나(Prana)를 순환시킨다. 이때의 마음은 대상으로부터 해방되고, 죽음의 시간으로부터 초월한다.

3-4.

수슘나(Sushumna), 순야파다비(Sunyapadavi), 슈마샤나(Shmasana), 브라흐마

242   요가비전

란드라(Brahmarandra), 마하파타(Mahapatha), 샴바비(Shambhavi), 마드야마르가(Madhyamarga)등은 모두 같은 의미를 가진다.

*순야파다비(Sunyapadavi : 허공의 길), 슈마샤나(Shmasana : 잠든 곳), 브라흐마란드라(Brahmarandra : 창조의 영역(領域), 마하파타(Mahapatha : 위대한 길), 샴바비(Shambhavi : 초월(超越)의 주(主), 마드야마르가(Madhyamarga : 중앙의 길)

3-5.

그러므로 수슘나(Sushumna) 기도의 입구에서 잠자고 있는 여신(女神) 쿤달리니-샥티(Kundalini-sakti)를 깨우기 위하여 수행자는 각종 무드라(Mudras)의 수련을 하지 않으면 안 된다.

2. 결인(結印 : Mudras)

3-6.

케차리(Khecari), 우디야나(Uddiyana), 비파리타카라니(Viparitakarani), 마하-무드라(Maha-mudra), 마하-반다(Maha-bandha), 마하-베다(Maha-vedha), 물라-반다(Mula-bandha), 잘란다라-반다(Jalandhara-bandha), 바즈롤리(Vajroli), 샥티찰라나(Saktichalana).

3-7.

이상 10개의 무드라(Mudras)는 요가를 최초로 제시한 스승 아디나타(Adhinatha)께서 설(說)하신 신성한 행법(行法)으로 이 수행을 통해서 늙음과 죽음을 극복하는 8가지의 초자연력(超自然力)을 가져온다.

*아디나타(Adhinatha)는 요가를 최초로 제시한 안내자이고 스승(Guru)인 시바(Siva) 신(神)을 지칭한다.

3-8.

무드라(Mudra)는 모든 요가 수행자들이 애호하는 작법(作法)이지만, 신(神 : Deva)들조차 이 행법을 쉽게 통달할 수는 없다.

3-9.

그러므로 이 행법은 보석 상자처럼 감춰야 하며, 인연이 닿지 않는 누구에게도 함부로 발설해서는 안 된다.

마하–무드라(Maha–mudra : 위대한 결인(結印)

3-10.

마하-무드라(Maha-mudra)는 왼쪽 발뒤꿈치로 회음부(會陰部)를 압박하고, 오른발을 앞으로 펴서 그 발을 두 손으로 꽉 잡는다.

3-11.

그리고 목 부분에서 숨을 멈추어 잘란다라-반다(Jalandhara-bandha)를 하고, 물라-반다(Mula-bandha)로써 기(氣)를 위로 끌어올린다. 그러면 마치 회초리를 맞은 뱀처럼 꼿꼿하게 일어선다.

3-12.

쿤달리니(Kundalini)라고 하는 샥티(Sakti)가 똑바로 일어나면 두 개의 기도(氣道)인 이다(Ida), 핑갈라(Pingala)에는 죽음의 상태가 온다.

　*죽음의 상태란, 활동력을 잃은 음기운의 통로인 이다(Ida)와 양의 기운이 흐르는 통로 핑갈라(Pingala) 나디(Nadi)를 의미하며, 그렇게 되면 모든 기운은 중앙의 기도(氣道)인 수슘나(Sushumna)로만 통한다.

3-13.

그리고 매우 천천히 기(氣)를 내보낸다. 결코 급하거나 거칠게 해서는 안된다. 이상은 위대한 성취자들(Siddhas)에 의해서 설명된 마하-무드라(Maha-mudra)이다.

3-14.

무지(無知 : Avidya), 자아의식(Ahamkarma)으로부터 생겨나는 번뇌(Klesha)와 근심, 결점, 죽음에 대한 두려움 등은 이 수행의 결과로 소멸된다. 훌륭한 현자들은 이 행법(行法)을 위대한 결인(結印), 마하-무드라(Maha-mudra)라고 한다.

3-15.

왼쪽을 행한 후, 오른쪽을 행하며 양쪽의 횟수를 똑같이 하여 멈춘다.

3-16.

이 행법(行法)에 숙달되면 음식의 구별이 필요 없게 되어 맛이 있거나 없는 것 모두를 소화시킬 수 있으며, 무서운 독물(毒物)이라도 마시면 감로(甘露)와 같이 소화된다.

3-17.

이 마하-무드라(Maha-mudra)를 수련한 사람에게는 결핵, 피부병, 변비, 복통, 소화불량 등을 비롯한 많은 질환들이 없어진다.

3-18.

이와 같이 마하-무드라(Maha-mudra)가 사람들에게 위대한 초능력을 준다는 것은 앞에서 서술하였다. 이 행법은 비밀스럽게 지켜져야 하며, 자격

이 없는 사람에게 결코 전수(傳授)해서는 안 된다

마하-반다(Maha-bandha : 위대(偉大)한 수축(收縮)

3-19.

회음부(會陰部)밑에 왼쪽 발뒤꿈치를 붙인다. 오른발은 왼쪽 허벅지 위에 놓는다.

3-20.

숨을 깊이 들이마신 다음, 턱을 가슴 쪽으로 바짝 끌어 당겨 붙여서 잘란 다라-반다(Jalandhara-bandha)를 하고, 항문(肛門) 주위의 기(氣 : Kundalini-sakti)를 물라-반다(Mula-bandha)로써 당겨 죄고, 의식을 미간(眉間 : Ajna-cakra)에 집중한다.

3-21.

가능한 한 오랫동안 기(氣)를 멈추고 나서 천천히 내보낸다. 왼쪽을 행하고 나서 오른쪽을 한다.

3-22.

마하-반다에 대하여 일부 수행자들의 다른 견해(見解)도 있다. 그것은 목의 반다(Jalandhara-bandha)를 꼭 해야 하는 것은 아니며, 혀를 위쪽의 잇몸에 대는 지후바니-반다(Jihuvani-bandha)가 좋다고 하는 것이다.

3-23.

이 마하-반다는 모든 기도(氣道)에서 프라나(Prana)가 상승하는 것을 억제한다. 이는 위대한 초능력(超能力)을 가져온다.

3-24.

죽음의 포승(捕繩)을 벗기는 적합한 수행법(修行法)인 이 마하-반다
(Maha-bandha)는 이다(Ida)와 핑갈라(Pingala)를 중앙의 수슘나(Sushumna) 나
디(Nadi)에 합류시키고, 마음은 미간(眉間)에 있는 시바(Siva) 신(神)의 자리
(Ajna-cakra)에 집중시킨다.

마하베다-무드라(Mahavedha-mudra : 위대한 태양(太陽)과의 결인(結印)

3-25.

아름다운 여인도 남편이 없이는 자식을 낳을 수 없는 것처럼, 앞에서 설명
한 마하-무드라(Maha-mudra)와 마하-반다(Maha-bandha)는 마하-베다(Maha-
vedha)의 수행법이 없이는 결과를 얻을 수 없다.

3-26.

수행자는 마하-반다(Maha-bandha)와 같은 좌법(座法)을 취하고, 정신을 통
일하여 숨을 들여 마신 후에 잘란다라-반다(Jalandhara-bandha)를 하고 지식
(止息 : Kumbhak)하여 모든 기(氣 : Prana)가 움직이는 것을 멈추게 한다.

3-27.

두 손을 가지런히 하여 바닥에 붙이고, 회음부에 붙여둔 왼발의 뒤꿈치를
엉덩이와 함께 바닥으로부터 들어올리고 다시 천천히 바닥에 댄다. 그렇
게 하면 기(氣 : Prana)가 2개의 기도(氣道)인 이다(Ida)와 핑갈라(Pingala)를
떠나서 중앙의 기도(氣道 : Sushumna-nadi)로 강하게 흘러 들어간다.

3-28.

이때 3개의 기도(氣道)의 흐름은 하나가 되어 흐른다. 이것이야말로 참된
불사(不死)의 원인이 된다. 숨이 멈추어 죽은 사람과 같은 상태가 되면

천천히 숨을 내쉰다.

3-29.

이 마하베다-무드라(Mahavedha-mudra)의 수련은 요가 수행자에게 큰 영력(靈力)을 가져온다. 노인(老人)의 주름과 백발과 떨림을 없애기 때문에, 고래(古來)로부터 탁월한 요가행자들이 이 행법을 수련한 것이다.

세 가지 무드라(Mudras)의 효과(效果)
3-30.

이 3개의 무드라(Mudras)는 큰 비밀의 의식으로써 늙음과 죽음을 없애고 소화의 불을 지피며, 몸을 축소하여 작게 하는 아니마(Anima) 등의 성취(成就 : Siddhi)를 가져온다.

3-31.

이 수행은 매일 세 시간마다 여덟 번씩 행한다. 이로써 악습(惡習)에서 벗어나 완전함에 이르게 한다. 따라서 무드라(Mudras)의 수습(修習)은 요가 수행의 깊이를 더하게 하는 매우 중요한 의미로 수행자가 항상 실천해야 하는 중요한 수행이다.

케차리-무드라(Khecari-mudra : 허공(虛空)의 결인(結印)
3-32.

혀를 뒤집어서 연구개(軟口蓋)의 구멍에 넣고, 시선은 미간(眉間)에 고정시킨다. 이것이 케차리-무드라(Khecari-mudra)이다.

3-33.

혀의 아랫부분에 있는 힘줄을 끊고, 혀를 두 손가락으로 끼워서 좌우로

혼들어서 움직이고, 소젖을 짜내듯이 혀를 끌어내는 등의 방법으로 혀를 점차 길게 내밀어서 마침내는 혀가 미간(眉間)에 닿을 정도가 된다면, 케차리-무드라(Khecari-mudra)는 완전히 성공한 것이다.

3-34.

풀잎처럼 대단히 날카롭고 광택이 있으며, 또한 청결한 칼날로 혀의 아래쪽 힘줄을 머리카락 굵기 정도 잘라낸다.

3-35.

그리고 암염(巖鹽)과 심황(深黃 : Turmeric)을 혼합한 분말(粉末)을 바르고 일주일이 지나면 또다시 머리카락 굵기 정도로 자른다.

*심황(Turmeric)은 나무의 뿌리로 만든 노란색의 가루이며, 불의 제사(祭祀 : Puja)에 쓰이고, 약재와 음식물 등에 첨가하는 중요한 재료이다.

3-36.

이와 같은 방법으로 6개월간 쉬지 않고 규칙적으로 계속한다. 6개월이 되면 혀 아래 뿌리 쪽의 엷은 띠는 없어진다.

3-37.

그러면 혀를 구부려서 이다(Ida)와 핑갈라(Pingala) 수슘나(Sushumna) 등 3개의 기도(氣道)가 합류하는 목구멍에서 이 기(氣)의 통제를 이룰 수 있다. 일명 미묘(微妙)한 공간의 결인(結印)인 케차리-무드라(Khecari-mudra)와 비요마-차크라(Vyoma-cakra)라고 불리는 장소에 이르게 할 수 있다.

3-38.

만약 혀를 위로 들어올린 상태로 반 시간(Ksana) 동안 있을 수 있다면,

모든 독소(毒素)로부터 해방되고, 병과 죽음과 늙음을 피할 수 있게 된다.

3-39.

이 케차리-무드라를 터득한 사람에게는 이미 질병, 죽음, 우둔함, 잠, 배고 픔, 목마름, 피곤함이란 없다.

3-40.

이 케차리-무드라를 터득한 사람은 질병의 고통 없이 업(業 : Karma)에 의해 물들지 않으며 죽음에 구애됨 또한 없다.

3-41.

이 무드라(Mudra)는 혀가 허공속에서 움직이고, 그에 따라서 마음도 하늘 을 따라 움직인다. 그래서 요기(Yogi)들은 이 무드라를 케차리(Khecari)라 고 이름 붙였다.

*'케(Kha)'는 허공, 하늘. '차리(Cari)'는 움직임을 의미하며, 혀가 연구개(軟口蓋)의 혈 (穴)에 들어가고 마음이 안정되어 허공(虛空)으로 향하는 것을 뜻한다.

3-42.

만약 요가 수행자가 케차리-무드라(Khecari-mudra)의 행법(行法)에 의해서 입천장 위쪽에 있는 구멍(穴)을 막을 수 있다면, 그는 젊은 여인과 포용한 다 할지라도 정액(Bindu)을 잃어버리는 일은 없다.

3-43.

만약 정액(精液)이 흘러 회음부에 이른다 해도 요니-무드라(Yoni-mudra)에 의해서 다시 되돌아간다.

3-44.

요가에 통달(通達)한 사람이 혀를 연구개(軟口蓋) 위쪽에 넣어 소마(Soma)를 마신다면, 보름 동안에 죽음을 극복할 수 있다.

*소마(Soma)란 달(月)로부터 떨어지는 감로(甘露), 또는 불사주(不死酒)로서 인도신화에서는 신격화(神格化)되어 있고 신(神)들은 이 감로를 매일 마시므로 죽지 않는다고 한다. 요가 생리학에서는 인체를 소우주로 보며 척추(脊椎)는 수미산으로 상징된다. 육체에도 달과 태양이 있어 달은 연구개(軟口蓋) 위쪽에, 태양은 복부(Manipra-cakra)에 있다고 본다. 감로(甘露)는 달로부터 떨어진다. 이 감로(甘露 : Soma)가 흘러내리면 배꼽 주위에 있는 태양이 삼켜버려서 인간은 늙고 죽는다. 그러나 달의 구멍을 막으면 감로(甘露 : Soma)가 흘러나오지 않아서 육체는 노쇠(老衰)를 극복한다는 것이다. 생리학적으로 소마(Soma)는 뇌하수체 호르몬이나 송과샘을 의미하고, 태양은 소화기계의 분비물들을 의미하는 듯하다.

3-45.

매일 달(月)의 감로(甘露)로 몸을 채운 요가 수행자의 몸은 비록 독사(毒死)에 물린다고 해도 독이 몸속으로 퍼지지 않는다.

3-46.

등불은 심지와 기름이 따로 떨어져 있을 수 없듯이 영혼은 몸이 소마(Soma)로 채워져 있는 한 몸을 떠나지 않는다.

3-47.

항상 쇠고기(Gomamsa)를 먹고, 아마라(Amaravaruni) 주(酒)를 마시는 것을 나는 귀한 유산(遺産)이라고 생각한다. 그렇지 않은 사람은 이 유산을 낭비하는 사람이다.

*아마라(Amaravaruni) 주(酒)는 불사(不死)의 감로수를 의미한다.

3-48.

앞에서 말한 소(Gomamsa)란 혀(舌)를 나타낸다. 이 혀를 연구개의 구멍 속에 넣는 것을 '신성한 고기를 먹는다'라고 표현한 것이다. 이것은 대죄(大罪)를 씻어 버림을 뜻한다.

3-49.

아마라(Amaravaruni) 주(酒)는 혀를 연구개(軟口蓋)에 밀어 넣을 때 생기는 열에 의해서 달(月)로부터 흘러나오는 액체이다.

3-50.

만약 혀를 계속해서 연구개(軟口蓋) 위쪽의 혈(穴)에 대고 있으면 시고, 짜고, 맵고, 그리고 우유, 꿀, 버터의 맛과 유사한 감로(甘露)가 분비된다. 그렇게 되면 질병이 없어지고, 노화(老化)는 멈추며, 위험을 벗어나 여덟 가지의 영력(靈力)을 얻어 선녀(仙女)까지도 자기 주위로 끌어올 수 있다.

3-51.

연구개(軟口蓋) 위쪽의 구멍(穴)을 혀로 막아서 감로(甘露)가 16개의 꽃잎을 가진 연꽃(蓮花)으로 흐르게 하면 파람샥티(Paramsakti)가 각성(覺醒)된다. 이 순수한 감로(甘露 : Soma)를 마신다면 연줄기와 같이 부드럽고 아름다운 몸이 되어 모든 질병들로부터 자유롭고 장수(長壽)할 수 있다.

*16개의 꽃잎을 가진 연꽃(蓮花)은 인후(咽喉) 부위(部位)의 중앙에 있는 비슈다-차크라(Vishudha-cakra)를 말하며, *파람샥티(Paramsakti)는 우주의 근원적인 생명력(生命力)이라는 의미로서 항문(肛門) 주변, 회음부(會陰部), 또는 꼬리뼈 주위에 잠들어 있는 쿤달리니-샥티(Kundalini-sakti)를 뜻한다.

3-52.

척추(Sushumna)의 정상에 감로(甘露 : Soma)를 저장하는 동굴이 있고 그 속에 아트만(Atman)이 있다고 현자(賢者)는 말한다. 그곳은 여러 기(氣)가 흐르는 관(管)의 통로이다. 그곳에 있는 달(月)로부터 몸의 정분(情分)인 감로(甘露)가 흘러나오기 때문에 그것으로 인하여 인간에게는 죽음이 있다. 그러므로 이 탁월한 행법(行法)을 수련해야만 하며, 이외의 방법들로 는 육체의 완전함을 얻기 힘들다.

3-53.

이 혈(穴)은 5가지 기(氣)의 흐름이 합류(合流)하는 곳으로 참된 지혜를 가져온다. 이 통로가 정화되었을 때에 케차리-무드라(Khecari-mudra)는 안정된다.

3-54.

'옴(Om)'은 천지창조의 유일한 최고의 종자(種子:Bija)이며, 케차리(Khecari)는 유일한 최고의 무드라(Mudra), 자주독립의 아트만(Atman)은 유일한 최고의 신(神), 그리고 마논마니(Manonmani) 삼매(三昧)는 유일한 최고의 영적(靈的)인 경지이다.

3. 수축(收縮 : Bandhas)

우디야나-반다(Uddiyana-bandha : 복부(腹部)의 수축(收縮)

3-55.

프라나(Prana)는 이 반다(Bandha)에 묶여서 수슘나 나디(Nadi)를 타고 솟아 오르기 때문에, 요가행자들은 우디야나(Uddiyana)라고 한다.

3-56.

우디야나-반다(Uddiyana-bandha)는 기(氣 : Prana)를 순환시키는 수행(修行)을 통해서 샥티(Sakti)가 위로 솟구쳐 오르기 때문에 솟거나 날아오르는 반다(Bandha)로 불린다.

3-57.

배꼽 아래에서 위(胃)에 이르기까지 복부(腹部)를 수축한다. 이 우디야나-반다(Uddiyana-bandha)는 죽음의 코끼리(象)를 내쫓는 사자(獅子)와 같다.

3-58.

스승(Guru)의 가르침에 따라서 우디야나-반다(Uddiyana-bandha)를 끊임없이 수행하여 자연스러운 상태로 만들면 노인이 되어서도 젊음을 유지한다.

3-59.

배꼽을 포함한 복부(腹部)를 뒤쪽으로 힘을 주어 수축시킨다. 이 반다(Bandha)를 6개월 동안 끊임없이 수행한다면 죽음을 극복하는 것은 의심의 여지가 없다.

3-60.

우디야나-반다는 모든 반다(Bandhas)들 중에서 최고의 반다이다. 이 수행을 자연스럽게 이루게 될 때 해탈(解脫)은 저절로 온다.

물라-반다(Mula-bandha : 항문(肛門)의 수축(收縮)
3-61.

발꿈치로 회음부를 눌러서 항문을 수축하고, 아파나(Apana)기(氣)를 위로 끌어올린다. 이 행법(行法)을 물라-반다(Mula-bandha)라고 한다.

3-62.

항문을 수축해서 언제나 하강(下降)하는 성향(性向)이 있는 아파나(Apana) 기(氣)를 힘 있게 상승(上昇)시킨다. 이것이 요가수행자들이 말하는 물라-반다(Mula-bandha)라고 하는 것이다.

3-63.

발뒤꿈치로 항문을 누른 채 아파나(Apana)가 중앙의 기도(氣道 : Sushumna-nadi)를 타고 오르도록 호흡기관을 조절하여 생명의 기운을 상승(上昇)시킨다.

3-64.

프라나(Prana)와 아파나(Apana), 나다(Nada)와 빈두(Bindu)는 이 물라-반다 (Mula-bandha)의 수행을 통해 합일되어 요가의 완성을 가져온다. 이것에 관해서는 의심의 여지가 없다.

　*나다(Nada)는 심장에서 나는 미묘(微妙)한 소리이고, *빈두(Bindu)는 정액(精液)을 의미하거나 신성(神聖)한 성음(聖音)인 '옴(Om)'의 상징적 글자 맨 위에 있는 정점(頂点)이다. 프라나(Prana)와 아파나(Apana)가 이 물라-반다(Mula-bandha)에 의해 수슘나 (Sushumna)에서 합일(合一)을 이루었을 때 심장(Anahatha-cakra)으로부터 미묘한 소리 (Nada)가 난다. 다시 아파나와 프라나는 이 나다와 하나가 되어 위로 상승(上昇)하고, 나다와 빈두는 합일을 이루어 머릿속으로 들어간다. 이때를 요가의 완성이라 말한다.

3-65.

평소 물라-반다(Mula-bandha)를 수행하여 아파나(Apana)와 프라나(Prana)의 합일이 이루어지면 대소변이 감소되고, 나이가 들어도 젊음을 유지한다.

3-66.

아파나(Apana) 기(氣)가 위로 오르기 시작해서 마니푸라-차크라(Manipura-cakra)에 도달하면, 그곳은 아파나(Apana) 기(氣)에 의하여 불꽃처럼 타오른다.

3-67.

그리하여 아파나(Apana)는 본래 뜨거운 프라나(Prana)의 기운과 합류(合流)한다. 그 결과 체내에 생긴 불은 강렬하게 타오른다.

3-68.

잠자고 있던 쿤달리니(Kundalini)가 이 불꽃에 의해 각성(覺醒)되고 뜨겁게 달구어져 막대기처럼 꼿꼿하게 일어선다.

3-69.

그리고 나서 쿤달리니는 성스러운 통로인 중앙의 기도(氣道 : Sushumna-nadi)에 진입한다. 그러므로 요가수행자는 언제나 물라-반다(Mula-bandha)를 수행해야만 한다.

잘란다라-반다(Jalandhara-bandha : 목의 수축(收縮)
3-70.

목을 당겨 조이고 턱을 가슴 쪽으로 끌어내려서 붙인다. 이 행법(行法)을 잘란다라-반다(Jalandhara-bandha)라고 부른다. 이는 늙음과 죽음을 극복한다.

3-71.

이 잘란다라-반다는 목의 기도(氣道)를 조여 위에서부터 흘러내리는 감로

(甘露)를 막는다. 이것은 목의 여러 질병을 없앤다.

3-72.

잘란다라-반다는 목의 수축(收縮)을 특색으로 하는 것으로, 이것을 행할 때 달(月)의 감로(甘露)는 소화의 불(火) 속으로 떨어지지 않는다. 또한 기(氣)를 흐트러뜨리지 않게 한다.

3-73.

목을 수축하여 16개의 꽃잎(Adhhras)을 가진 비슈다-차크라(Visudha-cakra)의 개화(開花)를 위해 이다(Ida)와 핑갈라(Pingala) 이 두 가지 기(氣)의 흐름을 완전히 차단해야 한다.

3-74.

항문을 수축(收縮)하여 우디야나(Uddiyana)를 하고, 잘란다라(Jalandhara)로 이다(Ida)와 핑갈라(Pingala) 두 기(氣)의 통로를 막아 제어함으로써 기(氣 : Prana)를 수슘나(Sushumna) 기도(氣道)로 인도한다.

3-75.

오직 이 실천수행에 의해서 기(氣)는 부동(不動)의 라야(Laya)의 상태에 도달한다. 이때에는 죽음도, 늙음도, 병도 없다.

3-76.

우디야나(Uddiyana), 물라(Mula), 잘란다라(Jalandhara) 이 세 가지 반다(Bandhas)들은 위대한 요가 성취자들이 행한 것 중에서 최고의 반다(Bandhas)들로 하타-요가(Hatha-yoga)와 탄트라(Tantra) 수행법의 완성(完成 : Sadanas)을 가져온다고 모든 요가수행자들에게 알려져 왔다.

비파리타카라니(Viparitakarani : 역전(逆轉)의 결인(結印))

3-77.

신성(神聖)한 모습을 한 달(月)로부터 흘러나오는 특별한 감로(甘露 : Soma)를 태양(Manipra-cakra)이 모두 마셔버린다. 그 때문에 육체는 늙게 되는 것이다.

3-78.

이 특별한 수행(修行)은 배꼽으로 흘러내려서 열려진 태양에 흡수되는 감로(甘露)를 보존할 수 있다. 그러나 이 행법(行法)은 스승(Guru)의 지도에 의해서만 터득될 수 있는 것으로 백만 번의 토론을 할지라도 무익(無益)하다.

3-79.

배꼽이 위에 있고, 입천장이 아래로 오는 자세를 취할 때, 태양(太陽)은 위쪽에 위치하게 되고 달(月)은 아래에 있게 된다. 이것은 몸을 역전시키는 비파리타카라니(Viparitakarani)로 불린다. 이 무드라(Mudra)는 스승(Guru)의 직접 가르침으로 배우지 않으면 안 된다.

　*태양(太陽)은 마니프라-차크라(Manipra-cakra), *달(月)은 감로(甘露)인 소마(Soma)를 의미(意味)한다.

3-80.

이 수행을 매일 하게 되면 음식물을 소화시키는 불이 증대된다. 그러므로 이 무드라(Mudra)를 수행하는 요기(Yogi)에게는 풍부한 음식물이 제공되어야 한다. 만약 음식들이 부족하다면 소화의 불(火)이 한 순간에 그의 몸을 뜨겁게 달구어 버릴 것이다.

3-81.

처음에는 머리를 아래로 하고 발을 위로 세우는 자세를 잠깐 동안만 유지하고 날마다 조금씩 늘려나가야 한다.

3-82.

이 수행(修行)을 통하여 6개월 후에는 주름과 백발(白髮)이 없어진다. 매일 1야마(Yama : 3시간)씩 이 무드라(Mudra)를 수습(修習)한다면 죽음을 극복할 것이다.

4. 음양합일(陰陽合一)의 결인(結印 : Mudras)

바즈롤리(Vajroli : 금강(金剛)의 감로(甘露)

3-83.

바즈롤리(Vajroli)를 잘 체득(體得)한 요가수행자는 전통적인 요가의 계율을 반드시 지키지 않는다 해도 성취를 이룰 수 있다.

3-84.

이 수행법을 익히기 위해서는 어려운 필요조건이 있으며, 수행을 도와줄 수 있는 여성 요가수행자(Yogini)가 필요하다.

*바즈롤리-무드라(Vajroli-mudra)의 수행은 근원적으로 다른 기운을 가진 양성(兩性)이 함께 하는 수행법으로서 서로의 기운을 합일하는 하타요가의 모태(母胎)인 탄트라(Tantra)의 신비적이고 비밀스런 방법이다. 따라서 일반적으로 해당하는 내용이 아니라 육체적인 기(氣)의 각성을 이룬 수행자가 행할 수 있는 것이며, 스승(Guru)의 지도에 의해 가능함을 분명하게 서술하고 있다. 탄트라에서는 비밀스런 행법을 알고 있는 제3의 스승이라 불리는 요기니(Yogini)의 직접적인 전수(傳授)에 의하여 가능한 실천 행법이다. 이와 비슷한 내용이 담긴 사랑의 경전(Kama-sutra)에서도 생명의 근원적 기

운이 사라지지 않도록 정액의 보존을 반복하여 강조한다.

3-85.

사정(射精) 후 천천히 다시 정액(精液)을 빨아올리는 것을 수련해야 한다. 남성은 물론 여성도 바즈롤리(Vajroli)에 숙달(熟達)할 수가 있다.

3-86.

그러기 위해서는 규정된 관(管)을 음경(陰莖)에 조심스럽게 집어넣고 숨을 불어넣어 금강(金剛)의 구근(球根 : Vajra-kanda)에까지 이르도록 해야 한다.

3-87.

이 수행법(修行法)에 의해서 요기니(Yogini)의 몸속으로 들어가 흩어진 정액(Bindu)을 다시 끌어올릴 수 있다. 만약 사정(射精)을 했다 할지라도 정액(精液)을 다시 회수(回收)해서 정기(精氣)를 보존해야만 한다.

3-88.

그리하여 요가의 이러한 도(道)를 터득한 사람은 정액을 보전(保全)하여 죽음을 극복한다. 정액을 방출(放出)함으로써 빠른 죽음이 오고, 정액(精液)을 보전함으로써 장수(長壽)할 수 있다.

3-89.

정액(精液)을 보전하면 요가 수행자의 몸에서는 향기로운 냄새가 생긴다. 정액이 체내에 완전하게 보존된다면 죽음에 대한 두려움은 없다.

3-90.

인간의 정액은 마음에 의존하고, 생명은 정액에 의존한다. 그러므로 정액과 마음의 보존에 노력해야 한다.

3-91.

여성의 분비물(Rajas)에서 끌어올려진 정액(Bindu)의 보존(保存)으로 요가를 이해하며 그 수행은 완성된다.

사하졸리(Sahjoli : 공생(共生)의 감로(甘露)

3-92.

사하졸리(Sahjoli)와 아마롤리(Amaroli)는 바즈롤리(Vajroli)의 다른 종류이다. 쇠똥을 태워서 만든 재를 물에 혼합(混合)한다. 바즈롤리(Vajroli)의 행법을 마친 남녀는 편안한 자세에서 그 혼합한 물을 자신들의 몸에 발라야 한다.

3-93.

이 행법(行法)을 사하졸리(Sahjoli)라고 하며, 요가 수행자들에게 완성의 길을 제시한다. 이 요가의 수행법은 남녀 공히 최고의 조화로운 효과를 가져온다.

3-94.

이 요가의 방법은 행위가 바르고 실체(實體)에 대한 통찰력으로서 진리(眞理)를 찾고자 하는 노력의 의지가 강한 수행자가 성취하는 길이다. 진실하지 못하고 이기적인 사람들은 결코 성취를 이룰 수 없다.

　*실체(實體)에 대한 통찰력이란 사실과 진실에 근거(根據)를 둔 깊은 신념(信念)을 의미한다.

아마롤리(Amaroli : 불멸(不滅)의 감로(甘露)

3-95.

카팔리카(Kapalika)의 비전(秘傳)에 따라서 소변(小便)을 마신다. 처음은 담즙(膽汁)을 증가시키므로 버리고, 마지막의 것은 정분(精分)이 부족하므로 버리고 중간 부분을 마신다.

   *카팔리카(Kapalika)는 요가의 성취를 이룬 싯다(Siddha)의 한사람.

3-96.

연구개(軟口蓋)를 통해 흡수한 감로(Soma)를 매일 마시고, 바즈롤리(Vajroli)를 수행하는 것은 최상의 아마롤리(Amaroli) 행법(行法)이다.

3-97.

아마롤리의 수행에 의해서 유출된 감로(甘露)는 쇠똥을 태운 재와 혼합하여 상반신에 발라야 한다. 이 수행을 쌓은 요기(Yogi)는 신성한 통찰력을 발전시킨다.

여성(女性) 요가 수행자(修行者 : Yogini)

3-98.

만약 남성의 정액(Bindu)과 자신의 분비물(Rajas)을 보존시키는 바즈롤리(Vajroli)의 수행법을 터득한 여성은 요기니(Yogini)이다.

3-99.

바즈롤리(Vajroli)에 의해 그녀의 라자스(Rajas)가 조금도 손실되지 않는다면, 의심의 여지없이 그녀의 몸속에서 나다(Nada)는 빈두(Bindu)와 하나가 된다.

   *이 구절은 모호한 이중적인 의미를 암시하고 있다. 한 가지는 남녀의 성적(性的)

행위로부터 분비된 애액(愛液)을 보존하라는 의미이고, 다른 한 가지는 성행위(性行爲)에 그치지 않고 지고(至高)의 환희심의 계발(啓發)을 의미하고 있는 것이다. 나다(Nada)와 빈두(Bindu)의 합일(合一)은 생명의 미세한 진동음(振動音)이 빛으로 전환되어 초월의식으로 이끌어감을 내포하고 있다. 빈두(Bindu)는 정액, 씨앗, 소리와 빛의 정점(頂点)을 뜻한다.

3-100.

바즈롤리(Vajroli)의 수행에 의해서 남성의 정액(Bindu)과 여성의 분비액(Rajas)은 하나가 되어 최고의 성취로 이끌어 간다.

3-101.

그녀가 스스로 자기의 라자스(Rajas)를 보존한다면 진정한 요기니(Yogini)이다. 그녀는 과거와 미래를 알 수 있으며, 지고(至高)의 세계에 이른다.

*라자스(Rajas)는 3구나(Gunas)의 설명에서 활동력(活動力)을 의미하지만 여기에서는 여성의 질에서 분비되는 애액(愛液)을 뜻한다.

3-102.

바즈롤리(Vajroli)의 수행에 의해서 완벽한 육체의 상태를 체험한다. 그러나 성(性)적인 수행은 오직 요가의 성취를 위하여 행해야 한다.

5. 활력(活力)의 자극(刺戟 : Saktichalana)

3-103.

쿠티랑기(Kutilangi), 쿤달리니(Kundalini), 부장기(Bhujangi), 샥티(Sakti), 이슈바리(Ishvari), 쿤달리(Kundali), 아룬다티(Arundhati) 등은 모두 샥티찰라나(Saktichalana)의 동의어(同義語)이다.

3-104.

마치 열쇠로 문을 여는 것처럼 요기(Yogi)는 하타-요가 실천으로 쿤달리니
(Kundalini) 수행력을 사용하여 해탈(解脫)의 길을 열어야 한다.

3-105.

이 지고한 여신(女神) 쿤달리니(Kundalini)는 고통이 없는 자리인 브라흐마-
란드라(Brahma-Randhra)로 가야할 길의 입구(入口)를 그녀의 입으로 막고
잠들어 있다.

3-106.

쿤달리니-샥티(Kundalini-sakti)는 하단전(下丹田)의 구근(球根), 즉 칸다
(Kanda)에 잠들어 있다. 이것은 요가수행자에게는 해탈(解脫)의 원인이 되
고, 어리석은 자에게는 속박(束縛)의 원인이 된다. 이 여신(女神)을 아는
사람은 요가(Yoga)를 아는 것이다.

3-107.

쿤달리니(Kundalini)는 똬리를 틀고 잠들어 있는 뱀과 같다고 말한다. 이
샥티(Sakti)를 움직여나가게 하는 사람은 업(業 : Karma)을 지우고 해탈을
이루게 될 것이다.

3-108.

성스러운 강가(Ganga)와 야무나(Yamuna) 두 강(江)의 중간에 있는 젊은 과
부(寡婦) 고행자인 쿤달리니(Kundalini)를 힘을 다해 붙들어야 한다. 그녀가
지고(至高)한 비쉬누(Vishnu)의 처소(處所)로 인도해 줄 것이다.

3-109.

성(聖)스런 강가(Ganga)는 이다(Ida)이고, 야무나(Yamuna)는 핑갈라(Pingala) 기도(氣道)이다. 이 강(江)의 중간에 있는 젊은 과부는 쿤달리니(Kundalini) 인 것이다.

　*이 구절은 기운을 성스런 강(江)으로 비유하고 젊은 과부(寡婦)로 표현된 쿤달리니 -샥티(Kundalini-sakti)가 각성(覺醒)되어 중앙의 기도(氣道 : Sushumna-nadi)를 따라 상승 하여 음양의 기운이 합일된 지고한 세계(Samadhi)의 문을 여는 것을 뜻한다.

3-110.

이 잠자고 있는 뱀(蛇)의 꼬리를 붙잡고 깨워야 한다. 그렇게 하면 그녀는 그 자극으로 잠에서 깨어 천천히 위쪽으로 오르기 시작한다.

3-111.

언제나 쉬고 있는 이 샥티(Sakti)를 아침저녁으로 1시간 30분씩 오른쪽 콧 구멍(Pingala)으로 숨을 마신 후 쿰박(Kumbhak)하고 순환(循環)시켜야 한다.

3-112.

칸다(Kanda)는 항문으로부터 한뼘의 높이(22cm)에 있고, 4 손가락(7.3cm)의 너비이며, 부드럽고 흰색이며, 접은 천 같은 모양을 하고 있다.

　* 칸다(Kanda)는 근원(根源), 또는 뿌리의 뜻이며 하단전(下丹田)에 깃들어 있는 원 초적인 생명의 기운을 의미한다.

3-113.

금강좌(金剛座 : Vajrasana)를 하고, 양손으로 양 발목의 복사뼈 근처를 꽉 잡고, 칸다(Kanda)의 부위를 강하게 압박해야 한다.

1-114.

수행자(Yogi)는 금강좌(金剛座)로 앉아서 쿤달리니(Kundalini)가 움직이도록 바스트리카-호흡법(呼吸法 : Bhastrika-pranayama)을 하여 쿤달리니를 빠르게 각성시켜야 한다.

3-115.

복부를 수축함으로써 배꼽 주위에 있는 태양(太陽)의 기운을 북돋게 하고 그것에 의해 쿤달리니(Kundalini)를 움직이게 해야 한다. 그렇게 한다면 비록 죽음의 문턱에서도 두려움은 없다.

　　*복부수축은 대장간의 풀무질과 같이 온몸을 뜨겁게 하는 풀무호흡(Bhastrika-pranayama)과 그 기운을 갈무리하는 우디야나-반다(Uddiyana-bandha)를 말하고, *태양(太陽)은 마니푸라-차크라(Manipura-cakra)를 의미한다.

3-116.

한 시간 반 정도를 두려움 없이 샥티(Sakti)를 움직이게 한다면, 그녀는 중앙의 기도(氣道 : Sushumna-nadi)속으로 들어와서 조금씩 끌어 올려진다.

3-117.

이리하여 쿤달리니-샥티(Kundalini-sakti)는 수슘나(Sushumna)의 문을 확실하게 열게 된다. 그렇게 되면 기(氣 : Prana)는 자연스럽게 중앙의 기도(氣道 : Sushumna-nadi)로 흐르게 된다.

3-118.

그러므로 조용히 자고 있는 쿤달리니-샥티(Kundalini-sakti) 여신(女神)을 매일 깨워서 움직이게 해야 한다. 단순히 그녀를 활동시키는 것만으로 요가 수행자는 모든 질병으로부터 해방된다.

3-119.

샥티(Sakti)를 움직이게 하는 능력을 터득한 수행자는 완전한 성취를 이루게 될 것이다. 그는 마치 유희(遊戱)하듯이 죽음을 정복하게 된다. 이것에 대해서는 더 이상 설명할 필요가 없다

3-120.

금욕적(禁慾的)인 생활을 즐기고, 언제나 음식물을 절제하여 섭취하고, 쿤달리니(Kundalini)를 실천하는 수행자는 40일이면 영적인 신통력(神通力)을 가지게 된다.

　*금욕적(禁慾的)인 생활은 브라마차르야(Bramachrya)라고 하며, *음식의 절제는 미타하라(Mitahara)라고 한다.

3-121.

쿤달리니(Kundalini)를 각성시켜서 움직이게 한 다음에는 바스트리카-호흡법(Bhastrika-pranayama)과 지식(止息 : Kumbaka)의 수행을 특히 많이 해야 한다. 언제나 이와 같이 수련하는 요가 수행자에게 어떻게 죽음에 대한 두려움이 있을 수 있겠는가?

3-122.

쿤달리니(Kundalini)를 각성시키는 수행(修行) 이외의 어떠한 방법으로 72,000개의 기도(氣道 : Nadis)들을 정화(淨化)할 수 있을까?

3-123.

중앙의 기도(氣道)인 수슘나-나디(Sushumna-nadi)의 정화(淨化)는 요가수행자가 아사나(Asanas), 프라나야마(Pranayamas), 무드라(Mudras) 등의 통제를 정확하게 수행할 때 반듯하고 쉽게 된다.

3-124.

이 수행(修行)을 할 때 잠에 빠지지 않고, 마음의 작용을 통제하여 삼매 (Samadhi)에 든 사람들에게는 루드라니(Rudrani), 또는 그 밖의 위대한 무드 라(Mudras)에 의해서 성취를 이루리라.

　*루드라니(Rudrani)는 시바(Siva)신의 배우자, 즉 활동력의 상징인 샥티(Sakti)를 의미 하며 쿤달리니(Kundalini)와 같은 의미를 가진다.

3-125.

라자-요가(Raja-yoga)가 없으면 어떠한 아름다운 대지(大地 : Asana)도, 밤(夜 : Kumbaka)도, 어떠한 무드라(Mudra)도 쓸모가 없다.

3-126.

조기(調氣 : Pranayama)에 관한 모든 수행법은 의식(意識)을 집중(集中)해야 한다. 분별 있는 사람은 마음의 작용을 멈추어 수행하는 대상 이외의 것 에 향하게 해서는 안 된다.

3-127.

이상 10개의 무드라(Mudras)는 최고의 스승이신 아디나타(Adhinatha)께서 설명한 것들이다. 그것들 하나 하나가 수행자에게 큰 성취를 준다.

　*아디나타(Adhinatha)는 최초로 요가를 제시한 스승(Guru), 요가 수행자의 귀의처(歸 依處), 모든 것을 보는 자(者)인 샴바부(Shamvabhu), 즉 시바(Siva)신(神)을 지칭한다.

3-128.

이 전통적인 무드라(Mudra)를 전수하는 사람은 진정한 스승(Guru)이고, 달 인(達人)이며, 이스바라(Isvara)이다.

3-129.

스승(Guru)의 가르침을 따르고, 무드라(Mudra)의 수행에 전념하는 사람은
아니마(Anima) 등의 초자연적인 능력을 얻게 되어 모든 위험을 극복하고
해탈(解脫)을 이룬다. 그리하여 죽거나 다시 태어남이 없는 불멸(不滅)의
존재로 남는다.

*아니마(Anima)란 몸을 원자(原子)나 분자(分子)와 같이 미세하게 할 수 있는 신통력
이나 변신술을 말한다.

사하자난다(Shajananda)로부터 제시(提示)되어 스와트마라마-요긴드라
(Svatmarama-yogidra)를 통해 설명된 하타프라디피카(Hathapradipika)의 세
번째 '결인(結印 : Mudras)'장(章)을 마친다.

제 4 장

삼매(三昧 : Samadhi)

1. 서문(序文)

4-1.

나다(Nada)와 빈두(Bindu)와 칼라(Kala)로 나타나고, 어둠을 넘어선 불멸의
스승인 시바(Siva)에 귀의(歸依)하여 경배하는 사람은 청정(淸淨)한 경지에
이른다.

　*나다(Nada)는 미묘한 생명의 소리(音)이고, 빈두(Bindu)는 우주(宇宙) 태초의 씨앗이
며, 칼라(Kala)는 서광(瑞光)을 의미한다.

2. 삼매(三昧 : Samadhi)

4-2.

이제는 가장 훌륭한 삼매(三昧)의 여러 단계에 관하여 설명한다. 이것은
죽음에 대한 막연한 두려움을 극복하며, 기쁨과 환희가 충만한 범(梵 :
Brahma)의 세계를 열어준다.

4-3~4.

라자-요가(Raja-yoga), 삼매(Samadhi), 운마니(Unmani), 라야(Laya), 마논마니(Manonmani), 불멸성(不滅性: Amaratva), 진실성(眞實性 : Sahaja-tattva), 공불공(空不空 : Sunyasunya) 지고(至高)의 경지(境地 : Paramapada), 무심지(無心至 : Amanaska), 불이(不二 : Advaita), 무소의(無素意 : Niralmba), 무구(無垢 : Niranjana), 현생해탈(現生解脫 : Jivanmukti), 생득(生得 : Sahaja), 제 4경지(境地 : Turiya)라고 하는 것은 모두 같은 의미이다.

4-5.

소금이 물에 녹아 하나가 되어 바닷물이 된 것처럼, 아트만(Atman)과 마음(Citta)이 합(合)하여 하나가 된 상태를 삼매(Samadhi)라고 한다.

4-6.

기(氣 : Prana)가 움직이지 않고, 마음의 움직임이 일어나지 않는 상태가 삼매(Samadhi)이다.

4-7.

개인의 영혼(Jivatma)과 우주정신(Paramatma)의 양자(兩者)가 균일(均一)하게 되고, 합일되어 모든 상념이 멈추어진 상태를 삼매(Samadhi)라고 한다.

4-8.

라자-요가(Raja-yoga)의 위대함을 진정 아는 사람은 많지 않다. 참다운 지혜(知慧 : Jnana), 해탈(解脫 : Mukti), 부동심(不動心 : Sthiti) 등의 성취는 오직 스승(Guru)의 가르침에 의해서 얻어진다.

4-9.

세속적인 욕망을 버리지 못하고, 진정한 스승의 자비(慈悲)없이 삼매의
심경(心境 : Sahaja-samadhi)을 구하여 진리를 획득하는 것은 어렵다.

3. 하타-요가(Hatha-yoga)와 삼매(三昧)

4-10.

여러 종류의 아사나(Asanas), 쿰바카(Kumbhkas), 무드라(Mudras) 등의 수행
법에 의해서 위대한 근원적인 힘(Maha-sakti)이 깨어날 때, 기(氣 : Prana)는
순수(純粹)의 공간(空間 : Sunya)으로 들어간다.

   *마하-샥티(Maha-sakti)는 근원(根源)적인 위대(偉大)한 힘이란 뜻으로, 쿤달리니-샥
티(Kundalini-sakti)의 다른 이름이다. *순야(Sunya)는 비어 있음을 뜻하는 브라흐마-란드
라(Brahma-randra)를 말한다. 이 구절에서는 쿤달리니가 수슘나-나디(Sushumna-nadi)를
타고 상승하여 영적공간(靈的空間)에 들어감을 의미한다.

4-11.

요가수행자가 쿤달리니(Kundalini)의 각성을 일으키고, 새로운 업(業 :
Karma)을 만들지 않는다면, 그는 저절로 무아(無我 : Sahajavistha)의 상태에
이른다.

   *이 구절에서 업(業 : Karma)의 의미(意味)는 실체가 아닌 망상(妄想), 또는 관념(觀
念), 생각의 흐름(Vikalpa)이 단절되어 있음을 의미하며, *무아(無我 : Sahajavistha)의 상
태란 번뇌의 고리가 끊기어 사라진 무념무상(無念無想)의 경지를 말한다.

4-12.

기(氣 : Prana)가 수슘나(Sushumna) 기도를 흐르고 마음의 작용(Manas-
merges)이 순수한 공간(空間 : Sunya)속으로 들어가면 모든 업(業 : Karma)의

뿌리를 잘라버린 요가의 달인(達人)이 된다.

4-13.

오! 불멸(不滅)의 감로(甘露 : Amaroli)여, 시간을 넘어서 당신으로부터 제시된 이 비전(秘傳)을 찬양하리니, 당신의 불멸성(不滅性)으로 살아 있는 것과 움직이지 않는 모든 것을 삼켜버리는 죽음을 극복하고 멸(滅)하셨도다.

4-14.

마음(Citta)이 평정한 상태에 있고, 기(氣 : Prana)가 수슘나(Sushumna)에 들어가 있을 때 바즈롤리(Vajroli), 사하졸리(Sahjoli), 아마롤리(Amaroli) 등의 수행법이 성취된다.

4-15.

기(氣 : Prana)가 움직이고 의식(意識)이 멈추어 있지 않는데, 어떻게 진아(眞我)의 직관지(直觀智)가 생기겠는가? 기(氣)와 의식(意識)을 소멸시킬 수 있는 사람은 해탈(解脫 : Mukti)에 이르지만 그러하지 못하는 사람은 해탈에 도달할 수 없다.

4-16.

요가 수행자는 언제나 적당한 곳에 머물러 조기법(調氣法)을 익혀서, 기(氣)를 중앙의 수슘나(Sushumna)에 흐르게 하고, 지고한 공간인 브라흐마-란드라(Brahma-randra)에 머물게 하여야 한다.

4-17.

해(Pingala)와 달(Ida)이 낮과 밤을 이루는 시간(時間 : Kala)을 만든다. 수슘나(Sushumna)의 기도(氣道)는 시간을 삼킨다. 이것은 생사(生死)를 초월하는 비밀(秘密)의 시간이다.

* 깊은 명상에서는 모든 시간을 초월한다. 비밀의 시간은 삼매(三昧 : Samadhi)의 경지에 이른 수행자를 암시한다.

4-18.

인간의 몸 속에는 7만 2천 개의 기도(氣道)가 있다. 이 중에서 수슘나 (Sushumna) 기도(氣道) 만이 요기(Yogi)에게 근원(根源)이 되는 힘(Sambhu)을 보유하게 한다. 그 이외의 기도(氣道)는 정신적 발전에 유용하지 않다.

*이다(Ida)와 핑갈라(Pingala)를 포함한 72,000개의 기도(氣道)는 육체적인 기(氣)의 순환통로이며, 그 중에서 오직 수슘나·나디(Sushumna-nadi)만을 정신적인 해탈(解脫 : Mukti)에 이르게 하는 유일한 통로로 본다.

4-19.

수행자가 기(氣)를 통제하여 소화의 불(火 : Samana-vayu)을 일으킨다면 어렵지 않게 쿤달리니(Kundalini)를 수슘나(Sushumna) 기도(氣道)속으로 들어가게 할 수 있다.

*소화의 불(火)이란 소화(消化)를 일으키는 기운인 사마나·바유(Samana-vayu)의 작용으로 배꼽 주변에 있는 마니푸라·차크라(Manipra- cakra)에 뜨거운 열(熱)이 발생하며, 이곳에 응집된 불기운을 아그니(Agni)라고 부른다.

4-20.

그리하여 기(氣 : Prana)가 수슘나(Sushumna)의 기도(氣道)에 들 때만이 삼매의 심경(心境 : Manonmani)에 이른다. 그렇지 않았을 때 다른 종류의 수련을 하는 것은 요가수행자에게 피로를 가져올 뿐이다.

*마논마니(Manonmani)는 마음의 작용이 사라진 경지이다.

4-21.

기(氣 : Prana)를 다스리는 것은 의식(意識)을 통제하는 것이고, 의식을 통제하는 것은 기를 다스리는 것이다.

4-22.

마음의 작용을 일으키는 원인이 되는 것은 전생(前生)의 잠재의식(Vasana)과 기(氣 : Prana)이다. 이 둘 중의 하나가 지워졌을 때는 둘 다 모두 소멸한다.

*잠재의식(Vasana)은 전생(前生)에 경험했던 기억이나 잠재된 성향이 현생(現生)에까지 미치는 것으로 현실에서 재생(再生)함을 의미한다.

4-23.

의식(意識)이 멈출 때는 기(氣)의 작용도 멈춘다. 기가 멈출 때는 의식(意識)의 작용 또한 멈춘다.

4-24.

우유와 물이 섞이듯 의식(意識)과 기(氣)는 혼합(混合)한다. 기가 작용하는 장소에 의식의 작용이 있고, 또한 의식이 작용하는 장소에 기의 작용이 있다.

4-25.

만일 한쪽의 영향이 사라지면 다른 쪽도 사라진다. 한쪽의 움직임이 일어나면 다른 쪽의 작용이 일어난다. 이 두 가지가 함께 작용하고 있는 한, 의식은 그 대상(對象)을 향해 있다. 그러므로 이 둘의 작용(作用)을 통제한다면 자유로운 해탈의 경지를 이룰 수 있다.

4-26.

의식(意識)은 자연스럽지 못하고 불안정하다. 수은(水銀)을 고착화(固着化)
시키듯, 의식을 움직이지 않게 할 수 있다면, 지상(地上)에서 이루지 못하
는 것은 아무것도 없다.

4-27.

파르바티(Parvati) 여신(女神)의 은총으로 수행자가 호흡에 의한 지식(止息
: Kumbhaka)의 수습(修習)으로 수은이 굳어지듯 기(氣)가 굳건해지고 모든
질병들이 사라진다. 이는 새 삶을 부여하는 것이며, 호흡과 기(氣)의 순환
이 안정되어 있을 때 의식은 범(梵)의 차원인 브라흐마-란드라(Brahma-
randra)에 들게 될 것이다.

4-28.

의식이 움직이지 않으면 기(氣)가 움직이지 않고, 정액(精液 : Bindu)도 움
직이지 않는다. 정액이 소비되지 않으면 신체는 언제나 희열(喜悅)의 세계
에 머물게 된다.

4. 라야-요가(Laya-yoga)

4-29.

모든 감각의 지배자는 의식(意識)이고, 의식의 지배자는 기(氣 : Prana)이
며, 기를 소멸시키는 것은 라야(Laya)이다. 그리고 라야는 나다(Nada)에 의
존(依存)한다.

　　* 라야(Laya)는 기운이 흐르는 것을 지켜보는 의식(意識)이며, *나다(Nada)는 인체내
부의 미묘한 소리를 말한다.

4-30.

기(氣)와 의식작용의 소멸인 라야(Laya)는 해탈이라고 부를 수 있으나, 그렇게 보지 않는 견해도 있다. 그럼에도 불구하고 의식과 기(氣)가 모두 소멸된 라야(Laya)에서는 형언할 수 없는 쾌감이 나타난다.

4-31.

들고 나가는 숨이 멈추어지고, 몸과 마음이 움직이지 않아 대상(對象)에 대한 인식작용(認識作用)이 사라진 라야(Laya)의 경지에 든 요가수행자는 모든 것을 극복한다.

4-32.

모든 상념(想念)이 단절되고 육체적인 움직임이 완전히 멈추었을 때, 언어를 초월한 오직 자기만이 알 수 있는 라야(Laya)에 이른다.

4-33.

몰입(沒入)이 이루어지면, 감각(感覺)과 샥티(Sakti)가 물질원소로부터 벗어나 두루 퍼져 있는 범(梵 : Brahman)의 공간으로 녹아든다.

　*물질원소는 근원적인 지수화풍공(地水火風空)의 원질인 프라크리티(Prakriti)이다.

4-34.

사람들은 라야, 라야라고 말하지만 라야(Laya)의 근원은 무엇인가? 그것은 잠재의식이 재현(再現)되지 않고 인식작용마저 멈추어 사라진 상태인 것이다.

5. 미간응시(眉間凝視)의 결인(結印 : Shambhavi-mudra)

4-35.

베다(Vedas), 사스트라(Sastras), 푸라나(Pranas) 등의 모든 성전(聖典)은 세속적인 매춘부와 같지만 샴바비-무드라(Shambhavi-mudra)만은 정결(貞潔)한 부인처럼 비밀스럽게 감춰져왔다.

4-36.

마음작용의 대상을 내부의 차크라(Cakra)에 두고, 시선(視線)을 위로 향해서 눈동자를 미간으로 모아 움직이지 않는다. 이것이 샴바비-무드라(Shambhavi-mudra)이다. 이 방법은 베다(Vedas)와 사스트라(Sastras) 교전(敎典)등에도 비장(秘藏)되어 있다.

4-37.

만약 요가수행자가 차크라(Cakra)에 마음과 기(氣)를 투입(投入)시키고, 눈동자를 움직이지 않고 시선(視線)은 외계를 향하고 있으나 보지 않게 된다면, 이 무드라는 샴바비(Shambhavi)가 된다. 이 무드라는 스승의 은총에 의하여 얻어진다. 그때는 공(空)의 자리 순야(Sunya)의 상태로서 샴바비-무드라(Shambhavi-mudra)의 실체가 나타난다. 이 경지는 샴부(Shambu), 즉 시바신(神)의 자리이다.

4-38.

샴바비(Shambhavi)와 케차리-무드라(Khechari-mudra)는 그 상태와 집중하는 위치가 다르지만, 그 방법들에 의해서 환희심(歡喜心)이 라야(Laya)에 이를 때에는 미묘한 희열(喜悅)을 가져올 것이다.

4-39.

두 눈동자를 치켜 떠 미간(眉間)의 빛에 결합하고서 눈썹을 조금 올려야 한다. 그리고 앞에서 말한 요가의 방법(Shambhavi)에 따라 마음을 통일하면, 수행자는 그 순간부터 운마니(Unmani)의 상태가 된다.

4-40.

어떤 사람들은 교전(敎典)의 그물에 걸려 현혹되고, 어떤 사람들은 제사의식(祭祀儀式)에 관한 규정(規定)의 번잡스러움에 의해 현혹되고, 어떤 사람들은 철학적 논의에 의해 현혹되어 그 어느 쪽도 생사(生死)를 초월하게 하는 인도자(引導者 : Taraka)의 진정한 오의(奧意)를 알지 못한다.

   *타라카(Taraka)는 인도자(引導者) 또는, 번뇌(煩惱)를 해방시키는 구제자(救濟者)의 의미를 가진다.

4-41.

수행자는 마음을 움직이지 않게 하고 눈은 반쯤 감아 코 끝에 시선을 고정한다. 몸과 마음이 움직이지 않는 상태에서 기(Prana)를 이다(Ida)와 핑갈라(Pingala)로부터 수슘나(Sushumna) 기도(氣道)로 흐르게 한다. 달(Ida)과 태양(Pingala)을 소멸의 상태로 이끌어 갈 때 빛의 형상을 띠고 눈부시게 빛나는 것, 천지만물의 완전한 원인인 종자(種子), 최고의 진실성, 최고의 실재(實在)에 이른다. 이 이상 무엇을 더 말할 것이 있겠는가?

4-42.

낮과 밤에는 링감(Lingam)을 예배(禮拜)해서는 안 된다. 언제든지 낮과 밤을 억제한 후에 링감(Lingam)을 모셔야 한다.

   *이다(Ida)와 핑갈라(Pingala)에 기(Prana)가 흐르고 있을 때는 아트만(Atman)을 명상하지 말라는 상징적인 의미를 나타내는 구절이다. 낮은 핑갈라(Pingala), 밤은 이다(Ida)

를 의미하고, 이러한 기(氣)의 흐름은 육체적인 것에 국한되며, 삼매(三昧)에 이르기 위해서는 수슘나-나디(Sushumna-nadi)가 열려 있을 때 해야 함을 뜻한다. *링감(Lingam)의 예배는 의식의 집중, 곧 아트만(Atman)의 명상을 상징하는 은유적인 표현이다. 이 두 나디(Nadi)가 호흡수행에 의하여 흐름을 멈추고 수슘나-나디(Sushumna-nadi)만이 열리는 가장 좋은 명상의 시간은 새벽과 해질녘, 한 낮과 늦은 밤이라고 경전들은 언급하고 있다.

6. 허공(虛空)의 결인(結印 : Khechari-mudra)

4-43.

좌우의 기도(氣道)에 있는 기(Prana)가 중앙의 수슘나(Sushumna) 기도(氣道)로 집중될 때, 케차리-무드라(Khechari-mudra)는 성립한다. 이는 의심할 여지가 없다.

4-44.

이다(Ida)와 핑갈라(Pingala) 두 기도의 중앙에 위치한 기(氣)의 통로인 수슘나-나디(Sushumna-nadi)가 샥티(Sakti)의 불을 삼킬 때, 케차리(Khechari)는 확립된다. 이것은 틀림없는 진실이다.

4-45.

해(Pingala)와 달(Ida)의 중간에 있는 수슘나(Sushumna) 기도(氣道)에는 명상을 통하여 인식할 수 있는 지고(至高)의 비요마-차크라(Vyoma-cakra)가 있다. 이곳에서 이루어지는 무드라(Mudra)를 케차리(Khechari)라고 한다.

4-46.

이 무드라(Mudra)의 수행(修行)은 달(月)로부터 감로(甘露)가 흐르기 때문에, 분명히 시바(Siva) 신(神)을 자각할 수 있다. 비할 수 없이 신성(神聖)한 이 감로(甘露)는 입천장의 깊은 곳에서 혀로 막아야 한다.

　*인도의 신화(神話)에서 달의 여신(女神)인 강가-데비(Ganga-devi)는 시바(Siva) 신(神)의 배우자이다. 인도의 히말라야에서 발원하여 북부의 평원을 가로질러 흐르는 젖줄과도 같은 강가(Ganga)강(江)은 강가데비의 머리카락으로 묘사된다. 이 구절에서 은유적(隱喩的) 표현으로는 시바와 강가데비의 만남, 즉 정신과 육체적 합일의 의미를 내포하고 있으며 인체생리학적으로는 내분비선의 통제(統制), 또는 억제를 통하여 의식을 초월한 삼매(三昧)의 경지에 이르는 것을 뜻한다.

4-47.

기(氣 : Prana)와 감로(甘露)가 배후(背後)의 수슘나(Sushumna) 기도(氣道)를 따라 흐르게 하는 케차리-무드라(Khechari-mudra) 수행에 익숙해지면 운마니(Unmani) 상태에 이른다.

4-48.

양 눈썹 사이에 시바(Siva) 신(神)의 자리가 있다. 그곳에 의식이 투영(透映)되는 상태야말로 소위 제 4위 의식(意識)인 것이다. 그곳에서부터 시간을 넘어서게 된다.

　*인도의 전통(傳統) 사상인 우파니샤드(Upanishad)에 의하면 인간의 의식을 4단계의 층(層)으로 구분한다. 첫 번째의 장소는 인식(認識)층. 두 번째는 꿈과 같은 환상(幻想)층. 세 번째는 꿈도 꾸지 않는 깊은 잠. 그리고 마지막은 시간을 넘어선 삼매(三昧 : Samadhi)의 층이다.

4-49.

요가-니드라(Yoga-nidra)가 이루어질 때까지 케차리(Khechari)를 수련하여야 한다. 누구든지 요가-니드라에 이른다면 시간은 존재하지 않는다.

　* 요가-니드라(Yoga-nidra)는 요가적 수행(修行)을 통해 도달되는 꿈도 꾸지 않는 고

요하고 깊은 수면(睡眠)의 상태이다.

4-50.

의식(意識)이 대상이 없는 상태로 있게 되면, 마치 안과 밖이 비어 있는 그릇과 같다.

4-51.

조기(調氣)의 수행으로 기(氣 : Prana)의 출입이 멈추어졌을 때 의심의 여지가 없이 중앙의 통로(Sushumna-nadi)만이 열린다. 이로써 기(Prana)는 의식과 더불어 자기 본래의 자리인 브라흐마-란드라(Brahma-randra)에 들어가 멈춘다.

4-52.

이와 같이 수행자가 주야(晝夜)로 수슘나(Sushumna) 기도(氣道)에 프라나(Prana)를 통하는 수련을 쌓는다면, 기(氣)가 사라지는 곳으로 의식(意識)도 사라져간다.

　*수슘나(Sushumna)는 척추의 중앙을 흐르는 기(氣)의 통로(通路 : Nadi)로서 한가운데 길이라는 뜻의 마댜마르가(Madhya-marga) 또는 가운데를 흐르는 바람(風), 마댜바유(Madhya-vayu)라고 부르기도 한다.

4-53.

달(月)에서 흘러나온 감로(甘露)를 머리에서부터 발끝까지 온몸에 적셔야 한다.

　그렇게 하면 완전한 몸과 용기와 체력을 얻을 수 있을 것이다.

　*달(月)에서 흘러나온 감로(甘露)는 여러 가지 이름으로 불린다. 소마(Soma), 또는 암리타(Amrita), 암브로시아(Ambrosia)는 불사(不死)의 신성(神聖)한 신주(神酒)를 뜻하며, 이 구절에서의 의미는 요가의 수행을 통하여 내분비까지 제어(制御)하고 기(氣)의

순환을 통해 육체를 정화(淨化)시키는 것을 의미한다.

4-54.

의식(意識)을 쿤달리니(Kundalini)에 집중하여 관찰하고 그곳에 몰입됨으로써 최상의 경지를 유지(維持)해야 한다.

　*의식(意識)은 범어(梵語)로 치트(Cit), 또는 마나스(Manas)이며, 요가(Yoga)에서 의식이나 마음은 주체(主體)가 아닌 앎의 범위를 넓히는 확장성이다. 요가의 본질(本質)적인 목표는 아트만(Atman)이라고 말하는 진아(眞我)의 발현을 지상(至上)의 과제로 삼는다.

4-55.

비어 있음(虛空 : Sunya) 속에 개인적 진아(Jivatman)와 우주적 진아(Pramatman)가 있으며, 비어 있기 때문에 가득 찬 것처럼 결국, 모든 것이 같은 것으로부터 이루어진 하나(Brahma)임을 깨닫는다면 이는 삼매(三昧 : Samadhi)의 경지(境至)이다.

　*여기서 허공(虛空 : Sunya)은 범(梵 : Brahma)의 세계인 우주적 진아(Pramatman)를 의미한다. 아트만(Atman)은 개체(個體)속에 깃들여 있는 신성(神性 : Jivatman)이다. 이러한 명상법(冥想法)은 "나는 아트만(Atman)이고 브라흐만(Brahman)이다. 그러므로 종극에는 주객(主客)이 따로 없는 모두가 창조주(創造主 : Brahma)이다." 라는 우파니샤드(Upanishad)적 사색으로부터 근거한다.

4-56.

삼매(三昧 : Samadhi)에 들어있는 수행자는 안도 텅 비고, 밖도 텅 비어서 마치 비어 있는 그릇과 같다. 동시에 안도 가득 차고, 밖도 가득 찬 바다 속에 들어 있는 그릇과도 같다

4-57.

삼매(三昧 : Samadhi)에 들어가고자 하는 수행자는 외부의 대상(對象)을 생각해서는 안 된다. 내부의 대상을 생각해서도 안 된다. 모든 생각을 버려서 하나로 통(通)해야 한다.

4-58.

만물(萬物)은 모든 상념의 산물(産物)이다. 그 모든 상념(想念)에 지나지 않는 것들에 대한 견해를 버려서, 구분하지 않는 경지(Nirvikalpa)에 의해, 라마(Rama)여! 확실한 적정(寂靜 : Samadhi)에 도달하라.

　*구분이 없는 무분별지(無分別智)는 니르비칼파(Nirvikalpa), 분별할 수 있는 지혜는 비칼파(Vikalpa)이다. *라마(Rama)는 인도 신화(神話)에서 민중에게 가장 사랑 받는 신(神)이며, 인간으로 화현(化現)한 비쉬누(Vishnu)의 8번째 화신(化身 : Avatara)이다. 수행자로서 불의(不義)에 용감히 싸우고 정의를 수호(守護)하는 용사(勇士)로 그려지고 있다. 이 구절에서는 그의 스승(Guru) 바시스타(Vashishtha)가 참다운 수행의 가르침을 전하는 과정이 은유(隱喩)적으로 표현되어 있다.

4-59.

장뇌(樟腦)가 불에 녹고, 소금이 바닷물에 녹듯이 의식은 진실재(眞實在 : Tattva)인 브라흐만(Brahman)에 합일되어 그 속으로 녹아 들어간다.

　*장뇌(樟腦)는 소염제(消炎劑)의 원료가 되는 녹나무과의 식물(植物)이며, 이 구절은 삼매(三昧 : Samadhi)에 대한 설명을 비유(比喩)로 표현하고 있다.

4-60.

모든 대상(對象)을 알려진 것이라고 하고, 의식(意識)은 그것을 알아차리는 것이라고 한다. 알려진 것과 아는 것 모두가 삼매(三昧)속에서 지워져 버렸다면 그 밖에 또 다른 길이란 없다.

4-61.

이 세상에 있는 것은 움직이는 것 움직이지 않는 것, 모두 의식에 의해 나타나는 것이다. 의식이 삼매의 상태에 들어가면 이원성(二元性)이나 차별성은 성립하지 않는다.

4-62.

인식대상을 완전히 버림으로써 심리적 현상도 소멸한다. 심리적 현상의 소멸이 실현될 때 진아(眞我)의 독존(獨存)인 해탈(Moksha)이 있다.

4-63.

이처럼 여러 종류의 실천수행은 체험을 바탕으로 위대한 스승(Guru)들에 의해 설해진 삼매(Samadhi)의 길이다.

4-64.

수슘나(Sushumna) 기도(氣道)에, 쿤달리니(Kundalini)에, 달(月)로부터 흐르는 감로(甘露 : Amrita)에, 마음의 작용이 멈춘 운마니(Unmani)의 자리에, 온 우주에 두루 퍼져 있는 위대한 힘인 샥티(Sakti)에 경배드린다.

7. 비음(秘音) 감상법(感想法 : Nadanusandhana)

4-65.

진리의 실체를 깨달을 수 없는 어리석은 사람들에게도 고락샤나타(Goraksha-natha)가 설(說)한 나다누산다나(Nadanusandhana)의 수행법(修行法)이 있다.

　*나다-아누산다나(Nada-anusandhana)는 우주(宇宙)의 진동음이나 심장에서 들리는 미묘(微妙)한 음(音)을 관상하는 수행법이다. 고락샤나타(Gorakshanatha)는 요가의 전통

적인 수행자의 계보를 잇는 마첸드라나타(Matsyendranatha)의 수제자로서 초자연적 능력을 획득한 위대한 요기(Yogi)로 알려져 있으며, 하타-요가(Hatha-yoga)에서는 이 위대한 요기(Yogi)이며 스승(Guru)인 그들을 기리는 의미로 자세(Asana)가 헌정(獻呈)되었다.

4-66.

성(聖)스러운 요가의 스승(Guru) 아디나타(Adhinatha)께서 설(說)하신 수많은 라야(Laya) 중에서 비음(秘音) 나다누산다나(Nadanusandhna)야말로 유일(唯一)한 최고이다.

4-67.

수행자(修行者)는 묵타사나(Muktasana)를 취하여 샴바비-무드라(Shambhavi-mudra)로써 마음의 움직임을 멈추고 오른쪽 귀를 열어 육체내부의 미묘한 음(音)을 들어야 한다.

  *묵타사나(Muktasana)는 해탈을 향한 염원(念願)의 자세로서, 수호(守護)의 뜻인 굽타(Guptha), 편재(遍在)를 함축한 역(逆) 만(卍)자의 의미인 스와스티카(Svastikha)라고 불리는 좌법(坐法)과 동일한 이름을 갖고 있다.

4-68.

귀, 눈, 코, 입을 손가락으로 막아야 한다. 그렇게 하면 조기(調氣)에 의해 정화(淨化)된 수슘나(Sushumna) 기도(氣道)로부터 오염(汚染)되지 않은 분명한 소리가 들려온다.

  *하타프라디피카(Hathapradipika)에는 명칭이 언급되지 않았지만 이 구절은 요니-무드라(Yoni-mudra)를 설명하고 있으며, 게란다-상히타(Gherandha-samhita) 3장 33절에 좌법은 싯다사나(Siddha)로 표현되어 있고 얼굴 부위의 혈(穴)을 막는 방법은 동일하다. 시바-상히타(Siva-samhita)의 4장 1절~19절에 서술되어 있는 요니-무드라는 자세에 대한 언급보다는 그 의미를 상세하게 설명하고 있다.

8. 요가의 4단계(段階)

4-69.

아람바(Arambha), 가타(Ghata), 파리차야(Parichaya), 니스파티(Nispatti)는 요가(Yoga)의 4단계(段階 : Vastha)이다.

아람바(Arambha) : 시작의 단계(段階)
4-70.

브라흐마의 결절(結節 : Brahma-granthi)이 조기(調氣 : Pranayama)에 의해 파괴되었을 때, 육체의 중심부인 심장의 공간에서 미묘한 소리(音)를 들을 수 있다.

*이 음(音)은 요가수련으로 깊어진 수행자 내부의 수슘나(Sushumna) 기도(氣道)로부터 윙윙거리는 소리, 피리소리, 종소리, 파도소리, 천둥소리, 빗방울 소리와 같은 음(音)이 들려오는 것을 뜻한다.

4-71.

심장의 공간으로부터 그 묘음(妙音)이 들리기 시작하면 수행자는 충만해진 기(氣)를 얻으며 신(神 : Deva)들처럼 빛나게 되어 질병이 없게 된다.

* 이는 물라다라-차크라(Muladara-cakra)의 각성으로 쿤달리니-샥티(Kundalni-sakti)가 눈을 뜨고 상승함으로써 아나하타-차크라(Anahata-cakra)를 통하여 심장의 묘음(妙音)을 듣게 되며 수행자의 신체적 변화와 정신적 환희심을 나타내는 구절이다.

가타(Ghata) : 노력(努力)의 단계(段階)
4-72.

두 번째의 가타(Ghata)단계(段階)에서의 기(氣 : Prana)는 그 소리와 통합되어 중앙의 기도(氣道 : Sushumna-nadi)를 흐른다. 그 때 수행자의 자세(Asana)는 편안하게 자리 잡으며 신(神)들의 지혜를 얻게 된다.

4-73.

그로부터 비쉬누의 결절(結節 : Vishnu-granthi)이 조기(調氣 : Pranayama)의 수행으로 파괴되면, 무상의 환희를 예시(豫示)하는 혼합음(混合音)과 큰북 소리가 그 공간으로부터 들린다.

　*비쉬누의 결절(結節 : Vishnu-granthi)은 아나하타-차크라(Anahata-cakra)를 뜻한다.

파리챠(Parichya) : 숙련(熟練)의 단계(段階)
4-74.

파리챠(Parichya)인 제 3단계에서는 마르달라(Mardala)와 같은 소리를 들을 수 있다. 그때 기(氣 : Prana)는 위대한 공간(空間 : Maha-sunya)으로 들어가고 수행자는 모든 초자연능력의 성취(成就 : Siddhi)를 이루게 된다.

　*마르달라(Mardala)는 작은 북의 일종(一種)이며, 몸의 작은 진동음까지 감지하는 이 파리챠(Parichya)의 단계(段階)에서는 쿤달리니-샥티(Kundalni-sakti)가 상승하여 비슈다-차크라(Vishuddhi-cakra)를 깨우는 것을 의미한다.

4-75.

그때는 마음의 움직임이 멈추어 진아(眞我 : Atman) 본래의 환희(歡喜)가 나타나고, 수행자는 심신의 결함(缺陷), 고통, 노쇠, 질병, 기아, 잠 등으로부터 해방된다.

니스파티(Nispatti) : 성취의 단계(段階)
4-76.

니스파티(Nispatti)의 4단계(段階 : Vastha)에서는 기(氣 : Prana)가 아즈나차크라(Ajna-cakra)에 있는 루드라(Rudra)의 결절(結節 : Granthi)을 뚫고 자재신(自在神 : Isvara)의 자리에 도달한다. 그때 피리소리와 비나(Vina)의 연주와 같은 음(音)을 듣게 된다.

*비나(Vina)는 인도(印度) 전통의 현악기이며, 엄숙한 분위기에서 연주된다. 창조의 신(神) 브라흐마(Brahma)의 배우자인 사라스와티(Srasvati) 여신(女神)이 가진 장신구로서 지혜를 일깨우는 악기(樂器)로 상징되고 있다.

9. 라자-요가(Raja-yoga)

4-77.

마음과 의식이 하나된 상태를 라자-요가(Raja-yoga)라고 한다. 이 경지에 이른 요가수행자는 세계의 창조와 파괴의 담당자로서 자재신(自在神 : Isvara)과 같은 존재가 된다.

4-78.

해탈(解脫 : Mukti)이 있든 없든 여기에는 끊임없는 희열이 있다. 라야(Laya)로부터 생긴 이 지복(祉福)은 라자-요가(Raja-yoga)의 실천수행에서 얻어지는 것이다.

4-79.

지고(至高)의 라자-요가(Raja-yoga)를 알지 못하고서 오직 하타-요가(Hatha-oga)만을 수행한다면 노력의 결과를 얻기 어렵다.

4-80.

나의 견해로는, 미간(眉間)에 정신을 집중하여 관상(觀想)함으로써, 신속하게 운마니(Unmani), 즉 삼매(三昧)를 얻게 된다. 지혜가 부족한 사람에게도 라자-요가(Raja-yoga)의 경지에 도달하기 위한 쉬운 수행 방법이다. 나다(Nada)로부터 생긴 라야(Laya)는 즉석에서 경험될 것이다.

*미간(眉間)에 정신(情神)을 집중하는 관상법(觀想法)은 샴바비-무드라(Shambhavi-udra)를 뜻한다.

10. 나다누산다나(Nadanusandhna) : 비음(秘音)의 명상(冥想)

4-81.

미묘한 음(音 : Nada-anusandhna)을 감상(感想)하여 삼매(三昧)를 경험한 현명한 수행자들의 심장에 설명할 수 없는 기쁨의 세계(Ananda)가 있으며, 이것을 아는 분은 오직 성(聖)스런 스승(Guru-nath)뿐이다.

4-82.

마음이 부동의 경지에 도달할 때까지 수행자(Muni)는 두 손으로 귀를 막고 들리는 내부의 소리(Anahata-cakra)에 마음을 집중해서 해야 한다.

*마음의 동요가 없는 부동(不動)의 경지(境至)를 투리야(Turiya)라고 한다.

4-83.

이 소리에 관한 명상의 수련을 쌓음으로 내부의 음(音)이 외부의 소리들을 압도하게 된다. 그렇게 보름동안 수행하면 모든 잡념이 사라지고 안락(安樂)을 얻는다.

4-84.

초기의 수행(修行) 중에는 여러 종류의 큰 소리가 들려오며, 수행이 진전됨에 따라 점차 미묘한 소리를 듣게 된다.

4-85.

초기(初期)에는 대해(大海), 천둥, 큰북, 큰 울림소리 등과 같은 음(音)들을 듣게 되며, 중기(中期)에는 작은 마르달라(Mardala)북, 종(Gong), 소라고동 (Sankha), 큰 나팔과 같은 소리들을 들을 수 있을 것이다.

4-86.

이처럼 내부의 소리에 의식을 집중한다면 말기(末期)에는 방울, 피리, 비나(Vina), 벌들의 날갯짓 소리와 같은 음(音)으로부터 여러 가지 소리가 몸의 중앙에서 들려온다.

4-87.

뇌성(雷聲)이나 큰북과 같은 큰 소리가 들리고 있을 때일지라도 가능한 한 작은 소리에 마음을 집중하여야 한다.

4-88.

거칠고 큰 소리를 버리고 미세(微細)한 소리로, 혹은 미세한 소리를 버리고 거칠고 큰 소리로, 혹은 이 둘 사이를 오가는 안정되지 않은 마음일지라도 이 내부(內部)의 소리 이외의 것에 마음을 향하게 해서는 안 된다.

4-89.

처음에는 앞서 언급한 소리들 중의 어떤 음(音)에든 마음이 끌리지만 마음은 그 소리에 고착(固着)되어 그 소리와 함께 소멸하는 것이다.

4-90.

꽃에서 꿀을 마시고 있는 벌이 더 이상 꽃의 향기를 찾지 않듯이 내부의 미묘한 음(音)에 이끌린 마음은 그 밖의 대상을 구하지 않는다.

4-91.

감각(感覺)이라는 대상의 숲에서 날뛰며 방황하는 성난 코끼리와 같은 마음을 붙들고 효과적으로 제어(制御)할 수 있는 것은 나다(Nada)라는 날카로운 갈고리뿐이다.

4-92.

이 나다(Nada)의 포승(捕繩)에 묶이어 잠재되어 있거나 이미 나타난 의식까지도 마음의 동요(動搖)가 멈출 때 마치 날개를 잃은 새처럼 움직이지 않게 된다.

4-93.

누구든지 요가의 성취를 이루고자 한다면 일체의 사념(思念)을 지우고 통일(統一)된 마음으로 오직 나다(Nada)를 명상(冥想)해야 한다.

4-94.

나다(Nada)는 마음이라고 하는 사슴을 잡는 함정과 같고, 또한 수행자는 마음이라는 사슴을 잡는 사냥꾼과 같다.

4-95.

그것은 말(馬)을 가두는 마구간 출입구의 빗장역할을 한다. 따라서 요가수행자는 마음을 통제할 수 있도록 항상 나다(Nada)의 명상(冥想)을 해야만 한다.

4-96.

나다(Nada)라는 유황(硫黃)의 화학작용에 의해서 유동성(流動性)을 잃은 의식(意識)이라는 수은(水銀)은 어디에도 구애됨이 없는 허공(虛空)을 거닐게 될 것이다.

*은유(隱喩)가 반복되는 구절로서 의식의 고정을 의미하며, 허공(虛空)은 브라흐마-란드라(Brahma-randra)를 말한다.

4-97.

마음이라는 뱀은 나다(Nada)를 들으면 즉각 모든 것을 잊고 그 소리에 취하여 어디로도 도망치려 하지 않는다.

4-98.

장작에서 생긴 불은 장작과 더불어 꺼진다. 이것과 같이 나다(Nada)로 돌려진 마음의 작용은 나다(Nada)와 함께 사라진다.

4-99.

방울소리 등의 소리에 끌려서 움직일 수 없게 된 마음이라는 산양(山羊)을 붙잡는 일은 노련한 사냥꾼이라면 능히 할 수 있다. 따라서 나다-요가(Nada-yoga)에 숙련된 수행자는 마음을 제어(制御)하게 될 것이다.

4-100.

아나하타-차크라(Anahata-cakra)에서 들려오는 신비(神秘)한 메아리가 있다. 그 메아리 속으로 대상(對象)이 들어가고, 그 속으로 마음도 따라서 들어간다. 그리고 마음은 그 대상과 함께 소멸한다. 이것이 비쉬누(Vishnu) 신(神)의 최고경지이다.

4-101.

아나하타-차크라(Anahata-cakra)의 공간으로부터 울림이 들려오는 동안에는 상념(想念)이 존재하고 있다. 그러나 그 소리까지도 사라진 경지가 범

(梵 : Brahman), 또는 최고의 정신(情神) 파라마트만(Paramatman)인 것이다.

4-102.

대체로 신비한 음(音)의 형태로 들리는 것은 샥티(Sakti) 바로 그것이다. 삼매(三昧 : Samadhi)의 세계는 모든 존재가 녹아드는 곳이고, 어떤 형상(形象)도 없는 것으로 우주에 편재(遍在)한 신(神 : Parameshvara)이다.

11. 라자요가(Raja-yoga)를 위한 하타요가(Hatha-yoga)

4-103.

모든 하타(Hatha)와 라야-요가(Laya-yoga)의 수행법(修行法)들은 오직 라자-요가(Raja-yoga)의 완성을 위한 것이다. 라자-요가를 성취한 사람은 시간을 극복(克復)한다.

4-104.

지혜(Prajna)는 씨앗(種子)이고, 하타-요가(Hatha-yoga)의 조기법(調氣法)들은 밭(田)이며, 욕심(慾心)을 지워버린 것은 물(水)이다. 이 셋에 의해서 운마니(Unmani)인 칼파-브릭샤(Kalpa-vriksha)는 즉시 싹이 돋는다.

   * 칼파-브릭샤(Kalpa-vriksha)는 요가 수행자들의 성취를 위한 기원(祈願)을 들어준다는 거꾸로 자라는 상상속의 신비한 나무이다. 이 구절에서는 요가의 여러 방법으로 삼매의 경지에 이르게 됨을 비유를 통해 설명하고 있다.

4-105.

날마다 끊임없이 나다(Nada)를 관상(觀想)한다면, 쌓이고 쌓인 습기(習氣 : Vasana)는 소멸(消滅)한다. 또한 마음과 기(氣 : Prana)는 반드시 니란자나

(Niranjana)에 합쳐지고 청정(淸淨)하게 된다.

　* 니란자나(Niranjana)는 인도 북부의 강가강의 한 지류이지만 여기에서는 마음의
세계(Chaitanya)에서 균형과 조화를 이루며 작용하는 3구나(Gunas)를 의미한다.

4-106.

운마니(Unmani)의 상태에 들어 육체가 나무토막처럼 움직이지 않을 때의
요기(Yogi)는 앞에서 말한 것과 같은 소라고동과 큰북소리는 전혀 들리지
않는다.

12. 삼매(三昧 : Samadhi)의 경지(境至)

4-107.

요가수행자로서 모든 심리상황으로부터 벗어나고 모든 상념을 떨쳐 죽은
사람과 같은 상태가 된다면, 그 사람은 이미 살아 있으면서 해탈(Jivanmukta)
한 것이다. 그것은 의심의 여지가 없다.

4-108.

삼매(三昧 : Samadhi)에 든 요가수행자는 시간의 진행으로부터 자유로우
며, 업(業 : Karma)에 속박되지 않으며, 어떤 경우에 의해서도 구애됨이
없다.

　* 이 구절에서의 어떤 경우라 함은 정신적인 영향력, 즉 주술(呪術)적인 외부의
힘을 의미한다.

4-109.

삼매(三昧 : Samadhi)에 든 요가수행자는 냄새도, 맛도, 형태도, 감촉도, 색

깔도, 소리도 지각(知覺)하지 못하며 자신(自身)을 포함한 어떤 것도 의식하지 않는다.

4-110.

수행자의 의식이 잠들어 있거나, 깨어 있지도 않으며, 기억과 망각에서 벗어나 다시 상념(想念)에 이끌리지 않는다면 그와 같은 사람은 살아 있으면서 해탈(Jivan-mukti)을 이룬 요기(Yogi)이다.

4-111.

삼매(三昧 : Samadhi)에 든 요가수행자는 추위와 더위, 즐거움과 고통, 명예와 치욕 등의 차이를 인식하지 않는다.

4-112.

분명하게 깨어있는 상태임에도 불구하고 잠들어 있는 듯 고요하며, 자연스럽게 호흡의 통제(統制 : Kevala-kumbhake)가 이루어져 마시고 내쉬는 숨의 구별을 잊은 상태의 수행자는 틀림없이 해탈한 요기(Jivan-mukta)이다.

4-113.

삼매(三昧 : Samadhi)에 든 요가수행자는 어떠한 무기로도 상처를 입지 않고, 어떤 외부적인 힘도 미치지 못하며, 만트라(Mantras)와 얀트라(Yantras) 등에 의해서도 영향력이 미치지 않는다.

　* 만트라(Mantra)는 주문(呪文)이나 주술(呪術)을 뜻하며, 얀트라(Yantra)는 부적(符籍) 등의 상징적인 도해(圖解)이다.

4-114.

기(氣 : Prana)가 중앙의 수슘나(Sushumna) 기도(氣道)를 통해서 브라흐마-란드라(Brahma-randra)의 공간에 흘러 들어가지 않는 한, 또 호흡(呼吸 : Pranayama)에 의한 기(氣)의 통제로 정액(精液 : Bindu)의 움직임이 멈추지 않는 한, 명상 속에서 마음이 자기 본래 진아(眞我 : Atman)의 모습과 같이 되지 않는 한, 다른 어떠한 지식을 설(說)한다 할지라도 그것은 교만한 마음으로부터 나온 거짓이다.

사하자난다(Shajananda)로부터 제시(提示)되어 스와트마라마-요긴드라(Svatmarama-yogidra)를 통해 설명된 하타프라디피카(Hathapradipika)의 네 번째 '삼매의 경지 : Samadhi-laksana' 장(章)을 마친다.

제 **5** 장

◆ PANCAMOPADESAH ◆

요가적(Yogic) 처방(Sadhakathanam)

1. 요가 수행의 육체적 장애(障碍)에 관하여

5-1.

바르지 못한 방법에 의한 요가의 수행은 호흡 순환기계의 바타(Vata)성 질병들을 불러올 수 있다. 그러한 질병을 치료하기 위해서 바유(Vayu)의 적절한 조절과정을 설명한다.

  *바유(Vayu)는 바람(風)의 뜻을 가지지만 여기에서는 호흡에 의한 기(氣)인 프라나 (Prana)를 의미한다. 마음(Citta)과 기(氣 : Prana)는 함께 작용한다고 요기(Yogi)들은 본 다. 또한 기(氣 : Prana)의 작용은 호흡에 의하여 일어나며, 여러 질병들은 기(氣 : Prana) 의 정상적인 흐름을 방해하는 요인들로부터 기인한다. 이러한 장애요소들을 제거하 는 방법으로 스와트마라마(Swatmarama)는 이 짧은 제 5장에서 느리고 길게 반복하여 호흡할 것을 설명하고 있다.

5-2.

바유(Vayu)로부터 기인하는 병적인 상태를 올바르게 진단하는 사려 깊은 요가수행자는 지체 없이 바로 질병을 치료해야 한다.

  *숙련된 요가 수행자는 천천히 호흡을 행하고, 좀 더 긴 시간 동안 숨을 멈추어 기(氣 : Prana)를 조절하고, 감각에 의해서 느껴지는 고통은 그 부위에 의식(Citta)을

298   요가비전

집중하여 질병을 일으키는 장애를 파악하고 기(氣 : Prana)의 조절에 따라서 자연스런 기능을 회복할 수 있게 한다.

5-3.

발바닥에서 배꼽까지는 바타(Vata)적 부위(部位)라 하고, 배꼽에서 가슴까지는 피타(Pitta)적 부위이다.

5-4.

슬레스마-다투(Slesma-dhatu)는 신체에서 가슴 윗부분에 존재한다. 3가지 기질(氣質)들의 개별적 부위 중 한 가지로 알려져 있다.

　*바타(Vata)성 기능에 의해 야기되는 질병들은 프라나(Prana)의 장애와 생기(生氣)의 부조화(不調和)로 인한 비정상적인 상태를 슬레스마-다투(Slesma-dhatu)라고 한다. 아유르베딕(Ayurvedic)에서는 이러한 힘의 성질을 바타(Vata), 피타(Pitta), 카파(Kapha)라고 부르며, 이 세 가지 근원적 기질이 조화를 이룰 때 육체가 정상적 기능을 하는 것으로 설명한다. 흉부(胸部)의 균형을 되찾는 실천행법은 다우티(Dhati)이다.

5-5.

잘못된 방법에 의해 요가수행자의 바유(Vayu)가 방향을 잘못 설정하여 그 길을 잃고 특정한 지점에 쌓이게 되면 요가의 진행에 장애(障碍)를 일으키는 온갖 종류의 질병들이 발생한다.

　*바유(Vayu)는 원초적 생명의 힘이 흐르는 것을 말하며, 요가의 달인(Siddha)들은 이 생기(生氣) 인체에서 어떻게 흐르고 작용하는 것인가에 대해 숙고하고 직접경험을 하고자 했다. 병(病)을 일으키는 원인은 이 생명의 기운이 잘못된 방향으로 가고 있거나 구조적, 또는 기능적인 부조화를 일으키면서 인체의 특정 부위에 축적되어 나타난다는 사실을 체득(體得)하였다.

2. 잘못된 수행의 장애(障碍)에 대한 요가적 처방에 관하여

5-6.

그 치료법을 알고 있는 사람들이 가르쳐준 방법을 나는 설명할 것이다.

　*바르지 못한 방법에 의한 요가의 수행에 의해 나타나는 질병들에 대한 처방은 수행을 통하여 인체를 끊임없이 연구하여 올바른 경험과 느낌을 가진 요기(Yogi)들에 의하여 설명되고 있다. 조기(調氣)는 숨을 깊게 마시고 내쉬는 우자이(Ujjayi)에 의해 잘 이루어지며, 사바사나(Savasana)의 깊은 이완(弛緩)도 처방된다. 이는 사바사나 (Savasana)를 통해 전체적인 육체의 신경계가 안정되고 근육조직들이 풀어지게 된다. 따라서 요기(Yogi)는 기(氣 : Prana)의 흐름은 방해받지 않으며 심신의 안녕(安寧)을 유지할 수 있게 된다.

5-7.

바유(Vayu)가 방향을 잃고 피타(Pitta) 부위(部位)에 자리하면 가슴과 양 옆구리에 통증이 있고 요통(腰痛)이 따른다.

*질병의 부위에 축적되었다고 여겨지는 바유(Vayu)는 공기(空氣)가 아니며 생명이 순환하는 기운(氣運)이다.

5-8.

이때에는 순한 기름을 몸에 바른 후에 따뜻한 물로 목욕을 할 것을 권한다. 요가자세(Asana)의 수련은 우유나 가벼운 음식을 섭취하고 잘 소화시킨 후 해야 한다.

5-9.

질병에 의해 신체 부위가 고통이 따를 때마다 그 특정 부위에 고착된 바유(Vayu)에 의식을 집중해야 한다.

5-10.

의식을 집중하여 바유(Vayu)를 명상(冥想)하고, 들이마신 숨을 폐에 가득 채운 후 내쉬는 완전한 조기법(調氣法 : Pranayama)을 개인의 역량(力量)에 따라 진지하게 실행해야만 한다.

  * 요가의 달인(Siddha)들은 하타-요가의 자세와 명상수행에 앞서 이러한 호흡방법 (Pranayama)으로 숨을 마시고 내쉬는 반복을 강조하여 전하고 있다.

5-11.

반복적인 조기(調氣)수행으로 비강(鼻腔)을 정화한 다음에는 콧구멍에 소 금물을 부어 남아있는 축적된 바유(Vayu)를 씻어내야 한다.

  * 진지하지 않거나 정확하지 않은 호흡행은 좋지 않다. 이 구절에서는 비록 축적된 바유(Vayu)가 호흡과정에서 씻겨나가지 않을지라도 그 체계에서 반복되는 심호흡의 효과는 인체의 완전하고 유기체적인 건강한 기능을 증진시키는 것을 뜻한다. 콧구멍 에 소금물을 부어 남아있는 축적된 바유(Vayu)를 씻어내는 방법은 육체적인 정화법(淨 化法)인 샷-크리야스(Shat-kriyas) 중에서 코를 씻는 잘라-네티(Jala-neti)를 말한다. 이렇 게 기(氣)의 통로가 정화(淨化)되어 10배로 강력해진 기(氣 : Prana)가 건강한 방법들에 의해 다시 그 기능을 시작할 때 질병의 증상과 이로 인해 야기되는 고통들은 사라질 것이다.

5-12.

그러한 경우 대부분의 현명한 요가수행자는 몸을 부드럽게 하는 음식들 을 먹어야 한다. 그렇게 할 때 바타(Vata)와 피타(Pitta)성 장애에 의한 복통 (腹痛) 등의 질병들은 치료된다. 요가 수행자는 이 치료법(治療法) 등을 통하여 신체적 장애(Antaraya)를 제거하여 안정된 심신(心身)으로 수행해 야 한다.

5-13.

바유(Vayu)가 흉부(胸部)에 축적되어 있을 때 심장질환, 딸꾹질, 기관지천식 같은 질병들과 두통이 발생한다. 기질(氣質 : Tridosha)의 장애(Antaraya) 때문이다. 따라서 수행자는 적절한 치료를 해야 한다.

5-14.

충분한 음식을 먹고 입을 행군 다음 지혜로운 수행자는 몇 가지의 쿰바카(Kumbhaka)들을 실행해야 한다.

  * 쿰바카(Kumbhaka)는 지식(止息)을 뜻하고 호흡에 의하여 기(氣)를 통제(統制)하는 수단인 프라나야마(Pranayama)와 동일한 의미를 가진다.

5-15.

이렇게 함으로써 바타(Vata)와 피타(Pitta)성 장애로부터 야기되는 천식(喘息) 등의 질병은 개선된다.

5-16.

요가 수행자는 우유로 된 따뜻한 음식과 가벼운 음료를 마시며, 물 명상(冥想 : Varuni-dharana)을 통하여 신체 모든 기관의 작용을 통제해야 한다.

  * 바루니-다라나(Varuni-dharana)는 목구멍에 자리하는 물의 요소이자 분비샘을 의미하며, 그 부분에 온 정신을 집중하는 것이다. 요가 인체 생리학에서 물의 요소는 목에 위치하고 흰색의 초승달로 상정(想定)하고 있다. 감로(甘露)로 채워진 이 요소는 유지의 신(神) 비쉬누(Vishnu)와 관련된 차크라(Cakra)의 특징을 갖고 있다. 수행자는 의식과 동반되는 프라나(Prana)를 인체의 장애를 일으키는 부위에서 집중하여 해소시켜야 한다. 물 요소에 대한 다라나(Dharana)는 어떠한 맹독일지라도 소화시킬 수 있다고 한다.

5-17.

이러한 방법들로 심한 피부병까지 치료되는 것은 의심의 여지가 없다. 눈을 감고서 바루니-다라나(Varuni-dharana)를 끊임없이 수행한다면 부분적 실명(失明)도 치료된다.

5-18.

근육의 경련이나, 심장의 발작, 혈액에 의한 전염병 등이 수행(修行)중에 나타날 때, 수행자는 질병을 일으키는 장애요소가 있는 곳에 바유(Vayu)의 진로(進路)에 따라서 의식을 집중시켜야 한다. 요기(Yogi)는 호흡에 의한 기(氣)의 순환(Pranayama)으로써 장애요소가 나타나 있는 그 부분의 바유(Vayu)를 명상해야 한다.

  * 인체 내의 환부(患部)에 정신을 집중하는 것은 의식과 기(氣 : Prana) 순환의 연관성을 말하며, 수행의 장애를 집중의 수행을 통하여 치료하는 처방을 제시하고 있다.

5-19.

숙련된 요가 수행자는 호흡으로 적절하게 자기 수용량 만큼 폐부(肺腑)에 공기를 채워 호흡을 유지(維持 : Kumbhaka)한 후 콧구멍을 통해 내쉬어야 한다.

5-20.

요가 수행자는 성실하게 호흡에 의한 기(氣)의 순환(Pranayama)을 해야 하며, 숨을 내쉴 때마다 근육을 수축시켜 복부 내장기관을 당겨줘야 한다. 마치 거북이가 사지를 집어넣듯이 그리고 돌고 있는 바퀴처럼 복부를 회전(回傳)시켜야 한다.

  *이 구절은 복부 근육을 수축(收縮)시키는 우디야나-반다(Uddiyana-bandha)와 복부 수축 후 조여서 회전시키는 나울리(Nauli)를 뜻한다. 숙달된 요가수행자의 복부(腹部)

는 마치 바퀴가 회전하는 듯 보인다.

5-21.

바닥에 등을 대고 수평으로 누워 몸을 이완(弛緩)시키면서 수행자는 모든 질병들의 치유(治癒)를 위해 깊은 조기(調氣 : Pranayama)를 수행해야 한다.

　　*이 자세는 사바사나(Savasana)를 뜻하며, 깊고 완전한 호흡은 우자이-프라나야마 (Ujjayi-pranayama)이다.

5-22.

잘못된 요가수행 중에 발생하는 이 모든 질병들은 고대 인도의학과 요가 적 치료법의 효용성에 의해 처방된 방식에 따라서 주의 깊게 처치를 해야 한다.

　　* 이 구절은 아유르베다(Ayurveda)와 요가(Yoga) 모두를 알고 있는 사람만이 자기 스스로와 타인(他人)들을 치료할 수 있다는 의미를 가진다.

5-23.

질병 때문에 고통이 있는 인체의 부위마다 수행자는 프라나(Prana)를 그곳 에 채우고 유지(維持)시켜야 한다.

　　* 이 구절에서의 프라나(Prana)는 아유르베다(Ayurveda)에서 의미하는 바타(Vata : 風) 의 뜻과는 다른 육체를 순환하는 선천적인 기운(氣運)을 말한다. 따라서 2장 4절에 나타난 것처럼 기(氣)의 통로인 나디(Nadi)가 깨끗하지 않거나 막혀 있을 때는 이러한 방법들을 실행할 것을 요기(Yogi)들은 처방하여 제시(提示)하고 있는 것이다.

5-24.

요가수행에 있어 두려움과 고통, 어떠한 정신적 물리적 방해요소 등이 있을 경우에도 숙련된 요가 수행자는 지고(至高)의 가르침을 따라 자신의 능력에 맞게 끊임없는 열의(熱意)로써 모든 장애요소들을 넘어서야 한다.

스리(Sri) 스와트마라마-요긴드라(Swatmarama-yogindra)에 의한 요가수행의 등불을 밝힌 하타프라디피카(Hathapradipika)는 다섯 번째 '치료(治療 : Yamausadhakatha)' 장(章)에서 끝을 맺는다.

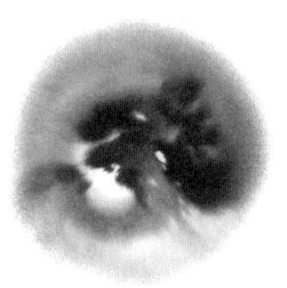

요가경

3

시바-상히타

아디 - 나타(Adhi - natha)의 교설(敎說)

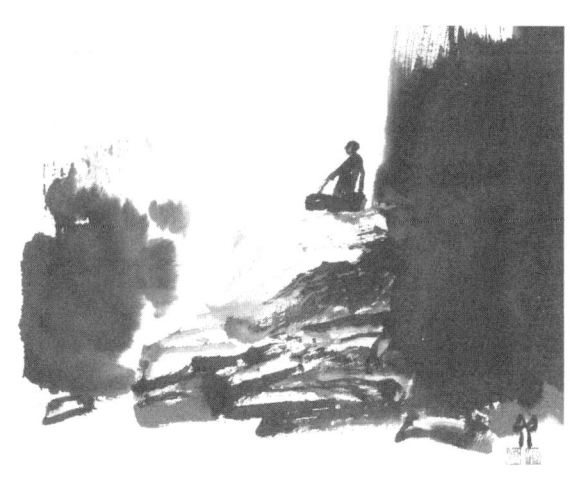

정상을 향하여 걸어가는 인생의 여정은 연습의 기회가 없는 단 한번의 경험이며, 이 길을 걸어가는 동안 우리의 발목을 붙드는 예기치 못한 것들과 마음을 혼란하게 하는 수많은 시련들로 인하여 빈번하게 걸음을 멈추어야만하고, 자기의 의지와 다르게 머물러 있어야 할 때도 있습니다. 안주(安住)하던 곳을 떠나 목적지를 향해 다시 한걸음씩 다가서며 셀 수 없는 고비를 넘어서야 비로소 우리는 정상이라는 장소에 이를 것입니다. 그곳은 아무도 없는 혼자만의 장소일지라도 결코 고독하지 않은 환희의 공간, 창조의 영역, 신의 차원이라 부르는 모두가 하나인 세계입니다. 그곳을 요가 수행자들은 삼매(三昧), 해탈(解脫)이라 부르며, 독존(獨存 : Kaivalya)이라 말하기도 합니다. 목적을 가지고 정상을 향하는 이 길이야말로 최고의 인생목표이자 최후의 기원입니다. 그러나 우리의 의지가 강하다 할지라도 윤회(Samsara)의 어두운 굴레를 벗어나기가 쉽지 않습니다. 그 길을 밝혀주신 스승(Guru)에게는 더없는 존경과 공경을 올리고 지고한 그곳에 인도되기를 신(神)께 기원해야 합니다. 우리가 꿈꾸는 이상은 인간의 차원을 넘어 선 신(神)의 세계이기 때문에 신념을 가진 자만이 신의 은총으로 이르는 곳이지 우연하게 도달되는 세계가 아닙니다. 조그만 성공에 만족하지 말고 다가오는 시련들에 물러서지 않기를 신께 기원하십시오. 인간의 노력은 충분하지 않습니다. 왜냐하면 미래에 숨겨진 그 함정들을 볼 수도 알 수도 없기 때문입니다. 우리의 의지가 한 방울의 물이라면 바다와 같은 신의 은총으로 언젠가 그 바다와 하나가 될 것입니다.

일상생활에서 욕망을 절제한다는 것은 매우 어려운 일이며, 그 욕망으로 인해 진보하고 발전될 수 없다면 그것은 불행한 일입니다. 그것은 인생의 의미와 삶의 목적, 나아가고자 하는 방향을 스스로 잃어버리는 일이기 때문입니다. 삶의 목적이 무엇인지 고요하게 명상하고 냉정한 사고를 유지하며, 본능적 욕구충족에 만족하는 차원의 삶을 지양하고 언제나 지고한 곳을 바라보기를 기원합니다. 최후의 숨결이 다하는 순간까지 진리를 향하여 깨어있는 의식이야말로 진정한 수행자(Sadhana)의 태도이며, 진화의 과정속에 있다할 것입니다. 우리의 노력은 바다를 항해하는 작은 배의 노와 같아서 멈추면 목적지에 다다를 수 없기에 끊임없는 전진을 위한 냉정한 의지와 분별심이 있어야 합니다. 성실하게 금기(禁忌)의 계율과 권장(勸獎)의 계율을 지키며, 빛을 향한 끊임없는 수행만이 요가수행의 최종 목적에 이르게 할 것입니다. 그 길은 누구도 대신 걸어줄 수 없는 오직 자신의 의지와 실천과정을 통해서 지향이 가능한 길입니다. 또한 신께서 그 길을 인도해 주시지만 걷는 이는 바로 자신인 것입니다. 인생의 목적은 욕망의 성취가 아니라 영적 진화와 신의 축복에 의한 자기로부터의 해방에 있음을 잊지 마십시오.

스와미 사트야난다(Swami . Satyananda)

아디-나타(Adhi-natha)의 교설(敎說)

시바-상히타(Siva-samhita)는 약 17～18세기경에 제작되었을 것으로 학자들이 유추하고 있지만, 어느 시대 누구에 의한 것인지 분명하지 않고 인도(印度) 대부분의 경전들이 그러하듯 제 5장의 잡록(雜錄)은 다른 시대에 가필(加筆)된 흔적이 보인다. 이 경전의 특징은 범아일여(梵我一如)의 우파니샤드(Upanishad)시대적 사상들을 토대로 여러 시대의 논의들을 종합하고 있으며, 유일무이의 순수정신인 아트만(Atman)에 대한 강조와 잘못된 견해들에 대한 비판과 수행의 장애(障碍)까지도 구체적으로 제시하고 있다. 또 다른 특징은 시바(Siva)신이 요가를 지도하는 첫 번째 대상으로 그의 배우자 파르바티(Parvati)에게 직접적인 가르침을 전하는 형식을 빌려 기술한 점이다.

요가 자세(Asanas)는 중요한 네 가지만을 언급(言及)하고 있지만 무드라(Mudras)에 대해서는 아주 상세하게 적고 있으며, 수행자의 기본적인 자세와 그 수행과정의 성취도(成就度), 그리고 각자의 특성에 맞는 요가를 제안(提案)하고 있다. 여러 요가경전들이 비슷한 논리와 수행법들을 말하고 있지만 각기 다른 특징을 보여주고 있듯이 시바-상히타(Siva-samhita)에서도 요가를 이해하는데 있어 큰 도움이 될 많은 직, 간접적인 요가 수행법을 신비한 부분과 함께 세련되게 기술(記述)하고 있다.

시바-상히타(Siva-samhita)는 요가의 형이상학적인 이론과 실제적인 수행방법들을 체계적으로 상세하게 기술함으로써 파탄잘리(Patanjali)의 요가-수트라(Yoga-sutra)와 스와트마라마(Svatmarama)의 하타요가프라디피카(Hathayogapradipika)의 장점들만을 취한 종합적인 요가경전의 가치를 가진다.

시바(Siva) 신설(神說)의 요가경

제 1 장

우주관(宇宙觀)

(1) 유일한 실재(實在)가 되는 지혜(智慧)

1-1.

처음도 끝도 없는 유일(唯一)하고 영원한 지혜가 존재하며, 그 이외의 진실한 실재(實在)는 없다. 이 세상에 존재하는 잡다한 사물은 감각기관(感覺器官)이라고 하는 한정된 조건(條件 : Upadhi)에서 알 수 있으나 그것조차 유일한 정신으로부터 나타내어진 것에 지나지 않는다.

　*지혜(智慧)의 원어는 갸나(Jnana), 또는 냐나, 즈나나로 음역(音譯)되며, 베단타 철학(哲學)에서 우주의 일원적 실재로 묘사하는 브라흐만(Brahman)은 지고의 존재로부터의 환희심(Sat-cit-ananda)의 발현으로 본다.

　*실재(實在)의 원어는 바스투(Vastu)이며, 감각기관(感覺器官)이란 인드리야스(Indriyas), 즉 미(味), 촉(觸), 색(色), 미(味), 향(香)을 뜻한다. *한정적 부가조건인 우파디(Upadhi)는 유일 절대의 실재인 범(梵 : Brahman)으로부터 천차만별의 자연계가 출현하는 조건이 되는 것을 의미한다.

(2) 해탈의 수단인 지혜(智慧)

1-2.

이제부터 믿음이 깊은 모든 생명에게 완전한 자유를 주고자 나(Isvara)는 명백(明白)한 요가의 가르침을 설(說)하여 제시(提示)할 것이다.

* 이스바라(Isvara : 自在神)는 신(神)들 중의 최고신(最高神)을 의미하며, 자기(自己) 안에 있는 지고한 신성(神性)이다. 이 구절에서는 요가를 최초로 제시한 스승(Guru), 즉 시바(Siva)신을 뜻한다.

1-3.

세인(世人)을 미혹(迷惑)으로 이끄는 논의(論議)를 즐겨하는 자들의 그릇된 견해에 한눈팔지 않고 수행을 실천하는 사람들이야말로 진아(眞我 : Atman)의 지혜를 얻을지니.

*진아(眞我)의 원어는 아트만(Atman)이며, 우주와 내가 하나인 범아일여(梵我一如) 를 의미한다.

(3) 여러 가지의 견해(見解)
1-4.

어떤 논자(論者)는 성실(誠實)을 찬양하고, 어떤 논자는 선행(善行)과 청정(淸靜)을 존귀(存貴)하게 여긴다. 또 어느 논자는 인내심을 칭찬하고, 다른 논자는 평정(平靜)과 정직을 존대(尊待)한다.

1-5.

어느 일파(一派)는 시주(施主)를 칭찬하고, 어떤 일파는 조상의 제사(祭祀)를 존중하며, 또 어느 한 파는 실천적 행위(Karma)를, 또 다른 일파는 욕심이 없는 마음(Vairagya)을 칭송한다.

1-6.

어떤 사람들은 가정을 지키는 의무의 실천을 찬미하고, 어느 일파는 불(火)을 피우는 제사의식을 지상 최고의 것으로 여긴다.

*가정을 지키는 의무는 인생 여정을 네 번의 시기로 구분한 인도 정통파 수행자들의 보편적 생활 기준인 아쉬라머(Ashrama)의 하나로서 가정과 사회 속에서 의무

(Dharma)를 다하는 한 시기를 말한다. 이 인생의 구분은 수학기(修學期), 가주기(家住期), 임서기(林棲期), 유행기(遊行期)이다.

1-7.

어느 일파는 만트라(Mantra)를 칭찬하고 어느 일파는 성지(聖地) 순례를 칭찬한다. 이처럼 사람들은 해탈(Mukti)을 위한 다종(多種), 다양한 방법을 설하고 있다.

　*만트라(Mantra)는 정신적 합일을 위한 주문(呪文)이나 진언(眞言)을 말한다.

1-8.

세상에서 선행(善行)과 비행(非行)을 구분하고 많은 사람들은 이를 따르며 죄악(罪惡)의 행위를 범(犯)하지 않으려 하나 결국은 미망(迷妄)에서 벗어나지 못하고 있다.

1-9.

열거한 바와 같은 견해(見解)에 의지하는 사람은 죄와 공덕이 서로 유사해서 생(生)과 사(死)가 교체하는 가운데 저항할 힘도 없이 윤회(輪廻)를 거듭한다.

1-10.

오묘한 진리를 직관(直觀)할 수 있는 현자(賢者)들은 "비결(秘結)의 깊은 곳을 직관하는 법을 터득하면 영혼은 다원적(多元的)이 되며, 편재(遍在)된다"라고 설(說)한다.

　*깊은 곳을 직관하는 방법(Guptalokana)이란 신비주의(神秘主義)적 사상의 흐름인 우파니샤드(Upanishad)에서 제시하는 내용을 말한다. *영혼은 진아(眞我 : Atman)를 의미하며, 베단타(Vadanta)에서의 아트만에 관한 설명은 각자에게 내재하며 우주 어디든 존재한다고 말한다. 다만, 찾고자 하는 사람에게 나타나며 그것을 직관하는 사람만이

알 수 있다는 것을 한정하여 설명한다.

1-11.

감각의 대상이 되는 것 이외에는 어떠한 것도 존재하지 않는다고 보며,
천계(天界)와 지계(地界)라고 하는 곳은 없다고 믿는 일파(一派)도 있다.

1-12.

어떤 사람들은 세상의 모든 만물은 의식의 흐름에 의하여 나타난 것으로
믿으며, 다른 일파의 사람들은 공(空)을 지상아(地上我)라고 생각한다. 또
다른 일파는 자성(自性 : Prakriti)과 진아(眞我 : Purusha)의 양자(兩者)를 지
상의 원리(原理)로 생각한다.

   *불교(佛敎)의 근본개념인 공(空)과 샹캬(Samkhya)철학의 원리인 자성(自性 : Prakriti)
과 진아(眞我 : Purusha)를 비교하여 설명한 구절이다.

1-13 ~ 14.

진리와 동떨어진 견해를 가지고 지상의 목적을 외면한 사람들은 각자의
이해와 교육에 상응하는 사고로써 신(神)의 존재를 부정하고, 또 어떤 사
람들은 신의 존재를 주장하며 영혼과 신은 별개의 것이라고 말한다. 이들
은 마음에 안정을 잃는 것을 두려워하여 그럴듯한 논증(論證)을 가지고
여러 가지 이견(異見)들을 제시한다.

1-15 ~ 16.

이상과 같이 현명한 자들도 제 경전(經典 : Sastras)에서는 다른 칭호의 사
람들이 세상을 어지럽히는 자들이라고 설(說)하고 있다. 이와 같은 논의
(論議)를 좋아하는 무리들의 견해를 여기서 상술(詳述)할 수 없으나 이러
한 혼란스러운 사상(思想)들 때문에 세상의 모든 사람들이 해탈의 길에서

벗어나 지상의 세계를 윤회(輪廻)한다.

(4) 정도(正道)의 요가

1-17.

모든 교전(敎典)들에서 눈을 돌리고 반복하여 실천 수행한 결과에 도달한
이 요가의 비전(秘傳)이야말로 유일한 지상의 견해이다.

1-18.

이 요가의 가르침(Sastra)을 깨닫게 될 때 일체(一切)를 알게 되는 것이므로
이 가르침에 따라 전력을 다하여 수행하여야 한다. 그 밖의 제설(諸說)은
필요하지 않다.

1-19.

여기에 설하여 밝힌 이 비전(秘傳)은 감추어져, 삼계(三界)에서 수행이 깊
은 고사(高師)에게만 전수(傳授)될 것이다.

(5) 행위부문(Karma-kanda)

1-20.

베다(Vadas)에는 행위부문(Karma-kanda)과 지혜부문(Jnana-kanda)의 두 부분
이 있다.

　*행(行)과 지(智)는 베다(Veda)의 두 가지의 부분이다. 행위(行爲) 부분이란 제의식(祭
儀式)을 위주로 하고, 지혜(知慧)의 부분은 명상(冥想)을 주로 하는 체계(體系)이다.

1-21.

행위 부문은 다시 금지(禁止)를 규정하는 것과 지시(指示)를 규정하는 두
종류로 나누어진다.

1-22.

금지된 행위를 행하면 반드시 업(業 : Karma)의 결과를 가져온다. 지시된 행위를 하면 공덕(功德 : Punya)이 생긴다. 이 공덕은 선(善)한 행위를 함으로써 생긴다.

1-23.

지시의 행(行)에는 정례(定例)의 것과 임시(臨時)의 것, 임의(任意)의 것 이세 가지의 길이 있으며 정례의 행위는 업(業)의 과보(果報)가 없으나 임시의 것, 임의의 것을 행하면 그 결과가 발생한다.

  * 지시(指示)된 행위는 정례의 것(Nitya), 임시의 것(Naimittika), 임의의 것(Kamya)이 있다.

1-24.

행위는 두 종류의 결과를 가져온다. 천계(天界)와 지계(地界)가 그것이며, 천계는 여러 단계가 있고 지계도 또한 같다.

1-25.

공덕(功德)이 있는 행위의 결과는 천계(天界)에 이르고, 죄업(Karma)의 결과는 지계(地界)에 이른다. 만물의 창생(蒼生)은 그 구속력으로부터 생겨나는 것이고 그밖에 다른 원인은 없다.

  * 행위의 결과를 나타나게 하는 구속력(Karma-bandha)은 업(業)의 고리를 말한다. 전생(前生)에 행한 행위에 의해서 필연적으로 현생(現生)의 운명이 정해진다는 사상은 인도(印度)의 보편적인 사유(思惟)로 불교(佛敎)도 이를 계승(繼承)하고 있다. 천지의 창조 또한 생물 전체의 업(業)을 총계(總計)한 힘에 의해서 이루어졌다는 사상이다.

1-26.

천계(天界)는 갖가지의 즐거움(樂)을 누리지만 지계(地界)에서는 참을 수 없는 고통(苦痛)이 따른다.

1-27.

악업(惡業)에 의해 고통(苦痛)이 생기고 선행의 힘으로 즐거움(樂)이 생긴다. 그러므로 이러한 즐거움(樂)을 바라는 자는 무릇 여러 가지 선행(善行)을 힘써 행해야 한다.

1-28.

악행의 힘이 다할 때는 어김없이 지상(地上)에 재생(再生)한다. 선행의 과보(果報)가 끝날 때도 같은 결과를 가져온다.

1-29.

천계에서도 이와 같이 즐거움을 탐하는 것에 의한 괴로움은 있다. 그러므로 천(天), 지(地), 현상계(現象界)의 삼계(三界)는 모두 고통(苦痛)이 따른다. 이것은 의심할 여지가 없다.

1-30.

행위를 선악(善惡)의 이원성으로 규정하고 있으며 영혼(靈魂)도 이에 따라서 각각 좋거나 나쁜 구속력을 갖는다.

1-31.

현세(現世)와 내세(來世)의 과보(果報)를 벗고자 하는 수행자는 업(業)을 가져오는 일체의 행위들과 정례(定例)와 임시(臨時)의 행위에 대한 집착까지도 버리고 오직 요가의 수행에 정진해야 한다.

(6) 지혜부문(Jnana-kanda)

1-32.

현명한 요기(Yogi)는 행위 부문의 영험(靈驗)을 깨달은 다음에는 이 행위
의 규정과 선악(善惡)의 구분마저도 버리고 오직 지혜를 깨우치는 도(道)
에 매진해야 한다.

* 요가(Yoga)는 베다(Veda)시대의 신(神)을 찬미하는 제의식(祭儀式)을 넘어서 지혜
를 깨우치는 우파니샤드(Upanishad)의 흐름에 따라 개인의 각성(覺醒)에 비중을 두고
있음을 살펴볼 수 있다.

1-33.

베다(Veda) 성전에서는 "참으로 아트만(Atman)만은 보아야 하며, 들어야
할 것이다."라고 설하고 있다. 이는 해탈(解脫)의 진리에 관한 지혜를 제시
하는 것으로 마땅히 칭송되어야 할 것이다.

1-34.

'나(Isvara)'는 지성(知性)의 작용을 자극해서 선악(善惡)의 길을 판단하게
하는 힘이다. 움직이는 것과 멈추어 있는 모든 것들이 '나'로부터 전개된
다. 만물은 나의 내부로부터 나타나고 그리고 그 속에서 사라진다. 나는
만물과 떨어져서 존재하지 않는다.

* 이 범신(梵神)적이며 일신교(一神敎)적인 사상은 우파니샤드(Upanishad)에 나타나
있고, 특히 바가바드-기타(Bhagavad-gita)에 잘 드러나 있다.

1-35.

물을 가득 채운 무수(無數)한 접시 속에는 유일한 태양의 빛들이 다 담기
며, 아무런 차별이 없다.

*베단타(Vedanta)에서 예시(豫示)에서 *무수(無數)라고 하는 것은 개별화된 접시라
는 조건(條件)에 따라 성립된다. 이 셀 수 없는 빛의 수(數)는 유일한 하나의 태양(太陽)

으로부터 오는 것과 같이 유일한 아트만(Atman)에 따라서 형태를 달리한 각각의 개별적 무한수(無限數)가 성립되는 것이다. 이처럼 편재된 아트만은 각기 다른 접시 속에 태양빛이 담기듯이 개별화의 1:1 상황에서 한정되어 나타나는 조건(Adhyasa)일 뿐이라는 논리를 가진다.

1-36.

꿈속에서는 꿈을 꾸는 하나의 의식으로부터 많은 모습이 나타나고 사라지는 것과 같이 깨어있을 때에도 아트만(Atman)은 유일(唯一)한 하나이지만 만물(萬物)은 수많은 모습을 가지고 나타난다.

1-37.

새끼줄을 뱀으로 착각하고 진주조개 껍질이 은(銀)처럼 착각을 일으키는 것과 같이 우주만상은 지상에 존재하는 자기의 마음을 닮아서 나타나는 것이다.

　*이와 같은 사유방식은 닮은 것을 보고 착각하는 것을 일컬어 이른바 사현론(似現論 : Vivarta-theory)이라고 하며, 이를 사승마(蛇繩麻)의 비유라 하여 불교에서도 사용되고 있다.

1-38.

그것이 새끼줄이라는 것을 알면 뱀의 모습이 착각임을 알듯이 아트만(Atman)을 알면 착각에 의해서 나타난 만상(萬象)은 사라진다.

1-39.

그것이 진주조개 껍질이라는 것을 알면 은(銀)이라고 생각하는 미혹(迷惑)이 사라지는 것처럼 아트만에 대한 지혜(知慧)가 생기면 만상(萬象)에 대한 미혹은 사라진다.

1-40.

마치 사람의 눈에 두꺼비의 기름을 바르면 대나무를 뱀으로 잘못 생각하는 것과 같이 이 우주만상은 실체(實體)의 그림자로서 개인의 상상력에 의해 생긴 망상(妄想)에 지나지 않는다.

*자신의 진실한 실체를 모르고 거짓된 것에 마음을 빼앗겼을 때, 허상(虛像)을 만나는 무명(無明)을 반복하게 되는 착각을 경계하라는 것이다.

1-41.

마치 뱀이라고 믿었던 정체(正體)가 새끼줄이라는 것을 알면 거기에 뱀은 없는 것과 같이 아트만을 알면 우주만상은 존재하지 않는다. 또한 눈이 아프면 백색이 황색으로 보임과 같이 무지(無知)라고 하는 병(病) 때문에 아트만(Atman)이 우주만상으로 보이는 것은 피하기 어려운 일이다.

1-42.

간(肝)의 병이 없어지면 백색의 지혜(知慧)가 생겨 환자 자신이 바른 색(色)을 지각함과 같이 무지(無知)가 사라지면 아트만은 명백(明白)해진다.

1-43.

새끼줄이 과거, 현재, 미래의 3세계(世界)를 이어도 뱀이 될 수 없는 것과 같이 아트만(Atman)은 3가지의 구나(Gunas)에 오염되지 않은 것으로서 결코 우주만상이 되는 일은 없다.

*상카(Samkhya) 철학(哲學)에서는 사트바(Sattva), 라자스(Rajas), 타마스(Tamas)라는 세 가지의 근원적(根源的)인 변화의 힘인 3구나(Gunas)가 끊임없이 연속되는 과정에 따라 만물(萬物)이 생성과 소멸을 이루어간다고 본다. 이는 근원적 물질 요소인 프라크리티(Prakriti)를 변화시키는 힘을 뜻한다. 요가(Yoga)철학에서는 아트만(Atman)과 푸루샤(Purusha)를 동일한 개념(槪念)으로 보지만 베단타(Vedanta) 철학에서의 아트만(Atman)과 상카(Samkhya) 철학에서의 푸루샤(Purusha)는 다른 개념을 갖고 있다.

1-44.

현자들과 성전(聖典)에 정통한 사람들은 스스로의 깨달음(Atma-bodha)에 의해서보다는 교전(敎典)으로부터 추측하여 결론의 내용을 얻으며, 신(神)들이라고 할지라도 무상함속에서 사멸(死滅)을 면할 수 없다고 설한다.

1-45.

바람의 힘으로 바다의 표면에 포말(泡沫)이 생기는 것과 같이 아트만(Atman)의 표면에는 덧없이 무상한 윤회(輪廻)의 세계가 나타난다.

1-46.

차별이 없이 평등한 실체(實體)는 언제나 빛나고 있다. 둘 또는 세 가지 양상이라고 하는 실체의 차별상(差別像)은 존재하지 않으며 미망(迷妄)에 불과하다.

1-47.

과거에 존재했었고 미래에 존재할 것, 유(有) 무형(無形)의 것 등 우주만상의 모든 것은 아트만(Atman)의 그림자이다.

1-48.

무지(無知 : Avidya)는 차별(差別)의 마음에 의한 착오(錯誤)일 뿐이며 실체가 아니다. 우주만상이 이 무명(無明)을 근원으로 나타난 것에 불과하거늘 어찌 진실재(眞實在)일 수 있으랴.

(7) 진아(眞我 : Atman)

1-49.

움직이는 것, 움직이지 않는 것, 모든 것을 포함한 이 우주만상은 단 하나의 우주의식(Pramatma)으로부터 태어난 것이다. 그러므로 이 모든 것을 포기하고 우주의식으로 귀의(歸依)하라.

1-50.

안과 밖이 비어있는 항아리처럼 아트만(Atman)은 피조물의 내외(內外)에 언제나 존재한다.

1-51.

공간(空間)이 지(地), 수(水), 화(火), 풍(風), 공(空)의 다섯 가지 허위(虛位)의 원소에 편재(遍在)되어 있으나 섞이지 않음과 같이 아트만(Atman)도 피조물의 속에 편재되어 있지만 그것들에 혼합(混合)되지 않는다.

1-52.

지고한 자재신(自在神 : Isvara)을 비롯하여 이 우주 만상(萬象)에 아트만(Atman)은 빠짐없이 존재한다. 아트만은 유일한 실재성(實在性)이며 지혜와 지복(至福)으로서 충만하여 결함이 없고 대립되는 것이 없다.

　*아트만(Atman)은 온 우주에 편재하는 하나의 정신이며, 범(梵 : Brahman)과 같은 의미를 가진다. "신(神)은 만물(萬物) 속에 있고 만물은 신에 속하여 있기에 만물은 곧 신(神)이다."라고 하는 것은 보편적인 범(梵 : Brahman) 사상의 핵심이다.

1-53.

아트만(Atman) 이외의 조명자(照明者)는 없으므로 그것은 스스로 빛날 뿐이다. 따라서 아트만은 광명(光明)을 본질로 하는 조명(照明)인 것이다.

1-54.

아트만은 시간과 공간의 한정(限定)이 존재하지 아니하므로 참으로 완전

(完全 : Puruna)하다.

1-55.

아트만은 허망(虛妄)을 본질로 하는 지(地), 수(水), 화(火), 풍(風), 공(空)의 다섯 가지 원소로 성립된 변화의 속성을 가진 현상세계와 다르게 영원하고 결코 소멸(消滅)되지 않는다.

1-56.

이 세계에는 아트만(Atman)외의 것은 존재하지 아니하므로 언제나 유일하게 실재(實在)하며, 그 이외의 것은 거짓된 것이다.

1-57.

무명(無明)에서 생긴 이 윤회(輪廻)세계에서는 고(苦 : Klesha)의 소멸이 즐거움(樂 : Ananda)이 되므로 지혜에 의해 절대적 공(空 : Atyanta-sunyam)이 생기는 이상 아트만(Atman)은 지복(至福)이다.

1-58.

우주 만유(萬有)의 무명(無明)은 아트만(Atman)의 지혜에 의해 소멸되며 이 지혜는 영원(永遠)하다.

1-59.

이 다종다양한 만유(萬有)는 시간에 따라 존재하지만 아트만(Atman)은 절대유일의 실재이므로 조작(造作)됨이 없다.

1-60.

나타난 모든 외계(外界)의 존재는 시간에 따라서 변화하지만 아트만

3. 시바-상히타 323

(Atman)은 언어의 표현이 불가능한 절대성(絕對性)을 갖는다.

1-61.

허공, 바람, 물, 불, 땅 모든 제(諸) 원소의 복합결과와 신(神 : Deva)들까지
도 완전하지 않다. 오직 아트만(Atman)만이 완전하고 원만(圓滿)하다.

(8) 요가(Yoga)와 마야(Maya)

1-62.

일체의 세속적인 쾌락(快樂)을 버리고 허위(虛僞)의 존재에 대한 집착을
포기하며, 오직 아트만에 의한 아트만속의 아트만을 직관(直觀)하라.

　*이 구절은 우파니샤드(Upanishad)에 자주 등장하는 표현(表現)으로 베단타(Vedanta)
삼단논법(三段論法)의 상용구이다. 내재된 우주심을 '참 나'로써 바라보는 수행을 뜻
한다.

1-63.

아트만에 의해서 무한(無限)의 환희를 본질로 하는 아트만을 직관하였을
때 모든 존재를 잊고 삼매(三昧)의 경지에 이를 수 있다.

　*삼매(三昧)의 원어(原語)는 'Samadhi'이며 '定'으로 한역(漢譯)되기도 한다. 마음의
작용이 멈추어 자타(自他)의 구별마저 없는 한없는 기쁨, 지복(至福)의 상태를 뜻한다.

1-64.

마야(Maya)야말로 만유(萬有)의 어머니이다. 세계창조의 원리(原理)는 그
녀 이외에 없다. 마야가 소멸된다면 만유는 모두 존재하지 않는다.

　*마야(Maya)는 환상(幻想), 환영(幻影)의 의미를 가진 여성(女性)원리이며 두 가지로
분류하여 살펴볼 수 있다. 하나는 우주의 근본인 브라흐만(梵)이 만유를 창조하는 힘
을 뜻하는 경우이고, 다른 한 가지는 각자의 주관적 측면에서 무지(無知), 또는 착각으
로 실체의 그림자나 환영을 마야라고 하는 경우이다. 브라흐만(梵)이 만유(萬有)를 전

개하는 방법에 관해서 인도 전통의 베단타 철학에서는 세 가지의 설을 제시하고 있다.

① 세상 만물은 브라흐만(梵) 그 자체의 전개에 의해서 생겼다고 하는 실재론적(實在論的) 전변설(轉變說 : Parinama-theory).

② 세계는 브라흐만(梵)에 대한 각자의 주관적인 무지(無知)에 따라 나타나 보인다고 보는 주관적(主觀的) 관념론(觀念論)의 사현설(似現說 : Vivarta-theory).

③ 마야(Maya)는 브라흐만(梵)이 세계를 창조하는 힘(Sakti)을 나타내고 있다고 생각하는 경우로서 이 힘은 창조적 영역 그 자체로서 나누어지지 않은 관계성으로 생각할 수 있다. 후세 힌두교의 여신(女神) 샥티(Sakti)는 이 마야를 신격화한 것이며, 하타 요가(Hatha-yoga)의 유파(流波)는 이 샥티 신앙을 모태(母胎)로 하여 발전하였다.

1-65.

이 세계 만유(萬有)가 마야(Maya)에 의해 비추어진 환영(幻影)에 지나지 않는 것이라면 '나'라고 하는 육체와 부귀영화를 누리는 즐거움의 대상(對象) 또한 없다.

1-66.

이 세계의 관점은 이로운 것과 해로운 것, 그리고 객관적인 것의 파악이다. 세속의 삶에서는 이 3가지의 양상(樣相)이 보인다. 그 이외의 경우는 없다.

1-67.

사물의 실체에도 탐탁한 것, 탐탁하지 못한 것 등의 차별이 언제나 분명히 정해져 있다. 아트만에 부가된 조건을 이루어가는 과정에서 자손(子孫)이나 기타의 존재가 있을 수 있으나 그 이외의 무엇도 아니다. 어떤 요기(Yogi)들은 성전(聖典)의 논증에 근거하여 마야에 의해 환시(幻視)된 만유를 실체로 착각하여 인정(認定)과 부인(否認)의 양론법(兩論法)으로 만상을 아트만(Atman)속으로 귀속시킨다.

*처자(妻子)나 주위의 기타 모든 존재까지도 결국 자기의 근원적 주체인 아트만(Atman)으로부터의 주관적(主觀的) 착각에 지나지 않는다고 하는 무주론(無主論)이다. *착각 또는 착오(Viparyaya)는 베단타(Vedanta) 학파에서 쓰는 논법의 하나로서 만상(萬象)이라고 하는 것은 비실재(非實在)의 현상에 지나지 않음에도 불구하고 착오(錯誤)로 범(梵)에 귀속시키는 오류를 지적하고 있다.

(9) 파라마-함사(Parama-hamsa)의 정의(定議)

1-68.

여러 가지 한정(限定)된 것으로부터 벗어난다면 완전한 지혜를 가진 형태의 오염(汚染)되지 아니한 것(Parama-hamsa)이 승리를 얻는다.

*파라마-함사(Parama-hamsa)는 지고한 어디든 존재하는 백양(百樣)의 의미와 무한성이며 탁월한 수행자의 존칭으로 쓰이지만 이 구절에서는 아트만(Atman)을 뜻한다. *여러 가지의 한정(限定)이라고 하는 것은 외부적인 신분과 현재적 위상(位相), 주관적인 개성이나 잡념 등 모든 개인의 현실적 한정 조건이다.

(10) 세계의 전개(展開)

1-69.

푸루샤(Purusha)의 의지에 의하여 모든 생명들은 스스로의 내부에서 산출(産出)되었다. 무명(無明 : Avidya)이 수 없는 생명들로 나타난 것이므로 이 만생(萬生)은 본래 위물(僞物)이다.

1-70.

지순(至純)한 범(梵 : Brahman)은 무명과의 결합을 이루어서 범(梵)과 여성 원리는 하나가 되고 그로부터 첫 번째 허공(虛空 : Akasha)이 나타났다.

*범어(梵語 : Sanskrit)에서의 아비드야(Avidya)는 무명(無明), 비드야(Vidya)는 밝음 또는 지혜로 해석(解釋)할 수 있다. 이 구절에서는 범(梵 : Brahman)과 창조적 여성 에너지인 샥티(Sakti)와의 결합에 의해 물질 원소화(Prakriti)하는 베단타(Vedanta)철학의 세계 창조설(創造說)을 나타내고 있다.

1-71.

허공(虛空)으로부터 바람이 출현하고 바람으로부터 불이, 불에서 물이 출현하고 물에서 땅이 출현하였다. 이상이 범(梵 : Brahman)의 실재성(實在性)에서 성립된 창조이다.

1-72.

이처럼 허공과 바람이 결합하여 화(火)가 생(生)하고, 허공과 풍과 화가 결합하여 수(水)가 생(生)하고, 허공(虛空), 풍(風), 화(火), 수(水)가 결합하여 대지(大地)를 이루었다.

1-73.

허공은 소리를 그 속성(屬性)으로 하며, 바람의 움직임은 힘을, 불은 형상(形狀)을, 물은 맛(味)을, 대지는 향(香)을 그의 속성으로 간직한다.

1-74.

허공은 단일(單一)한 것이지만 바람은 두 가지의 성질, 불은 세 가지의 성질, 물은 네 가지의 성질이 있다.

1-75 ~ 76.

자연의 기본적 성질은 형(形), 향(香), 미(味), 촉(觸), 성(聲)이며, 대지(大地)는 이상 5가지의 성질을 갖고 있다. 따라서 형상(形狀)은 눈에 포착되고 향(香)은 코에, 맛(味)은 혀에, 촉(觸)은 피부에, 소리는 귀에 의해 포착된다고 이론가들은 말한다.

1-77.

움직이는 것과 움직이지 않는 모든 세계의 것들은 우주의식(Caitanyam)으로부터 나온다. 의식(意識)속에서는 만물(萬物)들이 존재할 수 있으나 마음을 비워버렸을 경우에 존재하는 것은 오직 우주의식(宇宙意識)뿐이다.

(11) 세계의 환멸(還滅)

1-78.

대지는 부서져 물에 잠기고 물은 불 속으로 스며든다. 불은 바람에 사라지고 바람은 허공으로 사라진다. 허공은 무명(無明)속에 사라지고 무명은 지고(至高)의 장(場)속에 사라진다.

1-79.

이러한 방산(放散 : Viksepa)의 힘(Avarana)은 무한(無限)하며 끝없이 순환한다. 이 대 마야(Mahamaya)는 물질의 형상을 이루는 사트바(Sattva), 라자스(Rajas), 타마스(Tamas)의 세 가지 구나(Gunas)의 작용(作用)에 의한다.

  *대(大) 마야(Mahamaya)는 상캬(Samkya) 철학에서의 우주 창조적 원리(Sakti)를 의미한다. 구나(Gunas)의 작용력으로 성립되었다는 이론은 전변(轉變) 세계인 마야(Maya)와 프라크리티(Prakriti)를 동일시한 사상으로서 베단타(Vedanta)와 상캬(Samkya)의 사상이 혼합(混合)되어 있음을 볼 수 있다.

1-80.

세계는 마야(Maya)의 감추어진 힘에 의해서 무명(無明)의 모습이 되고 그 방산(放散)의 본성에 따라서 다원(多元)의 형상으로 비춰진다.

1-81.

무명(無明 : Avidya)이 타마스(Tamas)의 구나(Guna)에서 우세할 때에는 스스로 두르가(Durga) 여신(女神)이 된다. 우주정신(Caitanyam)이 이 여신(女神)과 합일을 이룰 때 필연적으로 자재신(自在神 : Isvara)이 된다.

1-82.

무명(無明)이 사트바(Sattva)의 구나(Guna)에서 우세할 때에는 신성한 모습의 락쉬미(Lakshmi) 여신(女神)이 된다. 우주정신(Caitanyam)이 이 여신(女神)과 합일(合一)을 이룰 때 필연적으로 비쉬누(Vishnu)가 된다.

1-83.

무명(無明)이 라자스(Rajas) 구나(Guna)에서 우세할 때에는 사라스바티(Sarasvati) 여신(女神)이 된다. 지혜를 본체로 하는 우주정신(Caitanyam)이 이 여신(女神)과 합일(合一)을 이룰 때 필연적으로 범천(梵天 : Brahma)이 된다.

    *두르가(Durga)는 무질서를 파괴하는 칼리(Kali)와 동일한 여신(女神)이며, 시바(Siva) 신의 비(妃)이다. *자재신(自在神)은 이스바라(Isvara), 즉 시바(Siva) 신을 뜻한다. 여기에서의 안정과 평화의 여신(女神) *락쉬미(Lakshmi)는 세계의 유지(維持)를 담당하는 비쉬누(Vishnu)신(神)의 비(妃)이며, 지혜의 여신(女神) *사라스바티(Sarasvati)는 창조의 영역에 있는 브라흐마(Brahma)의 비(妃)이다. 따라서 이들은 세상을 창조하고 유지하며, 재창조를 위한 파괴력의 원형을 이끄는 보조적인 역할을 한다.

    모든 생명체는 어둠으로부터 빛을 향해 태어나기에 어둠은 생명을 잉태한 보호막이며, 생명이 빛을 향한 의지를 가질 때 그 차원으로 태어날 수 있다. 근원적 우주의 질서는 남성적인 힘과 여성적인 원리가 합일된 양성(兩性)을 통합한 중성(中性)으로 해석할 수 있다.

1-84.

자재신(自在神)을 비롯한 신(神)들 모두가 아트만에 포함된다. 육체와 모든 물상(物像)은 이들의 작위(作爲)에 따른 무명(無明)의 여러 가지 소산(所産)에 불과하다.

1-85.

이와 같은 형태로 이론가들은 만유(萬有)의 창조를 상상(想像)하였다. 이 이론들이 서로 상응한 결과 실재(實在)와 비실재(非實在)의 구분이 생겼다.

1-86.

모든 사물은 여러 가지로 구분된 이름과 형태로 나타난다. 이처럼 실체를 차별하는 말의 사용자와 논증에 근거(根據)하여 사물간의 구별이 생겼다.

1-87.

이처럼 사물이라는 것은 실재(實在)하지 않으며 지상의 진리(眞理)만이 실재한다. 실체를 가진 사물이란 실체성의 외견으로 나타나 있을 뿐이다.

1-88.

세계는 실재성에 가득 찬 묘약(妙藥)으로 이루어지며 어디에든 존재하는 유일자(眞我 : Atman)만이 있을 뿐, 이외의 무엇도 실재하지 않는다. 언제나 이 지혜를 깨닫고 있는 사람은 죽음과 윤회의 고통으로부터 해탈(解脫)한다.

1-89.

자연론(自然論)과 부정론(否定論) 등의 논법(論法)에 의해서 행자의 마음속에 만물이 사라져 버린다면 유일한 진아(眞我 : Atman)만이 존재하고 이외의 무엇도 존재하지 않는다. 이는 명상(冥想)에 의한 수행자의 마음에서 명백히 파악될 수 있다.

(12) 인간의 존재와 업(業 : karma)
1-90.

인간은 부모로부터 이어받은 육체적 용기(容器 : Kosha)로부터 전생의 업
과 연관되어 태어난다. 현자들은 이 육체를 자기 전생에 의한 업(業)의
과보(果報)를 받기 위한 것으로 고(苦 : Klesha)라고 간주하고 있다.

*베단타의 철학에서는 인간의 영혼은 진아(Atman)를 둘러싸고 있는 5개의 영적 또
는 기(氣)의 층(Kosha)으로 싸여 있다고 한다. 외피적(外皮的)인 몸을 각각의 역할(役割)
이 다른 '코샤(Kosha)'는 음식을 받아들이는 육체층인 안나마야·코샤(Annamaya-kosha),
생기(生氣)인 프라나(Prana)를 받아들이는 프라나마야·코샤(Pranamaya-kosha), 생각과 감
정을 지배하는 마노마야·코샤(Manomaya-kosha), 지혜(知慧)와 통찰력(通察力)을 주는 비
기야나마야·코샤(Viginamaya-kosha), 영혼(靈魂)의 완전한 자유와 지복(至福)을 체험하는
아난다마야·코샤(Anandhamaya-kosha)가 있다.

1-91.

근육, 골격, 신경, 분비물 등으로 이루어지고 기도(氣道)의 맥락이 교차하
는 신(神)의 사원(寺院)은 과보(果報)에 따른 업(業 : Karma)을 해소하기 위
함이다.

1-92.

5가지 영기(靈氣)의 원소(元素)로부터 이루어진 육체는 범란(梵卵)이라고
하나, 이것은 고락(苦樂)을 향수(享受)하기 위해 만들어진 것이다.

*범란(梵卵)은 태초의 우주(宇宙)를 잉태한 창조적 씨앗을 의미하며, 이 구절에서의
의미는 인간의 육체에 내재된 초월적 경지(境至)를 향한 창조성의 근원(根源)을 말하
고 있다.

1-93.

시바신은 종자(種子 : Bijam)이고, 샥티(Sakti) 여신(女神)은 양수(養水)이다.
이 양자의 결합에서 꿈속의 모든 존재가 스스로의 힘으로 물질의 형태를
이루어 태어난다.

1-94.

다섯 가지 원소의 결합으로 생겨난 무수한 물상들이 우주의 알(梵卵)속에서 무리를 짓고 그들 속에 지바(Jiva : 個人靈)는 각자의 업(業 : Karma)을 감당하며 존재한다.

1-95.

이 다섯 가지의 조원소(助元素)로 이루어진 만물(萬物)은 원인에 따른 과보(果報)이며 지바(Jiva)이다. 나 이스바라(Isvara)는 전생(前生)의 업(業 : Karma)에 응해서 그 만생(萬生)의 운명을 결정한다.

1-96.

모든 존재(存在)속에 사는 것(Jiva)은 비물질적인 것이나, 물질 속에 삶의 양태(樣態)에 따라서 업의 결과를 갖는다. 따라서 지바(Jiva)라고 불리는 것은 각자의 업(業 : Karma)에 묶여서 물질에 따라 갖가지 모습을 갖게 된다.

1-97.

범란(梵卵)이라고 하는 것 중에서 업(業 : Karma)은 과보(果報)를 반복하는 원인(原因)이 된다. 지바(Jiva)는 자기 업(業)의 과보(果報)를 다했을 때 범(梵 : Param-brahma)속으로 편재(遍在)한다.

*지바(Jiva)는 개인적 영혼을 의미하며, 요가의 궁극적 목표인 해탈(解脫)을 인도 철학사상의 체계에서는 묵티(Mukti)로 표현하고 있다. 더 이상 윤회(輪廻)하지 않고 물질이나 육체를 필요로 하지 않는 완전함을 위한 수많은 종교와 사상, 그리고 실천수행 방법들이 제시되고 있다. 개인(個人)의 현생 해탈을 지반묵티(Jivan-mukti)라고 한다.

제 **2** 장

인간론(人間論)

(1) 소우주(小宇宙)

2-1.

이 육체(肉體)속에 신성한 메루(Meru)산이 있어 7개의 섬으로 에워싸여 있다. 거기에는 하천이 있고 바다가 있고 산이 있고 성지(聖地)가 있고 영주(領主)가 있다.

*인도 신화(神話)에서의 신(神)들이 사는 신성한 수메루(Sumeru), 수미산(須彌山)을 소우주인 인체에 비유하여 설명하고 있다. 여기에서의 메루(Meru) 산(山)은 인체의 기둥인 척주(脊柱)를 뜻하며, 7개의 섬은 일곱 가지의 차크라(Cakras)들을, 하천(河川)은 인체의 모든 순환계(Nadis)를 가리키며, 바다는 온 몸, 산들은 골격을 이루는 뼈대, 성지(聖地)는 신들의 자리, 영주(領主)는 육체를 지배하는 근원적 힘의 저장소를 의미한다.

2-2.

거기에는 리시(Rishi)와 무니(Muni)가 살며 모든 것이 하나로 연결된 공간이 있다. 그곳에는 순례의 성지(聖地)와 신전이 있고 신전(神殿)에는 신들이 거주한다.

*리시(Rishi)와 무니(Muni)는 인간의 몸으로 태어나 깨달음을 통해 성취를 이룬 성선(聖仙)과 성자(聖者)를 뜻한다. 이 구절에서는 육체(肉體)에 깃들어 있는 지고한 삼매(三昧)의 정신세계를 의미하고 있다.

2-3.

그곳에는 세계의 창생(蒼生)과 환멸(還滅)을 이끄는 힘인 달과 태양, 그리고 지(地), 수(水), 화(火), 풍(風), 공(空)의 다섯 가지 물질원소도 존재한다.

2-4.

이 3계(界)에 있는 것은 모두 육체(肉體)에 존재한다. 이 메루(Meru)산을 둘러싸고 곳곳에 생(生)이 영위되고 있다.

2-5.

이 모든 것을 아는 사람은 오직 요기(Yogi)뿐이다.

2-6.

범란(梵卵)이라 부르는 이 육체에는 메루(Meru) 산정(山頂)의 위치에 꿀의 빛을 발하는 달(月)이 밖으로 8지(支)의 형상(形象)으로 자리하고 있다.

　*범란(梵卵)은 대우주의 또 다른 창조적 씨앗(Bija)을 가진 존재로서의 인간 육체를 뜻하며, *꿀의 빛을 발하는 달(月)이란 감로(甘露 : Soma)가 여덟 가지의 줄기로 분비되고 있음을 뜻하며, 이는 척주(脊柱)의 상단에 있는 두개골의 내분비계를 총괄하는 뇌하수체를 의미하는 것으로 이해할 수 있다.

2-7.

이 달(月)은 얼굴을 아래로 향해 밤낮으로 운행하며 꿀을 뿌린다.

2-8.

두 줄기의 큰 흐름에 수없이 많은 강(江 : Nadi)들이 모여 육체에 영양을 공급하고 이다(Ida)를 통해 흘러서 전체(全體)를 이룬다.

　*이다(Ida)는 프라나(Prana)가 흐르는 통로(Nadi) 중 3대 기도(氣道)의 하나로서 왼쪽

의 코에서 시작하여 척주(脊柱)를 돌아 하향(下向)하는 음(陰)의 흐름으로서 육체적 기의 통로인 반면, 오른쪽 코에서부터 시작되어 양(陽)의 기운이 흐르는 핑갈라(Pingala) 기도(氣道)는 정신적 기의 통로이다.

2-9.

이 순수한 우유색의 빛을 가진 달(月)은 좌측 겨드랑이로 흐른다. 또 하나의 빛나는 기쁨에 의해서 잡아당겨진 월륜(月輪)은 중앙의 길을 지나서 창조를 위해 메루(Meru) 산을 흐른다.

2-10.

메루(Meru) 산의 아래에는 12부분을 갖춘 태양(太陽)이 자리하고 있다. 신체의 우측의 길을 푸라자바티(Prajabhati) 신(神)이 빛으로 화(化)하여 위로 오른다.

　*이 구절은 12개의 꽃잎으로 심상(心象)된 심장 근처에 있는 태양의 힘인 아나하타-차크라(Anahata-cakra)의 각성을 말한다. 프라자바티(Prajabhati)는 창조의 원동력을 의미하며, 이 힘이 인체의 오른쪽 태양(太陽)의 길인 핑갈라(Pingala) 기도(氣道)를 통하여 흐르는 것을 뜻하고 있다.

2-11.

태양(太陽)은 어김없이 우유빛의 달(月)이 방출한 감로(甘露)와 생명의 원소를 마셔버린다. 태양(太陽)은 바람의 원륜(圓輪)을 타고 전신을 돈다.

　*인도 전통의학체계인 아유르베딕(Aurveic)에서는 생명의 원소를 바람, 담즙, 점액으로 보고 이 세 가지 원소의 부조화로 인하여 질병이 생긴다고 보고 있다. 바람은 인체에서 순환하는 기(氣)를 뜻하며, 특히 요가에서는 호흡에 의한 프라나(Prana)를 매우 중요하게 여기고 있다. 소화를 위한 담즙과 그리고 점액은 내분비계를 의미하는 것으로 이해할 수 있다.

2-12.

오른쪽 길을 흐르는 것은 니르바나(Nirvana)이다. 창생(蒼生)과 환멸(還滅)의 작자(作者)인 태양은 연기(緣起)가 좋은 때를 선택하여 운행한다.

*이 구절은 정신적 안정이 깊어진 새벽과 저녁 무렵의 명상을 뜻하는 것인지 삼매(三昧)가 자연스럽게 이루어진 수행자의 내부적 환경을 의미하는지는 분명하지 않으나, 오른쪽의 핑갈라(Pingala) 나디(Nadi)는 왼쪽을 타고 흐르는 이다(Ida)의 육체적인 안녕(安寧)보다는 정신적 각성의 의미를 더 크게 가진다고 볼 수 있다.

(2) 기도(氣道)

2-13.

인간의 체내에는 350,000에 달하는 기도(氣道)가 있고 그 중 중요한 것은 14가지이다.

*기도(Nadi)는 기(氣 : Prana)가 흐르는 통로(通路)로서, 전신에 분포하는 그 수는 72,000이라고 하는 것이 인도 전통의학(Aurveic)과 요가교전들의 통설(通說)이지만 여기에서는 350,000개의 수를 말하고 있다. 이 나디(Nadis)는 현대의학의 신경계(神經系)나 한방의학 경락(競落)의 개념과 유사하다.

2-14～15.

기도(氣道)의 명칭(名稱)들로는 ① 수슘나(Sushumna), ② 이다(Ida), ③ 핑갈라(Pingala), ④ 간다리(Gandhari), ⑤ 하스티지비카(Hastijihvika), ⑥ 쿠후(Kuhu), ⑦ 사라스바티(Sarasvati), ⑧ 푸사(Pusa), ⑨ 상키니(Samkhini), ⑩ 프샤스비니(Psyasvini), ⑪ 바루니(Varuni), ⑫ 알람부사(Alambusa), ⑬ 비스보다리(Visvodari), ⑭ 야사스비니(Yasasvini)가 있다.

*이 나디(Nadis)들은 각각 왼쪽 콧구멍과 오른쪽 콧구멍, 왼쪽 눈과 오른쪽 눈, 왼쪽 귀와 오른쪽 귀, 왼쪽 엄지손가락 끝과 오른쪽 엄지손가락 끝, 왼쪽 엄지발가락 끝과 오른쪽 발가락 끝, 정수리, 입, 성기, 항문에서 종결한다고 설명되고 있다.

2-16.

상기(上記)한 여러 가지의 기도(氣道) 중에서도 수슘나(Sushumna)야말로 최상의 기도로서 요기(Yogi)들이 소중하게 여기는 곳이다.

2-17.

이다(Ida), 핑갈라(Pingala), 수슘나(Sushumna) 이 3가지의 기도는 입구가 아래 있으며 연의 실처럼 가늘다. 이 기도(氣道)는 척추골에 의지하여 달(月)과 태양(日)과 불(火)의 기운으로 나타난다.

2-18.

이 기도(氣道)의 중심에 치트라(Cittra)가 있다. 이것은 내가 애호하는 곳이다. 거기에는 미세한 축복의 브라흐마-란드라(Brahma-randhra)가 있다.

　*치트라(Cittra)는 수슘나 기도의 중심을 통하고 있는 심상(心象)된 구멍(穴)이다. 수슘나(Sushumna) 기도(氣道)의 바로 안쪽에 바즈리니(Vajrini)라는 관(管)이 있고 다시금 그의 안쪽에 치트라(Cittra)라고 불리는 공간이 있다. *브라흐마-란드라(Brahma-randhra)는 두개골의 어느 한 장소를 가리켜 범(梵)의 자리, 또는 희열의 공간(空間)으로 부르며, 여기에서 3개의 주요한 기도가 합류(合流)되는 곳으로 이해되고 있다.

2-19.

수슘나(Sushumna) 기도의 중심을 통하고 있는 이 치트라(Cittra)는 오색(五色)으로 빛나고 청정(淸淨)하며 생명의 근원이다.

2-20.

교전(敎典)에서는 이를 천상(天上)에의 길이라고 설명하고 있으며, 죽음을 정복하는 불사(不死)의 조작자(造作者)로서 위대한 요기(Yogi)는 그것을 명상하는 것만으로 업(業)에 따른 장애(障碍)의 전부를 파괴할 수 있다고 설하고 있다.

(3) 단전(丹田)

2-21.

항문에서 두 손가락 폭 만큼 위에, 성기에서 두 손가락 폭 정도 아래에,
네 손가락 폭의 넓이를 가진 물라다라-차크라(Muladhara-cakra)가 있다. 이
는 6개의 차크라(Cakra) 중 가장 밑에 위치하고 있다.

2-22.

이 물라다라-차크라(Muladhra-cakra) 연꽃잎의 중앙에 어느 탄트라(Tantra)
교전(敎典)에서도 극비로 숨겨진 아름다움으로 빛나는 삼각형의 태궁(胎
宮)이 있다.

　*모든 차크라(Cakra)는 성취를 이룬 요기(Yogi)들에 의해 심상(心象)된 연꽃의 형태
를 가진다. *태궁(胎宮)은 요니(Yoni), 자궁, 모태(母胎)를 의미한다.

2-23.

그 태궁(胎宮) 속에 번개의 광휘처럼 빛나는 지고한 여신(女神) 쿤달리니
(Kundalini)가 성스런 뱀의 형상으로 세 번 반의 똬리를 틀고서 수슘나
(Sushumna)기도의 입구에 잠들어 있다.

2-24.

이 여신(女神)은 세계의 모신(母神)으로서 언제나 창조의 영역에 있다. 그
녀는 언어로 표현할 수 없는 지각(知覺)의 여신이며 신(神 : Deva)들의 경
배 대상이다.

2-25.

이다(Ida)라고 하는 명칭의 기도(氣道)는 좌측의 길에 배치되어 있으나 중앙의 수슘나(Sushumna) 기도를 돌아서 오른쪽 콧구멍으로 간다.

2-26.

핑갈라(Pingala)로 불리는 기도(氣道)는 우측의 길에 배치되어 있으나 중앙의 수슘나(Sushumna) 기도를 돌아서 왼쪽 콧구멍으로 간다.

2-27.

이다(Ida)와 핑갈라(Pingala)의 양(兩) 기도(氣道)의 중앙에는 수슘나(Sushumna) 기도(氣道)가 있다. 그의 6개 처소(Cakra)에 6가지의 힘(Sakti)과 6가지의 연화(蓮花)가 있다는 것을 요기(Yogi)들은 알고 있다.

2-28.

수슘나(Sushumna) 기도(氣道)가 지나는 5개 처소는 여러 가지 명칭(名稱)이 있다. 그것은 필요에 따라 다른 교전(敎典)을 통하여 알아야 한다.

　*5개 처소(處所)가 되는 영역(領域)은 경추(Cervical), 흉추(Thoracic), 요추(Lumbar), 천추(Sacral), 미추(Coccygeal)를 구분하거나, 또는 각각의 차크라(cakra)를 의미하고 있다.

2-29~30.

기타의 기도(氣道)는 근원인 물라다라-차크라(Muladhara-cakra)에서 시작되어 눈, 귀, 혀, 손, 엄지손가락, 발, 엄지발가락, 배, 음경, 고환, 항문 등 전신(全身)에 퍼진 다음 그 발생(發生)의 장소로 되돌아간다.

2-31.

이 기도(氣道)로부터 차차 그 가지를 넓혀서 가지의 가지에 연결 분포되어 최종에는 350,000에 달하여 각각의 구역으로 배치된다.

2-32.

이 다수(多數)의 기도(氣道)는 육체에 종횡으로 뻗쳐 지각(知覺)을 운반하고 기(氣 : Prana-vayu)의 순환을 시키고 있다.

(4) 복부(腹部)

2-33.

복부에 있는 12개의 연꽃잎을 가진 태양원단(太陽圓丹 : Surya- mandala)의 중앙에는 타오르는 불이 있다. 이것이 음식을 소화시키는 불기운이다.

2-34.

이 일체인화(日遞燐火 : Vaisvanara)라고 하는 태양의 힘은 인체 내부에서 끌어 적용시킨 불의 힘(Tejas)이며 여러 가지 음식물을 소화시킨다.

2-35.

이 불은 사람의 수명을 연장하고 신체를 성장시키고 힘과 영양을 주어 병을 없앤다.

2-36.

그러므로 현명한 요기는 이 일체인화(日遞燐火 : Vaisvanara)를 매일 수행 작법(作法)으로써 점화(點火)시키고, 스승(Guru)의 가르침에 따라서 이 불에 음식물을 바쳐야 한다.

2-37.

범란(梵卵)이라고 말하는 신체의 내부에는 많은 개처(個處)가 있다. 그러나 교전(教典)에서는 중요한 것만 설하였다.

2-38.

신체 내부의 여러 개처(個處)에 다양한 명칭이 있으나 이것을 모두 설명할 수는 없다.

(5) 영혼(靈魂)

2-39.

이와 같이 구성된 육체에 영혼(靈魂)이 편재(遍在)하여 있다. 영혼은 무시(無始)의 과거(過去)생으로부터 훈습(薰習)의 목걸이로 장식되고 업(業)이라는 고리쇠에 연결되어 있다.

  *개인의 영혼(靈魂 : Jivatman)은 각 개인의 주체로서 절대로 객관화되는 일은 없다. 이 개인적 영혼의 존재일지라도 그 자체는 개인적 한정을 초월(超越)한 우주(宇宙) 유일의 실재(實在 : Atman)하는 분신(分身)이며 초개인적(超個人的) 존재이다. *편재(遍在 : Sarvagata)는 '두루 미치고 있다'는 뜻으로 육체에 영혼이 공간적으로 가득 차 있다는 의미보다는 능동적으로 어느 곳이나 순간에 도달(到達)한다는 뜻으로 해석할 수 있을 것이다. *훈습(薰習 : Vasana)은 윤회(輪廻) 전생(轉生)하여온 과거 생(生)의 경험이 쌓인 결과 잠재력이 되어 현생에까지 그 영향력을 미친다는 것이다. 마치 향(香)을 싼 종이에서는 향 내음이 배이고 생선을 쌓던 종이는 비린내를 간직하듯 각자가 태어날 때부터의 간직되어 있는 성향(性向)을 말한다.

2-40.

영혼(靈魂)은 여러 가지의 성질과 능력으로 갖가지의 행동을 유발하여 과거의 업(業 : Karma)의 잠재력을 경험한다.

2-41.

이 세상에 나타나 있는 것은 업(業 : Karma)으로부터 생긴다. 모든 생명들은 그 업(業)의 작용으로 과보(果報)를 받는 것이다.

2-42.

인간이 지닌 욕망(慾望)이라는 약점은 고통(苦痛)과 쾌락(快樂)을 주기도
하나 그것은 모두 영혼이 가져온 업(業)의 결과로 나타난다.

2-43.

선악(善惡)을 구분하는 영혼은 외적(外的) 환경에서 좋은 것을 얻음과 함
께 그 자신도 기쁨의 대상이 된다.

2-44.

인간은 업(業 : Karma)의 힘에 의해 쾌락(快樂)을 누리기도 하고 고통(苦痛)
을 받기도 한다. 따라서 업(業)의 사슬에 얽혀 있는 한 영혼은 결코 평화로
울 수 없다.

2-45.

인간은 업(業 : Karma)을 떠나 존재할 수 없으며, 무엇도 업(業)을 떠나
존재하지 않는다. 마야(Maya : 幻影)에 의해 부여된 영혼으로부터 모든 생
명들이 생겨난 것이다.

2-46.

업(業 : Karma)의 과보(果報)에 따라서 모든 생명들은 갖가지의 모습을 가
지지만 눈의 착각(錯覺) 때문에 진주조개의 껍질을 은(銀)으로 인식하는
것과 같이 자기 업(業)의 결함으로부터 범(梵)에 대한 현상세계의 착각이
생기는 것이다.

2-47.

전생(前生)으로부터 이어 받은 잠재력(Vasana)에 의한 미망(迷妄)을 근절할 만한 탁월한 지혜(知慧)의 힘이 나타난다면 그로부터 해탈(解脫)은 완성된다.

2-48.

특정한 것에 대한 특정한 경험은 주관적인 미망에 기인(起因)한다. 그 이외의 다른 원인이란 없으며 이는 틀림없는 진실이다.

2-49.

진실한 것을 구별하는 지혜를 직관(直觀)할 때에는 의식에 존재하는 미망(迷妄)은 사라질 것이다. '범(梵 : Atman)은 실재하지 않는다'고 생각하는 한 윤회(輪廻)의 세계에 관한 헛된 생각들은 사라지지 않는다.

2-50.

탁월한 직관(直觀)에 의해 그릇된 착각(錯覺)은 소멸한다. 그렇지 않는 한 그것은 사라지지 않고 여전히 진주조개의 껍질을 은(銀)으로 인식하는 착오(錯誤)를 남기는 것이다.

2-51.

오염이 없는 것(梵 : Atman)에 대해서 직관의 지혜가 생기지 않는 한 세상의 모든 잡다한 것들이 다 실재로 보인다.

2-52.

업(業 : Karma)에 따라 얻어진 육체(肉體)가 청정(淸淨)함을 얻게 된다면 그것은 신체의 나무에 열매를 맺은 것과 같다. 따라서 항상 수행을 통하여 심신을 합일하는 요기(Yogi)는 지상에서 적정(寂靜 : Nirvana)에 도달한다.

2-53.

전생(前生)의 잠재력은 영혼(靈魂)에 부착(附着)되어 뿌리가 되고 그에 따라서 인간은 미망(迷妄)속에서 선행(善行)과 비행(非行)을 반복하는 것이다.

2-54.

이 윤회(輪廻)라는 대해(大海)를 건너가려 하는 수행자(修行者)는 행위의 결과를 의식(意識)으로부터 지우고 신분과 연령에 적합한 의무(Dharma)를 실천해야 한다.

  *인도의 성전(聖典)이라는 바가바드-기타(Bhagavad-gita)의 주제와 같은 구절이다. 전투에 나선 전사(戰士)인 아르쥬나(Arjuna)에게 스승으로 화현(化現)한 크리슈나(Krishna)가 이와 같은 가르침을 설하고 있다. 여기에서 *신분(Varna)은 그 출생에 따른 사성(Kaste)의 구분이며, *연령(年齡)이란 바라문의 관습법에 따른 아쉬라머(Ashrama)를 말한다. 이는 학습을 통한 진리에 접근하는 시기(梵志期 : Bramacharya), 사회에 참여하고 가정의 책임과 *의무(Dharma)를 다하는 시기(家住期 : Grihasta), 모든 것을 내려놓고 산과 들에서 수행하는 시기(林棲期 : Vanaprasta), 신의 세계에 들어가기 위한 자연에 귀의할 시기(流浪期 : Sanyas)로 나누어 그 연령에 맞는 의무를 이행할 것을 권고하고 있다.

2-55.

감각대상에 집착하는 사람은 감각적인 대상(對象)에서만 행복을 구하고 언어와 무늬, 재물에 의해 적정(寂靜)에 이르는 길이 막혀 행위의 업(業 : Karma)에 빠져버리고 윤회의 바다를 떠돈다.

2-56.

만약 수행자가 아트만(Atman)에 의해 아트만(Atman)을 직관(直觀)하여 현
세에 있는 무엇에도 미혹되지 않는다면 의무행위(Dharma)를 포기할지라
도 아무런 업(業)도 짓지 않는다는 것이 나의 결론이다.

2-57.

욕망(慾望) 등의 모든 업(業 : Karma)은 지혜에 의해서만 소멸되며 그 외의
어떠한 방법도 불가능하다. 모든 것이 실재한다는 원리(梵)가 사라진 곳에
서 실재적 진리(Atman)는 명백해진다.

제 **3** 장

요가의 실천수행

(1) 기(氣 : Vayus)

3-1.

심장에 성스러운 연화(蓮花)가 있어, 성스러운 상징음(象徵音)으로 장식되어 있다. 그 연꽃잎은 범어(梵語) 자모(字母)의 12문자인 껌(Kam), 캄(Kham), 검(Gam), 감(Gham), 람(Ram), 넘(Nam), 첨(Cam), 참(Cham), 점(Jam), 잠(Jham), 텀(Tam), 탐(Tham)이 깃들어 있다.

3-2.

프라나(Prana)는 이곳에 살고 있으며, 많은 훈습(薰習 : Vasana)에 쌓인다. 무시(無始) 이래로 수없는 전생(前生)의 과정에서 만들어진 업(業 : Karma)에 따라 생기(生氣 : Prana)의 주체인 자아의식(Ahamkara)에 의해 변화한다.

3-3.

프라나(Prana)는 그 역할이 달라짐에 따라 여러 가지 명칭(名稱)이 있다.

　*프라나(Prana)를 바람(風)이라는 의미의 바유(Vayu)나 움직이는 에너지 바타(Vata)라고 부르기도 하며, 생리적 심리적 움직임이 모두 이 기(氣 : Prana)에 의해서 일어난다고 본다.

3-4.

그 중 중요한 10가지의 기(氣)의 명칭(名稱)은 프라나(Prana), 아파나(Apana), 사마나(Samana), 우다나(Udana), 위야나(Vyana), 나가(Naga), 꾸르마(Kurma), 크르카라(Krkara), 데바닷타(Devadatta), 다난자야(Dhananjaya)이다.

3-5.

이상은 내가 이 교전에서 설(說)하는 열 가지의 주요한 명칭이다. 이 프라나(Prana)는 각자의 업(業)에 자극되어 체내에서 여러 가지 작용을 일으킨다.

3-6.

이 열 가지의 프라나(Prana) 중에서도 다섯 가지의 기(氣)는 더욱 중요하다. 다시금 그 다섯 가지의 기(Vayu) 중에서도 프라나(Prana)와 아파나(Apana)는 최고의 움직임을 일으키는 원인이다.

　*다섯 가지의 기(氣 : Vayu)란 얼굴과 코를 거쳐 심장 사이에 머물며 숨을 운반하는 작용을 하는 프라나(Prana), 배꼽에서 발바닥 사이를 지배하며 정화(淨化)의 역할을 하는 아파나(Apana), 심장에서 배꼽의 사이에 머물며 소화 작용과 배분(配分)을 하는 사마나(Samana), 코에서부터 머리에 머물러 있는 기운으로 상승(上昇)시키는 힘인 우다나(Udana), 온몸에 가득 찬 생명력인 위야나(Vyana)를 말한다.

3-7.

프라나(Prana)는 심장에, 아파나(Apana)는 항문(肛門)에, 사마나(Samana)는 배꼽에, 우다나(Udana)는 목에 위치하고, 비야나(Viyana)는 전신(全身)에 퍼져 있다.

3-8.

이 다섯 가지의 기(氣)는 체내에서 각각 트림, 하품, 눈의 깜빡임, 목마름, 재채기 등의 현상을 일으킨다.

3-9.

이러한 소우주인 육체의 기능을 아는 사람은 모든 업(業)으로부터 해방되어 지고(至高)의 경지에 도달한다.

(2) 스승(Guru)

3-10.

이제 나는 빠른 요가(Yoga)의 성취에 대한 지름길을 제시하고자 한다. 이것을 터득한 요기(Yogi)들은 결코 요가수행에 실패하는 일이 없다.

3-11.

오직 스승(Guru)으로부터 받은 가르침과 지혜만이 유효한 힘을 가진다. 그 외의 잡다한 것들은 수행자를 혼란스럽게 하거나 무력하게 고통의 길로 이끈다.

3-12.

진실로 스승(Guru)을 기쁘게 하고 받은 가르침에 따라 실천적 지식과 기술(技術 : Viyda)을 수행한다면 빠른 결실을 가져올 것이다.

3-13.

스승(Guru)은 의심할 바 없이 제자에게는 부모(父母)이며, 신(神)이다. 그러므로 모든 사람들은 말과 행위와 심의(心意)를 다하여 진리로 안내하는 스승을 공경해야 한다.

3-14.

수행자는 스승(Guru)의 은혜에 의해서 많은 것을 얻을 수 있다. 그러므로 스승에게 언제나 존경과 봉사를 해야 한다. 그렇지 않으면 좋은 것은 아무것도 얻을 수 없다.

3-15.

스승(Guru)에 대하여 우선(右旋)의 예(禮)를 행한 다음, 발의 연화(蓮花)에 이마를 대고 오체(五體) 투지(投地)의 작법(作法)으로써 경배(敬拜)해야 한다.

　*우선(右旋 : Pradaksina)의 예(禮)는 지극히 존경하는 인물이나 신상(神像)의 주위를 오른쪽으로 3번 도는 예법(禮法)이며, *발의 연화(蓮花)는 존경하는 대상의 성스러움을 발에 표시하며 이를 높여 연꽃이라 한다. 불교의 석가(釋迦) 존자(尊者)가 깨달음을 얻고 걸음을 옮길 때마다 발자국에서 연꽃이 피어났다는 설화(說話)도 이 깨달음을 함축한 상징적 표현이다. 평화를 기원한 간디(Gandhi)의 묘소(墓所)에 부조(浮彫)된 발자국에도 이 존경의 연꽃이 바쳐진다. *오체투지(五體投地)는 이마와 가슴 양 무릎과 발끝을 바닥에 붙이고 절을 한 후 전신(全身)을 대지(大地)에 완전하게 내던지는 최고 공경의 예법(禮法)이다.

(3) 요가수행의 자격
3-16.

스승(Guru)에 대한 믿음으로 그 가르침에 따라서 극기(克己)하는 수행자들은 반드시 성취(Siddhi)를 얻을지니 성실하게 요가를 수행할 것이다.

3-17 ~ 18.

과한 욕망을 가지고 물욕에 집착(執着)하는 사람들이나, 스승(Guru)에 대한 신뢰(信賴)를 갖지 못하는 사람들, 거친 말과 혼란(混亂)한 말을 만드는 사람들은 요가의 성취(Siddhi)를 얻을 수 없다.

(4) 요가수행의 제(諸) 조건

3-19 ~ 20.

성취(Siddhi)를 얻기 위한 첫째 조건은 요가 수행의 결실(結實)에 대한 신념(信念)이다. 둘째는 요가수행에 대해서 확고한 신뢰를 가지는 것과, 셋째는 스승을 공양(供養)할 것, 넷째는 평정심(平靜心)을 유지하고, 다섯째는 육체의 감각기관을 제어(制御)하며, 여섯째 절식(節食 : Mitahara)이 요가 수행의 전제(前提) 조건이다.

3-21.

수행자는 요가의 가르침에 따라서 성취(Siddhi)를 이룬 스승(Guru)이 지도하는 방식에 따라 부동의 결의(結義)를 가지고 수행해야 한다.

(5) 조식법(調息法 : Pranayama)

3-22.

수행자는 쾌적한 암실(庵室)에서 마른풀 위에 연화좌(Padmasana)를 취하고 앉아 호흡의 수습(修習 : Pranayama)을 행한다.

3-23.

현명한 수행자는 정신을 청정(淸淨)하게 하여 합장하고 스승(Guru)께 경배한 후 오른쪽의 가네샤(Ganesha)신(神)과, 왼쪽의 토지신(土地神)들과 암비카(Ambika)여신(女神)께 경배한다.

　*가네샤(Ganesha) 신(神)은 감파티(Ganpathi), 또는 거너파티(Ganepathi)라고도 하며, 시바신의 아들이다. 수행의 장애(障碍) 제거하여 성취를 가져다주는 수호신(守護神)이며, 지혜와 부귀를 상징한다.

3-24.

현명한 행자는 오른손의 엄지로써 핑갈라(Pingala)의 기도(氣道)를 막고, 이다(Ida) 기도를 통해서 기(氣 : Prana)를 채우고 지식(止息 : Kumbhaka)하여 그 힘을 순환시켜야 한다. 그리고 핑갈라(Pingala)의 기도(氣道)를 통해서 천천히 숨을 토하고 결코 거칠게 행하여서는 안 된다.

　*핑갈라(Pingala)의 기도(氣道)는 오른쪽 콧구멍을 뜻하며, *이다(Ida) 기도(氣道)는 왼쪽의 콧구멍을 뜻한다. 조식(調息 : Pranayama)이란 숨의 출입을 제어하는 것이며, 지식(止息 : Kumbhaka)은 숨을 멈추어 기(氣 : Prana)를 온몸으로 순환시키는 행법(行法)이다.

3-25.

그리고 또한 핑갈라(Pingala)의 기도(氣道)로써 기(氣 : Prana)를 채우고, 지식(止息 : Kumbhaka)하여 그 힘을 순환시켜야 한다. 그리고 이다(Ida)의 기도(氣道)를 통해서 숨을 토한다. 이는 천천히 행해야 한다.

3-26.

이상과 같은 방법에 따라 매일 20회의 쿰바카(Kumbhaka)를 행하라. 모든 의식의 흐름을 끊고 열과 성의를 다해서 이를 수행하라.

3-27.

쿰바카(Kumbhaka)는 하루에 4번 새벽, 정오, 일몰, 밤중에 수행하라.

3-28.

위와 같이 매일 성실하게 3개월간 수습(修習)한다면 기도(氣道)는 청정하게 정화될 것이다.

3-29.

이렇게 하여 기도(氣道)가 정화(淨化)된 요기(Yogi)는 모든 결함을 파(破)하고 진리를 향한 아람바(Arambha)의 단계에 든다.

*아람바(Arambha)는 요가 수행의 4가지 단계 중 최초의 단계이다.

3-30.

기도(氣道)가 청정하게 정화(淨化)되었을 때 요기(Yogi)의 육체는 몇 가지의 표시가 나타난다.

3-31~32.

다음과 같은 표시가 요기(Yogi)의 신체에 반드시 생긴다. 그것은 균형이 잡힌 바른 몸에서의 향기로운 체취이며, 얼굴의 밝고 해맑은 자태(姿態)와, 왕성하고 좋은 소화력, 상쾌함, 온몸의 아름다움, 크고 강인한 힘과 용기, 과감한 기상(氣象) 등이다.

3-33.

모든 요가(Yoga)에는 4가지의 단계(段階 : Avastha)가 있다. ① 아람바(Arambha), ② 가타(Ghata), ③ 파리차야(Paricaya) ④ 니스파티(Nisppatti)

　*이 네 단계(Avastha) 요가(Yoga)의 규정은

① 지고한 의식(意識)인 아트만(Atman)을 인식하는 단계(Arambha- avastha),

② 지고(至高)의 정신(Atman)과의 합일(Ghata-avastha),

③ 지혜의 눈을 떠 경험을 가지는 단계(Paricaya-avastha),

④ 요가의 성취(成就)를 이루는 해탈의 단계(Nisppatti-avastha)를 말한다.

3-34.

기(氣)의 성취(成就) 아람바(Arambha)의 설명을 마친다. 기타의 단계(段階)

는 이후에 설명하게 된다. 이 단계들은 모든 고(苦 : Klesha)의 흐름을 멸(滅)한다.

(6) 요가 수행자가 멀리해야만 하는 사항들

3-35.

요기(Yogi)들이 고(苦)에 쌓인 윤회의 바다를 건너서 나아갈 수 있도록 나는 여기서 수행자가 멀리하지 않으면 안 될 요가에 대한 최대의 장애(障碍)에 대하여 설(說)한다.

3-36~38.

요기(Yogi)는 다음의 사항을 반드시 삼가야 한다.

① 취하게 하는 것 ② 육식 ③ 자극적인 것 ④ 소금 ⑤ 고추 ⑥ 쓴 것 ⑦ 지나치게 돌아다니는 것 ⑧ 해뜨기 전의 수욕(水浴) ⑨ 기름에 튀긴 것 ⑩ 도적질 ⑪ 살생 ⑫ 사람을 싫어하는 것 ⑬ 고행 ⑭ 순수하지 못한 짓 ⑮ 단식 ⑯ 불성실 ⑰ 어리석음 ⑱ 잔인함 ⑲ 여성과의 교제 ⑳ 불 제사 ⑳ 잔소리 ⑳ 좋아하거나 싫어하는 구분 ⑳ 많은 양의 음식을 먹는 것 등이다.

(7) 요가 실천수행의 뜻

3-39.

나는 신속하게 요가를 성취하는 방법들에 대하여 설명할 것이다. 요가의 확실한 성취(Siddhi)를 위해서 수행자들은 이 방법을 비장(秘藏)해 두어야 한다.

3-40~42.

현명한 수행자는 다음의 권계(Niyama)를 항상 지켜야 한다. 순수한 우유와 차, 탈곡한 곡물의 음식(飮食)과, 입구가 작은 쾌적한 암실에서 수행하며, 정론(正論)을 청문(聽聞)하고, 언제나 집착이 없이 생활하며, 신(神)의 이름을 찬양하고, 아름다운 음악을 듣는다. 또한 인내(忍耐), 고행(苦行), 청결(淸潔), 절제(切制), 경건(敬虔), 스승(Guru)에 대한 공경(恭敬)은 수행자가 지켜야 할 기본적인 가짐이다.

3-43.

요가 수행자는 바유(Vayu)가 태양(太陽)의 장소에 이르렀을 때 식사를 할 것이며, 바유(Vayu)가 태양의 장소(場所)에 깃들었을 때 잠자리에 들어야 한다.

　*태양의 장소는 양(陽)의 기맥(氣脈)인 핑갈라(Pingala)의 기도(氣道)를 뜻하며, *바유(Vayu), 즉 기(氣 : Prana)가 이곳에 이르고 통(通)하는 것을 말한다.

3-44.

현명한 행자는 식사직후와 과도하게 시장할 때는 호흡에 의한 조식(調息 : Pranayama)의 수습(修習)을 해서는 안 된다.

3-45.

만일 조기(調氣 : Pranayama)에 숙달된 사람은 여러 가지 사항들에 구애됨이 없으나 초심자는 조금씩 몇 차례로 나누어 하는 것이 무리가 없다.

3-46.

수행자는 앞에서 설명한 것에 따라서 쿰바카(Kumbhaka)를 매일 수습(修習)해야 한다.

3-47.

스스로의 의식에 따라 호흡(呼吸)을 통제(統制)할 수 있게 된다면 쿰바카
는 확실히 성취된 것이다. 만약 케발라-쿰바카(Kevala-Kumbhaka)가 성취된
다면 이 세상에 요기(Yogi)의 뜻대로 되지 않는 일은 없다.

　*케발라-쿰바카(Kevala-kumbhaka)는 3종(種)의 쿰바카(Kumbhaka)의 의식적 통제 수
단, 즉 숨을 마시고 멈추고(Prakha), 숨을 토한 후에 멈추는 것(Rechaka)이 아닌 자연스
럽게 숨이 멈추어지는 조식(調息)을 말한다.

(8) 조기(調氣)의 4단계
3-48.

최초의 조기(調氣)인 아람바(Arambha-avastha) 단계에서는 수행자의 몸에서
땀이 나기 시작하며 그것을 온몸에 문질러 발라야 한다. 그렇지 않으면
신체의 근본 성분이 없어진다.

3-49.

조기(調氣)의 다음 단계에서는 몸에 진동(振動)이 일어나고, 다음의 단계
에서는 개구리처럼 높이 뛰어오르며, 다시 수습(修習)이 증진(增進)되면
허공을 걸을 수 있게 된다.

3-50

요기(Yogi)는 연화좌(蓮華坐)를 취한 그대로 땅을 떠나서 공중에 뜰 수가
있다. 이때에는 윤회(輪廻)의 어두움을 지워 버리는 조기(調氣)의 행이 성
취된 것이다.

3-51.

이러한 경지에 도달하기 위해서는 앞에서 설명한 요가에 관한 권계(勸戒)

를 지켜야 한다.

3-52.

조기(調氣)의 행이 성취되면 수면시간이 단축되고, 대소변이 적어진다. 진리를 직관(直觀)한 수행자는 더 이상 노쇠(老衰)하지 않으며, 어리석음과 무명(無明)에 빠지는 일이 없다.

3-53.

땀이나 침, 분비물 등은 어떠한 경우에도 나오지 않으며, 수행자의 육체에는 카파(Kapha), 피타(Pitta), 아닐라(Anila) 3원소의 변조(變調)가 없다.

*아닐라(Anila)는 공기(空氣)의 기운인 바타(Vata)의 다른 명칭이다.

3-54.

이 단계에 도달한 수행자는 식사에 관한 권계(勸戒)로부터 자유로우며 소식(小食)에 대한 괴로움이 없다.

3-55.

수련의 힘에 의해서 브허-싯디(Bhuear-siddhi)를 얻은 요기(Yogi)는 놀란 개구리가 뛰어오르듯 허공으로 솟아오른다.

*브허-싯디(Bhuear-siddhi)는 지상(地上)을 넘어서는 능력(能力), 즉 공중부양(空中浮揚)을 뜻한다.

3-56.

요가의 길에는 넘기 어려운 많은 장애(障碍)들이 있다. 성취(成就)를 이루려는 요기(Yogi)는 그 목숨이 목에까지 이르러 있을지라도 요가를 수행(修行)해야 한다.

3-57.

수행자는 어둠 속에서 정좌(正坐)한 채 오관(五觀)을 통제하여 여러 가지의 장애를 제거하는 성음(聖音) '옴'을 지성으로 반복해야 한다.

3-58.

현명한 요기(Yogi)는 조기(調氣)를 수행하여 전생(前生)과 현세(現世)에서 생긴 업(業 : Karma)을 단호하게 멸(滅)해야 한다.

3-59.

달통(達通)한 요기(Yogi)는 16가지의 조기(調氣 : Pranayama)의 실행에 의해서 전생에서 얻은 모든 선악(善惡)의 업(業 : Karma)을 소멸(消滅)시킬 수 있다.

3-60.

업(業 : Karma)이라는 커다란 면화(棉花) 다발을 조식(調息)의 불로써 태워야 한다.

3-61.

위대한 요기는 조기(調氣)를 행함으로써 8가지의 초자연 능력으로 선악(善惡)의 경계를 벗어나고 업(業 : Karma)의 바다를 건너서 3계(界)를 자유롭게 거닐게 된다.

3-62.

수습(修習)이 진행됨에 따라 약 1시간 반의 쿰바카(Kumbhaka)를 할 수 있게 된다. 이에 따라서 요기는 반드시 소망하는 초능력을 다 얻을 수 있다.

3-63 ~ 64.

요기(Yogi)는 다음과 같은 초능력을 얻을 수 있다. 예지력(豫智力), 공간 이동능력, 원격투시능력, 멀리서 나는 소리를 듣는 능력, 미세한 것을 볼 수 있는 능력, 다른 몸에 들어가는 능력, 대소변으로 문질러서 금속(金屬)을 황금으로 바꾸는 능력, 사물을 보이지 않게 하는 능력들이다.

3-65.

두 번째 가타(Ghata-avastha) 단계의 경지가 나타나면 이 윤회(輪廻)하는 생사(生死)의 수레바퀴 속에서 성취하지 못하는 일이란 없다.

3-66.

가타(Ghata)라고 하는 것은 프라나(Prana)기(氣)와 아파나(Apana)기(氣), 나다(Nada)와 빈두(Bindu), 아트만(Atman)과 파라마트만(Paramatman) 등이 만나 합일(合一)되는 것으로부터 나온 명칭이다.

　*① 나다(Nada)와 빈두(Bindu)는 성음(聖音) '옴'과 관계가 있으며, 범자(梵字 : Sanskrit)의 초생달 모양으로 반원이 그어진 나다(Nada)와 그 위에 하나의 일점은 태초의 씨앗인 창조력의 근원 빈두(Bindu)이다.

　② 일반적으로 육체는 아직 가마에 넣지 않은 그릇과 같이 잘 부서지나, 요가의 불로 구워내면 정화됨과 동시에 쉽게 파괴되지 아니하므로 이를 가타(Ghata)라고 한다.

3-67.

1야마(Yama : 3시간)의 사이에 숨을 멈출 수가 있으면 틀림없이 감각을 제어(制御 : Pratyahara)할 수 있는 상태가 된다.

　*프라타하라(Pratyahara)는 제 감각이 그 대상과 전적으로 결합하지 않는 상태를 뜻하며, 하타-요가(Hatha-yoga)에서는 쿰바카(Kumbhaka)의 지속시간의 길이로 숙련의 정도를 삼는다. 아쉬탕가-요가(Ashtanga-yoga)의 다섯 번째 단계이며, 집중(Dharana)의 정

점(頂點)을 향한 이전단계이다. 따라서 요가 수행자가 자신의 육체를 임의대로 통제할 수 있는 상태가 되는 것이다.

3-68.

현명한 요가 수행자는 어떠한 것을 지각(知覺)하더라도 그것을 모두 아트만(Atman)으로 사념(思念)하며, 어느 감각기관에 의해 지각될지라도 조기(調氣)의 방법에 숙련된 요기(Yogi)는 그 감각기관을 극복할 수 있다.

3-69~70.

조기(調氣)를 수습(修習)한 결과 1야마(Yama) 동안 고스란히 1회(回)의 쿰바카(Kumbhaka)를 계속할 수 있을 때, 또는 8단다(Danda : 3시간 15분) 사이 요기(Yogi)의 기(氣)가 움직이지 않게 된다면 자신의 힘으로 엄지손가락 위에 그 자신의 몸을 세울 수 있다.

*단다(Danda)는 시간을 재는 도량(度量)의 명칭.

3-71.

성실하게 조기(調氣)의 수습(修習)을 계속한 요가 수행자(Yogi)는 파리차야-단계(Paricaya-avastha)에 도달한다. 이 경지에서의 기(氣 : Prana)는 달(月 : Ida)과 태양(日 : Pingala)의 기도(氣道)에서 부동(不動)의 상태에 머문다.

3-72.

그리고 이렇게 합일을 이룬 기(氣 : Prana)는 체내의 활동능력에 따라 여러 차크라(Cakra)를 통과한 후 수슘나(Sushumna) 기도(氣道)를 타고 공동(空洞 : Brahmarandra) 속에 이른다.

3-73.

요가 수습(修習)의 결과 파리차야(Paricaya)의 경지에 도달되면 업(業 : Karma)에 따른 변화를 이끄는 힘인 3가지 보편적 원소(Kuta)를 직관(直觀)한다.

*보편적 원소(Kuta)는 사트바(Sttva), 라자스(Rajas), 타마스(Tamas) 등 세 가지의 구나(Gunas)를 의미한다.

3-74.

이 업(業 : Karmas)의 원소들을 요기(Yogi)는 성음(聖音) '옴'으로써 소멸(消滅)시켜야 한다. 또한 업(業)의 과보(果報)를 이 현생(現生)에서 해결하기 위한 카야부하(Kayavyuha)의 행법(行法)을 익혀야 한다.

*카야부하(kayavyuha)의 행법(行法)은 육체의 여러 가지 부분(部分)을 재(再) 배열시키는 신비(神秘)한 방법으로서 요기(Yogi)는 그가 과거의 업(業)에 의해 다음 생(生)에서 숙명적으로 재생되어야 할 신체의 모든 것을 이 방법에 의해 동시에 만들어, 그 속에 들어감으로써 업(業)의 결과를 모두 경험함으로써 재생(再生)할 필요가 없어진다고 한다.

3-75.

이 시점에서 위대한 요기(Yogi)는 다섯 가지 양식(樣式)의 응념(Dharana)을 수행함으로써 이에 의해 5원소(元素) 부타(Bhuta)에 대한 성취(Siddhi)를 얻을 수 있다.

*5원소(元素 : Bhuta)는 지(地), 수(水), 화(火), 풍(風), 공(空)의 다섯 가지 근본적(根本的)인 물질원소를 뜻한다.

3-76 ~ 77.

현명한 수행자는 다음과 같이 의념(意念)을 수행하라. 5가티카(Gatikha : 2시간) 동안 기저(基底)의 위에, 다음은 성기(性器)에 같은 시간을 배꼽,

심장, 목구멍에 마지막으로 같은 시간을 미간의 중앙(中央)에 5가티카 (Gatikha : 2시간) 동안 의념(意念)해야 한다. 이것을 행하면 물질원소의 해(害)는 없어진다.

   *기저(基底)는 아다라(Adhara)를 의미하며, 성기의 위치(linga-sthana), 배꼽(Nabhi), 심장(Hrd), 목(Madhvam)의 6가지 차크라(Cakra)를 뜻한다.

3-78.
현명한 요기(Yogi)가 모든 원소(元素)에 대해 계속해서 의념(意念)한다면 범신(梵神 : Brahma)의 시대가 지나도 죽음은 오지 않는다.

3-79.
끊임없는 수행에 따라 요기(Yogi)는 마지막 단계인 니스파티 (Nisppatti-avastha)의 경지에 이른다. 그와 함께 무시(無始)의 과거로부터 업(業)의 종자(種子)를 초극하고 불사의 감로(甘露)를 마실 수 있다.

3-80~81.
그것은 성실한 요기(Yogi)가 스스로의 노력에 의해서 마음이 해탈의 적정(寂靜)인 삼매(Samadhi)에 도달하였을 때이다. 또한 자기의 희망대로 삼매의 완성을 얻었을 때 기(氣 : Prana)의 활동력은 마음의 움직임을 억제하고 모든 차크라(Cakras)를 제압하고 영지(靈智)속으로 투입된다.

   *영지(靈智 : Jnana)는 신비(神秘)한 고차원의 지성(知性).

(9) 기(氣)의 조작(造作)
3-82.
이제부터 번뇌(煩惱)를 파괴하기 위한 기(氣)의 조작(造作)에 관해서 설명할 것이다. 이것을 수습(修習)함으로써 이 윤회(輪廻)의 세계에서 업(業)의 과보(果報)는 반드시 사라진다.

3-83.

현명한 수행자가 혀를 위턱의 뿌리 위치에 대고 기(氣 : Prana)를 마신다면 업(業 : Karma)의 완전한 소멸(消滅)을 이룬다.

3-84.

현명한 수행자가 프라나(Prana)와 아파나(Apana)의 기능을 터득한 후에 입을 까마귀의 부리처럼 내밀고 차가운 공기를 들여 마신다면 그는 해탈(解脫)의 자격자이다.

3-85.

지혜로운 요기(Yogi)가 매일 규정대로 습(濕)한 공기를 마신다면 피로, 열병, 노쇠, 갖가지 질병들은 그에게 없다.

3-86.

혀 끝을 혀의 뿌리에 놓고 달(月)로부터 흘러나오는 감로(甘露 : Soma)를 한 달 동안 마신다면 요기(Yogi)는 반드시 죽음을 정복한다.

3-87.

혀로 연구개(軟口蓋)의 혈(穴 : Raja-dantabila)을 작법(作法)대로 강하게 밀어 감로(甘露)를 마시고 신비(神妃)인 쿤달리니-샥티(Kundalini-sakti)를 반년 동안 끊임없이 염상(念想)한다면 철인(鐵人 : Kavi)이 된다.

3-88 ~ 89.

사려가 깊은 요기(Yogi)가 밤과 낮으로 까마귀 부리처럼 입을 모아 기(氣)

를 마시면 반드시 원청(遠聽), 원시(遠視)와 은신(隱身)의 능력이 터득될
것이다.

3-90.

이(齒)를 맞물어 잠그고 혀를 연구개(軟口蓋)에 붙여두고 극히 조금씩 기
(氣)를 마신다면 머지않아 죽음을 극복한다.

3-91.

이러한 수행(修行)을 매일 반년 동안 끊임없이 행한다면 모든 업력(業力)
으로부터 자유롭고 모든 질병을 없앨 수 있다.

3-92.

끊임없이 일년 동안 수행한 요기(Yogi)는 미세신(微細身) 등의 초자연능력
을 얻어 물질원소의 지배력을 초월(超越)한다.

3-93.

만약 수행자가 잠시라도 혀를 연구개(軟口蓋)의 혈(穴)에 올려놓을 수 있
다면 질병과 노화를 극복(克復)하고 죽음으로부터 해방된다.

3-94.

생기(生氣)와 결합한 혀를 위턱에 밀어 붙이고 명상(冥想)하라. 그러면 죽
음은 찾아오지 않는다. 이것이 진실이라고 나는 결연히 말한다.

3-95.

이상과 같은 수습(修習)에 의해서 요기(Yogi)는 카마데바(Kamadeva)와 같
이 되며 그와 어깨를 나란히 할 사람은 없다. 그에게는 기아(飢餓)도, 갈증

(渴症)도, 졸림도 일어나지 않는다.

 *카마데바(Kamadeva)는 인도 신화(神話)속에서 사랑의 신(神)으로 등장하지만 이 구절에서는 영원한 젊음을 의미한다.

3-96.

이전에 설명한 방식에 따라 수행을 성취한 위대한 요기(Maha-siddha)는 이 대지의 권내에서 모든 장애(障碍)를 벗어난 완전한 묵타(Mukta : 自由人)가 될 것이다.

3-97.

이와 같은 행법(行法)에 의하여 요기(Yogi)는 재생(再生)하지 않고 신들(Deva)과 더불어 살며, 더 이상 업력(業力 : Karma)에 구속됨이 없이 어떠한 것에도 물들여지지 않는다.

(10) 체위법(體位法 : Asanas)
3-98.

세상에는 84 종류의 체위(體位)가 있다. 그 가운데 가장 중요한 달인좌(達人座 : Siddhasana), 연화좌(蓮華坐 : Padmasana), 준엄좌(峻嚴坐 : Ugrasana), 길상좌(吉祥坐 : Svastikasana) 네 가지를 설명한다.

3-99 ~ 103.

달인좌(達人座 : Siddhasana)는 좌측 발꿈치로 주의 깊이 회음부(會陰部)를 압축하고 우측 발꿈치를 성기의 위에 놓는다. 눈을 치뜨고 미간을 응시하면서 다섯 가지 감각을 제어하여 앉는다. 특히 상체를 똑바로 세우고 어떤 상황에서도 마음에 움직임이 없어야 한다. 이것이 달인좌(達人座 : Siddhasana)이다. 이 좌법(坐法)을 수습(修習)함으로써 신속하게 요가가 성취되므로 기의 수습(修習)을 하는 수행자는 반드시 이 자세를 전수(傳受) 받아야 한다. 이 자세를 취하여 수행하는 요기(Yogi)는 윤회계(輪廻界)를 넘어서 지상의 경계에 도달한다. 이 이상의 신비한 체위는 지상에 없으며, 이 체위를 사념(思念)하는 것만으로도 업(業)으로부터 해방된다.

3-104~106.

연화좌(蓮華坐 : Padmasana)는 발바닥이 위를 향하게 교차시켜 양쪽의 허벅지 깊이 올려놓고 손바닥은 위를 향해 두 무릎의 중앙에 놓는다. 시선은 코 끝에 두고 혀 끝은 윗니의 뿌리에 붙여둔다. 턱을 바르게 한 후 가슴을 부풀리며 되도록 천천히 기(氣)를 깊이 들이마시고 배에 가득 채운 다음 가능한 한 서서히 기(氣)를 토한다.

3-107.

이것이 연화좌(蓮華坐 : Padmasana)라고 불리는 것으로서 모든 질병을 소거(消去)한다. 이 체위는 누구나 수습하기 어려운 것이며 현명한 사람만이 성공한다.

3-108.

이 체위를 수습(修習)할 때 기(氣)는 체내에서 평정(平靜)하게 흐른다.

3-109.

진실로 수행자가 연화좌(蓮華坐 : Padmasana)를 취하여 프라나(Prana), 아파나(Apana)의 작법(作法)에 따라서 기(氣)를 충만(充滿)시킨다면 해탈자가 된다.

3-110~112.

준엄좌(峻嚴坐 : Ugrasana)는 두 다리를 펴서 앞으로 뻗고 발을 단단히 두 손으로 잡고 머리를 무릎에 붙인다. 이 체위(體位)는 기(氣)의 불을 일으켜 서 신체의 피로를 제거한다. 현명한 행자가 이 체위를 매일 수습(修習)한 다면 기(氣)는 반드시 척추의 길(Susumna-nadi)을 타고 흐른다.

  *이 자세는 하타요가-프라디피카(Hathayoga-pradipika)의 1장 28~29절과 게란다. 상 히타(Gheranda-samhita) 2장 26절에서는 파치모타나아나(Paschimotanasana)로 기술되어 있으나 이 경전에서는 이 자세를 시바신의 분노한 모습인 우그라(Ugra)로 다르게 표현 하고 있다.

3-113.

끊임없이 이 체위의 수습(修習)을 하는 수행자는 모든 성취를 가져올 것 이다. 그러므로 위대한 요기(Yogi)가 되고자 한다면 부단한 노력으로 성취 (Siddhi)를 이룰 것이다.

3-114.

이 방법은 비전(秘傳)되어야 하며 함부로 드러내어서는 안 된다. 이 행법 (行法)에 의해 기(氣)의 성취는 신속하게 완성되며 고(苦)의 격류는 사라진 다.

3-115.

길상좌(吉祥坐 : Svastikasana)는 무릎을 구부려 두 발바닥을 허벅지 아래에 두고 상체(上體)를 세워 편안하게 앉는다. 이것이 길상좌(吉祥坐)라고 불 리는 체위이다.

3-116.

이 작법(作法)과 함께 조기(調氣 : Pranayama)를 행한다면 요기(Yogi)의 육체는 질병에 침범 당하는 일이 없이 기(氣)의 운행을 성취할 것이다.

3-117.

이 체위는 또한 안락좌(安樂座 : Sukhasana)라고도 불린다. 건강을 촉진하는 이 길상(吉祥)의 체위는 요기(Yogi)에 의해 감추어져야 할 것이다.

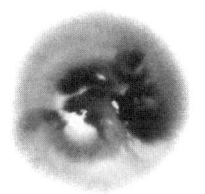

제 4 장

결인(結印 : Mudras)

(1) 요니-무드라(Yoni-mudra) - 태궁(胎宮)의 결인

4-1.

요기(Yogi)는 지식(止息)하고 항문과 성기의 중간에 있는 장소인 요니(Yoni
: 會陰部)를 압박(壓迫)하여 아다라(Adhara)에 의식을 집중한다.

　*아다라(Adhara)는 척추의 가장 아래쪽 미골(尾骨) 부위를 뜻하며, 생명의 원초적인
기운이 잠재한 물라다라-차크라(Muladhara-cakra)의 다른 이름이다.

4-2.

이 아다라(Adhara)에는 생명(生命)의 근원(根源)인 쿤달리니-샥티(Kundalini-
sakti) 여신(女神)이 잠들어 있다. 이 여신은 반두카(Bandhuka) 꽃처럼 아름
답고 수천 개 태양의 광휘(光輝)에 상당하는 빛과 달빛 같은 선선함을 가
지고 있다. 요기(Yogi)는 이 여신을 염상(念想)해야 한다.

4-3.

이 신(神)의 자리는 미세한 빛으로 쌓여 있다. 그것은 의식(意識 : Citta)을
근본으로 삼는다. 그것은 지상(地上)의 미체(微體)이며, 수행자는 진아(眞
我)가 이 빛과 합체하여 일체(一切)가 되는 것을 관상(觀想)해야 한다.

4-4 ~ 5.

이 관상(觀想)으로 진아(眞我: Atman)와 일체(一切)를 이룬 쿤달리니(Kundalini)와 링가(linga)를 휘감은 세 가지의 기(氣)의 흐름은 중앙의 통로(Sushumna-nadi)로 모여 순차적으로 나아가 사하스라(Sahasra)에 도달한다. 지복(至福)을 속성으로 하는 달(月 : Chandra)에서 분비된 감로(甘露 : Soma)를 쿨라(Kula)가 마시고, 다시금 요니-무드라(Yoni-mudra)에 의하여 되돌아 간다.

*쿨라(kula)는 물라다라-차크라(Muladhara-cakra)의 다른 이름이며, 이 차크라에 자리한 이다(Ida), 핑갈라(Pingala), 수슘나(Sushumna)의 기운(氣運)이 똬리처럼 시바 신(神 : Svyambhu)의 상징인 링가(Linga)를 휘감고 있다.

4-6.

쿤달리니(Kundalini)는 조기(調氣)에 따른 만트라-요가(Mantra-yoga)의 힘으로 다시금 쿨라(Kula)에서 되돌아 올 수 있다. 쿤달리니(Kundalini)는 탄트라(Tantra) 교전(敎典) 속에서 '나의 생명과도 같다'고 설하였다.

4-7 ~ 8.

쿤달리니(Kundalini)가 쿨라(Kula)에서 되돌아 왔을 때 그녀의 가운데 칼라 아그니(Kalagni) 등으로부터 시바의 종자(種子 : Siva-atmakam)들은 다시 본래의 장소에 몰입(沒入)된다. 이것이 지고한 요니-무드라(Yoni-mudra)이며, 이 무드라의 반다(Bandha)에 관해서는 앞에서 설명하였다. 이 무드라의 반다를 행하는 것만으로 세상에서 이루지 못할 것은 없다.

*칼라아그니(Kalagni)는 시간의 불기운으로 배꼽주위에 깃든 근원적 힘이다. *시바의 종자(Siva-atmakam)들은 시바신의 분신(分身)과 같은 존재이며, 여섯 개의 각 차크라(Cakra)에 주신(主神)으로 자리한다. 물라다라는 브라흐마(Brahma), 스와디스타나에는 비쉬누(Vishnu), 마니푸라에는 칼라-루드라(Kala-rudra), 아나하타에는 이샤나(Ishana), 비슈다에는 판차박트라-시바(Panchavaktra-siva), 아즈나에는 파라시바(Parasiva), 즉 자재신

인 이스바라(Isvara)의 자리이다.

4-9 ~ 13.

이것은 결함이 있는 것, 봉해진 것, 무능해진 것, 불태워진 것, 물러진 것, 예리함이 감소한 것, 더럽혀진 것, 가려진 것, 느린 것, 유치한 것, 또한 늙은 것이나 성숙한 것, 젊음을 과시하는 것, 해가 되는 것, 용기를 잃은 것, 진실이 아닌 것, 또 실체가 없고 수백 가지의 부분으로 부서져 새로이 규칙으로 연결된 것, 이 모든 것들이 스승(Guru)에 의해 제자에게 전수(傳授)되었을 때에는 모두가 성취(Siddhi)와 해탈(Mukti)을 가져온다. 법식(法式)대로 전수가 행하여지고 수많은 수습(修習)이 이루어진 후에 수여(授與)되는 것으로 이 무드라(Mudra)는 만트라(Mantra)를 받을 자격을 얻기 위한 과정이다.

4-14.

요니-무드라(Yoni-mudra)의 수행의 결과로 설령 일천(一千)의 브라만을 죽이고 3계(界)의 생명을 살해할지라도 그 업(業 : Karma)을 가지지 않는다.

4-15.

만약 수행자가 독주(毒酒)를 마시고, 남을 위해(危害)했고, 스승(Guru)의 자리를 더럽혔다 할지라도 요니-무드라(Yoni-mudra)의 힘에 의해서 그 업(業 : Karma)의 굴레로부터 벗어날 수 있다.

4-16.

그러므로 해탈을 원하는 자는 부단한 수행(修行)을 하라. 수습(修習)으로부터 성취(成就 : Siddhi)와 해탈(解脫 : Mukti)도 얻어진다.

4-17.

수습(修習)으로부터 완전(完全)한 지혜(知慧 : Samvid)가 생긴다. 무드라 (Mudra)의 성취(成就)도, 조기(調氣)의 완성도 수행에서 나타난다.

4-18.

수습(修習)에 의해 사신(死神)이 현혹(眩惑)되어 요기(Yogi)는 죽음을 극복 할 수 있다.

4-19.

요니-무드라(Yoni-mudra)는 최고의 비밀이어야 하며, 준비되지 않은 자에 게 전수하여서는 안 된다. 어떠한 일이 있어도 심지어 목숨을 위협받을지 라도 함부로 전해서는 안 된다.

(2) 쿤달리니(Kundalini)의 각성(覺醒)
4-20.

이제부터 요가를 성취하는 최상의 방법을 설명할 것이다. 이 터득하기 어려운 지상의 요가는 성취한 자들로부터 비전(秘傳)된 것이다.

4-21.

스승(Guru)의 은혜로 잠들어 있던 여신(女神) 쿤달리니-샥티(Kundalini-sakti)가 눈을 떴을 때 모든 차크라(Cakra)는 이 여신에 의해서 관통되며, 모든 결절(結節 : Granthi)도 뚫린다.

　*결절(結節 : Granthi)은 기(氣)의 흐름을 방해하는 마디를 의미한다.

4-22.

그러므로 브라흐마-란드라(Brahma-randhra)의 입구에 잠들어 있는 여신인 쿤달리니-샥티(Kundalini-sakti)를 깨우기 위한 부단한 노력과 무드라(Mudras)의 수습(修習)을 행하라.

 *브라흐마-란드라(Brahma-randhra)는 머리의 정상에 있는 신성한 혈(穴) 또는, 공동 (空洞)으로 범(梵 : Brahma)의 자리이다. 하타-요가(Hatha-yoga)에서는 이다(Ida), 핑갈라 (Pingala), 수슘나(Sushumna)의 3기도(氣道)가 합류하는 장소인 미간(眉間)의 내부를 뜻한 다. 이 구절에서는 쿤달리니-샥티가 각성되어 수슘나(Sushumna) 기도(氣道)를 타고 상 승하여 지복(至福)의 자리인 브라흐마-란드라에 이르는 것을 의미한다.

(3) 무드라(Mudra)의 종류
4-23～24.

무드라(Mudra) 중에서 최상의 것은 다음의 열 가지이다. 마하-무드라 (Maha-mudra), 마하-반다(Maha-bandha) 마하-베다(Maha-veda), 케차리(Khecari), 잘 란다라(Jalandhara), 물라-반다(Mula-bandha), 비파리타-카라니(Viparita-karani), 우 디야나(Uddiyana), 바즈롤리(Vajroli), 샥티-찰라나(Sakti-calana).

(4) 마하-무드라(Maha-mudra) - 위대한 결인(結印)
4-25.

나의 여신이여! 수행자가 마하-무드라(Maha-mudra)에 통달할 때, 요가의 위대한 성선(聖仙 : Maha-rishi) 카필라(Kapila)를 비롯하여 옛 성자(聖者 : Muni)들의 성취(成就 : Siddhi)에 도달할 것이다.

4-26～29.

스승(Guru)의 가르침에 따라서 오른쪽 발꿈치 위에 회음부(會陰部)를 대어 누르고 앞으로 뻗은 왼쪽 발을 두 손으로 잡고 아홉 개의 육체의 통로를 닫고 턱을 가슴에 붙여서 목의 기도(氣道)를 닫는다. 마음의 움직임을 통 일하여 기의 작법(作法 : Kumbaka)를 행하라. 이것이 모든 탄트라(Tantra) 중에 감추어져 있는 마하-무드라(Maha-mudra)이다. 수행자는 마음을 가다

372 　요가비전

듬어 양쪽을 균등하게 실행하여 조식(調息)의 조화를 이루어야 한다.

4-30~34.

이상과 같은 방식에 따라 수행하는 요기(Yogi)는 비록 업(業)의 힘에 묶여 있다 할지라도 요가(Yoga)를 성취할 수 있다. 이에 따라서 모든 기도(氣道) 에는 기(氣)의 순환이 활발하여지고, 정액(精液 : Bindu)은 청정(淸淨)해지 며, 체내의 독소(毒素)는 배설되어 모든 장애가 소멸된다. 모든 질병이 사 라진 육체는 소화의 불이 증대되어 건강과 아름다움을 갖추어 노쇠(老衰) 와 죽음을 넘어선다. 감각기관의 통제를 이루어 소망하는 모든 목적과 행복을 가져오며, 이 요가 수습(修習)의 결과에 관해서 어떠한 의문도 불 필요하다.

4-35.

신(神 : Deva)들에게도 존경을 받는 여신(女神)인 쿤달리니-샥티(Kundalini-sakti)가 이 무드라(Mudra)를 보호하고 지켜줄 것이니, 이 무드라를 달성한 요기(Yogi)는 이 존재의 대해(大海)를 건너 피안(彼岸)에 도달한다.

4-36.

내가 설(說)하여 약속한 이 무드라는 수행자들에게 항상 그 소원을 은혜 로 베풀 것이다. 그러나 이것은 비전(秘傳)되어야 하며, 단연코 누구에게 나 전수(傳授)하여서는 안 된다.

(5) 마하반다-무드라(Mahabhanha-mudra) - 위대한 수축(收縮)의 결인
4-37~40.

앞으로 뻗치고 있던 오른쪽 발을 좌측의 무릎 위에 올려놓고 회음부(會陰 部)를 압축하여 아파나(Apana) 기(氣)를 끌어올린다. 그것을 사마나(Samana)

기(氣)에 연결하여 온몸으로 순환시킨 다음, 다시 프라나(Prana) 기(氣)로써 하향시킨다. 요기(Yogi)는 복부(배꼽)의 위치에서 프라나(Prana)와 아파나 (Apana)를 강하게 합일시켜야만 한다. 이것이 마하-반다(Maha-bandha)라고 말하는 무드라(Mudra)이며, 요가적 성취(成就 : Siddhi)의 길을 제공한다. 이것을 행한다면 요기(Yogi)의 흉부(胸部)로부터 대량의 체액이 두부(頭部) 로 유입된다. 양쪽을 교체하며 주의 깊게 행하라.

*아파나(Apana)와 프라나(Prana)의 두 기(氣)가 결합되고, 사마나(Samana)의 기(氣)는 이 경우 중개(仲介)의 역할을 담당하고 있다고 할 수 있다.

4-41~42.

이 무드라(Mudra)를 행할 때에 기(氣)는 중앙의 수슘나(Sushumna) 기도(氣 道 : Nadi)로 들어간다. 그 결과 육체는 건강해지고, 골격은 튼튼히 조여져 요기(Yogi)의 심장은 기운으로 넘친다. 이 마하반다-무드라(Mahabandha- mudra)에 의하여 그는 모든 소원을 성취할 수 있다.

(6) 마하베다-무드라(Mahavedha-mudra) - 위대한 연결(連結)의 결인
4-43.

삼계(三界)의 근원적 힘인 여신(女神) 쿤달리니-샥티(Kundalini-sakti)의 은 총으로 요기(Yogi)는 아파나(Apana)와 프라나(Prana)의 두 기(氣)를 합일한 후에 마하-반다(Maha-bandha)의 자세를 유지한 채 복부에 기(氣)를 채우고 엉덩이를 들어 천천히 바닥에 부딪치게 해야 한다. 나는 이것을 마하-베 다(Maha-veda)로 명명(命名)하였다.

4-44.

현명한 요기(Yogi)는 이 마하베다-무드라(Mahaveda-mudra)에 의해서 기(氣) 를 수습(修習)하여 수슘나(Sushumna) 기도(氣道)의 입구를 가로막고 있는 범(梵 : Brahma)의 결절(結節 : Granthi)을 파괴한다.

4-45.

이 마하-베다(Maha-veda)의 수습(修習)을 끊임없이 성실하게 행하는 요기(Yogi)는 기(氣)의 성취(Vayusiddhi)를 이루어서 노쇠(老衰)와 죽음을 거스르게 할 수 있다.

　　*기의 성취(Vayusiddhi)는 생명의 원천인 기(氣)를 자유로이 지배하여 건강한 젊음을 유지하며, 죽음을 초월(超越)하는 경지를 뜻한다.

4-46.

각 차크라(Cakra)의 중심에 자리 잡은 신(神)들은 기(氣)의 충격에 의해서 진동(振動)한다. 위대한 환술사(幻術師)인 쿤달리니-샥티(Kundalini-sakti)도 수미산(Kailasa)으로 들어간다.

　　*기의 충격(衝擊)은 요기(Yogi)가 온몸에 기(氣)를 가득 채운 다음 엉덩이를 바닥에 부딪침으로써 일어나는 진동(振動)을 뜻하며, *수미산(Kailasa)은 히말라야에 위치해 있다고 상상된 신들의 거주처(居住處)이다. 인체는 소우주(小宇宙)로서 대우주(大宇宙)에 대등한 모든 것을 갖추고 있다는 사상이다. 이 구절은 마하-베다(Maha-veda)의 수습(修習)에 의해 온몸에 가득 찬 요기(Yogi)의 기(氣)가 각각의 차크라(Cakra)를 자극하며, 종극에는 생명의 근원적인 힘인 쿤달리니-샥티(Kundalini-sakti)를 각성시켜 수슘나(Sushumna) 기도(氣道)에 들게 하는 것을 의미한다.

4-47.

마하-무드라(Maha-mudra)와 마하-반다(Maha-bandha)는 마하-베다(Maha-veda)가 없이는 무효(無效)하다. 따라서 현명한 요기(Yogi)는 부단한 노력으로써 이 세 가지 모두를 순차적으로 수행해야 한다.

4-48.

세 가지의 무드라(Mudra)를 하루에 네 번씩 세심하게 행한다면 의심의 여지없이 6개월 이내에 죽음의 사신(使臣)을 피할 수 있다.

4-49.

이 결합된 무드라(Mudra)의 공덕(功德)은 요가(Yoga)의 달인만이 알며, 이 행법(行法)을 바르게 수행하는 요기(Yogi)는 성취(Siddhi)를 이룰 것이다.

4-50.

요가의 성취(成就 : Siddhi)를 구하려는 수행자는 주의하여 이 무드라(Mudras)를 비밀로 할 것이다. 그렇지 않으면 결코 이 무드라 행법(行法)의 결과에 이를 수 없다.

(7) 케차리-무드라(Khecari-mudra) - 허공(虛空)의 결인
4-51~52.

장애가 없는 장소에서 금강좌(金剛座 : Vajrasan)를 취하여 미간(眉間)을 응시하고 연구개(軟口蓋)의 위에 있는 구멍에 혀를 말아 넣어 감로(甘露)의 우물(Sudhakupa)을 막아야 한다.

4-53.

수행자들의 요청에 응해서 설명한 이 무드라는 케차리(Khecari)이다. 이 무드라(Mudra)는 여러 가지의 성취(成就 : Siddhi)를 이끄는 근원적인 힘으로서 나의 생명과 같이 소중한 것이다.

4-54.

끊임없이 이 무드라(Mudra)를 수습(修習)해서 날마다 감로(甘露)를 취한다.

이에 의해서 비그라하-싯디(Vigraha-siddhi)가 발생하고 요기(Yogi)의 육체
는 사자(獅子)처럼 강해질 것이다.

*비그라하-싯디(Vigraha-siddhi)는 늙고 병들고 죽는 것으로부터 벗어나는 완전해진
요기(Yogi)의 육체를 뜻한다.

4-55.

어떠한 상태에 있든지 케차리-무드라(Khecari-mudra)의 수행은 요기(Yogi)
에게 청정(淸淨)함을 가져온다. 이것은 의심의 여지가 없다.

4-56.

만약 반 찰나(Ksana)의 사이라도 이 행법(行法)을 이루는 사람은 업(業 :
Karma)과 고(苦 : Klesha)의 대해(大海)를 넘어 천계(天界)의 시간을 누린
후에 좋은 집안에 다시 태어날 것이다.

*찰나(Ksana)는 인도(印度)의 최소시간 단위이다. *좋은 집안이라는 것은 신분계급
(Caste)이 낮지 않은 수행에 적합한 숙명적 조건을 말하고 있다.

4-57.

이 케차리(Khecari)를 마음깊이 성실하게 실천 수행하는 사람에게는 100
범천(梵天 : Brahma)에 이어지는 시간도 반 찰나라고 느낀다.

4-58.

스승(Guru)의 지도에 의해 이 무드라(Mudra)를 바르게 터득한 사람은 만일
여러 가지 죄업(罪業)을 가졌을지라도 지상(地上)에서 천상(天上)의 과실을
얻을 수 있다.

4-59.

신(神)들의 존경을 받는 여신(女神)의 이 무드라(Mudra)는 나의 생명과 같은 것으로 결코 아무에게나 전수할 수 없다.

(8) 잘란다라-반다(Jalandhara-bandha) - 목의 수축
4-60 ~ 61.

목의 힘줄을 끌어당겨 턱을 가슴에 바짝 붙인다. 이것이 잘란다라(Jalandhara)라고 부르는 반다(Bandha)인데 신(神)들조차도 그 가치를 얻기 어려운 것이다. 인간의 배꼽 부위에 있는 소화의 불(火 : Agni)이 일천 개의 꽃잎을 가진 연화(蓮花)로부터 흘러 떨어지는 감로(甘露)의 방울을 마셔 버린다.

　*깊은 뜻이 담긴 은유법(隱喩法)이며, 일천 개의 연꽃잎이 개화된 사하스라라-차크라(Sahasrara-cakra)에 우주적 정기(精氣)인 감로(甘露)가 맺힌다. 소마(Soma), 암리타(Amrita), 또는 암브로시아(Ambrosia)라고 부르는 이 감로가 끊임없이 배꼽 부분에 있는 마니푸라-차크라(Manipra-cakra)에서 소화의 불(火 : Agni)로 태워져 사라진다. 요가 생리학에서는 이 감로를 젊음을 유지시키는 특정한 호르몬(Hormone)으로 보며, 혀를 뒤로 접는 지후바니-반다(Jihvani-bandha), 케차리-무드라(Khechari-mudra), 비파리타카라니-무드라(Viparitakarani-mudra) 등으로 분비를 억제(抑制)하거나 막아버림으로써 육체적 통제력을 극대화하여 노화(老化)되지 않는 금강신(金剛身)을 이룰 수 있다고 설명한다.

4-62.

이 반다(Bandha)를 행함으로써 현명한 요기(Yogi)는 스스로 이 감로(甘露)를 마시고 불멸(不滅)의 세계에 든다.

4-63.

이 잘란다라-반다(Jalandhara-bandha)는 달인(達人 : Siddha), 존자(尊者 : Muni)들에게 성취를 가져온다. 요가의 지고한 성취를 이루고자 하는 요기(Yogi)

는 매일 성실하게 이 반다(Bandha)를 수습(修習)해야 한다.

(9) 물라-반다(Mula-bandha) - 항문(肛門)의 수축
4-64.

발꿈치로 회음부(會陰部)를 충분히 밀어붙이고 힘차게 아파나(Apana)의
기(氣)를 끌어 올려서 그것을 점차 상방(上方)으로 이동(移動)시킨다.

4-65.

이것이 물라-반다(Mula-bandha), 즉 항문의 수축으로 풀이된 것이며, 이것
이 적정하게 이루어진다면 아파나(Apana)와 프라나(Prana) 기(氣)의 합일을
가져와 노쇠와 죽음을 소거(消去)시킨다.

4-66.

이 반다(Bandha)에 의해서 요니-무드라(Yoni-mudra)는 더욱 잘 달성될 것이
다. 이 무드라(mudra)가 성취되었을 때, 이 지상에서 불가능한 것이란 있
을 수 없다.

4-67.

물라-반다(Mula-bandha)의 힘에 의해서 요기(Yogi)는 연화좌(蓮華坐)의 자
세 그대로 이 대지(大地)를 떠나 피로함이 없이 공중에 뜰 수 있다.

4-68.

윤회(輪廻)의 3계(界)를 넘고자 하는 열정을 가진 요기(Yogi)는 인적이 없
는 고요한 장소에서 이 반다(Bandha)를 수습(修習)하라.

(10) 비파리타카라니-무드라(Viparitakarani-mudra) – 역전(逆轉)의 결인

4-69.

어깨와 뒷머리를 바닥에 붙이고 두 다리를 공중으로 세운다. 이 역전(逆轉)의 자세는 모든 탄트라(Tantra)에 감추어져 있다.

4-70.

이 무드라(Mudra)를 매일 3시간씩 수습(修習)하는 요기(Yogi)는 죽음을 넘어 불멸을 성취한다.

4-71.

감로(甘露)를 마신 사람은 달인(Siddha)의 경지에 이르며, 이 무드라(Mudra)를 행하는 사람은 모든 세계에서 깨달음을 성취한 존자(尊者)로서 존경받는다.

(11) 우디야나-반다(Uddiyana-bandha) – 복부(腹部)의 수축

4-72 ~ 73.

배꼽 부위의 복부(腹部)를 등 쪽으로 끌어당겨 고정시킨 행법(行法)인 우디야나-반다(Uddiyana-bandha)는 모든 고(苦)의 흐름을 끊어버린다. 우디야나(Uddiyana)라고 하는 이 반다(Bandha)는 죽음을 몰아내는 사자(獅子)와 같다.

4-74.

태만하지 않고 매일 성실하게 네 번씩 이 행법(行法)을 하는 요기(Yogi)의 내장(內臟)은 청정(淸淨)해지고 그 결과 기(氣 : Prana)는 충만해진다.

4-75.

이 무드라(Mudra)를 6개월간 수습(修習)한 요기(Yogi)는 모든 질병에서 자유롭고 그의 복부(腹部)에 있는 소화의 불이 점화되어 체액(體液)이 증가된다.

4-76.

요기(Yogi)는 이 수행(修行)에 의하여 완전한 신체를 가지게 되어 모든 질환들이 결정적으로 소멸된다.

4-77.

현자(賢者)는 스승(Guru)으로부터 받은 가르침대로 이 행법(行法)을 주의 깊게 수습(修習)해야 한다. 지상(地上)에서 얻기 힘든 이 반다(Bandha)는 인적이 없고 수행에 장애가 없는 곳에서 해야 한다.

(12) 바즈롤리-무드라(Vajroli-mudra) - 금강(金剛) 감로(甘露)의 결인
4-78~104.

남성의 정액(Bindu)은 보물이다. 그 노출을 중지(中止)하고 그것을 미세화(微細化)시킬 수 있는 수행자는 시바(Siva)와 동등하게 된다. 만일 여성과의 성교(性交)를 통하여 사정(射精)을 했다 하더라도 천천히 다시 정액(精液)을 빨아올리는 것을 수련해야 한다. 이 수행법(修行法)에 의해서 여성의 질 속에 들어가 흩어진 정액(Bindu)을 다시 회수(回收)해서 정기(精氣)를 보존(保存)해야만 한다.

　*바즈롤리-무드라(Vajroli-mudra)는 사하졸리(Sahajoli : 공생(共生)의 감로), 아마롤리(Amaloli : 불멸(不滅)의 감로)와 함께 비밀스런 탄트라-요가(Tantra-yoga)수행의 방법이다.

(13) 샥티찰라나(Sakticalana) - 근원력(根源力) 자극(刺戟)의 결인

4-105.

현명(賢明)한 요기(Yogi)는 아다라(Adhara) 연화(蓮花) 속에 잠자고 있는 쿤
달리니-샥티(Kundalini-sakti) 여신(女神)을 아파나(Apana)의 기(氣)로써 상승
(上昇)시켜야 한다. 이는 샥티찰라나(Sakticalana) 무드라(Mudra)이며 모든
힘의 부여자이다.

4-106.

이 샥티찰라나(Sakticalana) 무드라(Mudra)를 수행하는 사람은 수명의 증장
(增長)과 모든 질병들을 소멸시킨다.

4-107.

이때 쿤달리니-샥티(Kundalini-sakti) 여신(女神)은 각성되어 상방(上方)으로
올라간다. 그러므로 성취를 이루고자 하는 요기(Yogi)는 이 행법(行法)을
수습하라.

4-108.

스승의 지도에 따라 바르게 이 행법(行法)을 수습하는 사람은 육체적인
성취를 이루어 미세신(微細身 : Anima) 등의 힘을 발휘한다. 이 같은 사람
에게 죽음의 공포는 없다.

*미세신(微細身 : Anima)은 요기(Yogi)가 수행에서 획득할 수 있는 여덟 가지의 초자연
적인 능력 중에서 신체를 미세하게 하는 능력을 말한다.

4-109.

1무후르타(Muhurta : 96분) 동안 주의 깊게 샥티찰라나(Sakticalana) 무드라
(Mudra)를 행하는 사람은 요가의 성취를 얻게 될 것이니, 요기(Yogi)들은

적정한 체위(體位)에 의하여 이 행법(行法)을 실천해야 한다.

4-110.

이상이 열 가지의 무드라(Mudras)이다. 따라서 요기(Yogi)는 이 중에서 한 가지라도 의지를 다하여 수습(修習)한다면 성취를 이룬 존자(尊者 : Siddha) 가 된다. 그것은 의심의 여지가 없는 진실이다.

제 **5** 장

잡록(雜錄)

(1) 요가 수행의 장애(障碍)

5-1.

진심으로 지상의 목적을 구하는 수행자들에게 장애를 가져오는 것들이 무엇인가를 묻는 스리-데비(Sri-devi)의 질문에 대하여 자비심 많은 위대한 샹카라(Shangkara)의 설명이 이어진다.

　*스리-데비(Sri-devi)는 시바(Siva) 신(神)의 부인(婦人)을 뜻하며, 샹카라(Shangkara)는 시바신의 다른 이명(異名)이다. 인도의 옛 문헌들은 대부분 문답(問答)의 형식을 취하며 이 교전(敎典)에서도 시바(Siva) 신(神)이 그의 비(妃)인 파르바티(Parvati)에게 요가의 비전(秘傳)을 전수하는 형식을 취하고 있으나 고어(古語)적 표현과 운문체(韻文体)의 문장은 번역상의 편리함을 취하려 문어체로 편저자(編著者)가 조금 임의대로 수정하였다. 다음의 구절이 본문의 형식을 직역(直譯)한 문장의 예(例)이다.

5-2.

세인(世人)들에게 어떠한 장애(障碍)가 항상 존재하는가를 나 시바(Siva)가 그대에게 설(說)하노니 해탈(解脫)에 대한 최대의 장애는 세속의 향락(享樂)이다.

① 향락적(享樂的)인 장애

5-3～6.

여성들과의 절제(節制) 없는 교제(交際), 편안한 침구와 좌석, 의류와 재물에 대한 미련은 요가 수행의 가장 큰 장애이다. 미식(味食)을 탐하는 것과 육체를 이동시키는 물건, 권력과 명예심, 보석 장신구와 향수, 지혜가 없는 것과 노래와 춤, 악기(樂器), 처첩과 자녀에 대한 욕망도 향락(享樂)의 형태를 취한 요가수행의 장애(障碍)요소가 된다. 다음은 다르마(Dharma)의 형태를 취한 장애(障碍) 요인(要因)들에 대해 설명한다.

*다르마(Dharma)는 다양한 의미를 내포하고 있으나, 여기에서는 종교적 행사에 대한 의무, 마음가짐 등을 뜻하고 있다. 인도(印度)의 관습(慣習)을 최초로 규율한 마누(Manu) 법전(法典)에는 인간의 최고 목적을 가리켜 사랑(Kama : 性愛), 재력과 권위(權威 : Ardha), 사회적 의무(義務 : Dharma)에 따른 종교적 공훈(功勳)의 힘으로 천계에 태어날 자격을 획득하거나 해탈(解脫 : Moksha)을 가져오는 것들을 제시하고 있다. 이러한 세 가지의 목적을 달성하기 위한 종교적 의무를 통칭(統稱)하여 다르마(Dharma)라고 하며, 불교에서 한역(漢譯)하여 법(法)이라는 용어로 사용하고 있으나 그 정확한 뜻을 전하기는 쉽지 않다.

② 종교적(宗敎的)인 장애
5-7 ~ 9.

베다(Veda)의 의무(Dharma)와 경전에 따른 모든 것들, 목욕재계, 공양(供養), 제사(祭祀)를 지키는 것, 해탈(解脫)을 위한 계율을 지키는 것, 세속의 언어들과 토론과 모임, 권계(勸戒)들과 고행(苦行)을 통한 감각의 억제, 집중의 대상에 대한 명상, 침묵(沈默) 수행, 주문(呪文 : Mantra), 세인의 눈을 의식하는 보시(報施), 권위(權威)와 어리석음, 신전(神殿)이나 후생(後生)을 설명하는 것, 제의(祭儀), 단식(斷食), 고행(苦行), 성지순례(聖地巡禮) 등은 의무(Dharma)의 형태로 존속하는 요가 수행의 장애요소들이다.

*이 구절은 지금까지의 가르침에 상충되는 것 같지만 사실은 동기(動機)와 수단이 결코 목적(目的)이나 결과처럼 혼동되지 않아야 하며, 진정한 요가 수행자는 이 모든 규율들과 번잡함으로부터 구속됨이 없이 완전한 자유인(自由人)이 되어야 함을 뜻하는 것이다.

③ 지적(知的)인 장애

5-10 ~ 12.

아름다운 파르바티(Parvati)여! 요가를 수행함에 있어 장애가 될 가능성이 있는 지식(知識 : Jnana)에 대해 말하노니, 고무카(Gomuka) 등의 좌형(坐形 : Asana)을 만들고, 대장(大腸)을 정화시키는 다우티(Dauti)를 행하고, 기도(氣道 : Nadi)에 기(氣 : Prana)를 통하게 하고, 감각기관을 제어(制御 : Pratyahara) 하여 복부(腹部)를 빠르게 움직임(Nauliti)으로써 쿤달리니를 각성시키고, 신체기관을 통해서 우유를 빨아들이는 방법과 기도(氣道)를 맑게 하는 몸을 강건하게 하는 작법(作法 : Shatkarma) 등 모든 수행법에 따른 지식 등이 장애가 될 수 있다.

  *요가(Yoga)적 수행(修行)은 본질적인 것과 이에 따른 부가적인 요소들의 결합으로 성취된다. 그러나 수행자가 범하는 오류 중에서 본질적 의미가 지고한 것에 있지 않고 육체적인 수행 작법(作法)들에 심취하여 윗 구절의 종교적 장애요인처럼 수단이 목적이 되는 것을 경계(警戒)하라는 깊은 내용을 담고 있다.

④ 음식물(飲食物)에 대한 장애

5-13.

삼매(三昧 : Samadhi)는 특별한 약재를 먹는다거나 어떤 음료를 마심으로써 일어나는 것이 아니다. 오히려 그러한 수단은 돌이킬 수 없는 해(害)를 가져오거나 착각에 빠지는 장애(障碍)가 되며 그런 것들에 의지하는 한 진정한 삼매(三昧)에 이를 수 없다.

⑤ 지혜(知慧)라는 이름의 장애

5-14.

"선인(善人)들의 친구가 되고 악인(惡人)들과의 접촉을 피하라"고 말하고 또한 "기(氣)의 출입에 있어 무게와 명광(明光)의 정도를 관찰하라"는 등의 설법들 또한 요가 수행의 장애가 될 수 있다.

5-15 ~ 16.

"범(梵 : Brahma)은 내부에 존재하며, 범은 형상(形象)의 내부에 있거나 형상이 없다. 이 범(梵)으로부터 교의(教義)가 확립되고 마음이 안정되어진다." 라는 교설(教說)도 지혜의 이름으로 나타난 수행의 장애가 될 수 있다.

(2) 요가의 종류
5-17.

만트라(Mantra), 하타(Hatha), 라야(Laya), 라자(Raja).

(3) 수행력의 정도(程度)
5-18.

요가의 수행자는 초급, 중급, 상급, 최상급의 수행력의 정도(程度)가 있다. 최상급의 탁월한 수행자는 세상(世上)이라는 대해(大海)를 건너기에 부족함이 없는 사람이다.

5-19 ~ 21.

초급(初級) 수행자의 특징은 인내심이 부족하고 어리석고 병약(病弱)하며 스승(Guru)을 공경하지 못하고 탐욕스러우며, 양적(量的)인 견해만을 믿는 대식한(大食漢)이며, 가볍고 작은 것들을 고집하고 의존하거나, 기분이 내키는 대로 행동하며, 겁이 많아 타인에게 의존하고 자비심이 부족하여 선행(善行)을 모르고 이기적이며, 개인적 수행의 정진이 부족한 사람이다. 이러한 부류가 연약한 수행력의 초급자이다. 이와 같은 사람은 비상한 노력을 할지라도 12년이 지나야 겨우 성취를 얻을 것이다. 무릇 스승

(Guru)은 반드시 이러한 사람을 만트라-요가(Mantra-yoga)를 통하여 지도해야 할 것이다.

5-22.

관용(寬容)의 마음으로써 강한 인내심과 깊은 자비심으로 남을 배려하며, 상냥한 말씨를 쓰고, 어떠한 결과에 대해서도 흐트러짐이 없이 평정함을 유지하는 사람이 중급(中級)의 수행력을 쌓은 요기(Yogi)이다. 이것을 아는 스승(Guru)은 이러한 사람에게 라야-요가(Laya-yoga)를 지도할 것이다.

5-23~25.

강인한 정신력으로 라야-요가(Laya-yoga)에 통달하고 독립심과 용기가 있으며 도량(度量)이 큰 사람, 또한 연민의 마음과 강한 인내심과 언제나 정직한 사람, 겸손한 자세로 스승(Guru)의 발에 엎드리는 사람, 요가의 수습(修習)을 즐기는 사람. 이와 같은 인물은 상급의 수행자로 구분할 수 있다, 이 사람은 요가 수행에 있어 6년이면 성취를 이룰 것이다. 이 사람에게는 엄격한 하타-요가(Hatha-yoga)와 그 갖가지의 방편들을 지도(指導)해야 한다.

5-26~31.

최상급의 수행력을 쌓은 요기(Yogi)의 특징은 정력적이고 진취적인 기상과 용기와 인간애(人間愛)가 있으며, 교전(教典)에 밝고 수행에 적극적이지만 맹목적으로 동(動)하는 일이 없고, 쉽고 편리함을 추구하지 않으며, 항상 소식(小食)함으로써 건강한 젊음을 유지하고, 자기 육체의 감각기관을 제어하는 사람이다. 또한 드러내어 보이는 것에 관심이 없이 청정(清淨)하고, 선행(善行)으로써 모든 사람들로부터 신뢰(信賴)를 받는 사람이다. 유능(有能)하고 현명하며 고통을 잘 견디는 사람, 심성(心性)이 맑고 경건하여 자기의 선행을 나타내지 않으며, 언행(言行)에 있어 부드럽고 명확하며, 세상 사람들의 집회(集會)에 흥미가 없으며 성전(聖典)에 따라서 신(神)과 스승(Guru)에게 헌신(獻身)하는 사람, 무서운 질병이 없이 요가의 계율을 알고 모든 수행을 실천하는 사람은 최상급의 수행자로서 3년이면 요가의 성취를 얻을 것이다. 이와 같은 사람은 모든 라자-요가(Raja-yoga)의 적격자로서 의심의 여지가 없다.

(4) 사상관상(似像觀想)

5-32.

눈에 보이는 것과 보이지 않는 것의 결과(結果)로 나타나는 사상관상(似像觀想 : Pratika-upasana)을 행하라. 이것이 자기를 정화(淨化)시키는 수행이다.

　*사상관상(似像觀想 : Pratika-upasana)은 자기를 닮은 모습, 즉 그림자를 응시(凝視)하고 나서 허공(虛空)을 바라보며 그 잔상(殘像)을 보는 수행법(修行法)을 뜻한다.

5-33.

빛나는 태양의 광휘(光輝)속에서 신(神)의 모습과 닮은 자기의 그림자를 두 눈을 크게 뜨고 응시한 다음 허공(虛空)을 바라보면 그 순간 자기의 사상(似像 : 닮은 형태)을 볼 수 있다.

5-34.

매일 자기의 사상(似像)을 허공에서 보는 사람은 수명(壽命)을 연장하여 언제까지나 죽음의 사자(使者)는 찾아오지 않을 것이다.

5-35.

허공(虛空)속에서 완전한 자기의 닮은 상(像)을 볼 때에는 깨우침을 얻어 바람을 극복하고 허공을 자유롭게 이동(移動)할 수 있다.

5-36.

이 수습(修習)을 항상 행하는 사람은 자기와 닮은 또 다른 힘에 의해서 지복(至福)에 가득 찬 유일자(唯一者)인 지상(地上)의 나(眞我 : Atman)를 발견한다.

5-37.

여행을 떠날 때와 곤란한 처지에 있을 때나 길일(吉日)을 선택할 때, 또한 죄를 멸하고 공덕(公德)을 증대(增大)시키고자 할 때에는 이 사상관상(似像觀想)을 행하라.

5-38.

끊임없이 이 관상(觀想)의 수습을 하면 자기 내면의 사상(似像)도 보인다. 인내심이 강한 요기(Yogi)만이 해탈(解脫)을 얻을 것이다.

(5) 라자-요가(Raja-yoga)

5-39~40.

엄지로 양쪽 귀를 막고 인지로 두 눈을, 두 콧구멍은 중지로, 남은 네 손가락으로 입을 막고, 공기의 출입을 차단한다면 빛으로 나타난 진아(眞我 : Atman)가 보인다.

*요니-무드라(Yoni-mudra)를 말함.

5-41.

만약 이 광명(光明)을 한 찰라 일지라도 본 사람은 모든 업(業 : Karma)으로부터 해방되어 지고한 경지에 이른다.

5-42.

요가 수행자가 끊임없이 이와 같은 행법(行法)을 수습(修習)한 결과로 죄업(罪業)과 불결(不潔)을 벗어났다면 그는 모든 육체적인 것으로부터 떠나 진아(眞我 : Atman)와 일체(一體)가 된다.

5-43.

항상 이 행법(行法)을 주의 깊게 홀로 수행한다면 만일 악업(惡業)에 빠진 사람이라 할지라도 종국(終局)에는 온 우주(宇宙)속으로 편재한다.

5-44.

요기(Yogi)는 이 행법(行法)의 비밀을 지켜 실천해야 하며, 그것은 수행자에게 신념(信念)으로서 열반(悅盤)의 즐거움을 가져온다. 이것이 내가 사랑으로 설(說)하는 요가이다. 이 행법(行法)을 순서에 따라 수습(修習)할 때는 신비(神秘)한 소리를 들을 수 있다.

(6) 신비(神秘)의 소리

5-45 ~ 46.

최초에 들리는 소리는 꿀에 취한 벌의 소리, 피리소리, 비나(Vina)의 음(音) 등을 닮았다. 이와 같은 음에 따라 수습(修習)을 계속하면 그 후에는 윤회(輪廻)하는 세계의 어둠을 뚫는 방울소리와 같은 소리나 구름의 부르짖는 천둥소리와 닮은 음향(音響)이 들려온다. 두려움 없이 이 소리에 주의를 집중하면 삼매(三昧 : Samadhi)에 들게 되리라.

*이 구절에서 뜻하는 신비음은 하타프라디피카(Hathapradhipika) 4장 65/68, 81/102절에 구체적으로 설명된 수행자 자신의 내부소리를 감지하는 수행법으로써 나다누산다나(Nadanusandhana)와 같은 서술이다.

5-47.

사랑하는 여신(女神)이여! 요기(Yogi)의 마음이 이상(以上)의 소리를 듣고 유쾌하다면 외계의 사물을 모두 잊고 그 소리와 더불어 적정(寂靜)의 경지에 들어갈 것이니.

5-48.

수행자는 이러한 요가의 수습(修習)에 의해 3구나(Gunas)의 요소들을 극복하고, 모든 세속의 생활에 구애됨이 없이 범(梵 : Brahma)의 공간속으로 몰입(沒入)한다.

(7) 비밀(秘密)의 수행법

5-49.

싯다-사나(Siddhasana : 達人坐)에 비견(比肩)할만한 아사나(Asana : 姿勢)는 없고, 쿰바카(Kumbakha : 止息)에 견줄만한 힘은 없으며, 케차리(Kechari : 秘空)에 비할 만한 무드라(Mudra : 結印)는 없고, 나다(Nada : 神秘音)와 같은 라야(Laya : 專念)는 없다.

5-50.

사랑하는 여신(女神)이여! 지금 나는 해탈자(解脫者)의 경험을 말하노니, 이것을 아는 수행자는 만일 죄업(罪業)을 가졌을지라도 해탈을 얻을 것이다.

5-51.

이스바라(Isvara : 自在神)를 바르게 염(念)하며, 최상의 요가 수행을 쌓으려 하는 현명한 수행자는 안정(安定)되고 고요한 상태에서 스승(Guru)을 기쁘게 하여 이 요가의 행법들을 전수(傳受)받을 것이다.

5-52.

요가에 달통(達通)한 스승(Guru)을 극진하게 섬기고 마음을 다하여 존경한다면 스승의 인도(引導)에 따라서 반드시 요가의 성취를 이룰 수 있다.

5-53.

현명한 지혜가 있는 사람은 제주(祭主)들을 즐겁게 하여 여러 가지 상서로운 준비를 갖추고 시바(Siva)의 신전(神殿)에서 길상(吉祥)한 마음으로 전수를 받으리라.

*제주(祭主)는 원문의 표현에 따르면 브라만(Braman), 즉 사제의 계급(階級)을 뜻하지만 이는 은유적 표현이다. 요가(Yoga)는 전수(傳授)할 스승과 가르침을 받는 제자 사이의 비전(秘傳)이므로 준비를 갖춘 제자의 외적인 환경보다 내적인 심경(心境)을 내포하고 있거나, 또는 신(神)에게 바치는 제의(祭儀)처럼 엄숙하고 진지한 분위기에서 요가의 전수를 의미하는 구절이 될 수 있다.

5-54.

상술한 바에 의해 전생(轉生)을 거쳐온 업(業)의 결과인 육체를 버리고 요기(Yogi)는 신성(神聖)한 육체를 획득하여 이제부터 서술하는 요가(Yoga)를 전수(傳受) 받으라.

5-55.

안정된 곳에서 연화좌(蓮華坐 : Padmasan)의 자세를 취하고 두 가지 의식의 통로(Vijnana-nadi)를 두 손가락으로 막으라.

*의식의-통로(Vijnana-nadi)는 비공(鼻孔)을 의미한다. 의식(意識)은 호흡과 연관되어 나타나고 사라진다고 보아 호흡과 기의 통제로써 의식도 멈추는 것이 하타-요가(Hatha-yoga) 실천수행의 기본적인 주제이다.

5-56.

진실로 이 행법(行法)을 성취하였을 때 부정(不淨)의 마음속에 아름다운 또 다른 모습이 나타난다. 싯다(Siddha)가 되기 위해서는 이 행법(行法)을 끊임없이 수행해야 한다.

5-57.

요기(Yogi)가 성실하게 이 요가를 수습(修習)한다면 바람(Vayu)의 싯디(Siddhi)를 이룰 수 있게 된다.

5-58.

요기(Yogi)의 기(氣)가 중앙의 기도(Sushumna-nadi)에 들어감으로써 단지 한 번이라도 이 요가(Yoga) 행(行)을 이루었다면 모든 죄업(罪業)의 격류(激流)를 피할 수 있다.

5-59.

열의(熱意)를 다하여 이 수행법을 수습(修習)하는 요기(Yogi)는 신(神 : Deva)들의 칭송을 받으며 미세신(微細身) 등의 초자연적인 능력을 획득하여 자기의 의지에 따라 삼계(三界)를 유행(流行)할 수 있다.

5-60.

기(氣)를 보류(保留 : Kumbhak)하는 수행의 결과 자신의 육체를 소망한대로 이룬 사람은 어느 곳에도 얽매이지 않고 자유롭다.

5-61.

이 지상 최고의 요가는 준비되지 않은 어느 누구에게도 가르쳐서는 안 되는 비결(秘結)로서, 오직 요기(Yogi)의 자격을 갖춘 사람에게만 전수(傳

授)해야 할 것이다.

(8) 응념(凝念 : Dharana)의 종류
5-62.

요가 수행자가 연화좌(蓮華坐)를 취하고 앉아 목구멍에 의식을 집중(集中)하고 혀 끝을 연구개(軟口蓋) 위쪽에 위치시킨다면 배고픔과 목마름을 잊는다.

5-63.

목구멍 아래에 꾸르마(Kurma : 龜)라고 부르는 기도(氣道)가 있다. 여기에 마음을 집중하는 요기(Yogi)는 견고한 부동(不動)의 정신 상태에 도달할 수 있다.

5-64 ~ 65.

이마의 중앙, 즉 미간(眉間)에 위치한 제 3의 루드라(Rudra)의 눈을 끊임없이 염상(念想)한다면 100개의 번개가 일시에 빛남과 같은 광명이 나타난다. 이 빛을 명상하는 것만으로도 수많은 업(業)과 부정(不淨)은 소멸될 것이다.

　*루드라(Rudra)는 시바(Siva) 신(神)의 다른 이름이며, 그의 미간(眉間)에 있는 세 번째의 눈은 영안(靈眼)을 의미한다. 눈으로 보이는 차원의 세계가 아니라 지고한 정신으로 바라보는 명상(冥想)의 수행에 의해서 뜨이는 눈이며, 하타-요가(Hatha-yoga)에서는 아즈나-차크라(Ajna-cakra)를 뜻한다.

5-66.

현명한 요가 수행자가 끊임없이 이 빛에 대한 염상(念想)을 한다면 반드시 그는 깨달음을 얻은 성취자(Siddha)를 만날 수 있을 것이다.

5-67.

요기(Yogi)가 서 있거나 걷거나 잠을 자거나 식사를 하고 있을 때에도 끊임없이 범(梵)의 공간(空間 : Brahma-randra)를 염상(念想)한다면, 그의 의식은 심공(心空)에 몰입할 것이다.

5-68.

요가의 성취를 원하는 수행자는 항상 '부단(不斷)한 수습에 의해서 반드시 시바(Siva) 신(神)과 동등한 존재가 될 수 있다'는 신념(信念)을 가져야 한다. 이 지혜(Jnana)를 구하는 신념의 힘에 의해서 요기(Yogi)는 소망을 이룰 것이다.

5-69.

모든 물질원소를 극복하고 아무런 욕망도 없는 심신(心身)을 이룬 요기(Yogi)가 연화좌(蓮華坐)를 취하고 코 끝을 응시(凝視)한다면 마음의 동요나 의식의 흐름은 멈추고 허공(虛空)을 자유롭게 유행(遊行)하는 힘이 생길 것이다.

5-70.

세속의 욕망을 모두 버린 요기(Yogi)는 성(聖)스런 산(山) 카일라사(Kailrasa)에 버금가는 청정(清淨)한 광명(光明)을 본다. 이 빛에 대한 염상(念想)을 수습함으로써 그 자신은 이 광명의 수호자가 될 것이다.

5-71.

부동(不動)의 자세로 끊임없이 이 광명(光名)을 염상(念想)한다면 요기(Yogi)는 신속하게 육체적 피로를 풀 수 있다. 또한 후두부(後頭部)를 염상(念想)함으로써 죽음을 이겨낼 수 있다.

5-72.

미간(眉間)에 대한 응념(凝念)으로 획득할 수 있는 결과에 대해서는 이미 전술(前述)하였다.

5-73.

네 가지 음식물(飮食物)은 미세한 세 종류로 다시 나누어진다. 그 중 최상 (最上)의 것은 링가 신(神 : Linga-deha)을 기르는 것이다.

　*네 가지의 음식물(飮食物)이란 빨고, 핥고, 마시고, 깨물어 먹는 것들이며, 그 먹을 거리의 영양소(營養素)들이 인간의 육체를 구성하고 있음을 뜻한다. *링가는 원어(原語)로 링가-사리라(Linga-sarira)라고도 하며, 눈에 보이지 않는 미세한 재료로 되어 있어 미세신(微細身)으로 해석되고 있다. 또한 링가(Linga)는 요가의 조신(祖神)인 시바(Siva)의 상징으로써 눈에 보이는 육신(肉身)의 근원이며 불멸(不滅)의 요소를 뜻한다.

5-74.

그 중간에 있는 정미(精微)는 일곱 가지의 물질 원소(Prakriti)들이 육신(肉身)속에 들어가 그를 성장시킨다. 마지막 세 번째 정미(精微)의 요소는 대소변으로 화(化)하여 육체 밖으로 배출(排出)된다.

5-75.

최초 2종류의 정미(精微)는 앞에서 설명한 기도(氣道)들과 발바닥으로부터 머리끝에 이르는 기(氣)와 육체를 강하게 한다.

5-76.

기(氣 : Prana)가 모든 기도(氣道 : Nadis)를 통해서 흐르고 있을 때에는 음식물의 정미(精微)는 몸 안에서 균등하게 작용한다.

5-77.

육체(肉體)속에서 14가지의 기도(氣道 : Nadis)가 가장 중요한 작용을 한다. 이 기도들은 기(氣)가 강하거나 약하지도 않게 균일하게 순환시키는 통로가 된다.

(9) 6가지 차크라(Cakra)
물라다라-차크라(Muladhara-cakra)

5-78.

항문(肛門)으로부터 두 손가락 넓이만큼의 위쪽에, 그리고 성기(性器)의 한 손가락 너비만큼 아래쪽의 위치에 네 개의 연꽃잎과 닮은 기운이 잠들어 있다.

5-79~80.

항문과 성기의 사이에 얼굴을 뒤로 향하고 있는 요니(Yoni)가 자리하고 있다. 이 '사마(Sama)'라고 하는 구근(球根)속에 쿤달리니(Kudalini) 여신(女神)이 언제나 살고 있다. 그녀는 모든 기도를 포용하며 입에 자기의 꼬리를 물고서 세 번 반을 감은 몸체를 사리고 수슘나-기도(Sushumna-nadi)의 입구에 자리 잡고 있다.

5-81.

그녀의 몸은 뱀의 모습으로 잠들어 있으나 자기 본연의 빛으로 빛나고 있다. 그녀는 언어의 씨앗(種子 : Bija)이며 수호신(守護神)이다.

5-82.

강렬한 황금빛으로 빛나는 그녀는 비쉬누(Vishnu)의 샥티(Sakti)이다. 그녀는 사트바(Sattva), 라자스(Rajas), 타마스(Tamas)의 3구나(Gunas)를 낳은 어머니이다.

*보통 샥티(Sakti)는 시바(Siva) 신(神)의 배우자이지만 여기에서는 우주(宇宙)의 질서를 유지(維持)하는 상징인 비쉬누(Vishnu) 신(神)의 배우자로 묘사하고 있다. 그것은 소우주인 인체를 유지하는 주체적 의미와 함께 변화(Gunas)의 근원적 힘인 샥티와의 조화(調和)를 뜻하는 구절로 이해해야 할 것이다.

5-83.

그곳에는 반두카(Banduka) 꽃의 아름다운 사랑의 종자(Kama-bija)가 있고, 빛을 내는 황금을 닮아 신성한 문자(文字)인 '클림(Klim)'이 되었다.

5-84 ~ 85.

샥티(Sakti)에 이끌린 수슘나(Sushumna) 기도(氣道)와 거기에 존재하는 훌륭한 씨앗(種子 : Bija), 가을의 달처럼 청명(淸明)한 빛(Svayambhu-linga), 이 세 가지가 교류(交流)되었을 때 언제나 100만의 태양처럼 빛나고 100만의 달처럼 청량하다. 이는 트리프라-바이라비(Tripra-bhairavi) 여신(女神)의 모습이다.

*트리프라-바이라비(Tripra-bhairavi) 여신(女神)은 시바(Siva)의 배우자인 두르가(Durga)의 이명(異名)이다.

5-86.

이 씨앗(種子 : Bija)은 행동성(行動性)과 감지(感知)의 두 가지 성질을 갖고 체내(體內)를 순환한다. 그것은 미세(微細)하며 황금의 빛을 띠며 상승(上昇)하기도 하고 물속에 용해되기도 한다. 요니(Yoni)에 머물러 있는 이 빛은 스바얌부-링가(Svayambhu-linga)라고 호칭(呼稱)한다.

*이 구절은 남성의 정액(精液)을 의미하거나 여성의 월경을 뜻하는 것일 수도 있다. 또는 근원적(根源的)인 성질이나 힘의 진동을 비유(比喩)한 것인지는 분명하지 않다.
*스바얌부(Svayambhu)는 '스스로 존재하는 자'라는 의미이며, 자기 스스로가 원인이며

결과가 되는 자존(自尊)을 뜻한다.

5-87.

이것은 아다라-파드마(Adhara-padma)로서 그 중심에는 둥그런 상징(象徵)
이 있고 이 네 개의 연화(蓮花)는 '바(Va)에서 사(Sa)'에 이르는 성스런 네
가지의 빛나는 문자(文字)에 비추어지고 있다.

　*아다라-파드마(Adhara-padma)는 생명(生命)을 기르는 근원적 요소의 자리인 물라다
라-차크라(Muladhara-cakra)를 의미한다.

5-88, 89.

이 차크라(cakra)는 일명 쿨라(Kula)로 호칭(呼稱)되며 황금빛으로 빛나고,
이 연화(蓮花)의 중앙에는 스바얌부-링가(Svayambhu-linga)에 쿤달리니가
감겨 있으며, 이곳으로부터 빛나고 있는 광명(光明)은 사랑의 종자(Kama-
bija)로 불린다. 이 차크라(Cakra)에는 주신(主神) 드비란다(Dviranda)와 그의
보조자(補助者)인 다키니(Dakini)가 자리하고 있다.

　*쿨라(Kula)는 물라다라-차크라(Muladhara-cakra)의 다른 이름으로서, *드비란다
(Dviranda)는 2개의 알(卵)을 의미하는 창조의 역할을 담당하는 브라흐마(Brahma)의 존
상(尊像)이다. *다키니(Dakini) 여신(女神)은 창조, 보존, 파괴자의 힘을 결합하여 두려
움과 무지(無知)를 물리치는 모습으로 상징된다. 또한 주신(主神)을 보조하는 역할로
서 탄트라(Tantra)의 수행을 하는 요기(Yogi)의 수호자로 묘사되기도 한다.

5-90.

이와 같은 물라다라-차크라(Muladhara-cakra)에 대해서 언제나 염상(念想)
을 하는 요기(Yogi)는 다르두리-싯디(Darduri-siddhi)를 얻을 수 있다. 그리
고 차차 높이 대지(大地)를 떠나 높이 떠오를 수 있다.

　*다르두리-싯디(Darduri-siddhi)는 개구리처럼 높이 뛰어오르는 능력을 뜻한다.

5-91.

이로써 요기(Yogi)의 신체는 더욱 더 강건해지고, 음식물을 소화시키는 불은 더욱 증강되어 무병(無病)과 예민한 일체의 지혜(智慧)를 얻는다.

5-92.

과거와 현재는 물론 미래에 일어나게 될 일까지 그 원인을 모두 헤아려 미문(未聞)의 교설(教說)과 비밀의 뜻도 확실하게 깨닫는다.

5-93.

이 요기(Yogi)의 입 속에서는 사라스와티(Sarasvati) 여신(女神)이 언제나 환희(歡喜)의 춤을 추고 있다. 그러므로 그는 만트라(Mantra)를 염송(念誦)하는 것만으로도 반드시 만트라-싯디(Mantra-siddhi)를 얻게 된다.

  *사라스와티(Sarasvati) 여신(女神)은 창조(創造)를 담당하는 브라흐마(Brahma)의 배우자로서, 학문(學文)과 지혜(知慧), 예술(藝術)과 웅변(雄辯)의 여신(女神)이다. *만트라-싯디(Mantra-siddhi)는 진언(眞言), 주문(呪文)에 의한 성취(成就)를 뜻한다.

5-94.

물라다라-차크라(Muladhara-cakra)에 대해서 언제나 염상(念想)을 하는 것은 노쇠, 죽음의 공포, 기타 무수한 모든 고통(苦痛)을 소멸시키게 하는 인(因)이 된다.

5-95.

조기법(調氣法)을 수습하는 현명한 요기(Yogi)가 항상 아다라-파드마(Adhara-padma)를 염상(念想)한다면 일체의 죄업(罪業)으로부터 해방된다.

5-96.

요기(Yogi)가 스바얌부-링가(Svayambhu-linga)의 소재(所在)인 이 연화(蓮花)를 염상(念想)한다면 그 순간에 그의 죄업(罪業)의 흐름은 확실히 사라진다.

5-97 ~ 98.

그가 마음깊이 염원(念願)하는 것은 모두 실현될 것이다. 언제나 이 염상(念想)을 부단(不斷)히 수습함으로써 그 해탈(解脫)의 부여자인 신(神)을 만나게 된다. 이 신(神)은 내외(內外) 공히 최고의 스승(Guru)으로서 공경히 받들어 모셔야 할 것이다. 이 방법 이상의 것은 없다고 나는 생각한다.

5-99.

자신(自身) 안에 살아 있는 자재신(自在神)을 방치(放置)하고 육신(肉身)의 외부에 있는 신(神)을 예배하는 자는 수중에 있는 진리(眞理)를 버리고 생명의 양식을 구하러 방랑하는 사람과 같다.

5-100.

자신속의 스바얌부-링가(Svayambhu-linga)를 매일처럼 성실하게 예배한다면 반드시 모든 요가의 성취를 이룰 것이다.

　*스바얌부-링가(Svayambhu-linga)는 모든 곳에 편재(遍在)하는 시바(Siva) 신(神)의 상징물로서 인도(印度)의 어느 곳에서든지 쉽게 발견되며, 현재까지도 오히려 존상(尊像)보다 더 많이 모셔지고 있는 신물(神物 : Lingam)이 되고 있다. 그를 따르는 신도들과 요기(Yogi)들은 요가 수행력(修行力)으로 최고의 권위와 힘을 가진 시바(Siva) 신(神)이 전통 신화(神話)에 알려진 대로 자기의 상징물이 있는 곳에는 언제나 함께 한다는 약속을 믿으며 마음깊이 공경과 예배를 한다.

5-101.

끊임없이 이 수습(修習)을 계속한다면 6개월이면 성취를 이룰 것이며, 그의 바유(Vayu : 氣)는 확실히 수슘나(Sushumna) 기도(氣道)에 들어갈 것이다.

5-102.

그는 마음(Chit)의 동요를 극복하고 기(氣 : Prana)와 정액(精液)의 보존에 성공한다. 그는 현생(現生)과 후생(後生)에서 어떠한 업(業)도 남기지 않는 성취를 얻을 것이다.

스와디스타나-차크라(Svadhisthana-cakra)

5-103 ~ 104.

두 번째의 차크라(Cakra)는 생식기의 뿌리에 위치하여 있다. 이 연화(蓮花)에는 '바(Ba)에서 라(La)'에 이르는 성스런 여섯 개의 문자가 빛나고 있다. 이 연꽃잎은 진홍(眞紅)이고 그 내부에는 주신(主神)인 발라(Bala), 즉 비쉬누(Vishnu)와 라키니(Rakini) 여신(女神)이 자리하고 있다.

*스와디스타나(Svadhisthana)는 물(水) 요소의 지배력(支配力)을 가진다. 창조적 영감(靈感)을 보존하는 정신적인 면과 생식의 근원지로서 육체적 균형(均衡)과 조화(造化)를 특징으로 하는 차크라(Cakra)이다.

5-105.

이 성스러운 스와디스타나(Svadhisthana)의 연화를 염상(念想)하는 요기(Yogi)에게는 사랑의 여신들이 애정을 다투게 된다.

5-106.

그는 아직 배운 일이 없는 여러 가지 경전들(經典 : Sastras)을 거침없이 암송하고 모든 질병으로부터 해방되어 세상에서 통하지 못하는 것이 없다.

5-107~108.

죽음의 그림자는 그에게 거두어지고, 무엇으로부터도 침노당하지 않는다. 그는 육체적으로 고양(高揚)된 힘으로 거대한 몸(Laghima)과 미세신(微細身 : Anima) 등의 성취를 얻는다. 기(氣)는 거침없이 체내(體內)를 흐르고 연꽃 잎에 맺힌 감로(甘露 : Ambrosia)가 그의 육체를 적셔줄 것이다.

마니푸라-차크라(Manipura-cakra)

5-109.

세 번째의 연화(蓮花)는 마니푸라(Manipura)라고 하며, 배꼽의 부근에 위치한 채 황금색으로 빛나며, '다(Da)에서 파(Ph)'에 이르는 열 개의 성(聖)스런 문자가 새겨진 연꽃잎을 가지고 있다.

　*마니푸라(Manipura)는 '보석의 도시'란 뜻을 가지고 있으며, 열 개의 꽃잎은 신경 말단을 의미하며 황금색으로 타오르는 태양의 힘을 나타낸다. 따라서 이러한 뜨거운 불의 요소의 지배력을 가지고 소우주인 인간의 소화력을 돕는다. 일명 배꼽의 연화(Nabhi-padma)라고도 불린다.

5-110.

　이곳에 자리한 주신(主神)은 루드라(Rudra)로서 모든 경사(慶事)의 주재자(主宰者)이며, 배우자인 여신(女神)은 신성한 라키니(Lakini)이다.

5-111~112.

요기(Yogi)가 끊임없이 이 마니푸라-차크라(Manipura-cakra)에 대해서 사념(思念)한다면 항상 행복을 베푸는 성취(成就 : Patal-siddhi)를 득(得)하여 고

통과 질병은 사라지고 이 세상에서 소원하는 모든 것을 이루게 된다. 또한 죽음의 사신으로부터 벗어나 장수하거나 다른 육체에 이입(移入)할 수도 있다.

5-113.

그는 또한 금속을 황금(黃金)으로 바꾸고 존자(尊者 : Siddha)의 모습을 보며 귀한 약초를 발견하거나 매장된 보물을 투시(透視)할 수 있다.

　*위의 두 구절은 수행을 통해 터득된 요기(Yogi)의 신비로운 연금술적인 요소들에 대한 언급이다. 다른 육체에 이입(移入)하는 것은 후세에 다시 태어남을 뜻하는 것이 아닌, 죽은 사람의 몸에 빙의(憑依)하여 재생(再生)하는 능력을 말한다.

아나하타-차크라(Anahata-cakra)

5-114.

심장(心腸)에 아나하타(Anahata)라는 이름의 네 번째 연화(蓮花)가 있다. 이 차크라(Cakra)는 바람(Vayu)의 씨앗(Bija)인 얌(Yam : 사슴)을 갖추고 환희(歡喜)의 자리로 불린다. 진홍색으로 빛나며, '카(Ka)'에서 타(Tha)'에 이르는 성(聖)스런 문자가 새겨진 12개의 연꽃잎으로 둘러싸여 있다.

　*아나하타(Anahata)는 '부서지지 않는'의 뜻을 가진다.

5-115.

이 연화(蓮花)속에 존재하는 바나-링가(Vana-linga)는 지상의 광명(光明)으로서 이것을 사념(思念)하는 것만으로도 현계(顯界)와 유계(幽界)의 목적이 달성된다.

　*바나-링가(Vana-linga)는 화살을 상징하며 수행자들의 상승(上昇)하는 생명력을 나타낸다. 또한 집중과 영감(靈感)을 이끈다는 의미이다.

5-116 ~ 117.

이곳에 자리한 주신(主神)은 피나키(Pinaki)이며, 배우자인 여신(女神)은 카키니(Kakini)이다. 항상 이 심장(心腸)의 연화(蓮花)에 대해 열중하여 사념(思念)하는 요기(Yogi)는 사랑의 화살을 맞은 천녀(天女)들의 동경(憧憬)의 대상이 된다.

5-118.

그는 과거, 현재, 미래 3세(世)를 통하여 무한한 지혜(知慧)를 얻게 되며, 천리통(千里通)과 천리안(千里眼)의 힘을 획득하고, 또한 자신의 의지대로 허공(虛空)을 거닐 수 있다.

5-119.

그는 성취를 이룬 존자(尊者)와 요기(Yogi)를 수호하는 여신(女神)과 교통(交通)하며, 또한 공중비행의 신통력(神通力)을 터득하여 공중을 나는 모든 것을 지배한다.

5-120.

이 지고(至高)한 두 번째의 바나-링감(Bana-lingam)을 매일 염상(念想)하는 요기(Yogi)는 케차리(Khecari)와 부차리(Bhucari)의 성취를 이룬다.

  *케차리(Khecari)는 허공(虛空)으로 솟구쳐 오르는 힘을 뜻하며, *부차리(Bhucari)는 온 세계를 자기의 의지에 따라 빠른 속도로 비행하고 걷는 능력인 경공술(輕空術)을 의미한다.

5-121.

이 연화(蓮花 : Anahata-cakra)를 염상(念想)하는 것으로 나타나는 영험(靈驗)은 이루 다 말할 수가 없다. 범천(梵天)을 비롯한 모든 신(神)들은 이

지상의 비법(秘法)을 비밀로 한다.

비슈다-차크라(Vishudha-cakra)

5-122~123.

비슈다(Vishudha)라는 청정(淸淨)한 이름의 다섯 번째 차크라(Cakra)는 목구멍에 위치한 보랏빛의 '어(A)에서 아(Ah)'에 이르는 성(聖)스러운 문자가 새겨진 16개 꽃잎을 가진 연화(蓮花)이다. 여기에 자리한 주신은 창가란다(Chagalanda)이며, 그 배우자인 여신(女神)은 샤키니(Sakini)이다.

5-124.

언제나 이 연화(蓮花)를 염상(念想)하는 요기(Yogi)는 스스로를 다스리는 현자(賢者)이다. 따라서 이외에 어떤 또 다른 염상(念想)의 대상도 존재하지 않는다. 비슈다(Vishudha)라는 연화(蓮花)속에는 네 개의 베다(Vedas)가 마치 광산의 금강석(金剛石)과도 같은 깊은 뜻을 가지고 나타난다.

  *베다(Vedas)는 지고한 신(神)들을 찬미하는 성전(聖典)들을 뜻하며 인도의 전통적 관례와 규정을 설(說)한 종교적 교전(敎典)들이다.

5-125.

만약 이 비결(秘訣)의 깊은 장(場)에 응념(凝念)하고 있는 요기(Yogi)가 분노에 지배된다면 온 세계가 공포에 떨 것이다.

5-126.

요기(Yogi)의 마음이 이 장(場)에 우연히 몰입되었을 경우일지라도 그는 필연적으로 외계(外界)를 버리고 그의 내면(內面)의 법열(法悅)에 안주하게 될 것이다.

5-127.

그의 육체는 이 힘에 의하여 1천 년의 세월이 지난다 해도 쇠망(衰亡)하지 않으며, 그의 육체는 금강석(金剛石)보다 견고하다.

5-128.

탁월한 요기(Yogi)가 이 염상(念想)의 수행을 마칠 때는 지난 수천 년의 시간이 한 순간으로 느껴질 것이다.

아즈나-차크라(Ajna-cakra)
5-129.

여섯 번째의 연화(蓮花)는 아즈나(Ajna)라는 이름으로 '하(Ha)와 크샤(Ksh)'가 새겨진 두 개의 푸른 꽃잎을 가지고 미간(眉間)에 위치하고 있다. 전체는 둥그런 빛나는 백광(白光)이며, 그 속에서 주재자(駐在者)인 마하칼라(Maha-kala)와 그의 여신(女神) 하키니(Hakini)가 자리하고 있다.

  *아즈나(Ajna)는 명령, 또는 무한한 힘의 뜻을 가지며, 이 차크라(Cakra)로부터 전신(全身)에 의식과 자율적 신경기능의 명령이 나오며, 또한 지고(至高)한 존재의 무한한 힘을 부여받는 장소이다. 인체 해부학적으로는 내분비와 신경을 총괄(總括)하는 중심부인 시상(視床)과 송과샘을 의미하고, 요가(Yoga)에서는 제 3의 눈, 즉 영안(靈眼)을 뜻한다.

5-130.

이 연화(蓮花)속에는 가을의 달(月)과 같은 밝음을 간직한 불멸의 씨앗인 탐(Tham-bija)이 있어 교교(皎皎)하게 빛나고 있다. 이 파라마-함사(Parama-hamsa)를 아는 요기(Yogi)는 두 번 다시 퇴행(退行)하는 일이 없다.

  *불멸의 씨앗(Bija)은 성음(聖音)으로서 탐(Tham) 만트라(Mantra)를 말한다. *파라마함사(Paramahamsa)는 범어(梵語 : Sanskrit)에서 지고한 백광(白光)의 의미를 가지고 있으며, 이 용어를 분리하여 해석할 때 파라마(Parama)는 어디든 두루 미치고 있는 뜻이고,

함사(Hamsa)는 진정한 자아(自我)인 아트만(Atman)을 이끄는 힘을 말한다. 음절(音節)을 뒤바꾼 사함(Saham)은 대상과 의식(意識)이 하나가 되는 것을 의미한다.

5-131.

이것은 지고(至高)한 빛이며, 모든 탄트라(Tantra)의 가르침 속에 비장(秘藏)될 것이다. 이 빛을 염상(念想)하는 요기(Yogi)는 지상의 모든 성취를 이룰 것을 의심할 바 없다.

5-132.

이 세 가지의 표상(表象 : Linga)이 궁극의 상태인 삼매(三昧 : Turiya)에 도달하거나 그것을 단절됨이 없이 사념(思念)한다면 그는 나와 동등한 요기(Yogi)이다.

*궁극의 상태인 삼매(三昧 : Turiya)란 침묵(沈默), 깨달음, 브라흐만(Brahman), 해탈(解脫)의 경지. 모든 현상의 중지. 마음의 동요가 없는 명상의 정점(頂點). 일천 개의 연꽃잎이 개화된 환희의 장소. 제 4위 의식으로도 불리는 마음이 멈춘 부동(不動)의 경지를 의미한다.

5-133.

이다(Ida)와 핑갈라(Pingala)라고 하는 두 기도(氣道)는 바라나(Varana)와 아시(Asi)의 두 강(江)이다. 이 중간에 성도(聖都) 바라나시(Varanasi)가 있다. 그곳에 비슈와나타(Vishuvanatha)가 자리하고 있다.

*이 구절은 아즈나-차크라(Ajna-cakra)의 세밀한 설명을 은유(隱喩)하고 있다. 수행자가 이다(Ida)와 핑갈라(Pingala)의 두 기도를 수슘나(Sushumna)에 합일시키는 것이다. 강가(Ganga)와 야무나(Yamuna) 강이 만나는 곳에 지하(地下)로 흐르는 사라스와티(Sarasvati) 강(江)이 합류(合流)하듯 기운(氣運 : Prana)과 의식(意識 : Manas)이 하나가 되어 최상의 육체가 지혜에 눈 뜬 고양(高揚)된 정신력과 완전한 합일을 이루는 장소(場所)로서 바라나시를 비유하여 설명하고 있다. *바라나(Varana)와 아시(Asi)는 강가

(Ganga)와 야무나(Yamuna) 강(江)의 별칭(別稱), 또는 옛 이름이다.

　*비슈와나타(Vishuvanatha)는 우주 만물의 주(主)라는 의미로서 시바(Siva)신을 가리킨다.

5-134.

이 성(聖)스러운 곳의 영험(靈驗)은 진리를 직관(直觀)한 성자(聖者 : Rishi)들에 의해 지상의 진리로서 많은 교전(敎典)속에 잘 표현되어 있다.

사하스라라-차크라(Sahasrara-cakra)
5-135.

수슘나(Sushumna) 기도는 척추를 따라 올라 브라흐마-란드라(Brahma-randhra)에 이른다. 이 기도(氣道)를 강가(Ganga)라고 부르며, 아즈나-차크라(Ajna-cakra)의 우측을 통과해서 좌측의 비공(鼻孔)으로 향한다.

　*브라흐마-란드라(Brahma-randhra)는 두개골에 위치한 상징적인 공간(空間)을 말하며, 강가(Ganga)는 이다(Ida) 기도(氣道)의 별칭(別稱)이다.

5-136 ~ 138.

브라흐마-란드라(Brahma-randhra)의 장소에 위치한 연화(蓮花)가 사하스라라-차크라(Sahasrara-cakra)이다. 이 칸다(Kanda)에 달(月 : Chandra)이 자리하고 있으며, 그 삼각형의 자리로부터 감로(甘露)가 방울져 떨어진다. 언제나 변함없이 이다(Ida)의 기도(氣道)속으로 달(月 : Chandra)의 신(神)은 감로(甘露)를 뿌리고 있다. 이 신성(神聖)한 감로(甘露)는 끊임없는 흐름을 이루어 좌측 비공(鼻孔)으로 흘러간다. 요기(Yogi)는 이것을 강가(Ganga)라고 부른다.

　*사하스라라(Sahasrara)는 일천 개의 연꽃잎이 만개(滿開)한 모양을 의미하며, 수행력의 극점(極點)에서 삼매의 경지에 이른 것을 상징한다.

5-139.

이다(Ida)의 기도(氣道)는 아즈나-차크라(Ajna-cakra)의 우측을 돌아서 좌측의 비공(鼻孔)에 이르러 위쪽으로 흐른다. 이것은 바라나(Varana)라고 부른다.

5-140 ~ 141.

핑갈라(Pingala) 기도(氣道) 역시 아즈나-차크라(Ajna-cakra)의 다른 쪽을 돌아서 우측 비공(鼻孔)에 도달하며, 이것을 아시(Asi)라고 부른다. 요기(Yogi)는 이 양자의 중간에 위치한 성도(聖都) 바라나시(Varanasi) 대해서 관상(觀想)하라.

5-142.

물라다라-차크라(Muladhara-cakra)속에 있는 연화(蓮花)는 네 개의 꽃잎을 가지고 있으며 그 중앙에 태양이 위치하고 있다.

5-143.

극열(極熱)한 태양의 원륜(圓輪)의 입구로부터는 끊임없이 독액(毒液)이 흘러 핑갈라(Pingala) 기도(氣道)에 공급된다.

5-144 ~ 145.

끊임없이 독액(毒液)을 운반하는 핑갈라(Pingala) 기도(氣道)는 이다(Ida)와 같은 방식으로 아즈나(Ajna) 연화(蓮花)의 좌측을 돌아서 우측 비공(鼻孔)으로 향한다. 위쪽으로 흐르는 핑갈라(Pingala)는 옛날부터 아시(Asi)라고 칭하고 있다.

5-146 ~ 147.

마헤쉬와라(Maheshvara) 신(神)이 주재(駐在)하는 아즈나(Ajna) 연화(蓮花)에는 빈두(Bindu), 나다(Nada), 샥티(Sakti)라 불리는 세 개의 옥좌(玉座)가 있다.

5-148.

요기(Yogi)가 항상 아즈나-차크라(Ajna-cakra)를 사념(思念)한다면 만약 전생(前生)에서 쌓은 업(業)일지라도 장애됨이 없이 소멸될 것이다.

5-149.

요기(Yogi)가 항상 이곳에 머물러 있다면 제의식(祭儀式), 공양(供養), 염송(念誦) 등은 무의미한 것이다.

  *강을 건넌 사람에게 더 이상 나룻배가 필요하지 않듯이 명상(冥想)에 든 수행자에게 다른 수단은 필요하지 않음을 의미한다.

5-150.

약샤(Yakshas), 락샤샤(Rakshashas), 간다르바(Gandharvas), 압사라(Apsaras), 킨나라(Kinnaras) 등은 이 요기(Yogi)의 발에 엎드려서 그 명령(命令)에 복종하게 될 것이다.

  *이들은 인도 고대의 신화(神話)에 등장하는 낮은 계급의 신(神), 또는 수호령(守護靈)들을 뜻한다. *약샤(Yaksha)는 초목의 신(神)이며 풍요와 다산(多産)을 관장한다. 한역(漢譯)으로는 야차(野次)로 불린다. *락샤샤(Rakshasa)는 나찰(羅紮)이며, 악귀(惡鬼)로 묘사되곤 하지만 거인족(巨人族)으로서 수호령(守護靈)이라고 해석함이 옳다. *간다르바(Gandharva)는 하늘의 악사(樂土)이며, *압사라스(Apsaras)는 춤과 노래를 잘하는 물의 요정(妖精)이고, *킨나라(Kinnara)는 반인반수(半人半獸)의 모습을 하고 음악(音樂)을 담당하는 역할로 묘사되고 있다. 이 구절에서는 요기(Yogi)의 깊은 수행력(修行力)이 이러한 군신(群神)들을 지배할 수 있다는 의미를 나타낸다.

5-151 ~152.

요기(Yogi)가 혀를 반전(反轉)하여 연구개(軟口蓋)의 구멍에 밀어 넣어 고정하고 명상(冥想)한다면 모든 두려움은 소멸한다. 만일 요기(Yogi)의 마음이 이 상태로 반 초간이라도 동요되지 않는다면 그의 모든 업(業)은 순간에 사라진다.

5-153.

전설(前說)한 다섯 가지의 연화(蓮花)에 염상(念想)함으로써 생기는 결과의 모든 것보다도 이 아즈나(Ajna) 연화(蓮花)의 지혜에서 더 큰 성과를 얻을 수 있다.

5-154.

현명한 요기(Yogi)가 항상 아즈나(Ajna) 연화(蓮花)에 대해 염상(念想) 한다면 훈습(薰習 : Vasana)의 속박을 극복하고 초월하여 큰 기쁨을 얻는다.

　*훈습(薰習 : Vasana)이란 전생(前生)의 경험이 쌓인 인상(印象)의 결과가 잠재력(潛在力)이 되어 현생(現生)에 있어 성격이나 경향(傾向)으로 나타나는 것을 말한다.

5-155.

임종(臨終) 때에 이 연화(蓮花)를 염상(念想)한다면, 이 길을 가는 자(者)는 수명(壽命)이 다한 뒤에 우주적 진아(Pramatman)속으로 몰입(沒入)한다.

5-156.

걷고, 서고, 눈뜨고, 또는 잠들어 있을 때일지라도 이러한 염상(念想)을 하는 인간은 만일 악(惡)한 행동을 한 경우가 있다 하여도 죄(罪)에 물들지 않는다.

5-157～158.

요기(Yogi)는 자기의 역량에 의해 스스로 생의 속박으로부터 이탈(離脫)한
다. 두 개의 화변(花邊)을 가진 연화(蓮花)인 아즈나-차크라(Ajna-cakra)에
대한 염상(念想)의 영험은 이루 다 말할 수 없다. 범천(梵天)의 신(神)들이
라고 할지라도 그 영험(靈驗)의 일부분을 나 시바(Siva)로부터 들어서 아는
데 불과하다.

(10) 범(梵)의 공간(空間 : Brahma-randra)과 기도(氣道)
5-159.

그 상방(上方) 연구개(軟口蓋)의 뿌리(根 : Kanda)가 있는 곳에 사하스라라-
차크라(Sahasrara-cakra) 연화(蓮花)가 있다. 거기에 수슘나(Sushumna) 기도
(氣道)의 뿌리와 입구가 있다.

5-160.

연구개(軟口蓋)의 뿌리(根 : Kanda)로부터 수슘나(Sushumna) 기도(氣道)는
하방(下方)으로 뻗어 물라다라-차크라(Muladhara-cakra)를 통과해서 요니
(Yoni)에서 끝나 모든 기도(氣道)의 근거가 된다. 이 기도는 타트바(Tattva)
의 씨앗(Bijam)이고 범(梵)의 길을 제시하여 줄 것이다.

  *요니(Yoni)는 문자적인 의미로 여성의 성기(性器)나 생명의 근원이 자리잡고 있는
자궁(子宮)을 말한다. 역(逆) 삼각형의 상징적 도형인 얀트라(Yantra)로 표시되기도 하
며 음양(陰陽)이 화합하는 장소를 의미한다. *타트바(Tattva)는 진리(眞理), 또는 진실재
(眞實在)를 뜻한다.

5-161.

아득한 시원(始原)으로부터 연구개(軟口蓋)의 근원에 있는 연화(蓮花)는 사
하스라라(Sahasrara)이다. 이 연꽃의 가운데에는 아래로 향한 요니(Yoni)가

있다.

5-162.

이 요니(Yoni)의 중앙에 수슘나(Sushumna) 기도(氣道)의 뿌리와 입구가 있다. 이것이 범(梵)의 공간(空間 : Brahma-randra)이라고 말하는 것으로 수슘나(Sushumna) 기도(氣道)는 여기서부터 물라다라-차크라(Muladhara-cakra)까지 통하고 있다.

5-163.

저 물라다라(Muladhara) 연화(蓮花)로부터 범(梵)의 공간인 브라흐마-란드라(Brahma-randhra)까지의 사이에 수슘나-나디(Sushumna-nadi)를 통하는 샥티(Sakti)인 쿤달리니(Kundalini)가 언제나 자리하고 있다. 수슘나(Sushumna) 기도(氣道)속의 샥티(Sakti)를 치트라(Chitra)라고 부른다. 나의 사랑하는 여신(女神)이여! 말하노니, 치트라(Chitra)는 브라흐마-란드라(Brahma-randhra)에 있다.

5-164.

요기(Yogi)가 이 기도(氣道)를 상념(想念)하는 것만으로 우주적 지혜의 경지가 나타난다. 그리하여 모든 죄는 소멸되고 두 번 다시 인간으로는 태어나지 않는다.

5-165.

엄지손가락을 입안에 밀어 넣어라. 그에 따라서 체내(體內)를 흐르던 기(氣)는 흐르지 않게 된다.

5-166.

기(氣 : Vayu)가 체내(體內)를 돌기 때문에 인간은 이 윤회(輪廻)의 수레바
퀴 속에서 언제까지나 방랑하는 것이다. 그러나 요기(Yogi)들은 기(氣)의
흐름이 계속되는 것을 바라지 않는다.

5-167.

기도(氣道) 전체는 여덟 겹의 결절(結節)들로 봉쇄(封鎖)되어 있다. 오직
쿤달리니-샥티(Kundalini-sakti)만이 이 결절들의 장애를 뚫고 범(梵)의 공간
(空間 : Brahma-randra)을 열어 환희의 길을 보여줄 것이다.

5-168.

모든 기도(氣道 : Nadi)에 기(氣 : Prana)가 가득 찼을 때 쿤달리니(Kundalini)
는 잠에서 깨어나 그 결절(結節)들을 뚫고 범(梵)의 공간(空間 : Brahma-
randra)으로 들어간다.

5-169~170.

그러면 수슘나(Sushumna) 기도(氣道)속에는 언제나 기(氣)의 흐름이 물결
치며 흐르게 된다. 수슘나(Sushumna)는 물라다라(Muladhara) 연화(蓮花)의
중앙에 있는 요니(Yoni)의 왼편과 오른편의 이다(Ida)와 핑갈라(Pingala) 한
가운데에 위치하고 있다.

5-171.

범(梵)의 공간인 브라흐마-란드라(Brahma-randhra)는 수슘나(Sushumna) 기
도(氣道)와 물라다라-차크라(Muladhara-cakra)의 단(壇) 위에 있다. 이것을
아는 사람은 업(業)의 속박으로부터 해방된다.

5-172.

이들 세 가지의 강(江)이 합류하는 곳에 브라흐마-란드라(Brahma-randhra)
의 입구가 있다. 여기에서 목욕을 한다면 아무런 장애 없이 해탈(解脫)을
얻는다.

  *세 가지의 강(江)은 강가(Ganga)와 야무나(Yamuna) 그리고 사라스와티(Sarasvati), 즉
이다(Ida)와 핑갈라(Pingala), 수슘나(Sushumna)를 은유(隱喩)한 표현이며, 명상수행(冥想
修行)으로써 육체와 정신이 완전한 합일을 이루어 삼매(三昧 : Samadhi)에 들게 됨을
의미한다.

(11) 성(聖)스러운 합류점

5-173.

강가(Ganga)와 야무나(Yamuna)의 중간(中間)에 사라스와티(Sarasvati)강(江)
이 흐르고 있다. 이 세 강들이 만나는 지점에서 목욕재계한 행운의 요기
(Yogi)는 모든 죄업이 소멸되어 지상 최고의 경지에 이른다.

  *오늘날에도 꿈부멜라(Kumbuamela)라고 부르는 축제가 인도의 특정한 지역에서 12
년마다 열린다. 천상의 1년은 지상에서의 12년에 해당한다고 생각하는 인도신화에서
는 불사(不死)의 감로(甘露 : Soma)를 두고 신(神)들과 아수라(Asura)들간에 다툼이 생기
고, 그 와중에 세 방울의 감로수가 지상에 떨어졌다고 믿고 있는 곳이 상가마(Sangama)
또는 트리베니(Triveni)라고 불리는 신령스러운 강가(Ganga)와 야무나(Yamuna) 그리고,
지하(地下)로 흐르는 사라스와티(Sarasvati) 강(江)이다. 12년을 주기로 다시 이 강물에
몸을 담글 때, 지상에서의 죄업(罪業)을 씻게 된다고 믿는 수천만 명의 힌두인들이
모여 보름 동안 지상 최대의 종교적 세례의식을 행한다. 이 구절에서의 의미는 외부
의 의식(儀式)을 말하는 것이 아니라 육체 내면(內面)의 강(江) 이다(Ida)와 핑갈라
(Pingala), 그리고 지혜를 상징하는 사라스와티(Sarasvati)강과 동일한 수슘나(Sushumna)
나디(Nadi)의 합일을 은유적으로 표현하고 있다.

5-174.

나는 앞서 달(月)의 여신(女神) 강가(Ganga)와, 태양의 여신(女神) 야무나

(Yamuna), 그 중간에 있는 지혜의 여신(女神) 사라스와티(Sarasvati)를 말하였다. 이들이 만나는 지점은 가장 접근하기 어려운 곳이다.

5-175.

흰 강(白江 : Ida)과 검은 강(黑江 : Pingala)의 합류점에서 정신적인 목욕재계를 하는 사람은 모든 죄에서 해방되고 영원한 범(梵 : Brahman)으로 향하게 된다.

5-176.

이 세 강(江)의 합류점(Sangama)에서 조상(祖上)의 제(祭)를 행하는 사람은 조상의 명(命)을 천도(天道)하고 그 자신은 지상의 경지에 도달한다.

  *육체를 갖게 해준 조상의 영혼을 명상(冥想)하는 것은 그들의 영혼이 사(邪)의 기운에 이끌리지 않도록 기원(祈願)하는 것이며, 이러한 명상을 행하는 수행자는 해탈(解脫)의 경지를 이룬다는 의미이다.

5-177.

매일 세 가지 의무(義務 : Dharma)인 나날의 기도(Nityam)와, 임시(臨時)의 기도(Naimittikam)와, 임의의 기도(Namyam)를 정신적 사념(思念)을 가지고 행한다면 불멸(不滅)의 결과를 얻는다.

5-178.

한번이라도 이 지점에서 목욕재계를 한 요기(Yogi)는 천계(天界)의 행복을 얻을 것이며, 모든 죄업(罪業)은 남김없이 소진(消盡)되어 스스로 맑은 정신의 소유자가 된다.

5-179.

부정(不淨), 또는 청정(淸淨)한 어떤 상태이든 한마음으로 이 신령(神靈)한 장소를 염상(念想)한다면 죄업을 벗고 정화(淨化)되어 환희의 세계에 들게 될 것이다.

5-180.

임종(臨終)에 이르러 세 강(江)의 합류점에 몸을 씻는 사념(思念)을 한다면 사후해탈(Videha-mukti)에 이른다.

5-181.

삼계(三界)에 이보다 더 깊은 비의(秘意)는 없다. 이것은 온 마음으로 간직되어야 하며, 어떠한 경우에도 드러내어서는 안 된다.

5-182.

반 초간만이라도 브라흐마-란드라(Brahma-randhra)에 정신적 사념을 한다면 모든 죄로부터 해방되어 지상의 경지에 이른다.

5-183.

정신을 이곳에 몰입(沒入)시킨 훌륭한 요기(Yogi)는 미세신(微細身 : Anima), 거인신(巨人身 : Laghima) 등의 여덟 가지 자재력(自在力)을 뜻대로 향유(享有)하고 나 시바(Siva)와 합일(合一)된다.

*인도(印度)는 전통적으로 수행이 깊은 사람들에게서 나타나는 초자연적인 능력들에 대한 전설(傳說)이 많으며, 그러한 능력을 가진 사람들도 많았다. 인간의 한계를 뛰어넘는 수행을 한 많은 이들과 종교적으로 지향하는 실천방법들이 다른 많은 수행체계들이 있었고 그들이 제시한 초자연적 능력도 조금씩 다르다. 이 시바-상히타(Siva-samhita) 경전에서도 언급되었지만 요가(Yoga)의 전통적인 흐름에서 빈번하게 나열되는 여덟 가지의 초자연적인 능력(Mahasiddhi)은, 예지력(豫智力), 공간 이동능력, 원격투

시능력, 멀리서 나는 소리를 듣는 능력, 미세한 것을 볼 수 있는 능력, 다른 몸에 들어가는 능력, 대소변으로 문질러서 열등한 금속(金屬)을 황금으로 바꾸는 능력, 사물을 보이지 않게 하는 능력 등이다.

5-184.

이 브라흐마-란드라(Brahma-randhra)의 지혜(知慧)만으로 삼계(三界)에 사는 은자(隱者)는 나의 애인(愛人)이 된다. 그는 죄를 극복하고 해탈의 자격을 가지며, 지혜로 세상 사람들을 구한다.

5-185.

브라흐마-란드라(Brahma-randhra)는 범천(梵天)을 비롯한 신(神)들도 이해할 수 없는 요기(Yogi)만의 비전(秘傳)이다. 그러므로 내가 설(說)한 이 위대한 비밀의 지혜(知慧)는 주의 깊게 지켜야 한다.

(12) 신비(神秘)의 달(月)

5-186.

전설(前說)한 사하스라라(Sahasrara) 연화(蓮花)는 힘의 근원인 요니(Yoni)의 아래쪽에 신비한 달(月)이 있다. 현자(賢者)는 이를 상념(想念)할 것이다.

5-187.

이에 대해 상념(想念)하는 요기(Yogi)라면 지상계(地上界)는 물론 신들과 성취자들에게도 존경받는 자이다.

5-188.

범(梵)의 공간인 브라흐마-란드라(Brahma-randhra)의 우유(牛乳)빛 바다를 상념(想念)하고 사하스라라(Sahasrara) 연화(蓮花)속의 달(月)을 관상(觀想)하라.

5-189 ～ 190.

이 두개골의 혈(穴)속에 16부분의 꽃잎을 갖춘 감로(甘露 : Soma)로 빛나는
청정한 달(月)이 있다. 끊임없이 여기를 관상(觀想)한다면 3일내에 반드시
그것을 볼 수 있다. 수행자(修行者)가 그것을 현실로 본 것만으로 과거의
모든 죄업(罪業)은 소멸한다.

5-191.

이 수행의 힘으로 미래가 열려 나타나며, 다섯 가지의 큰 죄업은 소진(消
盡)되고 그는 무념무상(無念無想)의 청정심(淸淨心)을 이룬다.

5-192 ～ 195.

모든 재액(災厄)은 사라지고 그는 우주의 품에 안긴다. 우유의 바다에 떠
있는 월신(月神 : Chandra)을 현실로 본다면 모든 불행은 진정되고 수행은
성취될 것이다. 의심하지 않고 이 관상법(觀想法)을 항상 수습(修習)한다
면 염상(念想)하는 것만으로 하늘을 날며, 모든 것을 이룬 존자(尊者)이다.
이 지고한 요가의 가르침을 따르는 요기(Yogi)는 분명한 성취(成就 : Siddhi)
를 이루어 나 시바(Siva)와 동등한 자가 될 것이다.

(13) 신비(神秘)의 산(山) 카일라스(Kailas)
5-196.

이 월신(月神 : Chandra) 자리 위에 성스러운 모습의 사하스라라(Sahasrara)
연화(蓮花)가 있다. 이 일천 개의 꽃잎을 가진 연화는 육체의 외부에 존재
하는 해탈의 은혜(恩惠)이다.

　*사하스라라(Sahasrara) 연화(蓮花)가 육체의 밖에 있다는 의미는 다른 여섯 개의 차
크라(Cakra)처럼 육체 내부에 있는 기운(起運)의 소용돌이가 아니다는 뜻이다. 사하스
라라-차크라(Sahasrara-cakra)는 수행자의 머리 정상(頂上)에 마치 빛나는 일천 개의 개

화된 연꽃이 아래를 향하여 비추고 있는 모습과 같은 영적(靈的)인 후광(後光)을 말한다.

5-197.

그 이름은 지고한 카일라사(Kailasa)이며, 그곳에 나쿨라(Nakula)라고 불리는 파멸(破滅)을 모르는 영원한 존재가 자리하고 있다.

　*카일라사(Kailasa)는 인도 전통 신화 속에 등장하는 신(神)의 영역이자 거대한 영산(靈山)으로서 수미산(須彌山)으로 한역(漢譯)되어 불리기도 한다. *나쿨라(Nakula)는 샥티(Sakti)와 합일을 이룬 시바(Siva) 신의 또 다른 호칭이며, 육체와 정신이 조화를 이룬 완전함을 상징하는 존상(尊像)이다.

5-198.

사람들은 이 신(神)의 자리를 아는 것만으로도 윤회(輪廻)속에 재생(再生)하지 않는다. 끊임없이 이 요가를 수습(修習)하는 결과로서 다섯 가지 원소의 집합체인 육체를 만들고 소멸시키는 원리를 완전하게 깨닫게 된다.

5-199.

함사(Hamsa)의 거소(居所)이고, 카일라사(Kailasa)라고 부르는 이 지고한 곳을 온 마음으로 염상(念想)하는 요기(Yogi)는 질병을 피하고 재난을 극복하며, 죽음의 사자(使者)가 다가서지 못하여 장수한다.

　*여기에서 말하는 함사(Hamsa)는 인도 신화에 등장하는 흰 백조(白鳥)를 뜻한다. 그 형태적 묘사는 창조자(創造者 : Brahma)의 본성과 닮은 인간의 눈과, 영혼을 허공으로 올려주는 까마귀와 같은 얼굴에 신성한 소(牛)의 뿔과 말(馬)의 몸체, 공작(孔雀)의 꼬리와 백조의 날개를 가지고 있다. 함사(Hamsa)는 순수한 영혼을 운반하는 우주적 운반구로 묘사되는 상징적인 존재(存在)이다.

5-200.

쿨라(Kula)라고 하는 여신(女神)속에 마음의 움직임이 침잠된 요기(Yogi)는 부동(不動)의 상태인 삼매(三昧 : Samadhi)에 들게 된다.

  *쿨라(Kula)는 우주적(宇宙的) 어머니, 또는 근원적인 힘을 의미하는 샥티(Sakti) 여신(女神)의 다른 이름이다.

5-201~203.

요기(Yogi)가 이 염상(念想)을 쉼 없이 행한다면 끝내는 세상을 잊는다. 이 연화(蓮花)로부터 떨어지는 감로(甘露)를 항상 마시는 요기는 반드시 여러 가지 영력(靈力)을 얻는다. 그리하여 쿨라(Kula)로 불리는 쿤달리니-샥티 (Kundalini-sakti) 여신(女神)은 4가지 창조성의 파라마트만(Pramatman)속으로 몰입한다.

(14) 라자-요가(Raja-yoga)

5-204.

요기(Yogi)는 이 지혜를 획득하여 어떤 목적을 이루었을 때일지라도 마음의 움직임은 멸몰(滅沒)한 그대로이어야 한다. 따라서 고양된 지혜를 위해 끊임없이 명상으로써 가다듬어야 한다.

5-205.

마음의 움직임이 멈추어 이 속에 몰입(沒入)된 사람은 분명히 요기(Yogi)이다. 그때에는 완전한 지혜와 청정심(淸淨心)을 가지게 된다.

5-206.

상술(上述)한 브라흐마난다(Brahmananda : 梵卵)의 외부에 있는 자기의 지고한 상징인 사하스라라-차크라(Sahasrara-cakra)를 염상(念想)하고, 그 속에 들어 대허공(大虛空 : Mahat-sunyam)을 명상(冥想)하라.

5-207.

대허공(大虛空 : Mahat-sunyam)은 시작과 유지와 소멸에 걸쳐 천만(千萬)의 태양빛을 간직하고, 또한 천만(千萬)의 선명한 달빛을 간직한다. 이것을 염상(念想)하는 요기(Yogi)는 성취를 이룬다.

5-208.

요기(Yogi)가 이 염상(念想)을 매일 부단(不斷)하게 행한다면 1년 이내에 깨달음(Siddhi)을 얻으리라.

5-209.

잠시라도 그곳에서 마음이 움직이지 않고 머물게 하는 사람은 틀림없는 훌륭한 수행자이며 신앙자로서 모든 세상에서 존경받는 요기(Yogi)이다.

5-210.

그의 집적(集積)된 업(業 : Karma)은 그 순간에 소멸된다.

5-211.

요기(Yogi)가 그것을 끊임없이 염상(念想)한다면 다시 생사를 반복하는 윤회(輪廻)에 빠지는 일은 없다. 그러므로 무릇 수행자는 이 지고한 스와디스탄(Swadhisthan)의 길을 따라서 행을 수습(修習)할지니.

  *스와디스탄(Swadhisthan)은 근원(根源)이 되는 곳, 또는 토대(土臺)를 의미한다.

5-212.

이 염상(念想)의 영험(靈驗)은 말로 나타낼 수 없다. 이것을 실습(實習)한 사람만이 그것을 안다. 나도 그를 존귀(尊貴)히 여기리라.

5-213.

이 대허공(大虛空 : Mahat-sunyam)을 염상(念想)한 결과, 그 불가사의한 체험으로부터 만물의 실상을 두루 안다. 그리하여 미세신체(微細身體) 등 여덟 가지의 초자연능력을 갖추게 되는 것은 의심할 여지가 없다.

5-214.

이상으로 수행(修行)의 왕도(王道)인 라자-요가(Raja-yoga)를 모두 설(說)하였다. 이 가르침은 탄트라(Tantra)의 교전(敎典)에 비장(秘藏)되어지리라. 마지막으로 나는 아디라자-요가(Adhiraja-yoga)를 설명할 것이다.

　*아디라자-요가(Adhiraja-yoga)는 왕(王) 중의 왕, 요가(Yoga)를 통한 최고(最高)의 왕도(王道)를 말한다.

(15) 아디라자-요가(Adhiraja-yoga)
5-215.

인적이 없는 쾌적한 암자에서 스와스티카(Svastika)의 자세를 취하고 스승(Guru)을 공경하는 예배를 한 후 명상(冥想)을 수행하라.

5-216.

베단타(Vedanta)의 가르침에 따라 독립자존(獨立自存)하는 지바(Jiva)를 깨우친다면 그의 마음 또한 스스로 독립자존함으로써 아무것도 상념(想念)되지 않으리라.

　*지바(Jiva)는 개인의 영혼(靈魂)을 의미하고, *독립자존(獨立自存)의 의미는 독존(獨存 : Kaivalyam)으로 어떤 장소(場所)나 어떤 것에도 맺힘과 속함이 없는 완전(完全)한 존재로서의 현생해탈(現生解脫 : Jivanmukti)을 의미한다.

5-217.

이 명상(冥想)에 의해 요기(Yogi)는 큰 성취(成就 : Maha-siddhi)를 이루고, 확고해진 부동심(不動心)으로 스스로 충실한 모습이 된다.

5-218.

항상 이 명상(冥想)을 수행하는 애착심(愛着心)이 없는 요기(Yogi)에게는 아함(Aham)이라는 이름의 존재는 사라지고 언제나 아트만(Atman : 眞我) 만이 빛난다.

5-219.

속박(束縛)이란 무엇이며 해탈(解脫)은 무엇인가? 그는 항상 유일한 아트만(Aman)을 보고 있을 뿐이다. 이 명상을 하는 사람은 이미 확실한 해탈자이다.

5-220 ~ 222.

이 요기(Yogi)야말로 진리를 신앙(信仰)하는 자로서 온 세상에서 존경의 대상이 된다. 지바트만(Jivatman)과 파라마트만(Pramatman)의 두 가지의 관계성을 아함(Aham)과 아스미타(Asmita)의 관계로 깨닫고, 아함(Aham)과 트밤(Tvam)의 구별을 버리고 떨어질 수 없는 것에 대하여 전일적(全一的)인 것으로 명상(冥想)하라. 요기(Yogi)는 일체의 집착을 떠나 착오(錯誤 : Viparya)와 부인(否認 : Neti)의 의식(意識)까지 버리고 만유(萬有)가 몰입하는 근원(根源 : Bijam)인 범(梵 : Brahma)에 의지하여 가라.

　*지바트만(Jivatman)은 개인적 실존(實存)의 주체이며, *파라마트만(Pramatman)은 우주적 실체를 의미한다. *아함(Aham)은 '나'이며 *아스미타(Asmita)는 자기인식력(自己認識力), 즉 자기라는 의식을 말한다. *트밤(Tvam)은 3인칭의 '그대'를 의미한다. 베단타(Vedanta) 철학(哲學)인 찬도갸우파니샤드(Chandogya-upanishad)에는 '탓-트밤-아시(Tat-tvam-asi)' 곧 "그대는 그것이다." 또는 "그대가 곧 신(神)이다."라는 예시(例示)로써 모든

상대성(相對性)을 폐기한다. 그러한 주관적(主觀的) 세계가 전체적(全體的)이고 객관화되어 확장된다. 이러한 원리를 깨달은 수행자는 다차원(多次元)의 문을 열어 모든 대상과 구분 짓지 않고 합일된 우주적 세계를 지향한다면 진실한 명상의 실천자로 불린다.

5-223.

미망(迷妄)이 가득한 사람들은 이 명백한 영지(靈智)와 지복(至福)으로 이루어진 가득한 범(梵 : Brahma)의 자리를 버려두고 아득히 먼 곳을 말하거나 우연한 성취를 논의하면서 더욱 더 혼미(昏迷)를 거듭한다.

5-224.

움직이는 것과 움직이지 않는 것 모두가 실재(實在)하지 않는 것으로 인식하는 사람은 온 세상에 편재(遍在)한 지상의 범(梵 : Brahma)속에 몰입한다.

5-225.

요기(Yogi)는 언제나 집착함이 없이 지혜(知慧)를 이끄는 실천적 명상(冥想)을 수행함으로써 무지(無知)에서 벗어나야 한다.

5-226.

현명한 요기(Yogi)는 모든 감각기관을 그 대상으로부터 분리하여 깊은 잠에 든 것처럼 된다면 더 이상 감각적인 것들에 이끌리지 않는다.

   *이 구절은 요가적인 수면(睡眠), 즉 요가-니드라(Yoga-nidra)를 의미한다.

5-227.

이처럼 부단(不斷)한 수습(修習)을 행하는 요기(Yogi)에게는 스스로 빛나는 힘이 나타난다. 이때에는 제자의 지혜를 눈뜨게 한 스승(Guru)의 가르침은 끝난다. 결국 자기 실천적 수습(修習)의 힘에 의해서 유일의 지혜가 나타나는 것이다.

5-228.

실천하는 수습의 결과 반드시 거기에는 마음과 뜻, 그리고 어떠한 언어로서도 도달할 수 없는 청정(淸淨)한 지혜가 그 스스로 솟아난다.

5-229.

하타-요가(Hatha-yoga)는 라자-요가가 없이는 완성될 수 없고, 라자-요가 (Raja-yoga) 또한 하타-요가 없이는 완성되지 않는다. 그러므로 요기(Yogi)는 훌륭한 스승(Guru)의 가르침에 따라 하타-요가(Hatha-yoga)로부터 시작해야 한다.

5-230.

살아 있는 동안 요가(Yoga)를 모르고 행하지 않는 사람은 다만 감각대상의 향락(享樂)속에서만 살고 있는 것이다.

5-231.

그러므로 요기(Yogi)는 수행(修行)이 열매를 맺을 때까지는 절식(節食)해야 한다. 그렇지 않으면 제아무리 현명하다 할지라도 수행을 완성할 수 없다.

　*절식(節食 : Mitahara)은 음식(飮食)을 완전히 끊는 것이 아니라 위장(胃腸)에 가득 차도록 섭취(攝取)하지 않는 절제된 식습관(食習慣)을 의미하는데 하타프라디피카 (Hathapradipika) 경전(經典)에서는 식사 때 위장의 4분의 1은 항상 비워두라고 구체적으로 조언(助言)하고 있다.

5-232 ~ 233.

그처럼 육체를 지키기 위해서 절식(節食)하고, 현명한 지혜가 있는 사람이라면 회합(會合)의 자리에서 불필요한 다변(多辯)을 피하고 최고로 유익한 말만을 할 것이다. 가능한 모든 강경(强硬)한 의지와 방법으로 사람들과의 회합(會合)을 피하라. 거듭 거듭 사람들과의 회합(會合)을 피하라. 그렇지 않으면 해탈(解脫)에 이를 수 없다. 나의 말은 진실(眞實)이다.

5-234 ~ 235.

모든 수습(修習)은 사람들과의 교제(交際)를 떠나 인적이 드문 곳에서 비밀(秘密)히 행하라. 다만, 세속의 삶을 위해 외면상의 교제만을 하라. 그들은 모두가 업(業 : Karma)으로 태어난 인간으로서 각자의 의무를 영위하고 있기 때문이다. 이처럼 단순한 관계에서 행동하는 수행자는 여하한 경우에도 업(業)을 짓지 않는다.

5-236.

집에서 생활하는 사람(Grihastha)일지라도 수행하는 자세를 갖고 현명하게 행동한다면 분명한 성취를 이룰 수 있다. 이를 의심하지 말라.

5-237 ~ 238.

죄(罪)와 공덕(公德)의 차별을 떠나 육신의 욕망을 떨쳐버린 사람은 그가 가정을 가지고 사는 사람일지라도 해탈(解脫)할 수 있다. 재가인(在家人)도 언제나 요가(Yoga)를 수행한다면 죄와 공덕에 의해서 오염(汚染)되지 않으며, 각자의 의무로서 세간(世間)의 구제(救濟)를 위해서 설령 악(惡)을 행할지라도 죄(罪)에 물들지 않는다.

(16) 만트라-요가(Mantra-yoga)

5-239.

지금 나는 최상(最上)의 행법(行法)인 자파만트라(Japa-mantra)를 설(說)할 것이다. 이 행법을 배우고 익힌 수행자는 지계(地界)와 천계(天界)의 행복을 모두 누릴 수 있다.

5-240.

만트라(Mantra)의 오의(奧義)를 터득한다면 요가(Yoga)의 성취를 이룬다. 이 요가를 실천 수행하는 요기(Yogi)는 그 힘에 의해서 모든 초능력과 지복(至福)이 따른다.

5-241.

물라다라-차크라(Muladhara-cakra)의 위치에 네 개의 화변(花邊)을 갖춘 연꽃이 있으며, 이 꽃의 한가운데 박(Vac)으로부터 생긴 종자(Bija) '아임(Aim)'이 있어 전광(電光)처럼 빛나고 있다.

　*박(Vac)이란 소리의 근원인 종자(種子 : bija)를 뜻하며, 방(Bang)으로 표현되기도 한다.

5-242~243.

심장의 근처인 아나하타-차크라(Anahata-cakra)에는 반두카(Banduka)의 꽃처럼 아름다운 사랑의 종자(種子 : Bija) '클림(Klim)'이 있다. 미간(眉間)의 아즈나(Ajna) 연화(蓮花)에 일천 만의 달빛(月光)에 버금가는 샥티(Sakti)라고 말하는 '스트림(Strim)' 등의 종자(種子)들은 비밀(秘密)로 해 두어야만 한다. 이것들은 향락과 해탈이라고 하는 로카(Loka)를 가져오는 것이다. 성취(成就 : Siddhi)를 이루려는 요기(Yogi)는 비자-만트라(Bija-mantra)를 수행(修行)하라.

*로카(Loka)는 그대로의 상태, 또는 수준(水準)을 의미하거나 그에 따른 세계를 뜻한다.

5-244.

이 만트라(Mantra)를 스승(Guru)으로부터 배워 빠르거나 느리게도 하지 말고 바르게 송창(誦唱)하라. 의심 없는 믿음을 가지고 신비한 문자의 의미를 이해하라.

5-245.

심득(心得)을 얻고자 하는 현명한 수행자는 교전(敎典)의 규정에 따라서 여신 트리푸라(Tripura)의 제단(祭壇 : Homa)에 향 10만 개를 피우고 30만 회의 만트라(Mantra)를 마음을 집중하여 송창(誦唱)하라.

*차크라(Cakra)에 대한 정신적인 제의식(祭儀式)을 은유(隱喩)한 표현으로 해석되며, *제단(祭壇 : Homa)은 인도 전통에서 불을 피운 제단(祭壇)과 신(神)께 바치는 예배의식을 뜻하지만 여기에서는 운율(韻律)과 호흡에 맞는 종자(種子) 만트라(Mantra) 수행을 의미하는 듯하다.

5-246.

이 의식(儀式)이 끝나면 수행자는 카라비(Karavi)의 꽃과 사탕과 밀크와 버터를 갖추고 삼각형의 얀트라(Yantra)에서 호마(Homa)를 피우라.

5-247.

이상의 주문(Japa)을 외우며 제사(Homa)가 순조롭게 진행되면 트리-푸라-바이라비(Tri-pra-bairavi) 여신(女神)은 이 만트라를 수행하는 요기(Yogi)의 모든 기원(祈願)을 들어 줄 것이다.

*만트라-요가(Mantra-yoga)를 통하여 이다(Ida)와 핑갈라(Pingala), 그리고 수슘나(Sushumna) 나디(Nadi)가 하나로 통합(統合)되어 막힘없이 흐르는 육체적인 기(氣)의 순

환을 암시한다. 육체와 정신이 합일되어 창조와 유지, 파괴의 모든 힘을 가진 트리푸라바이라비(Triprabairavi) 여신(女神)으로 은유(隱喩)하고 있는 구절이다.

5-248.

스승(Guru)을 만족케 하여 규칙대로 이 만트라(Mantra)를 전수받아 마음을 집중하여 송창한다면 비록 영민(英敏)하지 못한 자(者)일지라도 업(Karma)을 빠르게 지워내는 요가행을 성취할 수 있다.

5-249.

수행자가 자신의 모든 감각기관을 제어(制御)하고 10만 번, 이 만트라(Mantra)를 송창(誦唱)한다면 여러 가지 능력을 획득한다.

5-250.

수행자가 이 만트라를 20만 번 송창(誦唱)한다면 그 지역에 사는 이들이 가정을 버리고 안식(安息)을 얻기 위해 순례(巡禮)를 하듯 그에게 찾아들 것이다.

5-251.

수행자가 30만 번 만트라를 송창(誦唱)한다면 그 지역의 신(神)들이 그의 지배하에 들것이다.

5-252.

60만 번을 송창(誦唱)한다면 대지(大地)의 수호신(守護神)들을 그의 지배하에 둘 것이다.

5-253.

120만 번을 송창(誦唱)한다면 약사(Yaksha), 락샤사(Raksasa), 우라가(Uraga) 종족(種族)등의 왕(王)이 그의 지배하에 와서 명령을 이행할 것이다.

　*인도의 신화(神話)에 등장하는 *약사(Yaksha)는 야차(野次), *락샤사(Raksasa)는 인간과 신들에게 적대적인 거인족(巨人族), *우라가(Uraga)는 반인반수의 종족을 말한다.

5-254.

요가 수행자가 150만 번의 송창(誦唱)을 하면 싯다(Siddha), 비디야다라 (Vidhyadhara), 간다르바(Gandharva), 압사라스(Apsaras) 등의 종족(種族)이 모두 그의 지배 아래 든다. 그리고 모든 소리를 이해하는 영청(靈聽)과 일체지(一切智)의 힘이 생긴다.

5-255.

180만 번의 송창(誦唱)을 마친 수행자는 현재의 육체를 가진 채 지상을 버리고 공중에 떠올라 신(神)들의 몸으로 생명을 바꾼다. 그리고 자유롭게 우주를 유영(遊泳)하며 작은 세상을 내려다 볼 것이다.

5-256~259.

280만 번의 송창(誦唱)을 마친 현명한 요기(Yogi)는 욕망의 자리(Kama-rupi)를 넘어선 비디야다라(Vidhyadhara)의 주인이 된다. 300만 번의 송창(誦唱)을 마치면 브라흐마(Brahma)와 비쉬누(Vishnu)신(神)과 같이 되고, 600만 번 송창한다면 루드라(Rudra)신(神)의 힘을 얻고, 800만 번의 송창(誦唱)은 모든 환희(歡喜)의 중심이 되며, 1천만 번을 송창(誦唱)하는 수행자는 범(梵 : Pram-brhman)속으로 몰입(沒入)한다. 이러한 위대한 수행자는 삼계(三界)의 어디에도 찾을 수 없다.

　*비디야다라(Vidhyadhara)는 지식을 보유(保維)한 여신(女神)을 말한다.

5-260.

트리푸라(Tripra) 여신(女神)이여! 이 현명한 행자는 불변과 불멸, 적정(寂靜), 헤아릴 수 없는 것, 무병 등 기원할 수 있는 모든 위대한 진리(眞理 : Mahavidya)의 근거인 나 시바(Siva)에게 이를지니.

5-261.

위대한 여신(女神)이여! 이 위대한 지혜의 길(Vidya)은 나 시바(Siva)가 지금까지 비밀로 간직해온 것이므로 현명한 이들은 내가 설(說)한 비밀을 지켜야 하리라.

5-262.

요가행의 성취를 바라는 요기(Yogi)는 위대한 하타-요가(Hatha-yoga)의 술지(術知)를 비밀(秘密)로 간직하라. 이는 감추면 유력(有力)하지만 드러내면 그 힘을 잃어버리게 된다.

5-263.

이 교전(敎典)을 매일 처음부터 끝까지 읽는다면 의심할 바 없이 요가행이 성취된다. 이것을 끊임없이 실천하는 수행자는 마침내 해탈(解脫)에 이른다.

5-264.

진실로 해탈(解脫)을 구하는 모든 수행자에게 이 교전(敎典)의 실천방법을 들려주라. 단, 이를 수습(修習)하는 수행자에게만 성취(成就)는 부여될 것이다. 실천하지 않는다면 어떻게 성취를 가져올 것인가.

5-265~266.

그러므로 요기(Yogi)는 모든 가르침의 규정에 따라서 요가(Yoga)를 행(行)하라. 만일 재가인(在家人)이라 할지라도 애착과 욕망을 버리고 만족하는 생활을 하는 수행의 결과는 해탈(解脫)로 다가온다.

5-267.

세속의 모든 이들 또한 자파-만트라(Japa-mantra)의 송창(誦唱)에 의해서 요가의 성취(成就 : Siddhi)를 얻을 수 있다. 그러므로 재가인(在家人)일지라도 요가수행에 정진하라.

5-268.

가정(家庭)에서 아내와 자식과 더불어 생활할지라도 애착(愛着)을 버리고 마음속으로 요가(Yoga)의 길을 따른다면, 언젠가 성취(Siddhi)의 전조(前兆)를 찾아 나의 가르침을 실행하여 그 생명이 다하는 순간까지 행복한 지복(祉福)의 삶을 살 것이다.

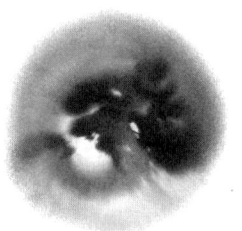

요가경

4

게란다-상히타

Gerandha-samhita

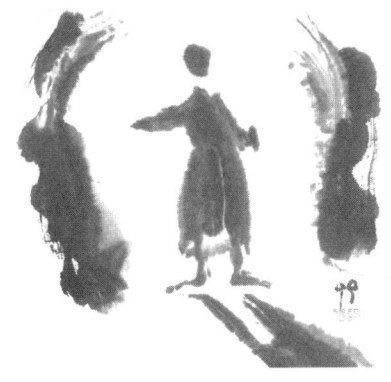

Yoga has a complete message for humanity.
요가는 인간의 완전성에 대한 길을 제시하고 있습니다.
육체에 깃들어 있는 마음에 대한 자기성찰과 집중을 통한 의식의
각성으로써 영혼이 진화되고 자유로운 세계를 지향하는 것이 요가
입니다. 이 길은 대상이 누구이건 차별함이 없지만 오직 그 길을
열망하고 실천 수행하는 자에게 명확하게 드러날 것입니다. 쿤달리
니(Kundalini)는 요가 수행자(Yogi)의 육체적인 수련에 의해서
만 그 존재를 나타냅니다. 그녀는 모든 지식과 행복의 원천으로써
수행자의 영적 해방과 순수자각을 깨닫게 해주는 근원적인 힘입니
다. 그녀는 창조성이며, 불이며, 소리이며, 모든 물질을 지배하는
역동적 기운입니다.

스와미 시바난다(Swami. Sivananda)

■ 머리말

이 책은 카이발야다마(Kaivalydhma) 요가 연구소에서 산스크리트(Sanskrit) 원본(原本)의 기록들을 오랜 기간에 걸쳐 완성(完成)한 것으로서 영역(英譯)되어 출판(出版)된 자료들을 정리하여 한국어로 엮은 고전요가 경전(經傳)이다. 이 요가(Yoga)의 중요(重要)한 경전(經典) 게란다-상히타(Gheranda-Samhita)를 요가의 길에 선 수행자들에게 소개할 수 있어 기쁘게 생각한다.

게란다-상히타(Gheranda-samhita)는 약 17세기 후반에 만들어진 것으로 추정되며, 오랫동안 요가 수행자들에게 제시(提示)되었던 수많은 육체적 정화법(Shat-karmas)과 자세(Asanas), 의식의 외적표현(Mudras), 호흡을 통한 기의 순행체계(Pranayama), 제어된 기운으로 외부로 향한 감각기능을 내부로 통합(Pratyhara)하는 방법을 서술하고 있다. 또한 어떠한 대상이나 상념에 의식을 고정시키는 방법들(Dharanas)과 단일하게 집중된 의식이 지속되고 있는 상태(Dhyana)에 대한 구체적인 진술(陳述)이 있으며, 이러한 과정들을 통해 수행자가 깊은 고요의 세계인 삼매(Samadhi)에 침잠하게 된다고 설명하고 있다.

이 경전은 파탄잘리(Patanjali)가 정리한 요가수행의 8단계(段階) 중에서 첫 번째와 두 번째 제시된 수행자의 공통 덕목 금기(禁忌 : Yama)와 권계(勸戒 : Niyama)는 생략(省略)하고 실천방법을 중심으로 설명된 특징을 보여주는 하타-요가(Hatha-yoga)의 중요한 경전으로 평가되고 있다.

게란다-상히타(Gheranda-samhita)는 1877년 캘커타(Calcutta)에서 처음 편집된 이후 1914년 알라하바드(Alahabad)에서 영역된 '힌두(Hindu)의 신성(神聖)한 책'에 포함되어 출판되었다. 처음에는 미진(微塵)하고 불완전한 부분도 있었지만, 학자들의 연구 성과와 다양한 언어로 경전이 번역되는 과정에서 다듬어져 지금의 형태로 정리되었다. 게란다-상히타(Gheranda-samhita)는 체계적으로 논술된 고전 요가의 교전으로서 위대한 요기(Yogi) 게란다(Gheranda)가 그의 제자 찬다카팔리(Candakapali)에게 요가를 전수하는 대화의 형식을 취하고 있다.

17세기 말에서 18세기 초경에 제작되었을 것이라 추정되고 있는 이 경전은 또 다른 여러 경전들의 영향에서 비교적 자유롭고 남인도의 풍물과 문화적인 형태를 유추할 수 있는 내용을 보인다. 따라서 인도의 동북부 지역인 히말라야산맥과 그곳으로부터 발원한 강을 중심으로 발전된 여러 수행체계들과 요가 문화권에서 전통적으로 보이는 뿌리 깊은 상호보완의 연관성이나 서로 영향을 주고받는 삼투현상도 미약하다. 또한 다른 경전들과 달리 사본(寫本)이 존재하지 않는 점과 독창적인 요가의 용어를 사용한 점 등으로 미루어 짧은 시기에 제작된 것으로 보인다. 더 이전의 시대에 제작된 것으로 해석되는 하타프라디피카(Hathapradpika) 이후 100여 년의 시간이 경과하였지만 많은 부분에서 유사한 내용들도 보이고 있어 그 영향을 받았을 것이라고 유추할 수 있으나 이 경전만이 가진 독창적인 내용은 중요한 가치를 가진다. 게란다-상히타(Gheranda-samhita)는 시대적인 상황에 기인한 기존의 방식을 언급하는 일부의 경전들과는 다른 체계를 보여주고 있으며, 이 경전에 나타난 용어들은 더 많은 해석의 여지를 갖고 있다.

게란다-상히타(Gheranda-samhita)의 흥미로운 특징은 대화의 형식을 빌어 전수하는 과정에서 언급된 제자 찬다카팔리(Candakapali)의 이름을 근거로 많은 요가 학자들이 이 경전이 만들어진 소재(所在)와 계보를 추정하고자 시도한 점이다. 경전에 요가(Yoga)의 가르침을 전달하는 게란다(Gheranda)와 제자로 명명된 찬다카팔리(Candakapali)와의 연관성은 탄트라-요가(Tantra-yoga)의 유파(流波)중에 카팔리카(Kapalikas)가 있기 때문이었다. 그러나 이 경전의 어느 부분에서도 이 유파와의 영향이나 상관성을 찾지 못하였고, 오히려 탄트라(Tantra)수행의 실천방법들인 아마롤리(Amaroli)와 사하졸리(Sahajoli)와 같은 실천방법들이 설명되고 있지 않는 점 등으로 미루어 생명의 원천적인 힘이자 활동력인 샥티(Sakti)를 중요한 주제로 강조한 고락샤(Goraksha)의 영향을 받은 카팔리카(Kapalikas)유파와 다른 기술(記述)의 차이만을 발견하였다.

하타프라디피카(Hathapradpika)의 경전에 나열된 요가의 성취자들(Siddhas) 중에서 게란다(Gheranda)와 찬다(Canda)의 이름이 언급(言及)되지 않은 점을 들어 게란다-상히타(Gheranda-samhita)가 하타-프라디피카(Hatha-pradpika)보다 더 이른 시기에 제작되지 않았을 것이라는 경전학자들의 보편적인 견해들이 대부분이다. 그리고 사용된 용어들을 통해서 하타프라디피카(Hathapradipika)의 제작 연대(年代)는 약 14세기부터 16세기경에, 게란다-상히타(Gheranda-samhita)는 17세기말에서 18세기초경에 제작되었을 것이라는 의견이 지배적이다. 1802년 인도(印度) 최초의 요가(Yoga) 연구소 카이발야다마(Kaivalyadhama)에서 처음 출간된 게란다-상히타(Gheranda-samhita)는 이러한 제작 년대의 논란을 정리하였다.

게란다-상히타(Gheranda-samhita)는 이전의 요가경전들과 달리 제작시기가 늦었음에도 불구하고 프라나야마(Pranayama)를 프라탸하라(Pratyahara)의 다음 장에 다루고 있는 점도 특징적이다. 하타-프라디피카(Hathapradipika)에서는 언급되지 않는 주문(Ajapa)과 시적인 경구들의 흔적에서 베다의 영향이 엿보이며, 이 경전은 실천적 수행에 수반되는 의식집중의 중요성을 설명하는 부분에서 프라나야마(Pranayam)의 기술적인 면보다는 의식의 집중과 각성을 더욱 강조하며 브라마리(Bhramari)와 물차(Murccha)를 호흡의 강조가 아닌 의식을 집중시키는 방법의 차원에서 설명하고 있다. 하타프라디피카(Hathapradipika)에서 자세하게 서술된 이 두 가지의 프라나야마(Pranayama)의 실행법이 정확하게 언급되지 않은 점은 요가는 반복적인 실천에 따라 시간이 경과하면 자연스럽게 달성되고 성취(Siddhi)를 이룬다는 논리에 근거하여 생략한 것으로 보인다.

이 경전에는 몇 가지 인용의 흔적을 찾을 수 있으며, 다섯 가지의 집중법인 판차다라나(Panchadharana)는 이전에 제작된 고락샤타카(Gorakshasataka)에 있는 내용이지만 그러한 용어와 의미는 그 시대에는 이미 보편적으로 사용된 것이기에 얼마든지 인용될 수 있었을 것이다. 마유라사나(Mayurasana), 사바사나(Savasana), 싯다사나(Siddhasana), 파드마사나(Padmasana), 우디야나(Uddiyana) 샷카르마(Shatkarmas), 아사나(Asanas), 무드라(Mudras) 등 다양한 요가적 실천 수행법은 시대적으로 앞선 하타프라디피카(Hathapradipika)와 매우 유사한 공통의 경구들이다. 그러나 그 영향을 받은 흔적으로 볼 수는 있지만 이 실천법들이 이미 인도 전역(全域)의 수행자들에게 보편성을 가지고 있었기에 굳이 하타프라디피카(Hathapradipika)의 원문을 모방했다고 할 수는 없다.

게란다-상히타의 경구(警句)는 7장 351절로 되어 있었으나 번역과정에서 연결된 하나의 내용에 맞게 연행(連行)을 하여 편집(編輯)된 현재는 317절로 되어 있다. 대부분의 전통적인 인도 경전들이 그러하듯 게란다-상히타(Gheranda-samhita)의 저자(著者)는 알려지지 않았으며, 스승 게란다

(Gheranda)와 그의 제자 찬다(Canda)의 실제적인 요가의 전수과정으로 구성하였는지에 대해서도 확실하게 알 수 없지만, 인도의 문화적 전통을 이해한다면 굳이 알아야 할 특별한 이유 또한 없다 할 것이다.

게란다-상히타(Gheranda-samhita)는 또 다른 중요한 고전요가경전인 하타프라디피카(Hathapradipika)보다 더 늦은 시기인데도 '하타(Hatha)'라는 단어를 사용하지 않고 대신 가타스타요가(Ghatasthayoga)라는 용어를 사용하고 있으며, 이 시기에 요가가 명시된 다른 어떤 논문에서도 이 용어를 발견할 수 없는 다른 특징이 있다. 가타(Ghata)는 육체를 뜻하며, 가타스타요가(Ghatasthayoga)는 육체를 정화하여 지고(至高)한 곳에 도달하고자 하는 의미에서 기술된 용어이다. 가타스타요가(Ghatasthayoga)는 특별한 용어를 뜻하는 것이 아니고 하타-요가의 실천 수행과 동일한 의미이다. '가타수디(Ghatasuddhi)'가 육체의 구성과 정신적인 차원을 포함하는 개념이라면 최종적인 성취는 샷카르마(Shatkarmas), 아사나(Asanas), 무드라(Mudras), 프라탸하라(Pratyaharas), 프라나야마(Pramayamas), 댜나(Dhyanas)와 사마디(Samadhi)의 실천 수행을 통해 정화된 심신이 하나가되는 모든 과정을 통하여 자기실현을 성취하는 것이다. 여기에서는 수많은 자연의 요소에 근원을 두고 그 형상과 상징성을 차용하여 설명하고 있으며, 심신(心身) 어느 한쪽에도 치우침이 없이 균형과 조화를 이루는 주체자이고 관리자로서의 본성을 잊지 않으려 한다. 이런 이유로 게란다-상히타(Gheranda-samhita)는 요가 수행의 매우 중요한 지침서이고 자료이다.

게란다-상히타(Gheranda-samhita)의 구성

(1) 크리야(Kriyas) : 육체의 정화법들

　　다우티(Dhauti) - 위장(胃腸)의 정화

　　바스티(Basti) - 대장(大腸)의 정화

네티(Neti) - 비강(鼻腔)의 정화

트라타카(Trataka) - 안구(眼球)의 정화

나울리(Nauli) - 복부(腹部)의 정화

카팔라바티(Kapalabhati) - 두개골(頭蓋骨)의 정화

(2) 아사나(Asanas) : 요가적인 자세

(3) 무드라(Mudras) : 요가적인 결인(結印)

(4) 프라탸하라(Pratyaharas) : 요가적인 감각 제어법

(5) 프라나야마(Pranayamas) : 호흡에 의한 기운의 통제법

(6) 댜나(Dhyanas) : 집중법(集中法)

(7) 사마디(Samadhi) : 초월적인 정신세계

이러한 방법들을 통해서 영혼이 머무는 육체의 실체를 깨닫기 위해 일곱 계단을 오르듯 단계적인 과정을 거치며, 육체를 정화(淨化)하고 의식을 집중(集中)함으로써 영적진화(靈的進化)를 목표로 삼아 나아가는 길이다. 수행은 어떤 한 방법만이 의의가 있는 것은 아니며 연속되는 반복의 과정에서 육체는 정화되고 질병으로부터 자유로워진다. 요가 수행은 진흙으로 반죽되어 형태만을 가진 무른 항아리가 아니라 용도에 맞게 구워진 그릇과 같은 역할로서, 영혼이 담긴 육체라는 그릇은 무한한 자연과 하나되어 진정한 자아로 거듭나기 위한 시도를 의미한다.

게란다-상히타(Gheranda-samhita)에서 논의된 수행체계는 우선 육체를 적극적으로 정화시키는 방법을 첫 번째 과정으로 삼았고, 이러한 기초적인 정화법은 더 높은 수행의 경험과정에 접근하기 쉽도록 연결하는 열쇠가 된다.

샷카르마(Shatkarmas) : 육체의 정화법

(1) 카르나다우티(Karnadhauti)는 귀를 정화하는 방법으로 정신적 의지로써 자신의 내부의 신비한 소리를 듣기위해 실천하는 과정이다.

(2) 나디니르말라타(Nadinirmalata)는 식도(食道)를 정화하고 위장(胃腸)의 점액을 배출한다.

(3) 네티카르마(Netikarma)는 몸의 균형을 깨는 점액질(粘液質)인 카파도사(Kaphadosa)를 없애고 케차리-무드라(Khecari-mudra)를 획득한다.

(4) 트라타카(Trataka)는 안구의 질병을 없애고 샴바비-무드라(Shambhavi-mudra)를 완성한다.

따라서 육체를 정화하는 샷카르마(Shatkarma)의 수행(Sadhana)은 육체의 불균형을 해소하고 질병을 예방 치료하는 방편이며, 궁극적 목표인 삼매의 세계에 이르기 위한 전(前) 단계의 과정이라 할 것이다.

게란다-상히타(Gheranda-samhita)는 다른 요가경전에서보다 상세하게 육체적인 수행의 방법들에 대해 서술하면서 21가지 자세들을 소개하고 있다.

아사나(Asanas) : 요가적인 자세

첫 번째 설명된 싯다사나(Siddhasana)는 자신의 의지로써 자유를 향한 문을 열게 한다고 강조하여 설명하고 있다.

사바사나(Savasana)에 대한 설명은 완전한 몸의 풀림으로써 정신의 안정과 고요함을, 부장가사나(Bhujngasana)는 근원적인 힘인 쿤다리니(Kundalini)를 각성시켜 정신적 영역으로 상승시키는 연료가 된다고 기술하고 있다.

무드라(Mudras) : 요가적인 결인(結印)

게란다-상히타에 설명된 25가지 무드라는 판차다라나(Pahcadharama), 즉 다섯 가지 집중법에 포함된 가타스타-요가(Ghatastha- yoga)의 세 번째 수행법(Sadhana)으로서 정신적 염원을 육체적으로 표현하는 고도의 양태(樣態)를 말한다. 질병을 없애는 것과 심신의 완전한 해방(Mukti)이라는 요가의 두 가지 목표에 대한 성취(Siddhis)를 이끄는 힘이 되는 무드라(Mudras)는 수행자가 나아가야 할 정신적 지표(指標)의 의미를 부여한다. 우디야나-반다(Uddiyana-bandha)는 육체적 질병으로부터 자유롭고, 마하-반다(Maha-bandha)는 윤회의 연속으로부터 벗어나는 길이며, 샥티찰라나(Sakticalana)의 실천 수행과 병행되는 요니-무드라(Yoni-mudra)와 케차리-무드라(Khecari-mudra)는 인간을 물질계의 한계성을 넘어서 정신적인 영역으로 안내하는 제시자의 역할을 한다. 특히 모든 무드라 중에서 가장 높은 위치에 있는 샴바비-무드라(Shambhavi-mudra)는 수행자를 지고한 정신적인 세계에 이르게 한다. 따라서 이 다섯 가지의 중요한 무드라는 파탄잘리(Patanjali)가 정의한 자연력을 극복한 초자연적인 성취(Bhtajaya-siddhi)를 이루게 하는 지고한 의식이 밖으로 드러난 표현이다.

프라탸하라(Pratyahara) : 요가적인 감각 제어법

세 가지의 실천 수행법(Sadhanas) 샷카르마(shatkarma), 아사나(Aasana), 그리고 무드라(Mudra)는 육체를 통한 심리적 안정과 영적인 각성을 위한 검증 가능한 수단이 되고, 프라탸하라(Pratyahara)는 경전이 단계별로 설정한 내용상에서 정신적인 영역의 첫 단계로 제시되고 있다.

프라나야마(Pranayama) : 호흡에 의한 기운의 통제법

이 경전에서는 프라나야마-사다나(Pramayama-sadhana)가 프라탸하라(Pratyahara)의 설명 다음에 언급되고 있다. 프라나야마(Pranayama)의 실천

수행법은 집중(Dhyana)에 따른 자연스러운 호흡의 보류(保留)인 사히타-쿰바카(Sahita-kumbhaka)에 이르게 한다. 다른 수행법들(Sadhanas)과 마찬가지로 프라나야마(Pranayama)는 육체적으로 쿤달리니(Kundalini)의 각성을 초래하여 질병으로부터 자유롭고 정신적 진공(眞空) 상태인 마논마니(Manonmani)의 삼매경에 이르게 하는 중요한 실천법이다. 벌(蜂)들의 날갯짓 소리와 같은 브라마리-쿰바카(Bhramari-kumbhaka)의 수행은 심장의 고동 속에 유지(維持)의 신인 비쉬누(Vishnu)의 은총이 함께 하며 자기 내면의 집중을 통하여 다양한 울림을 경험함으로써 삼매(Samadhi)의 성취에 이르게 된다.

댜나(Dhyanas) : 집중법

여섯 번째의 몰입(Dhyana) 단계에서는 스툴라(Sthula), 조티(Jyoti)와 숙스마(Suksma)라고 부르는 세 종류의 미세한 등급으로 구분되고 이 수행(Sadhana)의 최종적인 결과는 아트만(Atman)을 인지하는 것이다. 집중의 지속으로 스툴라-댜나(Sthula-dhyana)는 구체적인 실체를 염상하는 것이며, 조티(Jyoti)는 수행자가 위대한 여신 쿤다리니(Kundalini)를 지고한 의식 브라흐만(Brahman)의 정점 빈두(Bindu)에 이르게 하기 위하여 집중할 때 그 빛을 인도하여 완전성이라 불리는 숙스마(Suksma)에 도달하게 한다.

숙스마-댜나(Suksma-dhyana)의 성취는 샴바비-무드라(Shambhavi-mudra)에 의해 얻어진다. 댜나-요가(Dhyana-yoga)의 목적은 직접적인 인지력에 의하여 진정한 자아(自我 : Aham)를 깨닫는 것이며, 댜나-요가(Dhyana-yoga)의 수행으로써 진실재인 진아(眞我 : Atman)를 인식한 요기(Yogi)는 브라흐만(Brahman)과 하나 되는 신의 영역 삼매(Samadhi)에 이른다.

사마디(Samadhi) : 초월적인 정신세계

일곱 번째 단계의 수행(Sadhana)은 라자-요가(Raja-yoga)와 동의어인 삼매(三昧 : Samadhi)를 경험하는 실현의 문이다. 삼매(三昧)는 차원을 달리하는 의식의 확장과 자유를 포함하며 이러한 과정의 결과를 의미한다. 게란다-상히타에서는 심신(心身)의 정화와 조화로움으로 여섯 가지 정신적 성취를 순서 없이 설정하여 서술하고 있다.

첫 번째는 샴바비-무드라(Shambhavi-mudra)의 수행에 의해서 몰입(Dhyana)된 의식이 삼매(Samadhi)경에 이르게 한다.

두 번째는 케차리-무드라(Khecari-mudra)의 수행을 통한 희열(Rasananda)의 경험으로써 삼매(Samadhi)경에 이르게 한다.

세 번째는 브라마리(Bhramari) 수행에 의해 내면의 신비음(Nada)을 경험하여 삼매(Samadhi)경에 이르게 한다.

네 번째는 요니-무드라(Yoni-mudra)를 통해 기운의 흐름을 정신적 각성의 통로로 연결(Laya)하여 삼매(Samadhi)경에 이르게 한다.

다섯 번째는 신을 향한 깊은 열망(Bhakti)이 신의 영역(Astasatvikabhava)을 그려내어 삼매(Samadhi)경에 이르게 한다.

여섯 번째는 호흡의 흐름이 최대한 깊어진 마노무르차(Manomurccha)에 의하여 의식의 멈춤과 그 연속이 삼매(Samadhi)경에 이르게 한다. 삼매(Samadhi)를 통해 수행자는 자신의 본성을 이해하며, 무한히 확장된 의식으로서의 자아(Aham)와 진아(Atma)를 구별하여 완전한 의식의 자유(Mukti)를 획득한다.

삼매(Samadhi)는 '나'라고 인식되는 개인(Ahamta)과 자연인(Mamata) 그 자체로 표현된 존재가 결국 하나임을 인지한다는 점에서 모든 신념(Sankalpa)과 정신적인 집착에서 벗어난 무한히 확장된 의식의 자유이다. 그런 과정의 결과가 되는 삼매(Samadhi)는 개인적 생명의식인 소우주(小宇宙 : Jiva)와 대우주의식(大宇宙意識 : Paramatman)의 결합된 세계를 의미하고 있는 것이다.

요가의 이론과 실천 수행법에 대한 게란다-상히타(Gheranda-samhita)의 철학은 각 경구의 구절에 숨어 있다. 기술되어 있는 용어에서 가타(Gghata)는 육체만이 아닌 인간을 구성하는 정신적인 영역까지를 포함하는 전체적 의미를 가지며, 미세한 세포에서부터 잠재적 의식에까지 태어나고 후세를 이어가는 과정에 미치는 선악의 책임을 자기 스스로 만들어가는 삶의 모습이다. 연속된 과보(過報)에 의해서 다시 태어남이 결정되는 카르마(業)의 법칙에서 벗어나는 길은 실천하는 요가의 수행에 있으며, 이 수행을 통하여 윤회의 고리로부터 완전하게 해탈할 수 있다는 사유가 이 경전의 철학적 주제가 된다.

게란다-상히타(Gheranda-samhita)에서는 자신의 의지로써 육체적인 한계를 극복하고 변화시켜서 자신 스스로가 자유의 경지를 누리기를 제안하고 있으며, 그 이론과 실천 수행법들이 직접적 표현으로 상세하게 설명되고 있기 때문에 요가를 실천하는 수행자들의 중요한 자료이며 지침서이다.

제 1 장

육체의 정화법(淨化法 : Shatkarma-sadhanas)

1. 서문

1-1.

어느 날, 찬다-카팔리(Canda-kapali)는 게란다(Gerandha)의 오두막에 방문하
여 공손하고 진지하게 질문을 하였다.

1-2.

오! 요가의 지고자(至高者)여! 저는 요가의 본질적인 지식(Ghatastha-yoga)
에 대해 알고 싶습니다.

1-3.

나에게 질문을 던진 용감한 영혼이여, 내가 말하는 것을 주의 깊게 들으
라.

1-4.

마야(Maya)만한 족쇄도 없고, 요가(Yoga)보다 강한 힘도 없으며, 지식보다
훌륭한 친구도 없고 이기심보다 더한 적(敵)도 없다.

　*마야(Maya)는 문자적인 의미로는 환상(幻想)이며, 신(神)이 꿈꾸는 거울에 비친 세

계, 즉 현상계(現象界)를 뜻하며, 현상만을 바라보고 쫓는 무지함을 의미한다.

1-5.

경전(經典 : Sastras)을 알기 위하여 문자를 배우는 것처럼 최고의 지혜를
얻기 위해서는 요가(Yoga)를 수련하여 그 본질을 깨달을 수 있다.

1-6.

모든 생명은 카르마(Karma)의 결과물들이다. 만물은 행위에 따라 물질계
에서 움직임을 일으키고 이는 오르내리는 우물의 두레박처럼 순환한다.

1-7.

우물에 매달린 두레박은 소(牛)가 끄는 힘으로 오르내리듯 삶과 죽음의
윤회(輪廻)는 그가 만든 카르마(Karma : 業)에 의해 순환(循環)한다.

1-8.

육체(肉體)는 흙으로 만들어 굽지 않은 그릇과 같으니, 요가(Yoga)의 불로
소성(燒成)함으로써 그 완전함을 얻을 수 있다.

1-9.

요가에는 심신(心身)을 조율(調律)하기 위한 육체의 정화법(Sodhana), 역동
적인 힘(Drdhata), 견고함(Stharyam), 평정(Dhairyam), 경쾌(Laghavam), 직관
(Pratyaksam), 격리(Nirliptam) 등 일곱 가지 본질적인 것들이 있다.

1-10.

샷-카르마스(Shat-karmas : 정화법)는 몸을 청결(淸潔)케 하고, 아사나(Asanas
: 자세)는 이를 굳건하게 하며, 무드라(Mudras : 짓, 행위)는 확고(確固)함을

가져오고, 프라탸하라(Pratyahara : 감각의 제어)는 평온(平穩)을 부른다.

1-11.

프라나야마(Pranayama : 기(氣)의 운용법)는 육체의 경쾌함을, 댜냐(Dhyana
: 명상)는 참 자아에 대한 일깨움을 주며, 사마디나(Samadhna : 三昧)는 심
신의 분리(分離)를 유도하여 확고한 자유를 가져온다.

2. 육체의 정화법들(Shatkarma-sadhanas)에 관하여

1-12.

요가 수행자는 다음과 같은 정화법들인 샷-카르마(Shat-karmas)를 수련해
야 한다. 다우티(Dauti), 바스티(Basti), 네티(Neti), 나울리(Lauli), 트라타카
(Trataka), 카팔라바티(Kapalabhati).

　*샷-카르마(Shat-karmas)는 다음의 육체적 정화법들인 위장의 정화 - 다우티(Dauti),
내장의 정화 바스티(Basti), 비강(鼻腔)을 씻어내는 네티(Neti), 내장을 운동시키는 나울
리(Lauli), 안구의 정화 트라타카(Trataka), 두뇌의 정화 카팔라바티(Kapalabhati) 등을 뜻
한다.

(1) 정화법(淨化法)의 종류

1-13.

다음의 네 가지 수련으로 육체의 불결함을 제거한다. 안타르-도티(Antar-
dhauti), 단타-도티(Danta-dhauti), 르다-도티(Hrd-dhauti) 그리고 물라-소다나
(Mula-sodhana)이다.

　*안타르-도티(Antar-dhauti)는 내장(內臟), 단타-도티(Danta-dhauti)는 치아(齒牙), 르다-
도티(Hrd-dhauti)는 식도(食道), 물라-소다나(Mula-Sodhana)는 항문(肛門)을 씻어내는 것
이다.

1-14.

몸의 청결(淸潔)함을 유지하는 안타르-도티(Antar-dhauti)는 다음과 같은 네 가지의 정화법(淨化法)들이 있다. 바타사라(Vatasara), 바리사라(Varisara), 바니사라(Vahnisara), 바히스크르타(Bahiskrta).

 *안타르-도티(Antar-Dhauti)는 근원적 원소에 의한 육체적 정화를 의미하며, 바타사라(Vatasara)는 대기(大氣)의 기운, 바리사라(Varisara)는 물의 기운, 바니사라(Vahnisara)는 불기운, 바히스크르타(Bahiskrta)는 깊은 호흡에 의한 정화(淨化)이다.

(2) 공기(空氣)에 의한 정화법

1-15.

까마귀 부리처럼 입을 모아 소리가 나도록 숨을 깊이 들이마셔 복부(腹部) 아래쪽으로 밀어 내린 후 천천히 토한다.

1-16.

바타사라(Vatasara)의 정화법은 몸을 따뜻하게 하며 질병을 몰아낼 수 있는 비밀이 담겨 있다.

(3) 물에 의한 정화법

1-17.

깨끗한 물을 목에 찰 때까지 마시고 하복부(下腹部)를 압박(壓迫)하여 아래쪽으로 뿜어낸다.

1-18.

바리사라(Varisara)는 매우 신비한 정화법이며, 이를 성실히 수련하면 몸은 성스럽게 빛나게 된다.

(4) 불기운에 의한 정화법
1-19.

배꼽을 척추(脊椎) 쪽으로 1백 회(回) 정도 밀어 넣는다. 이렇게 함으로써 복부(腹部)의 질병들을 몰아내고, 소화(消化)의 불을 증진시킬 수 있다.

3. 여러 가지 세정법(洗淨法 : Sadhanas)들에 관하여

(1) 위장(胃腸) 정화법(淨化法 : Dauti)
1-20.

바니사라-도티(Vahnisara-dauti)는 요가수행자에게 목표의 성취를 가져다준다.

1-21.

카키-무드라(Kaki-mudra)를 하고 위장 가득 공기를 채운 후 쿰박(Kumbaka)하여 최대한 유지한다.

　*카키(Kaki)는 까마귀를 뜻하고, *쿰박(Kumbaka)은 숨의 멈춤을 말한다.

1-22.

배꼽까지 차는 깊은 물에서 샥티-나디(Sakti-nadi)를 내밀어 오물이 완전히 제거될 때까지 닦고 다시 밀어 넣는다.

　*샥티-나디(Sakti-nadi)는 직장(直腸)을 뜻하고, 이 구절은 바스티(Basti) 정화법을 의미한다.

1-23.

나디(Nadi)를 정화하고 다시 넣는 비법은 비밀스럽게 수행해야 하며, 신들

454　요가비전

이라 할지라도 이 수행법을 쉽게 행할 수 없다.

1-24.

한 시간 반 동안 숨을 머물 수 있는 수행자가 아닌 한, 바히스크르타 (Bahiskrta)라고 알려진 이 위대한 방법을 실천할 수 없다.

1-25.

잇몸과 혀뿌리, 미간과 귀, 비강(鼻腔)을 씻는 것을 단타-도티(Danta-dhauti) 라 한다.

1-26.

더러움이 지워질 때까지 치아의 뿌리를 아카시아 줄기나 깨끗한 진흙으로 닦는다.

1-27.

이를 닦는 것은 요기(Yogi)들에게 요가 수련의 하나로서 훌륭한 도티 (Dhauti)이다. 요가(Yoga)를 아는 모든 이들은 매일 아침 정화(淨化)의 한 과정인 이 방법을 실행해야 한다.

1-28.

이제 혀를 닦는 법을 설명한다. 혀를 길게 빼내는 것은 노화와 죽음, 그리고 질병을 사라지게 한다.

1-29.

검지, 중지, 약지를 입안으로 집어넣어 혀뿌리의 이물질을 천천히 문질러 닦아낸다. 반복하여 문질러 점액이 나오면 이를 뺀다.

1-30.

혀 끝을 집게 등으로 잡아 천천히 끌어낸다. 그리고 버터로 문질러 소의 젖을 짜내듯이 반복하여 혀를 쓸어낸다.

1-31.

새벽과 이른 저녁에 이 수행법을 성실히 해야 한다. 이를 규칙적으로 하게 되면 혀가 늘어나 길어지게 된다.

1-32.

두 번째 손가락 끝으로 양 귓구멍을 문지른다. 이를 반복하여 수련한다면 청각(聽覺)이 발달하여 육체 내부의 소리를 들을 수 있다.

1-33.

잠에서 깨었을 때, 식후(食後)와 잠들기 전에 발라란드라(Bhalarandhra : 軟口蓋)를 오른손의 엄지로 문지른다.

1-34.

이로써 질병을 이길 충분한 점액(粘液)이 분비된다. 나디(Nadi)는 청결해지고 시각(視覺)이 명료(明瞭)해진다.

1-35.

손가락을 겹쳐 입안에 넣어 게워내고, 천 조각을 사용하는 르다우티(Hrddauti)를 수행한다.

1-36.

질경이나 등나무 줄기를 식도(食道)에 집어넣고 움직여 자극을 준 후 천천히 꺼낸다.

1-37.

점액(粘液)을 입으로 뱉어낸다. 이 단다-도티(Danda-dhauti)의 수행을 함으로서 식도(食道)의 병을 확실히 제거할 수 있다.

1-38.

목에 찰 때까지 물을 마신 후 머리를 들어 위를 잠시 바라본 후 물을 뱉어냄으로써 점액(粘液)이나 담즙(膽汁)의 과다로 인해 발생하는 질병을 이겨낸다.

1-39.

19~25 큐빗(3m)정도 길이와 네 손가락 정도(7Cm) 너비의 천을 준비하여 이를 삼켰다가 서서히 꺼낸다.

1-40.

이는 종양, 열병, 우울증, 피부질환 등을 치유하고 담즙(膽汁) 등의 분비를 안정화(安定化)시킨다. 이 수련은 수행자를 점차 정화(淨化)된 몸으로 바꾸어 힘과 건강, 그리고 요가적 성장을 가져온다.

1-41.

아파나(Apana)의 기능이 불규칙해지면 직장(直腸)이 더러워지므로 최선을 다해 직장을 깨끗이 해야 한다.

　*아파나(Apana)는 대지의 기운(氣運)으로서 항문을 통하며 하늘의 기운인 프라나(Prana)와 몸 안에서 융화(融化)한다고 보는 근원적인 힘이다.

1-42.

연한 식물의 줄기와 왼손의 중지를 이용하여 직장을 자극하고 물로 여러 차례 씻고 또 닦는다.

1-43.

이 물라-소다나(Mula-sodana)는 변비와 소화불량을 치유(治癒)하여 안색을 좋게 하고 소화운동을 활발하게 한다.

(2) 대장(大腸) 관장법(灌腸法 : Basti)

1-44.

바스티((Basti)는 다음의 두 종류로 나뉜다. 잘라-바스티(Jala-basti)는 물속에서 수행하며 숙카-바스티(Suska-basti)는 언제나 땅위에서 행한다.

  *바스티((Basti)는 관장법으로 물 관장법인 잘라-바스티(Jala-basti)와 마른 땅 위에서 행할 수 있는 편안한 숙카-바스티(Suska-basti)를 뜻한다.

1-45.

배꼽까지 차는 물속에서 우트카타사나(Utkatasana)라고 불리는 이 어려운 자세를 취하고 항문(肛門)으로 관(管)을 집어넣고, 복부의 수축과 이완을 반복하여 잘라-바스티(Jala-basti)를 수행한다.

  *우트카타사나(Utkatasana)는 선채로 발끝을 세우고 무릎을 구부려 엉거주춤 앉는 자세이며, 물을 대장에 넣고 복부를 반복하여 수축하고 이완하는 방법인 라울리(Lauli)를 행한 후에 *잘라-바스티(Jala-basti)로써 대장을 정화한다.

1-46.

이는 비뇨기(泌尿器)의 질병들을 제거하고, 창자와 위장에도 효과가 있다. 이를 수행하는 사람들은 몸의 균형이 잡히고, 얼굴이 밝다.

1-47.

아스비니-무드라(Asvini-mudra)에 따라서 허리와 골반하부를 거꾸로 곧게 세우고 항문(肛門)을 확장한다.

1-48.

이 수련을 한 요기(Yogi)는 변비를 없애고 소화를 활발히 하여 소화불량등을 해소한다.

(3) 비강(鼻腔) 정화법(灌腸法 : Neti)
1-49.

면(棉)실로 가늘게 꼰 약 9인치 정도의 끈을 콧구멍에 집어넣어 입으로 빼낸다. 이를 네티(Neti)라 부른다.

1-50.

케차리(Khecari) 수행의 과정인 네티(Neti)를 수행함으로써 점액(粘液)의 불균형을 해소하여 피부(皮膚)를 깨끗하게 한다.

(4) 복부(腹部) 조절법(調節法 : Lauliki)
1-51.

복부(腹部)를 양쪽으로 빠르게 움직인다. 이 라울리키(Lauliki)는 몸의 모든 질병을 물리치고 몸을 따뜻하게 한다.

  *하타프라디피카 2장 33, 43절에는 나울리(Nauli)로 표기되어 있고 게란다-상히타에는 라울리키(Lauliki)로 표기되어 있으나 같은 실천행법이다.

(5) 안구(眼球) 정화법(淨化法 : Trataka)

1-52.

눈물이 날 때까지 눈을 깜빡이지 않은 채 목표한 대상(對象)을 주시한다. 이는 지혜(知慧)에 의한 트라타카(Trataka)로 불린다.

1-53.

이를 수련함으로써 샴바비-무드라(Shambhavi-mudra)를 완성할 수 있다. 눈의 질병이 치유(治癒)되어 밝게 볼 수 있다.

(6) 뇌(腦)의 정화법(淨化法 : Kapalabati)

1-54.

두개골을 정화시키는 발라-바티(Bhala-bhati)의 세 가지 방법은 공기를 이용한 바타카르마(Vatakarma), 물을 이용한 바유트카르마(Vyutkarma), 천이나 식물줄기를 이용하는 싯카르마(Sitkarma)가 있으며 이는 기도(氣道)의 점액질(粘液質)의 불균형을 해소하기 위한 것이다.

1-55.

왼쪽의 콧구멍(Ida)으로 숨을 들이마시고 오른쪽의 콧구멍(Pingala)을 열어 내쉰다. 그리고 오른쪽의 콧구멍으로 다시 들이마시고, 왼쪽의 콧구멍 찬드라(Candra)로 숨을 내쉰다.

  *이다(Ida)와 찬드라(Candra)는 동의(同意)적 표현으로 음기(陰氣), 또는 달(月)을 의미한다. 나디소다나-프라나야마(Nadisodana-pranayama)에 대한 설명으로 교대호흡(交代呼吸) 운기법(運氣法)으로 옮길 수 있다. 이 호흡 수련이 기(氣)가 순환하는 모든 통로인 나디들(Nadis)을 정화시키는 의미를 가진다.

1-56.

숨을 급격히 들이마셨다가 내쉬며 멈추지 않고 계속 반복한다. 이렇게
수행함으로써 점액(粘液)의 불균형을 완화(緩和)시킬 수 있다.

　　*뇌를 밝게 빛나게 한다는 의미의 카팔라바티-프라나야마(Kapalabati-pranayama)에
대한 설명이다.

1-57.

양쪽 코로 물을 들이마셔 입으로 뿜어낸다. 바유트-카르마(Vyut-karama)를
반복적으로 수행함으로서 점액의 질병을 없앤다.

　　*여기에서 *바유트-카르마(Vyut-karama)는 물을 이용한 '호흡기 계통의 정화법'을
의미한다.

1-58.

입으로 쉿 소리를 내면서 물을 빨아들이고 코로 버린다. 이 연습으로 육
체는 단정(端整)해진다.

1-59.

이러한 정화법의 수행으로 노화(老化)가 오지 않고 열병(熱病)도 없어진다.
몸은 통제(統制)되고 점액성(粘液性)의 질병들이 사라진다.

　　이제 게란다-상히타(Gheranda-Samhita)의 게란다(Gheranda)와 찬다(Canda)
의 대화(對話) 첫 번째 장(章)인 가타-요가(Ghatha-yoga)의 샷카르마-사다나
(Shatkarma-sadhana)에 대한 설명을 마친다. 🌀

제 **2** 장

◆ DVITIYOPADESAH ◆

체위법(體位法 : Asanas)

2-1.

생물의 수효만큼이나 많은 아사나(Asanas)들이 있으며, 시바(Siva)신으로부터 전수된 8만 4천 종의 아사나들이 있다.

2-2.

84가지의 아사나(Asanas) 모두가 중요하지만, 이 84종의 아사나 중에서도 특별히 32종의 아사나(Asanas)는 요가 수행자에게 필수적인 것이다.

2-3 ~ 6.

여기에 언급한 32가지의 아사나(Asanas)들은 현생(現生)을 사는 인간들에게 성취를 가져다준다. 싯다(Siddha), 파드마(Padma), 바드라(Badra), 묵타(Mukta), 바즈라(Vajra), 스와스티카(Svastika), 싱하(Simha), 고무카(Gomuka), 비라(Vira), 다누(Dhanu), 므르타(Mrta), 굽타(Gupta), 마쌰(Matsya), 마첸드라(Matsyendra), 고락샤(Goraksha), 파치모타나(Pascimottana), 우트카타(Utkata), 상카타(Samkata), 마유라(Mayura), 쿡쿠타(Kukkuta), 쿠르마(Kurma), 우탄쿠르마카(Uttankurmaka), 만두카(Manduka), 우탄-만두카(Uttan-manduka), 브릭

샤(Vrksa), 가루다(Garuda), 비르샤(Virsa), 살라바(Salabha), 마카라(Makara), 우스트라(Ustra), 부장가(Bhujanga), 요가(Yoga).

싯다사나(Siddhasana) – 성취자(成就者)의 자세
2-7.

한쪽 발을 구부려 발뒤꿈치를 회음부(會陰部)에 위치하게 하고, 반대쪽 발뒤꿈치는 성기(性器)위에 얹는다. 턱을 가슴으로 당기고 움직임과 감정 을 통제하며 미간(眉間)을 똑바로 주시한다. 이 아사나(Asana)는 자유를 향 한 문(門)을 여는 싯다사나(Siddhasana)라고 부른다.

받다–파드마사나(Bhadha–Padmasana) – 잠근 연화(蓮花)자세
2-8.

오른쪽 발을 왼쪽 허벅지에 올리고 왼쪽 다리는 이와 같은 방법으로 오른 쪽 허벅지에 올린다. 손을 등 뒤로 교차하여 엄지발가락을 잡는다. 턱을 가슴으로 당기고 시선은 코로 향한다. 이 자세는 모든 부조화를 물리치는 받다-파드마사나(Bhadha-padmasana)라고 부른다.

바드라사나(Bhadrasana) – 제왕(帝王)의 자세
2-9 ~10.

조심스럽게 발꿈치를 맞대어 음낭(陰囊) 아래에 위치하도록 앉는다. 양손 을 등 뒤로 교차(交叉)시켜 엄지발가락을 잡으며 잘란다라(Jalandhara)와 비슷한 자세를 취한다. 시선(視線)은 코 끝을 향하도록 한다. 모든 질병을 물리치는 이 자세는 바드라사나(Bhadrasana)라고 한다.

  *바드라사나(Bhadrasana)를 '행복한 자세'로 번역하는 것은 맞지 않으며, 악의 힘을 모두 물리친 우두머리라는 다른 의미로서 위대한 제왕(帝王), 즉 시바신의 풍모(風貌) 를 뜻한다. 여기에 언급된 이 자세는 쉽지 않으나 오랜 수행을 한 요기(Yogi)들은 가능 하다.

묵타사나(Muktasana)- 해탈(解脫)의 자세

2-11.

왼쪽 발목을 항문 부위 아래에 위치하게 하고 오른쪽의 발목을 그 위에 겹쳐 올려서 머리를 곧게 세워 목과 척추(脊椎)를 바르게 한다. 이 자세는 요가적 성취를 이끄는 묵타사나(Muktasana)라고 부른다.

바즈라사나(Vajrasana) - 금강(金剛)의 자세

2-12.

무릎을 모아 양쪽 엉덩이 사이에 발바닥이 위치하도록 앉는다. 이 자세는 요가수행자들에게 성취를 가져다주는 바즈라사나(Vajrasana)라고 불린다.

　*무릎을 꿇고 앉은 부동의 자세이며, *바즈라(Vajra)는 뇌전(雷電), 금강(金剛), 부서지지 않는 심경(心境)을 뜻한다.

스와스티카사나(Svastikasna) - 길상(吉祥)의 자세

2-13.

발바닥을 허벅지와 종아리 사이에 끼우고, 허리를 곧게 펴고 앉는다. 이를 스와스티카사나(Svastikasna)라고 한다.

　*스와스티카(Svastika)는 길상(吉祥)의 뜻을 가진 역(逆) 만(卍)자의 상징적 의미이다.

싱하사나(Simhasana) - 사자(獅子)의 자세

2-14~15.

두 발목을 교차하여 음낭(陰囊) 아래에 위치(位置)하게 하며, 무릎이 바닥에 닿도록 앉는다. 두 손은 무릎에 얹고 입을 벌려 잘란다라-반다(Jalandhara-bandha)와 같은 자세를 취한다. 시선은 코 끝에 집중(集中)한다. 이 자세가 모든 질병을 물리치는 싱하사나(Simhasana)이다.

　*싱하사나(Simhasana)는 사자(獅子)의 용맹함을 자신의 심신에 대입시키는 자세로서

강인(强忍)한 수행의 의지와 의식의 집중을 가져온다.

고무카사나(Gomukhasana) – 소(牛) 얼굴의 자세
2-16.

두 발을 교차하여 양쪽 엉덩이 옆에 위치하도록 앉고 몸은 꼿꼿이 세워둔다. 이 자세는 소(牛)의 입을 닮은 고무카사나(Gomukhasana)라고 불린다.

비라사나(Virasana) – 영웅(英雄)의 자세
2-17.

한쪽 발을 반대편 허벅지 위로 올리고, 다른 발은 구부려 등 뒤쪽으로 접고 앉는다. 이를 비라사나(Virasana)라고 한다.

다누라사나(Dhanurasana) – 활(弓)의 자세
2-18.

두 다리를 곧게 편 채 엎드려 두 손으로 발끝을 잡고, 몸을 활처럼 구부린다. 이 자세를 다누라사나(Dhanurasana)라고 한다.

사바사나(Savasana) – 죽은 자(者)의 자세
2-19.

등을 바닥에 붙이고 죽은 사람처럼 반듯하게 눕는다. 이를 사바사나(Savasana)라고 하며, 육체의 피로를 몰아내고, 정신의 긴장을 풀어준다. *

*사바사나(Savasana)는 완전 이완의 자세이며, 수행에서 오는 긴장을 해소시키는 매우 특별한 의미를 가진다. 사바(Sava)는 끝없이 생과 사를 윤회(輪廻)하는 세계(世界)를 뜻하며 요가(Yoga)는 이로부터 벗어나는 모든 시도들을 말한다.

굽타사나(Guptasana) - 보존(保存)의 자세

2-20.

두 발끝을 허벅지와 정강이 사이에 감춘 채로 음낭(陰囊) 아래에 발을 위치하여 앉는다. 이를 굽타사나(Guptasana)라고 한다.

 *굽타(Gupta)란 비밀(秘密)을 지킨다는 의미를 가지며 발 사이에 성기(性器)를 끼워 감추는 좌법(坐法)이다. 모든 육체적 욕망을 제어하는 의지를 내포한다.

마씨야사나(Matsyasana) - 물고기(魚)의 자세

2-21.

연화(蓮花)자세를 하고 눕는다. 두 팔꿈치로 머리를 감싼다. 이는 질병을 물리치는 마씨야사나(Matsyasana)라고 불린다.

마첸드라사나(Matsyendrasana) - 성자(聖者)의 자세

2-22～23.

등을 펴서 앞쪽으로 숙이고 오른쪽 다리를 접어서 왼쪽 허벅지 위에 올리고 왼발은 접어 오른쪽 무릎 옆으로 세워둔다. 오른쪽 팔꿈치를 왼 무릎 위에 두어 손바닥 위에 턱을 올려둔다. 턱을 오른팔 쪽으로 돌리고 시선(視線)은 미간(眉間)을 응시(應試)한다. 이를 마첸드라사나(Matsyendrasana)라고 한다.

 *마첸드라사나(Matsyendrasana)는 요가의 큰 스승(Guru)이자 성자(聖者)인 마첸드라에게 헌정(獻呈)된 자세로 일명 비틀기 자세로도 불린다.

고락샤사나(Gorakshasana) - 요기(Yogi)의 자세

2-24～25.

두 발바닥을 위로 향하게 한 채로 무릎과 허벅지 사이에 둔다. 손바닥을 둘 다 위로 향하게 하여 발목을 감춘다. 목을 수축(收縮)하여 코 끝을 응시

한다. 요가 수행자들에게 성취(成就)를 가져다주는 이 자세를 고락샤사나
(Gorakshasana)라고 한다.

　*고락샤사나(Gorakshasana)는 요가의 성자(聖者)인 마첸드라의 제자(弟子)이며 금욕
적인 고행으로 요가의 성취를 이끌었다는 위대한 요기(Yogi)인 고락샤(Goraksha)에게
헌정(獻呈)된 자세이다.

파치모타나사나(Pascimottanasana) - 등 펴기의 자세
2-26.

다리를 곧게 펴고 앉는다. 머리를 두 무릎 사이에 대고 두 손으로 발끝을
잡는다. 이를 파치모타나사나(Pascimottanasana)라고 부른다.

　*파치모타나사나(Pascimottanasana)는 상체를 앞으로 굽히는 등 펴기의 자세이다.

우트카타사나(Utkatasana) - 절제(切除)의 자세
2-27.

발 뒤꿈치를 든 채로 서서히 발목이 항문(肛門)에 닿도록 앉는다. 이를
우트카타사나(Utkatasana)라고 한다.

　*우트카타사나(Utkatasana)는 "욕망(慾望)을 안으로 갈무리하여 절제(切除)한"의 어
원적 의미를 가지며, 정신적으로나 육체적인 면, 내적 외적인 요소 모두 강한 긴장과
집중으로 그것을 지속시키려는 자세를 말한다.

상카타사나(Samkatasana) - 조밀(稠密)한 자세
2-28.

왼쪽 다리 위에 오른쪽 다리를 교차하여 무릎을 땅바닥에 대고 두 손은
무릎에 얹는다. 이를 상카타사나(Samkatasana)라고 한다.

　*상카타사나(Samkatasana)는 두 무릎을 엇갈려 조밀(稠密)하게 다리를 겹쳐 꿇어앉
은, 중심을 잡기가 어렵고 곤란(困難)한 자세이다.

마유라사나(Mayurasana) - 공작(孔雀)의 자세
2-29.

두 손바닥을 땅바닥에 대고, 팔꿈치를 복부에 붙여서 몸을 땅바닥과 평행(平行)이 되도록 띄운다. 이를 마유라피타(Mayurapitha)라고 한다.

2-30.

이 자세를 수련하면 소화의 불이 활성화되어 과식이나 가벼운 중독(中毒) 등이 해소되고 종양(腫瘍)이나 열병(熱病)같은 해로움을 빠르게 치료할 수 있게 된다.

쿡쿠타사나(Kukkutasana) - 수탉의 자세
2-31.

파드마사나(Padmasana)를 하고, 두 팔을 종아리와 허벅지 사이에 끼운다. 두 손바닥으로 땅을 짚고, 몸을 공중으로 띄운다. 이를 쿡쿠타사나(Kukkutasana)라고 한다.

쿠르마사나(Kurmasana) - 거북이(龜)의 자세
2-32.

두 발목을 음낭(陰囊) 아래에 위치하도록 앉고 허리, 목, 머리를 곧게 편다. 이를 쿠르마사나(Kurmasana)라고 한다.

우탄꾸르마사나(Uttankurmasana) - 위로선 거북이(龜)의 자세
2-33.

쿡쿠타사나(Kukkutasana)를 하고 두 팔로 목을 감싸 거북이가 서있는 것처럼 한다. 이 자세를 우탄꾸르마사나(Uttankurmasana)라고 한다.

만두카사나(Mandukasana) - 개구리(䗂)의 자세
2-34.

만두카사나(Mandukasana)는 두 발바닥을 양쪽 엄지발가락이 마주 닿도록 엉덩이 아래에 깔고 앉는다.

우탄-만두카사나(Uttan-mandukasana) - 세운 개구리(䗂)의 자세
2-35.

만두카사나는 두 팔꿈치로 머리를 감싸는 반면, 이 우탄-만두카사나 (Uttan-mandukasana)는 서있는 개구리처럼 팔꿈치를 위로 향하게 한다.

브릭샤사나(Vriksasana) - 성목(聖木)의 자세
2-36.

오른발을 왼쪽 허벅지의 끝자락에 붙이고 나무처럼 굳건히 선다. 이 자세를 브릭샤사나(Vriksasana)라고 한다.

　*브릭샤사나(Vriksasana)는 요가 수행자가 심상(心象)하여 성취를 이끄는 생명(生命)의 나무, 소원을 이루어 준다는 성스럽고 신비한 나무 성목(聖木)을 뜻하는 자세이다.

가루다사나(Garudasana) - 불사조(不死鳥)의 자세
2-37.

두 다리와 허벅지를 서로 얽히게 하여 바닥에 앉는다. 몸은 두 무릎에 의지(依支)하여 바르게 세운다. 두 손은 무릎에 얹는다. 이를 가루다사나 (Garudasana)라고 한다.

브리샤사나(Vrisasana) - 황소의 자세
2-38.

브리샤사나(Vrisasana)는 항문(肛門)을 오른쪽 발목 위에 두고 왼쪽 발바닥이 위로 향하게 하여 왼쪽에 둔다.

살라바사나(Salabhasana) - 메뚜기의 자세
2-39.

앞으로 엎드려 두 손바닥을 양쪽 몸통 옆 바닥에 붙이고 두 다리는 모아서 9인치 정도 들어올린다. 이는 위대한 성자(聖者)들에 의해 살라바사나(Salabhasana)라 불린다.

마카라사나(Makarasana) - 악어(鰐魚)의 자세
2-40.

앞으로 엎드려 가슴을 땅바닥에 닿게 하고 두 다리를 펴서 벌린 다음 두 팔로 머리를 감싼다. 이 자세를 몸의 열(熱)을 증가시키는 마카라사나(Makarasana)라고 한다.

우스트라사나(Ustrasana) - 낙타(駱駝)의 자세
2-41.

두 다리를 교차시켜 위로 들고 앞으로 엎드린다. 교차된 다리를 손으로 잡고, 입과 복부를 강하게 수축(收縮)시킨다. 이를 현자(賢者)들에 의해 우스트라사나(Ustrasana)라고 한다.

부장가사나(Bhujangasana) - 코브라 뱀(蛇)의 자세
2-42~43.

발끝에서 복부에 이르는 몸의 아랫부분이 고루 땅에 닿도록 한다. 두 손바닥을 바닥에 붙이고 뱀(蛇)처럼 머리를 서서히 들어올린다. 이 부장가사나-쿤달리니(Bhujangasana-kundalini)를 수행함으로써 몸의 열(熱)이 증가하고 모든 질병들이 사라진다.

요가사나(Yogasana) – 요가(Yoga) 삼매(三昧)의 자세

2-44 ~ 45.

파드마사나(Padmasana)를 하고 손바닥을 위로 하여 양 무릎 위에 붙여 손 끝을 바닥에 내려놓는다. 시선(視線)은 코 끝에 집중하며 숨을 깊이 들이 쉰다. 이 자세는 숙달된 요기(Yogi)들에 의해 전해진 요가사나(Yogasana)이 다.

  이제 게란다-상히타(Gheranda-samhita)의 게란다(Gheranda)와 찬다(Canda) 의 대화(對話) 두 번째 장(章)인 가타스타-요가(Ghatastha-yoga)라고 불리는 아사나프라-요가(Asanapra-yoga) 에 대한 설명을 마친다.

제 3 장

결인법(結印法 : Mudras)

(1) 무드라(Mudras)의 종류(種類)

3-1 ~ 3.

다음 언급(言及)하는 25가지의 무드라(Mudras)들은 수행자를 성취의 길로
이끌어줄 것이다. 마하무드라(Mahamudra), 나보무드라(Nabhomudra), 우디야
나(Uddiyana), 잘란다라(Jalandhara), 물라반다(Mulabandha), 마하반다(Mahabandha),
마하베다(Mahavedha), 케차리(Khecari), 비파리타카라니(Viparitakarani), 요니(Yoni),
바즈롤리(Vajroli), 샥티찰라니(Sakticalani), 타다기(Tadagi), 만두키(Manduki),
샴바비(Shambhavi)와 다섯 가지의 의식(意識)을 하나로 모으는 집중법인 다
라나(Dharanas)는 아스비니(Asvini), 파시니(Pasini), 카키(Kaki), 마탕기(Matangi)
그리고 부장기니(Bhujangini) 무드라이다.

마하-무드라(Mahamudra) – 위대한 결인(結印)

3-4 ~ 5.

  왼쪽 발목으로 항문(肛門)을 단단하게 압박하고 오른쪽 다리는 쭉 편다.
두 손으로 엄지발가락을 잡고 목을 수축(收縮)시키며 시선은 미간(眉間)에
집중한다. 이를 지혜의 마하-무드라(Maha-mudra)라고 한다.

3-6.

이 마하-무드라를 수행함으로써 폐병, 감기를 예방 또는 치료하고 췌장과 비장의 기능을 높여 소화기관의 문제를 해소하며, 내장기관의 적정한 조율로써 열병(熱病)등을 몰아낼 수 있다.

나보무드라(Nabho—mudra) – 천공(天空)의 결인(結印)
3-7.

수행자는 항상 혀를 위로 구부려 호흡한다. 이는 나보무드라(Nabho-mudra)로서 수행자의 모든 질병을 몰아낸다.

우디야나–반다(Uddiyana—bhandha) – 복부의 수축(收縮)
3-8.

복부를 수축(收縮)하여 배꼽을 척추 쪽으로 당겨서 끌어올린다. 이 결과로 프라나(Prana : 氣)는 날아오르는 새처럼 위로 상승(上乘)하게 된다. 이 반다를 우디야나(Uddiyana)라고 하며, 이는 죽음이라는 코끼리에게 맞서는 사자(獅子)와 같다.

3-9.

반다(Bhandha)를 수행함에 있어서는 우디야나(Uddiyana)가 특별히 중요하다. 이를 제대로 수행한다면 자연스럽게 자유의 세계에 도달할 수 있다.

잘란다라–반다(Jalandhara—bhandha) – 목의 수축(收縮)
3-10.

턱을 가슴으로 당겨서 목을 강하게 수축하고 유지한다. 잘란다라-반다(Jalandhara-bhandha)를 할 때는 열여섯 가지의 아다라(Adharas)가 모두 통제된다. 이 잘란다라-반다는 죽음을 정복하는 위대한 무드라이다.

*아다라(Adharas)는 기(氣)가 시작되어 흐르는 방향을 의미하며 연화(蓮花)의 꽃잎으로 심상(心象)된다.

3-11.

6개월 동안 의심없이 잘란다라-반다를 수행하는 요기(Yogi)는 성취를 얻을 수 있다.

물라-반다(Mula-bhanha) – 항문의 수축(收縮)
3-12 ~ 13.

왼쪽 발꿈치로 회음부(會陰部)를 압박하여 항문(肛門)을 수축하고, 오른 발목은 단단하게 생식기 위에 올려놓는다. 복부를 서서히 척추 쪽으로 끌어당긴다. 이 무드라(Mudra)는 노쇠함을 극복하는 물라-반다(Mula-bhanha)라고 부른다.

마하-반다(Maha-bhanha) – 위대한 수축(收縮)
3-14 ~ 15.

왼쪽 발목으로 항문(肛門)을 견고하게 압박한다. 오른발은 이 왼발을 압박한다. 두 발꿈치를 가볍게 교차시켜 회음부위를 수축시키고 잘란다라-반다에 의해 호흡은 정지된다. 이를 마하-반다(Maha-bhanha)라 한다.

3-16.

마하-무드라(Maha-mudra)는 노쇠와 죽음을 예방하는 가장 훌륭한 무드라이다. 이는 원하는 바를 성취할 수 있도록 돕는다.

마하-베다(Maha-vedha) – 위대한 연결(連結)
3-17.

젊고 아름다운 여성에게 항상 남성들이 따르듯 물라-반다와 마하-무드라
역시 마하-베다(Maha-vedha)와 항상 함께 하지 않으면 안 된다.

3-18.

마하-반다를 취하고 쿰바카(Kumbakha)를 하는 동안 우디야나(Uddyana)를
취한다. 마하-베다(Maha-vedha)라고 알려진 이 자세는 수행자가 성취를 이
룰 수 있도록 돕는다.

3-19.

현명한 요가 수행자는 매일같이 마하-베다(Maha-vedha)에 의한 마하-반다
(Maha-bhanha)와 물라-반다(Mula-bhanha)를 수행한다.

3-20.

그는 죽음과 노화를 두려워하지 않는다. 요가수행자들은 이 위대한 베다
(Vedha)를 깊은 비밀로 간직해야 한다.

케차리-무드라(Khecari-mudra) - 허공(虛空)의 결인(結印)
3-21.

혀를 손가락으로 자르듯이 규칙적으로 쓸어내리고 기름 등으로 문지르며
집게로 혀를 잡아 늘인다.

3-22.

이 수행을 규칙적으로 반복하면 혀가 미간(眉間)까지 이르게 된다. 그렇게
되면 케차리(Khecari)를 성취할 수 있다.

3-23.

혀를 구부려 서서히 입천장 안쪽 깊이 밀어 올린다. 뒤집어진 혀 끝이 연구개의 끝에 닿으면 시선을 미간(眉間)에 고정한다. 이렇게 하면 케차리 -무드라(Khecari-mudra)가 완성된다.

3-24.

케차리(Khecari)의 수련으로 의지의 상실감으로부터 오는 고통뿐 아니라 배고픔, 목마름, 게으름 역시 겪지 않게 된다. 노화와 죽음이 극복되고, 육체는 후광(後光)이 일게 된다.

3-25.

육신은 불에 의해 태워지지 않으며, 바람에 의해 마르지 않고 물에 의해 젖지 않으며, 독사에게 물려도 중독되지 않는다.

3-26.

육체는 밝고 아름다워지며, 깊은 삼매(Samadhi)에 들게 된다. 또한 혀를 연구개의 동공(洞空)에 집어넣음으로써 다양한 감로(甘露)를 음미할 수 있다.

3-27 ~ 28.

매일같이 이 다양한 감로들에 의한 즐거운 감각을 경험할 수 있다. 감로 (甘露)의 분비에 따라 혀는 짠맛으로부터 신맛, 쓴맛, 떫은맛, 버터맛, 기 (Ghee)의 맛, 우유맛, 꿀맛, 포도 쥬스맛, 과즙맛까지 차례대로 느낄 수 있다.

 *인도의 전통에서 소(牛)는 인간들을 이롭게 하는 동물로서 신(神)이 준 선물로 인식하고 소의 젖을 매우 소중하게 생각한다. 이 우유를 정제한 기름을 *기(Ghee)라고

부르며 신에게 바치는 제사의식에서 순결함을 상징하여 사용되거나 음식에 첨가하고 기호식품으로 상용(常用)하기도 한다.

비파리타카라니-무드라(Viparitakarani-mudra)-역전(逆轉)의 결인(結印)

3-29.

수리야(Surya)는 배꼽 뿌리에 존재하고, 찬드라(Cahndra)는 미각(味覺)의 뿌리에 존재한다. 인간이 죽음에 굴복하는 이유는 수리야가 불사(不死)의 음식인 감로(甘露)를 삼켜버리기 때문이다.

  *감로(甘露)는 제 경전(經典)들에서도 언급되어지는 용어이며 달(月 : Cahndra)에서 흘러나오는 소마(Soma), 또는 암리타(Amrta), 암브로시아(Amburosia) 등으로 불린다. 요가(Yoga)에서는 연구개(軟口蓋)의 끝을 혀끝으로 막으면 감로가 흐르지 않고 불사(不死)를 얻는다고 전한다. 이것이 기(氣)의 흐름을 말하는 것인지 어떤 내분비를 말하는 것인지 명확하지는 않으나 송과샘의 통제를 뜻하고 있다고 보는 것이 가장 타당한 해석으로 보이며, 이 감로(甘露)가 복부(腹部)에 위치한 내부적 태양(Surya), 즉 마니푸라-차크라(Manipra-cakra)의 소화(消化) 기능을 촉진시키는 불(火)인 아그니(Agni)에 타버리지 않도록 수행(修行)할 것을 말하고 있다.

3-30.

찬드라(Candra : 달)의 감로를 수리야(Surya : 태양)의 작용력으로 삼켜버리기 때문에 태양(太陽)을 위쪽으로 달(月)을 아래쪽으로 인도(引導)하는 비파리타카라니-무드라(Viparitakarani-mudra)를 모든 요가(Yoga)의 교전(敎典)에서 매우 중요하게 여기며 비밀로 감추어진다.

3-31.

머리와 어깨를 바닥에 붙이고 두 손으로 몸을 떠받혀 다리를 들어올리고 유지한다. 이를 비파리타카라니-무드라(Viparitakarani-mudra)라고 한다.

3-32.

이 무드라(Mudra)를 규칙적으로 수행하면 노화와 죽음이 사라진다. 마하
베다(Maha-vheda)에 의한 싯다(Siddha)의 모든 말을 따르는 수행자는 불멸
(不滅)에 이른다.

요니 무드라(Yoni-mudra) - 태궁(胎宮)의 결인(結印)
3-33.

요니 무드라(Yoni-mudra)는 싯다-아사나(Siddha-asana)를 취하여 엄지로 귀
를 막고 눈은 검지로, 코는 중지로 막으며 입은 약지와 새끼손가락으로
막는다.

3-34 ~ 38.

카키-무드라(Kaki-mudra)로 기(氣)를 응축(凝縮)하여 아파나(Apana)와 결합
시킨다. 여섯 차크라(Cakra)의 순서대로 의식을 집중하며, 훔(Hum)과 함사
(Hamsa)의 만트라(Mantra)를 반복하여 염송(念誦)함으로써 쿤달리니 여신
(女神)을 깨운다. 지바(Jiva)의 자리 사하스라라(Sahasrara)에 샥티(Sakti)를 끌
어올린다. 수행자가 샥티(Sakti)를 인지하게 되면, 지고자(至高者)인 시바
(Siva)와 하나되는 다시없는 기쁨을 얻게 된다. 시바(Siva)와 샥티(Sakti)의
결합은 기쁨으로 충만하고 스스로가 브라흐만(Brahman)임을 깨닫게 된다.
이 요니-무드라(Yoni-mudra)는 주의깊이 보호되어야 한다. 이는 신(神 :
Deva)들이라 할지라도 쉽게 성취할 수 없다. 그것이 이루어진 요기(Yogi)
는 깊은 삼매(三昧)에 빠진다.

　*카키-무드라(Kaki-mudra)는 까마귀의 부리처럼 입을 뾰족하게 내밀어 숨을 빨아마
시듯 반복하는 것이며, *요니-무드라(Yoni-mudra)는 여성의 동력(動力)을 상징한다.

바즈롤리-무드라(Vajroli-mudra) – 금강(金剛) 감로(甘露)의 결인(結印)

3-39.

두 손바닥을 땅에 고정시키고 다리와 머리를 들어올린다. 이 바즈롤리-무드라(Vajroli-mudra)는 쿤달리니(Kundalini)를 깨우고 무병장수(無病長壽)를 돕는다고 현자(賢者)들은 말한다.

삭티찰라나(Sakticalana) – 근원력(根源力) 자극(刺戟)의 결인(結印)

3-40.

생명의 근원이 모여진 자리 물라다라(Muladhara)에 잠들어 있는 위대한 쿤달리니(Kundalini) 여신(女神)은 완전한 힘이며, 뱀이 똬리를 튼 형상을 취하고 있다.

3-41.

이 여신이 지바(Jiva)의 몸속에 잠들어 있는 한, 개인의 영혼은 짐승과 같다. 따라서 아무리 많은 종류의 아사나(Asana)를 수련한다 할지라도 그 정수인 쿤달리니(Kundalini)를 깨우지 못하면 영적인 지혜가 생기지 않는 몸짓에 지나지 않는다.

＊지바(Jiva)는 현재 살고 있는 세속적인 생(生)을 뜻한다.

3-42.

열쇠로 문을 열 듯, 하타-요가로 쿤달리니(Kundalini)를 각성시켜야 수슘나(Sushumna)의 길로 들어간다.

3-43 ~ 44.

삭티찰라나(Sakticalana)를 수행할 때에는 조용한 방에서 배꼽 부근을 천으로 덮어 끈으로 단단히 조인다. 이때 천은 9인치의 길이에 3인치의 폭을 지닌 부드럽고 재질이 좋은 하얀 천으로 준비한다.

3-45 ~ 46.

타고 남은 재를 몸에 문질러 바르고 싯다-아사나(Siddha-asana)를 취하여
양쪽의 콧구멍으로 숨을 들이마셔 프라나(Prana)와 아파나(Apana)를 강력
하게 결합시킨다. 그리고 아스비니-무드라(Asvini-mudra)에 의해 바유
(Vayu)가 수슘나(Sushumna)에 영향을 줄 때까지 서서히 항문(肛門)을 조인
다.

　　*프라나(Prana)는 하늘의 기운, *아파나(Apana)는 대지의 기운을 뜻한다. *아스비니-
무드라(Asvini-mudra)는 엉덩이를 치켜드는 방법이며, *바유(Vayu)는 바람, 또는 기(氣),
또는 기운(氣運)을 의미한다.

3-47.

이렇게 바유(Vayu)를 억제함으로써 쿤달리니(Kundalini)는 각성되어 상승
한다.

3-48.

삭티찰라나(Sakticalana)가 없는 요니-무드라(Yoni-mudra)는 무의미하다. 따
라서 삭티찰라나를 수행한 후 요니무드라를 수련한다.

3-49.

찬다카팔라(Candakapala)여! 나는 삭티찰라나(Sakticalana)에 대해 설명하였
다. 그대는 이 비전(秘傳)을 지켜 매일 수련해야만 한다.

타다기-무드라(Tadagi-mudra) ― 복정(腹井)의 결인(結印)
3-50.

복부(腹部)를 배후(背後) 쪽으로 밀어 넣어 우물(井)처럼 만든다. 이를 노화와 죽음을 몰아내는 위대한 타다기-무드라(Tadagi-mudra)라고 한다.

만두키-무드라(Manduki-mudra) -개구리(蠅)의 결인(結印)

3-51.

입을 굳게 닫고 혀 끝을 말아서 혀뿌리 쪽으로 집어넣어 감로(甘露)를 서서히 삼킨다. 이를 만두키-무드라(Manduki-mudra)라고 한다.

3-52.

이 만두키-무드라(Manduki-mudra)를 항상 수련하는 사람은 약해지거나 늙지 않고 젊음을 유지하며 머리가 세지도 않는다.

샴바비-무드라(Shambhavi-mudra)- 미간(眉間) 응시(凝視)의 결인(結印)

3-53.

시선을 미간(眉間)에 두고 아트만(Atman)을 명상한다. 이는 모든 탄트라(Tantra)를 완성하는 샴바비-무드라(Shambhavi-mudra)이다.

3-54.

베다(Vedas), 사스트라(Sastras), 푸라나(Puranas)는 거리의 여인들과 같으나 이 샴바비-무드라(Shambhavi-mudra)는 정숙한 여인처럼 보호된다.

*인도의 전통적인 가르침을 담은 경전(經典)들이며, 베다(Vedas)는 신의 계시서(啓示書), 사스트라(Sastras)는 인간을 교화(敎化)하는 내용의 운문집(韻文集), 푸라나(Puranas)는 신들의 계보(系譜)가 담긴 문집이다.

3-55.

이 샴바비-무드라(Shambhavi-mudra)를 아는 이는 아디나타(Adhinatha), 나라야냐(Narayana), 브라흐마(Brahma)로서 창조의 주체자이다.

*아디나타(Adhinatha)는 재생(再生)을 위한 파괴의 시바(Siva)신, *나라야냐(Narayana)는 세상을 유지(維持)하는 비쉬누(Vishnu)의 다른 이름이며, *브라흐마(Brahma)는 창조를 담당하는 신(神)이다.

3-56.

마헤시와라(Mahesiwara)의 가르침에 "진실로 샴바비-무드라(Shambhavi-mudra)를 온전히 아는 이는 진정한 브라흐마(Brahma)이다!"라고 하셨다.

*마헤시와라(Mahesiwara)는 시바(Siva)신의 다른 이름.

(2) 다라나(Dharanas) – 5 원소(元素)의 응념(凝念)

3-57.

샴바비-무드라(Shambhavi-mudra)를 모두 설명했다. 이제 다섯 가지의 다라나(Dharanas)에 대해 말한다. 그것들은 모두 익힌다면 이루지 못할 것이 무엇이겠는가?

*다라나(Dharanas)는 집중력의 극대화(極大化)를 뜻한다.

3-58.

육체(肉體)를 마음이 가는대로 움직일 수 있는 초능력자(超能力者 : Svargaloka)가 될 수 있다. 이 방법 말고는 하늘에 이르는 능력을 얻을 수 없다.

대지(大地) 원소(元素)의 응념(凝念)

3-59.

지(地), 수(水), 화(火), 풍(風)의 네 가지 근원적 요소 중 대지(大地)의 원소는 항문(肛門) 주변에 위치하며 그 모양은 사면체로서 노란색의 광휘(光

輝)와 '라(La)' 음절이 상징하는 종자이다. 두 시간 동안 이를 응념(凝念)함으로써 심장(心臟)속에 프라나(Prana)를 고정한다면 대지의 연관성에서 벗어나 절대의 브라흐마(Brahma)에 이르게 된다.

물(水) 원소(元素)의 응념(凝念)

3-60.

조가비 껍질처럼 희고, 달의 감로(甘露)처럼 맑으며, 쿤다(Kunda)꽃과 같은 상서(祥瑞)로운 물의 원소는 생식기 주변에 위치하며, 청정한 둥근달의 형상으로, 항상 씨앗문자 '바(Va)'를 상징하는 비쉬누(Vishnu)에 의해 통솔된다. 두 시간 동안 이를 응념(凝念)함으로써 프라나(Prana)를 칫타(Citta)와 통합한다. 이러한 암바시(Ambhasi)의 명상은 견디기 힘든 고통들과 죄업까지도 해소시킨다.

  *칫타(Citta)는 의식 또는, 마음을 의미하며, *암바시(Ambhasi)는 물의 원소(元素)를 뜻한다.

불(火) 원소(元素)의 응념(凝念)

3-61.

복부(腹部)에 존재하는 인드라-고파(Indra-gopa)의 형상을 한 불의 원소인 적갈색의 역삼각형으로서, 항상 씨앗문자 '라(Ra)'를 상징하며 태양의 광휘(光輝)인 루드라(Rudra)에 의해 통솔된다. 두 시간 동안 이를 응념(凝念)함으로써 프라나(Prana)를 칫타(Chita)와 통합한다. 이러한 바이스바나리-다라나(Vaisvanari-dharana)는 시간의 제약을 받지 않으며, 죽음의 공포마저 해소시킨다.

  *인드라-고파(Indra-gopa)는 신들의 왕 또는 제석천(帝釋天)이라 불리는 인드라(Indra)의 거처 또는 왕좌를 의미한다. *루드라(Rudra)는 시바신의 또 다른 이름이며, *바이스바나리-다라나(Vaisvanari-dharana)는 불의 원소를 응념(凝念)함을 뜻한다.

바람(風) 원소(元素)의 응념(凝念)

3-62.

심장(心臟) 주변에 존재하는 무색, 무취, 무형인 바람의 원소는, 항상 씨앗 문자 '야(Ya)'를 상징하는 이스바라(Isvara)에 의해 통솔된다. 항문(肛門) 주변에 가득 차 있는 대기(大氣) 원소 바유-타트바(Vayu-tattva)와 이 심장주변의 프라나(Prana)를 응념(凝念)함으로써 칫타(Chita)와 통합한다. 이러한 바야비-다라나(Vayavi-dharana)는 자신의 육체를 제어하여 하늘을 나는 경험을 준다.

  *바유-타트바(Vayu-tattva)는 대기(大氣)의 원소(元素)이고, *바야비-다라나(Vayavi-dharana)는 이 바람의 원소를 응념(凝念)하는 것이다.

3-63.

씨앗문자 '하(ha)'를 상징(象徵)하는 사다-시바(Sada-siva)에 의해 통솔되는 영롱하고 투명한 위요마(Vyoma)라고 불리는 타트바(Tattava)를 마음을 모아 응념(凝念)함으로써 프라나(Prana)와 통합된다. 이러한 나보-다라나(Nabho-dharana)는 완전한 자유에 이르는 문(門)을 연다.

(3) 비전(秘傳)의 무드라
아스비니-무드라(Asvini-mudra) - 말(馬)의 결인(結印)

3-64.

항문(肛門)을 반복하여 수축(收縮), 이완(弛緩)하라. 이는 샥티(Sakti)를 깨우는 아스비니-무드라(Asvini-mudra)이다.

파시니-무드라(Pasini-mudra) - 꼬아 엮은 결인(結印)

3-65.

두 다리를 목 뒤로 걸쳐 단단히 유지한다. 이는 샥티(Sakti)를 깨우는 파시니-무드라(Pasini-mudra)라고 한다.

카키-무드라(Kaki-mudra) - 까마귀(烏)의 결인(結印)
3-66.
까마귀 부리처럼 뾰족하게 입 모양을 하고 쉭 소리를 내며 입으로 공기를
들이마신다. 이는 질병을 몰아내는 카키-무드라(Kaki-mudra)라고 부른다.

마탕기니-무드라(Matangini-mudra) - 코끼리(象)의 결인(結印)
3-67~68.
목까지 차는 물 속에서 양 콧구멍으로 물을 빨아들여서 입으로 뱉는다.
그리고 입으로 물을 들이마시고 코로 뿜어낸다. 이 마탕기니-무드라
(Matangini-mudra) 반복하여 수행함으로써 노화와 죽음을 물리칠 수 있다.

부장기-무드라(Bahujangi-mudra) - 코부라 뱀(蛇)의 결인
3-69.
입을 조금 열어 직접 목구멍으로 공기를 들이마신다. 이를 쇠약(衰弱)과
죽음을 몰아내는 부장기-무드라(Bahujangi-mudra)라 한다.

3-70.
부장기-무드라(Bahujangi-mudra)를 수행하는 사람은 위(胃)와 소화기의 질
병을 쉽게 몰아낸다.

이제 게란다-상히타(Gheranda-samhita)의 게란다(Gheranda)와 찬다(Canda)
의 대화(對話) 세 번째 장(章)인 가타스타-요가(Ghatastha-yoga)라고 불리는
무드라프라-요가(Mudrapra-yoga)에 대한 설명을 마친다.

제 **4** 장

프라티야하라(Pratyahara) - 자기(自己) 통제법(統制法)

4-1.

이제 지혜에 눈을 떠 적(敵)과 같은 욕망을 물리치는 훌륭한 프라탸하라(Pratyahara)에 대해 설명한다.

   *프라탸하라(Pratyahara)는 육체 감각의 제어(制御), 또는 자기의 통제력(統制力)을 의미한다.

4-2.

산만하고 온전치 못한 마음의 움직임을 제어하면 자기(自己)의 통제가 가능하다.

4-3.

외부의 대상에 시선이 닿아 마음이 변화하는 것을 제어하면 자기 통제가 가능하다.

4-4.

상대방의 존경이나 칭찬, 혹은 비난이나 아첨들에서 어떠한 영향도 받지 않고 마음을 제어하면 자기 통제가 가능하다.

4-5 ~ 7.

추위와 더위에 의한 감각들과, 향기와 악취 등의 후각(嗅覺)과, 달고, 시고, 쓰고, 매운 미각(味覺)의 모든 감각들에 의해 이끌리는 마음을 거두어 제어하면, 오히려 그 감각들을 자기의 통제에 둘 수 있다.

*이는 감각기관을 통제함으로써 대상에 대해 마음이 움직이지 않고 인지(認知)하지 않으며 사물의 본성과 동일한 아트만(Atman)으로서 바라본다. 외부적 대상의 의미와 자기 스스로를 배제(排除)한 니트야-카르마스(Nitya-karmas)를 내면으로 수행한다. 이러한 실천법은 바유(Vayu)를 18개의 생명원소들의 정수(精髓)인 마르마스타나스(Marmasthanas)에 집중함으로써 가능하다.

이로써 게란다-상히타(Gheranda-samhita)의 게란다(Gheranda)와 찬다(Canda)와의 대화 네 번째 장(章)인 가타스타-요가(Ghatastha-yoga)라고 불리는 프라탸하라프라-요가(Pratyaharapra-yoga)에 대한 설명을 마친다.

제 **5** 장

호흡(呼吸) 운기법(運氣法 : Pranayama)

1. 호흡(呼吸) 운기법(運氣法)의 규정

5-1.

이제 올바른 프라나야마(Pranayama)의 규칙들에 대해 설명할 것이다. 그 수련으로 인해 인간은 신(神)을 닮을 수 있다.

5-2.

무엇보다도 다음과 같은 것들이 수행의 조건으로 선행(先行)되어야 한다. 적합한 시간과 장소, 나디(Nadi)의 정화(淨化)에 알맞은 적당한 음식들이 준비된 후에 프라나야마(Pranayama)를 시작한다.

(1) 수행(修行) 장소(場所)에 대하여

5-3.

집에서 너무 멀리 떨어진 곳이나 숲 속 또는 대도시나 군중(群衆)속에서 수련을 해서는 안 된다. 만일 그렇게 한다면 성공하지 못할 것이다.

5-4.

집에서 너무 멀리 떨어지면 안전(安全)하지 않고, 숲 속은 보호(保護)되지 않으며, 군중(群衆)속에서는 혼란(混亂)이 일어난다. 그러므로 이 세 장소에서의 수행은 피한다.

5-5.

탁발(托鉢)을 쉽게 얻을 수 있고 치안(治安)이 좋으며, 안정된 암자(庵子)가 갖추어진 좋은 지역에서 수행한다.

5-6.

또한 우물이나 연못이 있어야 한다. 암자(庵子)는 너무 높거나 낮지 않으며, 해충들로부터 안전한 곳이 좋다.

5-7.

사람과 격리된 장소의 소똥으로 칠한 견고한 암자(庵子)에서 프라나야마(Pranayama)를 연습해야 한다.

(2) 수행(修行) 시기(時期)에 대하여

5-8.

아래 계절들에는 요가(Yoga)를 수행해서는 안 된다. 이러한 계절에는 몸이 쇠약해지기 때문이다. 쌀쌀한 계절인 헤만타(Hemanta), 추운 겨울의 시시라(Sisira), 무더운 여름의 그리스마(Grisma), 그리고 우기(雨期)인 바르사(Varsa)에서는 하지 않는 것이 좋다.

　*여기에 언급된 계절적 시기는 수행의 환경이 인도 대륙이었음을 이해해야 하며, 따라서 한국의 4계절적인 구분이 아닌 봄(2-4월)과 무더운 여름(4-6월), 우기(雨期)(6-8월)와 가을(8-10월), 쌀쌀한 계절(10-12월) 그리고 추운 겨울(12-2월) 등의 여섯 계절로

나뉜다. 수행의 계절적 시기에 대한 내용은 수행이 육체를 혹사시키는 고행(苦行)이
되지 않고 더 큰 효과와 성취를 가능하도록 규정한 안내로 볼 수 있다.

5-9.

요가(Yoga)의 수행은 새봄의 바산타(Vasanta)와 가을의 사라드(Sarad)에 시
작한다. 그러면 요기(Yogi)는 성취를 얻어 질병으로부터 자유로워진다.

5-10.

각각의 계절은 두 달씩이나 일반적으로 영향을 미치는 기간은 네 달이라
고 본다. 여섯 가지 분류는 보통 차이트라(Chaitra)에서 시작하여 팔구나
(Phalguna)에 끝나지만, 실제적인 경험의 관점에서는 마그하(Magha)에 시
작하여 팔구나(Phalguna)에 끝난다.

(3) 수행(修行)의 계절적 경험(經驗)에 대하여
5-11.

첫 번째 경험적인 관점에서 새봄의 바산타(Vasanta)는 차이트라(Chaitra)와
바이사카(Vaisakha)의 두 달, 무더운 여름의 그리스마(Grisma)는 아사다
(Asadha)와 지에타(Jyestha)의 두 달, 우기(雨期)인 바르샤(Varsa)는 스라바나
(Sravana) 그리고 바드라파다(Bhadrapada)를, 가을의 사라드(Sarad)는 아스비
나(Asvina)와 카르티카(Kartika)의 두 달, 쌀쌀한 계절인 헤만타(Hemanta)는
마가시르샤(Margasirsa)와 푸샤(Pausa)를 이어준다. 추운 겨울의 시시라
(Sisira)는 마그하(Magha)와 팔구나(Phalguna)이다.

5-12~14.

이제는 계절들의 광범위한 효과에 대해 설명한다. 마그하(Magha)로부터
바이사카(Vaisakha)까지 4개월 동안 새 봄인 바산타(Vasanta)가 흐르고, 차

이트라(Chaitra)로부터 아사다(Asadha)까지 4개월 동안은 무더운 여름인 그리스마(Grisma)가 흐르며, 아사다(Asadha)로부터 아스비나(Asvina)까지 4개월간의 우기(雨期) 바르샤(Varsa) 또는, 프라위르스(Pravrs)가 흐르고, 바드라파다(Bhadrapada)로부터 마가시르샤(Margasirsa)까지 4개월 동안 가을의 사라다(Sarada)가 흐르며, 카르티카(Kartika)로부터 마그하(Magha)까지 4개월 동안은 쌀쌀한 계절 헤만타(Hemanta)가 흐른다. 마지막으로 마가시르샤(Margasirsa)로부터 팔구나(Phalguna)까지 4개월은 추운 겨울 시시라(Sisira)가 흐른다.

*이 구절에서는 시간(時間)을 흐르는 것으로 보는 견해를 엿볼 수 있으며, 큰 구분과 경험을 통한 최적의 수행 시기를 세세하게 조정(調定)하고 있다.

5-15.

수행자가 새 봄의 바산타(Vasanta)나 가을의 사라다(Sarada)에 수련을 시작하면 힘들지 않게 요가적 성취를 이룰 수 있다.

(4) 수행자(修行者)의 음식에 대하여

5-16.

식단(食單)의 통제(統制)없이 요가수련을 시작하면 많은 질병에 시달려 요가적 발전을 이룰 수 없다.

5-17.

요기(Yogi)는 쌀과 밀가루 음식, 그리고 녹두나 검은 콩 등을 깨끗이 씻어 껍질을 제거하여 준비해두고 먹어야 한다.

5-18~19.

요기(Yogi)는 쌀(Patoia), 밀(Surana), 보리(Mana), 카코라(Kakkola), 콩류

(Sukasaka), 인도 박(Dradhika), 열매(Karkati), 작은 오이(Rambha), 오디
(Dumbari), 생강(Kantakantaka), 오이(Amarambha), 바나나(Balarambha), 무화
과(Muraka), 설익은 바나나와 부드러운 줄기(Vartaki), 그리고 무우(Rddhi)
등을 먹어야 한다.

5-20.

요기(Yogi)는 잎이 풍성한 야채류 발라사카(Balasaka), 검붉은 야채류인 칼
라사카(Kalasaka), 향기로운 이파리의 파톨라파트라카(Patolapatraka), 데쳐
먹는 야채류인 바스투카(Vastuka), 그리고 신선한 야채인 히말로치카
(Himalocika)의 다섯 가지 채소(菜蔬)를 먹는 것이 좋다.

(5) 요가(Yoga)의 절식(節食)
5-21.

미타하라(Mitahara)는 깨끗하고 달콤하며 광택(光澤)이 나는 것들을 먹어
야 하며, 위(胃)를 반 정도만 채운다. 음식을 즐겁게 먹음으로서 자재신
(Isvara)을 기쁘게 하는 것이다.

  *미타하라(Mitahara)는 요가의 절제식(節制食)을 말하며, 위장을 가득 채우지 않게
한다. 채워지지 않은 빈 공간을 이스바라(Isvara)의 자리라 부른다. 이스바라는 자재신
(自在神)을 의미한다.

5-22.

음식은 위장(胃臟)의 반 정도만 찰 수 있게 먹는다. 4분의 1은 물로 채우
고, 나머지 공간은 공기(空氣)의 움직임이 가능하도록 남겨두어야 한다.

(6) 요가(Yoga)의 금기(禁忌), 권장(勸奬)식품
5-23 ~ 26.

요가 수행자의 음식은 쓰고, 시고, 짜고, 자극적이거나 불에 탄 음식은 피하도록 한다. 발효된 커드, 버터밀크, 고영양의 채소류, 야자너트, 잭프룻, 술(酒), 쿠라타(Kulattha), 마수라(Masura), 판두(Pandu), 쿠스만다(Kusmanda), 채소의 줄기, 노란호박 종류, 감귤, 무화과 등의 장과류(漿果類), 카피타(kapittha), 칸타빌바(Kanta-bilva), 파라샤카(Parasaka), 카담바(Kadamba), 잠비라(Jambira), 빔바(Bimba), 라쿠차(Lakuca), 연꽃씨, 카마랑가(kamaranga), 피야라(Piyara), 힝구(Hingu), 샬마리(Salmali), 케무커(Kemuka) 등 이와 비슷한 음식들을 피하고, 여행을 삼가며, 여자와 가까이 하지 않고, 불을 가까이 하지 않는다.

5-27~28.

수행자는 언제나 신선한 버터와 정제된 기름인 기(Ghee), 우유, 설탕, 사탕수수, 자그리(Jaggery), 립-플렌탄(Rip-plantan), 코코넛, 포도, 라왈리(Lavali), 다트리(Dhatri), 시지 않은 과즙과 차르다몸(Cardamom), 너트메그(Nutmeg), 클로버(Cloves), 파우루샤(Paurusa), 사과, 잠발라(Jambala), 하리타키(Haritaki) 등을 먹는다.

5-29.

이처럼 수행자는 소화가 잘되고 위에 부담을 주지 않는 부드럽고 몸에 잘 맞는 음식을 먹어야 한다.

5-30.

딱딱하고 더러우며 몸에 열을 일으키거나 차갑고 뜨거운 음식도 피해야 한다.

5-31.

이른 새벽에 공복(空腹)시의 목욕(沐浴)은 쉽게 지치게 되므로 피하도록 하고, 몸을 괴롭게 하는 행위는 하지 않아야 한다. 이처럼 음식도 하루에 한 끼만 먹거나 전혀 먹지 않거나, 세 시간 이내에 다시 먹는 것도 피해야 한다.

5-32.

프라나야마(Pranayama)를 수행할 때는 다음의 규칙들을 준수한다. 아침에는 신선한 우유와 정제된 기(Ghee)를 조금씩 먹으며, 식사는 매일 정오와 저녁 두 번만 먹는다.

5-33.

두꺼운 밀짚방석(Kusa-grass), 영양가죽, 호랑이가죽, 목면(木棉) 등을 깔고 북쪽이나 동쪽을 마주하고 앉아 나디(Nadi)를 청결히 하는 프라나야마 (Pranayama)를 수행한다.

　　*나디(Nadi)는 육체 내부에서 생기(生氣)가 순환하는 통로(通路)를 뜻하며 전통적인 요가 경전에서는 70,200개의 나디(Nadi)가 있다고 언급되며, 그중에서도 16개의 나디가 중요하고, 음기(陰氣)의 통로인 이다(Ida)와 양기가 흐르는 핑갈라(Pingala), 그리고 척추의 숨골을 타고 오르는 기(氣)의 가장 큰 통로인 수슘나-나디(Sushumna- nadi)는 육체에 흐르는 기운을 정신적인 초월(超越)의 영역인 브라흐마-란드라(Brahma-randra)에 연결하는 중요한 고리로 인식되고 있다.

5-34.

저는 나디(Nadi)를 청결히 하는 방법을 알고 싶고, 그것의 의미가 무엇인지 궁금합니다. 존경하는 스승(Guru)이시여, 제게 그것을 모두 알려주십시오.

5-35.

나디(Nadi)가 청결치 못하면 바유(Vayu)가 거기에 깃들지 못한다. 그러면 어떻게 프라나야마(Pranayama)를 성취하고 진실을 깨닫겠는가? 그러므로 무엇보다도 나디(Nadi)를 청결히 한 후에 프라나야마(Pranayama)를 수행해야 한다.

(7) 기맥(氣脈 : Nadi)의 정화(淨化)

5-36.

나디(Nadi)를 정화(淨化)하는 방법으로는 사마누(Samanu)와 니르마누(Nirmanu)의 두 가지 방법이 있다. 사마누는 비자-만트라(Bija-mantra)로 하는 반면, 니르마누는 다우티-카르마(Dhauti-karma)로 행한다.

　*사마누(Samanu)는 의식적인 방법이며, 니르마누(Nirmanu)는 무의식적인 정화법을 뜻한다.

5-37.

다우티-카르마(Dhauti-karma)에 대해서 이미 샷카르마-사다나(Shatkarma-sadhana)에서 설명을 하였다. 수행자여! 이제 비자-만트라(Bija-mantra)에 의한 나디(Nadi)의 정화(淨化) 과정인, 사마누-나디수디히(Samanu-nadisuddhi)에 대하여 듣도록 하라.

5-38.

앞에 설명한 장소에 앉아 요기(Yogi)는 파드마사나(Padmasana)를 행한다. 그리고서 스승(Guru)의 가르침대로 바른 몸가짐으로 신(神)을 초대한다. 수행자는 완벽한 프라나야마(Pranayama)를 위한 나디(Nadi)의 정화(淨化)를 시작한다.

5-39~40.

반투명의 바람(風)기운인 바윰(Vayum)을 명상(冥想)하며 이 바유비자(Bija)

'얌(Yam)'을 16회 반복하면서 왼쪽 코로 숨을 들이쉰다. 비자-만트라 (Bija-mantra)를 64회 반복할 동안 숨을 멈춘다. 그리고 비자-만트라 (Bija-mantra)를 32회 염송하면서 오른쪽 콧구멍으로만 숨을 내쉰다.

 *바윰(Vayum)은 바람의 원소(元素), 즉 대기(大氣)의 기운을 뜻한다.

5-41~42.

복부(腹部)의 근원으로부터 불(火)을 끌어올려 그 불빛을 대지(大地)의 원소와 연관하여 관상(觀想)한다. 아그니-비자(Agni-bija) '람(Ram)'을 16회 반복하며 오른쪽 콧구멍으로만 숨을 들이쉬고 비자-만트라(Bija-mantra)를 64회 할 때까지 숨을 멈춘다. 그리고 왼쪽 콧구멍으로 내쉬고 만트라 (Mantra)를 32회 반복한다.

 *아그니-비자(Agni-bija)는 불(火)의 씨앗이며, *비자-만트라(Bija-mantra)는 이 근원적인 씨앗을 의미하는 주문(呪文)을 말한다.

5-43~44.

코 끝을 바라보며 달의 광구(光球)를 명상한다. '밤(Vam)' 비자를 16회 반복하는 동안 왼쪽 콧구멍으로 숨을 들이쉰다. 감로(甘露)가 스며 나와 기도(氣道)인 나디(Nadi)가 깨끗해지도록 '함(Ham)' 비자를 64회 반복할 때까지 숨을 멈추고 확고하게 집중한다. 대지의 씨앗 라카라(Lakara)인 '람 (Lam)'을 32회 반복하며 오른쪽 콧구멍으로 멈추었던 숨을 내쉰다.

5-45.

이러한 방법으로 나디(Nadis)들을 정화(淨化)해야 한다. 그리고 아사나 (Asana)를 취하며 프라나야마(Pranayama)를 확고히 수련한다.

2. 호흡법에 의한 기(氣)의 순환체계와 그 종류

5-46.

여덟 가지의 쿰바카(Kumbhaka)가 있는데 이는 사히타(Sahita : 결합), 수리야-베다나(Surya-bhedana : 태양연결), 우자이(Ujjayi : 승리), 시탈리(Sitali : 냉각), 바스트리카(Bhastrika : 풀무질), 브라마리(Bhramari : 벌소리), 무르챠(Murcha : 백조), 그리고 케발리(Kevali : 완전)이다.

 *흔히 "호흡법(呼吸法)"으로 번역되는 프라나야마(Pranayama)에서 "프라나(Prana)"는 생명의 기운(氣運), 또는 우주(宇宙)에 가득한 기운으로 해석되며, "야마(Yama)"는 방법, 또는 길(道)을 뜻한다. 따라서 호흡을 통한 기(氣)의 순환체계라고 해야 정확하다고 할 수 있으나, 호흡을 통제하는 방법이기에 줄여서 호흡법이라 한다 해도 무리는 없다. 또한 경전(經典)대로 구분하여 프라나야마일 경우는 아얌(Ayam)은 무엇을 하나로 모으는 의미를 가지기에 '프라나를 모은다'라는 프라나얌(Pranayam)으로 보아 조기(調氣) 또는, 조식법(調息法)이라 해도 무방하다고 할 것이다. 그러나 이 게란다-상히타(Gheranda-samhita)에서는 쿰바카(Kumbhaka)로 적혀 있으며 어휘 선택에 따른 차이는 있으나 동일한 의미를 가진다. 어원적인 의미의 쿰바카(Kumbhaka)는 숨을 멈추는 '지식(止息)'을 뜻하지만 단지 숨을 그치는 것이 아니라 숨을 멈춘 채 자신이 의지하는 곳으로 프라나(Prana), 즉 생기(生氣)를 순환시키는 의미가 내포되어 있기 때문이다.

5-47.

사히타-쿰바카(Sahita-kumbhaka)는 사가르바(Sagarbha)와 니가르바(Nigarbha)로 나뉜다. 사가르바-쿰바카는 비자만트라(Bijamantra)를 반복하는 동안 행하며, 니가르바는 사가르바와 같은 반복 없이 행한다.

 *사히타-쿰바카(Sahita-kumbhaka)는 숨을 멈추어 내적 연결과 의식의 통합을 의미한다. *사가르바(Sagarbha)는 특정한 주문(呪文)을 외우며 행하는 지식(止息)이며, *니가르바(Nigarbha)는 주문(呪文)을 외우지 않고 하는 지식(止息)을 뜻한다.

(1) 염송(念誦) 호흡 운기법(Sagarbha-pranayama)

5-48.

우선 사가르바-프라나야마(Sagarbha-pranayama)를 설명할 것이다. 동쪽이나 북쪽을 향해 수카-아사나(Sukha-asana)를 취하고 앉는다. 붉은 색의 옴 문자 '어(A)'음(音)과 연관된 창조력(Rajas)의 원천인 브라흐마(Brahma)를 심상(心象)한다.

*수카-아사나(Sukha-asana)는 행복좌(幸福坐). 반가부좌 상태의 편안함을 뜻하는 좌법이다.

5-49.

현명한 수행자는 왼쪽 코로 숨을 들이쉬며 '어(A)' 음(音)을 16회 반복한다. 마쉰 숨의 끝에서 지식(止息 : Kumbhaka)하고 우디야나카(Uddiyanaka)를 행한다.

5-50.

쿰바카(Kumbhaka)를 한 채 '우(U)' 음(音)을 64회 외우며, 이 소리와 연관된 사트바(Sattva)의 원천인 검은 형상의 하리(Hari)를 관상(觀想)한다.

*하리(Hari)는 유지(維持)의 신인 비쉬누(Vishnu)의 다른 호명(呼名)이며, 흔히 검은 피부색으로 묘사된다.

5-51.

흰색의 옴(Om) 문자 '음(M)'소리와 연관된 타마스(Tamas)와 파괴의 원천인 시바(Siva)를 심상(心象)한다. 이 상징음을 32회 반복하며 오른쪽 콧구멍으로 숨을 내쉰다.

5-52.

그리고서 다시 오른 콧구멍으로 숨을 들이마시고 숨을 머금은 채 쿰바카 (Kumbhaka)를 하고 왼쪽 콧구멍으로 내쉰다. 앞에서 전술(前述)한 비자-만트라(Bija-mantra)를 한다.

5-53.

교차호흡(交叉呼吸)은 양쪽 콧구멍을 반복하여 열고 닫는 프라나야마 (Pranayama)이다. 푸라카(Prakha)를 할 때, 중지와 검지는 사용하지 않으며 엄지와 약지는 새끼손가락과 붙여서 콧구멍을 막는다.

　*푸라카(Prakha)는 숨을 들이 쉰 상태에서의 멈춤을 말한다.

(2) 무염송(無念誦) 호흡 운기법(Nigarbha–pranayama)

5-54.

니가르바-프라나야마(Nigarbha-pranayama)는 어떤 것의 씨앗이 되는 비자-만트라(Bija-mantra) 없이 수행한다. 왼쪽 손바닥을 둥글게 하여 왼쪽 무릎에 얹는다. 푸라카(Prakha), 쿰바카(Kumbhaka), 레차카(Rechaka)의 순서로 100회를 행한다.

5-55.

프라나야마(Pranayama)는 세 가지이다. 가장 고결(高潔)한 프라나야마의 푸라카(Prakha)는 20의 마트라스(Matras)이며, 쿰바카(Kumbhaka)는 80, 레차카(Rechaka)는 40의 마트라스이다. 중간단계의 프라나야마는 16의 푸라카와 64의 쿰바카, 그리고 32의 레차카를 가진다. 가장 하위단계의 프라야나마는 12의 푸라카와 48의 쿰바카, 그리고 24의 레차카를 가진다.

　*푸라카(Prakha)는 들이 마시는 숨이며, *쿰바카(Kumbhaka)는 정점(頂点)에서 멈춘 숨, 레차카(Rechaka)는 내쉬는 숨을 말한다. *마트라스(Matras)는 창조(Brahma)의 시간,

생명이 이어지는 호흡의 길이와 깊이를 말하며, 순간(瞬間), 찰나(刹那)의 뜻을 포함한다. 손가락 두께 정도 길이의 숨은 '앙굴라-마트람(Angula-matram)'이라 한다.

5-56.

가장 하위(下位)단계의 프라나야마(Pranayama)는 열을 발생시킨다. 중간단계에서는 척추에 진동이 일어나며, 상위(上位)단계의 프라나야마에서는 육체가 부양(浮揚)한다. 프라나야마의 성취는 이 세 가지 경험에 의거한다.

5-57.

프라나야마(Pranayama)는 공중을 이동하는 능력을 일으킨다. 프라나야마에 의해 질병들이 사라지고, 샥티(Sakti)가 깨어난다. 또한, 프라나야마에 의해 수행자는 마논마니(Manonmani)의 단계에 들어서며, 수행자의 정신은 기쁨으로 충만하고 행복해진다.

　*마논마니(Manonmani)는 삼매(三昧)의 다른 표현이며, 의식의 흐름이 멈추어 텅 비어 있는 진공(眞空 : Sunya)의 상태이다.

(3) 태양(太陽) 연결(連結)의 호흡 운기법(Surya-bhedana)
5-58~59.

사히타-쿰바카(Sahita-kumbhaka)에 대한 설명을 마친다. 이제 수리야베다나(Surya-bhedana)를 설명하겠다. 오른쪽 콧구멍으로 외부의 공기를 가득 마시고 잘란다라-반다(Jalandhara-bandha)에 의해 최대한 이를 머금어야 한다. 쿰바카(Kumbhaka)는 손끝과 정수리에 열기가 느껴질 때까지 행한다.

5-60~63.

프라나(Prana), 아파나(Apana), 사마나(Samana), 우다나(Udana), 위야나(Vyana)

등은 모두 복부(腹部)와 오른쪽 콧구멍에 접촉된 수리야(Surya)와 관련이 있다. 오른쪽 콧구멍으로 숨을 들이마신 수행자는 하복부(下腹部) 깊숙이 들이마셨다가 끌어올려 왼쪽 콧구멍으로 내쉬어야 하며, 이때 호흡의 흐름이 끊어지지 않도록 주의를 기울인다. 그리고 숨을 머금었다가 전술(前述)한대로 내쉬는 과정을 반복한다. 이 수리야베다나-쿰바카(Suryabhedana-kumbhaka)는 노화와 죽음을 방지하고 쿤달리니-샥티(Kundalini-sakti)를 깨우며 몸의 열을 증진시킨다. 찬다(Canda)여! 나는 최상의 수리야베다나(Surya-bhedana)를 설명하였다.

　　*푸라나(Prana)는 심장부위에, 아파나(Apana)는 회음부(會陰部)에, 사마나(Samana)는 배꼽주위, 우다나(Udana)는 목에, 비야나(Vyana)는 온몸 전체에 작용하는 육체 내부의 기운(氣運)을 말한다.

5-64~65.

양쪽 콧구멍으로 숨을 들이마신 다음 숨을 머금은 채로 가슴과 목을 수축(收縮)하는 잘란다라-반다(Jalandhara-bandha)를 행하여 목을 조여서 숨을 최대한 멈춘다. 이를 익숙해질 때까지 수행한다.

(4) 승리자(勝利者) 호흡법(Ujjayi)
5-66~67.

우자이-쿰바카(Ujjayi-kumbhaka)의 수행은 모든 것을 이루어낸다. 담즙(膽汁) 분비 이상과 위하수, 소화기, 류마티스성 관절염, 감기, 열병이나 비장 확장(擴張)등의 불균형이 해소된다. 완전하게 우자이-쿰바카를 수행한 사람은 노화와 죽음을 물리친다.

(5) 냉각(冷却) 호흡법(Sitali)

5-68.

혀로 공기를 들이마시며 가슴에 서서히 채운다. 그리고 잠시 쿰바카 (Kumbhaka)를 하고 양쪽 코로 내뿜는다.

5-69.

수행자는 항상 이 시탈리-쿰바카(Sitali-kumbhaka)를 수행해야 한다. 담즙이나 내분비의 불균형과 소화기질환에 의한 고통들로부터 해방될 수 있다.

(6) 풀무질 호흡법(Bhastrika)

5-70.

대장장이가 끊임없이 풀무질을 하듯 수행자는 쉼 없이 양쪽 콧구멍으로 숨을 마시고 강하게 내쉬어야 한다.

5-71.

이러한 방법으로 20회를 반복하고, 깊이 들여 마셔 쿰바카(Kumbhaka)를 한 후 숨을 내쉬고 다시 같은 방법으로 반복한다.

5-72.

현자(賢者)는 이 바스트리카(Bhastrika)를 행함에 있어 같은 자리에 앉아 3회 실행한다. 이처럼 매일 실천 수행함으로써 질병이나 고통으로부터 해방되며 새로운 건강을 얻을 수 있다.

(7) 벌 소리 호흡법(Bhramari)

5-73.

수행자는 한밤중에 생명의 소리가 전혀 없는 곳에서 양손으로 두 귀를 막고 푸라카(Prakha)와 쿰바카(Kumbhaka)를 수행한다.

5-74 ~ 75.
그러면 그는 내부에서 들려오는 피리, 천둥, 징, 말벌, 종, 나팔, 여러 가지
의 북소리를 순서대로 듣게 된다.

5-76 ~ 77.
이렇게 하여 다양한 음향듣기를 매일 수행한다. 혼합된 내부의 소리는
메아리가 되어 내부의 빛에 마나스(Manas)가 합병(合倂)된다. 이 때 프라나
(Prana)는 사라지고, 요가 수행자(Yogi)의 궁극적 목표인 비쉬누(Vishnu)만
이 남게 된다. 이렇게 브라마리(Bhramari)를 성취하면 사마디(Samadhi)에
이르게 된다.
*마나스(Manas)는 의식(意識)이며, *브라마리(Bhramari)는 자신의 호흡으로 진동을 일으
키고 그 음향에 의해 심신을 각성시켜 깊은 명상에 이르는 수행법이다.

(8) 백조(白鳥) 호흡법(Murcha)
5-78.
쿰바카(Kumbhaka)에 익숙해진 수행자는 의식을 미간(眉間)에 집중하여 마
음의 변화에 따른 다양한 즐거움이 일어나는 것을 느낄 수 있다. 의식이
아트만(Atman)과 결합하게 되었을 때 진실한 즐거움이 생겨난다.

(9) 완전(完全) 호흡법(Kevali)
5-79.
호흡이 만들어내는 '함(Ham)' 소리와 '사(Sah)' 소리를 21,600번 낮과 밤 동
안 시행한다. 이를 아자파-가야트리(Ajapa-gayatri)라 부르며 매일 끊임없이
수행해야 한다.

*아자파-가야트리(Ajapa-gayatri)는 무의식적으로 흘러나오는 전통적인 운율의 송문(誦文)이다.

5-80.

함사(Hamsa)는 물라다라(Muladhra)와 가슴에 있는 연꽃인 심장, 그리고 콧구멍에 존재하며 이 인체의 세 부위에서 작용한다.

*함사(Hamsa)는 하늘을 나는 순수한 백조(白鳥)를 뜻하며, 우주심(宇宙心)으로 이끄는 동기가 되는 힘을 상징한다.

5-81 ~ 82.

호흡(呼吸) 정화법에 의한 카르마(Karma)를 96회 행한다. 이때 내쉬는 공기의 길이는 일반적으로 25cm에 달하는 반면 노래할 때는 30cm정도, 먹을 때는 43cm, 걸을 때는 61cm, 잠잘 때는 77cm, 성교(性交)시에는 92cm달하며, 일반적인 운동을 할 때에는 더욱 멀리 이른다.

5-83.

자연적으로 숨을 내쉬어 공기(空氣)의 공간을 줄여 삶을 연장(延長)한다. 만일 공간(空間)이 확장되는 길이가 길어지면 삶은 짧아진다.

5-84.

그러므로 프라나(Prana)가 몸속에 머무는 한 죽음은 찾아오지 않는다. 프라나-바유(Prana-vayu)가 끊임없이 육체에서 제어(制御)되는 것은 케발라-쿰바카(Kevala-kumbhaka)의 결과이다.

5-85 ~ 86.

일생을 통하여 항상 만트라(Mantra)를 낭송하고 아자파(Ajapa)를 15분마다 암송한다. 케발라-쿰바카(Kevala-kumbhaka)를 수행하면 호흡이 전혀 남지 않는다. 호흡의 감소는 케발리(Kevali)속에서 더욱 용이하다. 이것을 마논마니(Manonmani)의 상태라고 한다.

*마논마니(Manonmani)는 의식의 흐름이 멈추어져서 잔잔한 호수처럼 고요한 삼매(三昧)의 경지를 의미한다. 운마니(Unmani), 사마디(Samadhi)와 동의적(同意的) 표현이다.

5-87.

양쪽 콧구멍으로 숨을 들이쉬고 멈춘다. 첫 날은 1번으로 시작하고 점차 늘려 64까지 유지(維持)한다.

5-88~89.

수행자는 하루에 3시간마다 8회 케발리(Kevali)를 행하며, 매일 5회를 해도 좋다. 첫 번째로 이른 아침에, 그 다음 정오에, 그리고 저녁에 행하고 한밤중과 밤의 끝자락에 행한다. 또는 하루를 크게 셋으로 나누어 8시간마다 행해도 좋다.

5-90.

수행자가 성취를 이루기 위해서는 아자파-자파(Ajapa-japa)를 하루에 한번에서 다섯 번까지 확장(擴張)해야 한다.

*아자파-자파(Ajapa-japa)는 의식을 맑게 깨우는 근원적인 주문(呪文)이다.

5-91.

이러한 결과를 가져오는 프라나야마(Pranayama)를 요기들(Yogis)은 케발리(Kevali)라 이름 하였다. 이 케발리-쿰바카(Kevali-kumbhaka)를 통달했을 때 세상에서 성취할 수 없는 것이 과연 무엇이겠는가?

이제 게란다-상히타(Gheranda-samhita)의 게란다(Gheranda)와 찬다(Canda)의 대화(對話) 다섯 번째 장(章)인 가타스타-요가(Ghatastha-yoga)의 프라나야마(Pranayama)-프라요가(Prayoga)에 대한 설명을 마친다. 🕉

제 6 장

선정(禪定 : Dhyana)의 요가)

(1) 선정(禪定)의 종류
6-1.

댜나(Dhyana)는 스튤라(Sthula), 조티(Jyoti), 슉스마(Suksma)의 세 가지로 나뉜다. 스튤라-댜나(Sthula-dhyana)는 크고 광대한 영상(影像)이라 불린다. 광명(光明)의 조티-댜나(Jyoti-dhyana)와 완전성(完全性)인 슉스마-댜나(Suksma- dhyana)는 브라흐만(Braman)의 의식에 내재하는 빈두(Bindu)와 같다. 이는 쿤달리니(Kundalini) 너머에 존재하는 진실재(眞實在)이다.

(2) 영상(影像)의 선정(禪定 : Sthula—dhyana)
6-2 ~ 8.

최상의 감로(甘露)에 싸여 있는 바다인 심장(心臟)을 집중하라. 그 한가운데에 고귀한 보석의 모래로 이루어진 섬이 떠 있고 섬의 네 귀퉁이는 꽃에 둘러싸인 니파((Nipa)나무들이 있다. 이는 니파나무 숲에는 수없이 많은 꽃들이 어울려 피어 있고 그 향기로 가득하다. 수행자는 그 중앙에 네 개의 가지로 성스러운 네 개의 베다(Vedas)를 떠받히고 있는 아름다운 칼파-브릭샤(Kalpa-vriksa)를 상상한다. 그곳에는 탐스러운 과일들이 열려 있고, 꽃이 만발하며 벌들이 노래한다. 위에 묘사한 보석에 마음을 집중하고 명상한다. 요기(Yogi)는 그 안에서 스승(Guru)의 가르침에 따라 아름다운 왕좌를 상상한다. 어떠한 형상이 떠오르더라도 집중한 대상에 대한 명상을 해야 한다. 이를 스튤라-댜나(Sthula-dhyana)라고 부른다.

*칼파-브릭샤(Kalpa-vriksa)는 요가 수행자의 진리를 깨닫고자 하는 기원을 이루어준다는 상상속의 나무이다.

6-9 ~ 11.

수천 개의 연꽃잎이 만개(滿開)한 것을 상상한다. 12개의 찬란히 빛나는 하얀 연꽃잎은 12개의 비자(Bija) 문자를 상징한다. 하(Ha), 사(Sa), 크사(Ksa), 마(Ma), 라(La), 바(Va), 라(Ra), 윰(Yum), 하(Ha), 사(Sa), 크사(Ksa), 프렘(Phlem)의 순서대로. 이 작은 연꽃의 세 모서리에는 아(A), 카(Ka), 크사(Ksa) 등 3개의 변으로 이루어진 삼각형을 중앙에는 프라나바(Pranava), 즉 성음(聖音)인 옴(Om)이 있다.

6-12.

나다빈두(Nadabindu)가 있는 아름다운 한 쌍의 백조(Hamsa)와 두 다리들로 떠받혀진 자리를 관상(觀象)한다.

6-13 ~ 14.

시바(Siva)를 명상(冥想)한다. 시바는 두 팔과 제 3의 영안(靈眼)을 가지며 흰 옷을 입고 향긋한 향료를 바른 채 흰 꽃으로 만든 화관(花冠)을 두르고 붉게 빛나는 샥티(Sakti)와 함께 있다. 이렇게 시바를 명상함으로서 스튤라-댜나(Sthula-dhyana)는 더욱 완전한 성취를 이룬다.

(3) 광명(光明)의 선정(禪定 : Tejo-dhyana)

6-15.

스튤라-댜나(Sthula-dhyana)에 대해서 설명하였고, 이제 자아(自我)의 깨달음과 요가의 성취에 의한 테조-댜나(Tejo-dhyana)에 대해 말하겠다.

6-16.

쿤달리니(Kundalini)는 뱀의 형상으로 물라다라(Muladara)속에 존재한다. 지바트마(Jivatma)는 불타오르는 빛의 형태로 존재한다. 테조마야-브라만(Tejomaya-braman)을 명상(冥想)한다. 테조-댜나(Tejo-dhyana)는 최상의 집중력인 댜나(Dhyana)이다.

*지바트마(Jivatma)는 살아 있는 소우주적 존재로서의 '참 나'를 의미하며, *테조마야 브라흐마(Tejomaya-brahma)는 창조력의 원천이며 빛의 근원에 비친 그림자를 뜻한다.

6-17.

미간(眉間)에서 미묘한 프라나바(Pranava)와 마나스(Manas)의 빛을 발산하는 테자(Teja)를 관상(觀象)한다. 이것이 바로 테조-댜나(Tejo- dhyana)이다.

*프라나바(Pranava)는 성음(聖音)인 옴(Om)의 다른 표현이며, *테자(Teja)는 빛의 원소를 의미한다.

(4) 완전(完全)한 선정(禪定 : Suksma-dhyana)

6-18～19.

찬다(Canda)여! 그대는 테조-댜나(Tejo-dhyana)에 대해 들었다. 이제 슉스마-댜나(Suksma-dhyana)에 대해 듣도록 하라. 수행을 통하여 쿤달리니를 깨우면 그것은 아트만(Atman)이 되어 상승하여 영안과 결합되고, 브라흐마-란드라(Brahma-randra)에 공명(共鳴)한다. 이는 매우 높은 파동(波動)이므로 지각(知覺)할 수 없다.

6-20.

요가(Yoga)는 샴바비-무드라(Shambhavi-mudra)에 의한 댜나-요가(Dhyana-yoga)에 의해 성취된다. 이것은 엄중히 보호되는 슉스마-댜나(Suksma-dhyana)이다. 이는 신(神)이라 하더라도 쉽게 성취할 수는 없다.

　*샴바비-무드라(Shambhavi-mudra)는 싣다사나(Siddhasana)를 취하고 눈을 치켜뜬 채 미간에 시선을 고정시킨 무드라이며, *댜나-요가(Dhyana-yoga)는 집중이 계속 이어진 상태의 선정(禪定), 또는 명상(冥想)의 요가를 말한다.

6-21.

테조-댜나(Tejo-dhyana)는 스튤라-댜나(Sthula-dhyana)보다 몇 백배 뛰어난 것이다. 슉슈마-댜나(Suksma-dhyana)는 무엇보다 위대하며, 이는 테조-댜나(Tejo-dhyana)보다 수백, 수천 배 뛰어난 것이다.

6-22.

찬다(Canda)여! 이상으로 나는 지금까지 그대에게 수행자가 극히 성취하기 힘든 아트만(Atman)의 덕목을 이루기 위한 댜나-요가(Dhyana-yoga)에 대해 설명하였다.

　이제 게란다-상히타(Gheranda-samhita)의 게란다(Gheranda)와 찬다(Canda)의 대화(對話) 여섯 번째 장(章)인 가타스타-요가(Ghatastha-yoga)의 사프타 사다나스(Saptasadhnas)에 대한 설명을 마친다.

제 **7** 장

◆ SAPTAMOPADESAH ◆

삼매(三昧 : Samadhi)의 요가

(1) 사마디(Samadhi)

7-1.

사마디(Samadhi : 三昧)는 요가의 최고 단계이다. 이는 스승(Guru)에게 지극하게 경배(敬拜)하고 헌신함으로써 얻는 자비와 은혜로 성취된다.

7-2.

스승(Guru)으로부터 듣고 배운 것을 완전히 이해함으로써 요기(Yogi)는 훌륭한 경험을 얻게 되고, 자아(自我)의 발전을 이루어 나날이 맑은 정신을 갖게 된다.

7-3.

육체로부터 마음을 분리하여 파라마트만(Paramatman)을 이룬다. 이는 전혀 의식(意識)이 없는 상태인 삼매(三昧)라는 단어로 이해된다.

*파라마트만(Paramatman)은 우주심(宇宙心), 절대성(絶對性), 어디든 편재(遍在)된 하나의 정신(精神)을 의미한다.

7-4.

나는 브라흐만(Brahman)이며 그 어떤 존재도 아니다. 진실로 나는 우주의 브라흐만(Brahman)이며, 육체에 깃든 또 하나의 브라흐만(Brahman)이다. 나는 자비(慈悲)이고 진리(眞理)이며 의식(意識)과 축복(祝福)이다. 나는 완전한 자유 너머의 어디에나 편재(遍在)하는 존재이다.

(2) 요가의 진수(眞髓)인 삼매(三昧)

7-5 ~ 6.

댜나(Dhyana), 나다(Nada), 라사난다(Rasananda), 라야싯디(Layasiddhi)는 샴바비(Shambhavi), 브라마리(Bhramari), 케차리(Khecari), 요니무드라(Yonimudra)를 경험함으로써 성취된다. 다섯 번째의 성취는 박티-요가(Bhakti-yoga)를 수행함으로써 이룰 수 있다. 여섯 번째는 마노-무르차(Mano-murccha)이다. 이는 라자-요가(Raja-yoga)에 이르는 여섯 가지의 수행이다. 이제 이를 자세히 설명하겠다.

　*댜나(Dhyana : 禪定), 나다(Nada : 神秘音), 라사난다(Rasananda : 歡喜心), 라야싯디(Layasiddhi : 超越成就), 샴바비(Shambhavi : 眉間凝視), 브라마리(Bhramari : 蜂音), 케차리(Khecari : 虛空), 요니무드라(Yonimudra : 胎宮), 박티-요가(Bhakti-yoga : 獻身의 요가), 마노-무르차(Mano-murccha : 白鳥), 라자-요가(Raja-yoga : 冥想의 요가)

7-7.

샴바비-무드라(Shambhavi-mudra)를 하고 스스로를 인지(認知)한다. 빈두마야브라흐만(Bindumaya-brahman)이 보이면 거기에 의식(意識)을 집중한다.

　*빈두마야브라흐만(Bindumaya-brahman)은 한 점의 빛으로 비춰진 창조자, 또는 창조성이다.

7-8.

자신(自身) 안의 카마야브라흐만(Khmaya-brhman)과 합일을 이룬다. 그렇게 된다면 그는 카마야브라흐만(Khmaya-brhman)으로서의 자신 외에는 아무것도 바라보지 않는다. 이로써 요기(Yogi)는 완전한 지복(至福)의 단계인 사마디(Samadhi)에 머물게 된다.

　*카마야·브라흐만(Khmaya-brhman)은 완전하고 원만(圓滿)한 창조력 또는 우주심(宇宙心)을 뜻한다.

7-9~10.

공기를 서서히 들이마신다. 이 브라마리-쿰바카(Bhramari-kumbhaka)는 점차적으로 숨을 내쉬며 말벌들의 소리와 같은 음(音)을 내어 내부의 소리에 정신을 집중한다. 이 수행은 충만한 행복으로 이끌어 사마디(Samadhi)에 도달하게 된다.

7-11.

케차리-무드라(Khecari-mudra)가 완성되고 혀를 위로 올려 비공(鼻孔)을 막는다면 다른 일반적인 요가수련들을 포기한다 해도 사마디(Samadhi)가 성취될 것이다.

7-12~13.

요니-무드라(Yoni-mudra)를 하면, 이 샥티(Sakti)의 역할로 사랑스러움이 가득한 파라마트마(Paramatma)에 의한 수행자가 된다. 브라흐만(Brahman)과의 일체(一體)는 아난다(Ananda)에 흠뻑 젖음으로써 성취된다. 이렇게 하여 사마디(Samadhi)에 이르면, 그는 자신과 브라흐만이 다른 개체가 아닌 하나임을 깨닫는다.

　*이 구절은 인도(印度)의 우파니샤드(Upanishad) 사상의 핵심 "내가 곧 그것이다(Tad-tvam-asi)"에서의 대상과 하나가 되는 일체감이 표현된 문구와 부합(附合)한다.

　*아난다(Ananda)는 우주의 근원적 원리로서의 브라흐만(Brahman)의 실재적 표현인 "절대성(Sat)-의식(cit)-환희심(Ananda)"에서의 최상의 기쁨, 희열, 환희심의 극치(極致)를 뜻한다.

7-14~15.

수행자가 여신(女神)의 형상을 한 샥티(Sakti)에 큰 기쁨과 경건함으로 명상(冥想)하면 기쁨의 눈물과 전율을 경험한다. 이렇게 정신을 고양시키면 사마디(Samadhi)에 이르고 자연스럽게 마논마니(Manonmani)상태에 든다.

7-16.

마나스(Manas), 즉 의식의 각성(覺醒)을 경험한 수행자는 마나스(Manas)와 아트만(Atman)을 결합시켜야 한다. 사마디(Samadhi)는 지고(至高)한 진아(眞我)와의 결합에 의해 성취된다.

7-17.

찬다(Canda)여! 나는 묵티(Mukti)의 중요한 사마디(Samadhi)에 대해 말했다. 이 라자-요가(Raja-yoga)와 사마디(Samadhi)의 정수(精髓)는 수행자가 아트만(Atman)과 하나가 되는 것이며, 운마니(Unmani)와 사하자바스타(Sahajavastha)는 매우 유사한 의미이다.

7-18.

비쉬누(Vishnu)는 강(江)과 대지(大地), 산(山)의 정상, 그리고 불꽃 속에 존재한다. 온 우주는 비쉬누에 의해 연속하여 유지된다.

7-19.

걷거나 헤엄치고 하늘을 나는 모든 생명들, 초목과 땅에 사는 것들, 그리고 강과 대지의 모든 것은 브라흐만(Brahman)이다. 수행자는 이 모든 것을 아트만(Atman)속에서 바라보아야 한다.

7-20.

아트만(Atman)은 육체의 칫탄야(Caitanya)에 존재한다. 이보다 더 위대하고 영원할 수 있는 것은 없다. 이것에 대하여 육체와 분리하여 알고 있는 수행자는 모든 욕망으로부터 자유롭다.

*칫탄야(Caitanya)는 성현(聖賢)의 자리, 깨달음의 장소를 의미한다.

7-21.

사마디(Samadhi)는 모든 의식(意識)으로부터 자유롭다. 그것을 성취한 수행자는 자신의 몸, 자식, 아내, 친족들, 그리고 부귀영화에 대해서든 어느 것들에도 욕망이 없고 흥미를 갖지 않는다.

7-22.

시바(Siva)는 다양한 방법으로 고귀한 라야(Laya)의 비밀을 가르쳐 주셨다. 나는 그대에게 묵티(Mukti)의 진리에 대한 모든 것을 설명하였다.

*라야(Laya)는 육체를 매개로 하여 의식을 집중함으로써 삼매(三昧)에 이르는 요가이며, *묵티(Mukti)는 육체적인 한계를 뛰어넘는 완전한 해방(解放), 즉 해탈(解脫)을 의미한다.

7-23.

찬다(Canda)여! 나는 그대에게 위대하고 매우 귀한 사마디(Samadhi)에 대해 전(傳)하였다. 이를 경험한 수행자는 이 땅에 다시 태어나지 않을 것이다.

이로써 게란다-상히타(Gheranda-samhita)는 지금까지 스승(Guru) 게란다(Gheranda)가 그의 제자 찬다-카팔리(Canda-kapali)에게 요가(Yoga)의 진수(眞髓)를 대화(對話)의 형식으로 풀어서 전수(傳授)하는 마지막 일곱 번째

장(章)인 가타스타-요가(Ghatastha-yoga)의 사마디요가(Samadhiyoga)에 대한 설명을 마친다.

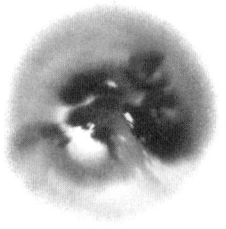

요가경

5

고락셔-샤타카

(Goraksa-shataka)

고락샤-나타(Goraksha-natha)의
교설(敎說)

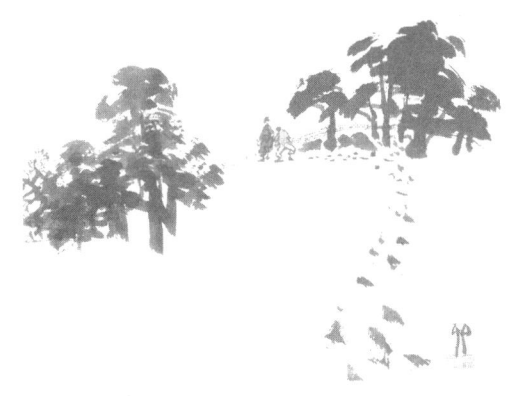

자기 존재를 놓치지 않는 사람은 주체자이며, 스스로를 관리하는 자이며, 욕망을 물리친 승리자이며, 요기(Yogi)이며, 성취자 (Siddha)입니다. 비록 세속적인 욕망이 끊임없는 윤회를 반복시키지만, 만약 열 가지의 욕망을 절제한다면 백 가지 욕망을 절제하는 것 또한 어렵지 않을 것입니다. 그렇게 모든 욕망으로부터 벗어난 사람은 불멸의 길에 들어설 것입니다.

스와미. 데바난다(Swami. Devananda)

고락셔-샤타카의 구성

고락셔-샤타카(Goraksa-sataka)는 유실(遺失)되지 않고 남아있는 요가의 자료 중에서 중요한 위치를 가진다. 이 경전은 원문이 북(北)인도 지역의 방언(方言)으로 되어 있었기 때문에 긴 시간 동안 세상에 알려지지 않고 그대로 사장(死藏)의 위기에 있었다. 이 귀중한 요가 자료의 발견은 요가의 실천수행에 있어 매우 유용한 가치를 제공하고 있다.

고락셔-샤타카(Goraksa-sataka)는 전통적인 경전의 구조를 가진 중요한 38절의 경구로 구성되어 있다. 전체적인 맥락을 쉽게 파악하기 위해 경구(經句)를 제외한 산문형태의 글은 후기 번역과정의 편집이며, 그 대부분이 A.D 9~10세기경에 생존했을 것으로 추정하고 있는 위대한 요기(Yogi) 고락샤(Goraksha)에 대한 소개의 글과 주석(註釋)이기에 편의상 생략하고, 본 경전에서는 원문(原文)의 경구들만을 번역하였음을 밝혀둔다.

이 경전은 원문의 사본(寫本)이 처음 발견된 이래 300년이라는 시기가 경과한 이후 1894년에 현대적인 용어로 경전이 번역되어 출판되었다. 발견된 원전(原典)의 독창적인 경구는 이 경전이 제작된 당시와 후대의 언어로 번역되는 과정에서 그 시대에 사용되는 언어체계로 여러 차례의 교정을 거치면서 정확한 해석이나 단어에 대한 진의(眞意)를 옮기기 어려웠을 것이다. 그러나 요가의 전통이 단절되지 않고 지속적으로 전수되어 온 점으로 미루어 볼 때 기본적인 틀과 주제에서 벗어나지 않았음을 짐작할 수 있다.

고락셔-샤타카(Goraksa-sataka)의 주제를 구성하는 경구들은 요가의 관점에서의 의문(疑問)들과 용어의 의미에 대한 문제들을 명확히 정의하고 있다. 이 경전의 내용에 차크라(Cakras), 나디(Nidis)와 같은 매우 특별한 주제에 대한 설명이 되어 있으며, 100개의 경구로 구성된 이 독창적인 내용은 다른 요가경전에서 논의되는 것과 다른 주제들을 가진다는 점에 요가학자들이 주목하고 있다. 그러한 견해로 인하여 이 경전을 고락샤(Goraksha)의 가르침을 따라 수행하는 유파(流波)의 특별한 요가경전으로 보는 이유가 된다.

다른 경전에서도 나타나는 유사한 관점들과 중복된 용어들은 차치(且置)하고, 경전의 이름이 갖는 의미에서 전통요가의 계보(系譜)를 이루는 위대한 요기(Yogi)이자 스승(Guru)인 고락샤(Goraksha)의 가르침을 따르는 문하생들(Kapalikas)의 독특한 특성을 유추할 수 있으며, 이 경전이 제시하고 있는 내용들에서 이 카팔리카(Kapalikas) 계보의 흔적과 연결점을 찾을 수 있다. 이 경전은 완전한 요가적 성취를 위한 여러 방법이 제시되고 있으며, 그 단계로써 지혜를 찾고, 생명의 신비를 경험하며, 한계 없는 자유의 차원에 들어서는 수행의 과정을 함축된 경구로 설명하고 있다.

1. 지혜(知慧)의 문

1.

삶의 구속인 업(業 : Karma)으로부터 인간의 영혼을 해방시켜주는 고락셔-샤타카(Goraksa-sataka)에 대해 설명할 것이다. 이로써 스스로에 대한 앎과 분별의 문을 여는 열쇠가 된다.

　*고락셔-샤타카(Goraksa-sataka)는 12세기경이나 그 이전에 존재했을 것으로 추정되고 있는 하타-요가(Hatha-yoga)파를 창시한 스승으로 추앙되는 위대한 요기(Yogi)고락셔의 수행체계를 적은 글이다. 하타-요가적 계보는 요가를 첫 번째로 제시한 시바(Siva) 신(神)의 가르침으로부터 시작되어 인간의 몸으로 요가를 수행한 성자(聖者)가 마첸드라나트(Matsyendranath)이며, 그의 제자로 알려진 고락샤(Goraksha)는 초자연적인 능력을 획득한 위대한 요기(Yogi)이자 하타-요가의 비전(秘傳)을 가르친 스승(Guru)이다.

2.

이는 자유로 인도하며 죽음으로부터 해방시켜주고, 마음의 환영(幻影)으로부터 벗어나 지고한 진아(眞我)를 발견하게 해 줄 것이다.

3.

현자(賢者)는 베다(Veda)로부터 소원을 이루게 하는 신비의 나무인 요가(Yoga)를 통하여 심신의 정화(淨化)를 얻고 그 가지를 이루는 삶의 과정에서 오는 고통들을 완화시켜 다시 태어난다.

(1) 요가의 단계(段階)

4.

아사나(Asana), 프라나야마(Pranayama), 프라탸하라(Pratyahara), 다라나
(Dharana), 댜나(Dhyana), 사마디(Samadhi)는 요가의 여섯 가지이다.

　*파탄잘리(Patanjali)의 요가-수트라(Yoga-sutra)에서는 사회적 공통의 도덕률인 야마
(Yama)와 개인의 생활을 규정하는 니야마(Niyama)를 수행자의 기본적인 소양에 해당
하는 첫 단계로 설정하고 있다. 그러나 고락셔-샤타카(Goraksa-sataka)에서는 요가 수행
의 바탕이 이미 갖춰진 요기(Yogi)의 직접적인 수행체계로 들어가는 그 이후의 단계(段
階)부터를 제시하고 있다.

5.

수많은 아사나(Asanas)가 존재한다. 마헤쉬와라(Mahesvara)만이 이 모든 것
을 알고 있다.

　*마헤쉬와라(Mahesvara)는 시바(Siva)의 다른 이름으로 존귀함의 의미를 갖는다.

6.

8만 4천 가지에 달하는 인간의 움직임 중에서 시바(Siva)신은 84개의 아사
나(Asana)를 제시(提示)하셨다.

(2) 아사나(Asanas : 姿勢)의 형태

7.

모든 아사나(Asana)는 두 가지 형태를 갖는데, 이는 싯다사나(Siddhasana)와
카말라사나(Kamalasana)이다.

　*싯다사나(Siddhasana)는 명상을 위한 대표적인 좌법(座法)을 의미하며, *카말라사나
(Kamalasana)는 연꽃잎과 같이 위로 향하여 열려진 발 모양의 여러 가지 좌법(座法)들
을 의미한다.

싯다사나(Siddhasana)

8.

수행자는 왼쪽 발꿈치로 회음부(會陰部)를 압박하고 다른 발꿈치는 성기(性器) 위에 놓는다. 몸을 바르게 하여 동작을 멈추어 몸을 제어(制御)하고 시선을 미간(眉間)에 고정하여 의식의 흐름을 멈춘다. 이는 자유의 문을 열어주는 싯다사나(Siddhasana)라고 불린다.

파드마사나(Padmasana)

9.

오른 발꿈치를 왼쪽 허벅지 깊숙이 올리고 왼쪽 발꿈치는 오른쪽 허벅지 깊숙이 올린다. 양팔을 등 뒤로 교차하여 엄지발가락을 잡는다. 턱을 가슴으로 당기고 코 끝을 응시(凝視)한다. 이는 수행자의 모든 질병을 몰아내는 파드마사나(Padmasana)라고 한다.

   *파드마사나(Padmasana)는 연꽃을 상징하는 자세로서 게란다-상히타(Gerandha-samhita)에서는 잠근-연화좌(蓮華座) : Baddha-padmasana)로 명명(命名)하고 있다.

2. 생명(生命)의 문

아다라(Adhara)

10.

아다라(Adhara)는 첫 번째 차크라(Cakra)이다. 스와디스타나(Svadhisthana)는 두 번째이고, 이 두 가지 사이의 요니스타나(Yonisthana)는 카마루파(Kamarupa)라고 불린다.

  *아다라(Adhara)는 근원적 생명력이 솟아나오는 물라다라의 동의적 표현이다. *요니스타나(Yonisthana)는 생명력의 뿌리가 되는 역삼각형의 회음부(會陰部)를 뜻하며, *카마루파(Kamarupa)는 사랑의 신이 깃든 자리를 의미한다.

11.

아다라(Adhara)라고 불리는 연꽃의 중심은 항문에 위치하고 네 꽃잎을 가진다. 카마(Kama)라고 불리는 요니(Yoni)는 생명의 기운을 발산하는 실체적 신호이다.

  *카마(Kama)는 사랑, 애욕, 정열, 욕망을 뜻하며, *요니(Yoni)는 여성(女性)의 원리(原理) 또는, 여성의 성기(性器)를 의미한다.

12.

이 요니(Yoni)에는 마하링가(Mahalinga)가 있는데 이는 수슘나(Sushumna)의 입구를 마주보고 있다. 그리고 그 끝은 보석처럼 빛난다. 이를 아는 이는 진실로 요가를 아는 사람이다.

  *마하링가(Mahalinga)는 위대한 시바(Siva) 신(神)의 상징을 말한다.

13.

성기(性器)의 뿌리에는 번개처럼 빛나고 달군 황금처럼 빛나는 불꽃 (Kala-agni)이 사각형 위에 위치한다.

스와디스타나(Svadhisthana)

14.

'스와(Sva)'라는 단어는 프라나(Prana)와 스와디스타나(Svadhisthana)를 의미 한다. 따라서 스와디스타나의 장소에 의한다는 것은 오직 메다라(Medhra) 의 힘에 따라 발현되는 것이다.

  *메다라(Medhra)는 원초적 동인(動因)을 뜻한다.

마니푸라(Manipura)

15.

나비-만달라(Nabhi-mandala)에는 수슘나(Sushumna)가 관통하는 칸다(Kanda : 球根)가 구슬이 실에 꿰여 있는 것처럼 존재한다. 이 중심에 존재하고 있는 차크라(Cakra)를 마니푸라(Manipura)라 부른다.

  *나비-만달라(Nabhi-mandala)는 배꼽에 위치한 마니푸라-차크라(Manipura-cakra)를 의 미한다.

16.

성기(性器)의 위쪽과 복부(腹部) 아래 사이에는 각 나디(Nadi)로부터 유출 된 새의 알처럼 생긴 72,000개의 구근(球根 : Kanda)이 존재한다.

  *나디(Nadi)는 기(氣)가 흐르는 비관(秘管)이다.

(1) 나디(Nadi : 氣脈)의 종류

17.

프라나(Prana)를 운하(運河)처럼 연결하여 나르는 수천 개의 나디(Nadis) 중에서도 72개의 나디(Nadis)는 중요하게 다루어진다. 이것들로부터 10개는 더욱 중요하게 여겨진다.

18.

그것들은 이다(Ida)와 핑갈라(Pingala), 세 번째의 수슘나(Sushumna), 그리고 또 다른 나디(Nadis)들 간다리(Gandhari)와 하스티지바(Hastijiva), 야샤스비니(Yasasvini)와 푸샤(Pusa)가 있다.

19.

또한 알람부샤(Alambusa)와 쿠후(Kuhu)와 샹키니(Sankhini) 등 열 개 나디(Nadis)들의 구조를 수행자들은 반드시 알아야 한다.

20.

이다(Ida)는 왼쪽에, 핑갈라(Pingala)는 오른쪽에 위치하며, 수슘나(Sushumna)는 중간에 존재한다.

21.

간다리(Gandhari)는 왼쪽 눈에, 하스티지바(Hastijiva)는 오른쪽 눈에 이르고, 야샤스비니(Yasasvini)는 왼쪽 귀에, 푸샤(Pusa)는 오른쪽 귀에 이른다.

22.

알람부샤(Alambusa)는 입에 있으며, 쿠후(Kuhu)는 성기(性器)의 위쪽에 존재한다. 샹키니(Sankhini)는 물라스타나(Mulasthana : 會陰部)에 있다. 이 열 가지의 나디(Nadis)는 일정한 자리를 유지한 채 각각 고유한 방식으로 프라나(Prana)의 흐름을 가진다.

23.

아래의 세 가지 나디(Nadi)인 이다(Ida), 핑갈라(Pingala), 수슘나(Sushumna)는 프라나(Prana)를 끊임없이 운반한다. 이는 각각 달과 태양 그리고 불(Agni)을 상징한다.

  *이다(Ida)는 왼쪽 콧구멍으로 마시는 기운의 통로를 말하며, *핑갈라(Pingala)는 오른쪽의 기운이 통하는 길인 오른쪽 콧구멍을 뜻하며, *수슘나(Sushumna)는 육체적인 기(氣)를 통합하여 정신적 지복(至福)의 경지에 이르게 하는 기(氣)가 흐르는 중앙의 통로를 의미한다.

(2) 바유(Vayu : 氣運)의 명칭
24.

프라나(Prana)와 아파나(Apana), 우다나(Udana)와 위야나(Vyana), 사마나(Samana), 나가(Naga), 쿠르마(Kurma), 크리카라(Krkara), 데바닷타(Devadatta)와 다난자야(Dhananjaya) 등은 중요한 바유(Vayu)의 이름들이다.

  *바유(Vayu)는 바람(風)의 의미를 지니며, 호흡을 통한 기(氣 : Prana)의 움직임으로 해석된다.

(3) 지바(Jiva : 生命)
25.

이 다섯 가지의 중요한 프라나(Prana)와 잘 알려진 또 다른 다섯 가지의 나가(Naga)를 포함한 이러한 것들은 생명의 기운인 지바(Jiva)의 힘이 되어 수천 개의 나디(Nadi)를 따라 흐른다.

26.

지바(Jiva)는 프라나(Prana)와 아파나(Apana)에 따라 존재하는 기운이며, 이는 콧구멍에서 시작하여 회음부위 물라다라(Muladhara)의 좌우통로를 따라 흐르는데 이는 미세하게 움직이므로 인지하기 어렵다.

*지바(Jiva)는 생명(生命)을 뜻하며, *프라나(Prana)는 천기(天氣), *아파나(Apana)는 지기(地氣)로 해석할 수 있다.

27.

공을 막대기로 때리면 다시 튀어 오르듯 생명의 기운 지바(Jiva)는 프라나(Prana)와 아파나(Apana)가 흡입된 후에 튀어 오른다.

28.

매가 날아가더라도 묶인 끈 때문에 돌아오듯이 지바(Jiva)도 구나(Gunas)에 의해 묶여 프라나(Prana)와 아파나(Apana)에 의해 당겨진다.

*구나(Gunas)는 변화를 일으키는 세 가지 우주적 성질을 뜻하며, 밝고 가벼운 사트바(Sattva)와 활동력의 라자스(Rajas), 어둡고 무거운 성질인 타마스(Tamas)의 가중(加重)에 따라 변화의 양상이 달라진다. 따라서 생명력은 기의 통제에 따라 보존 가능함을 내포하고 있다.

29.

아파나(Apana)는 프라나를 당기고, 프라나(Prana)는 아파나를 이끈다. 이것들은 높게 혹은 낮은 곳에 위치하며, 프라나(Prana)는 심장 주변(Rdhayam)에 머물고 아파나(Apana)는 항문 근처(Kunda)에 위치한다. 이것을 바르게 아는 사람이 요가를 안다.

30.

칸다(Kanda)에 힘의 상징인 쿤달리니(Kundalini)가 여덟 번 감겨져 있다. 그 입은 언제나 위를 향해 있으나 닫혀 있으며 그 최종의 입구가 브라흐마-란드라(Brahma-randhra)이다.

　*칸다(Kanda)는 뿌리, 또는 구근(球根)을 뜻한다.

31.

끊임없이 호흡의 불에 각성된 그녀(Kundalini)는 프라지바(Prajiva)로부터 깨어나 수슘나(Sushumna)를 따라 상승한다.

　*프라지바(Prajiva)는 각성되지 않은 잠재된 생명의 기운을 말한다.

(4) 무드라(Mudra : 結印)와 반다(Bandha : 收縮)

32.

마하-무드라(Maha-mudra), 나보-무드라(Nabho-mudra), 우디야나(Uddiyana), 잘란다라(Jalandhara), 그리고 물라-반다(Mula-bandha)의 수련 등은 요기(Yogi)에게 놀라운 힘을 가져온다.

마하-무드라(Maha-mudra)

33.

턱을 가슴으로 당겨 압박하고, 왼쪽 발꿈치로 항문과 생식기 사이의 회음부(Yonisthana)를 압박하며 오른쪽 다리는 곧게 펴서 두 손으로 잡는다. 이다(Ida)와 핑갈라(Pingala)에 숨을 가득 채우고 일정시간 동안 유지한 후 서서히 내쉰다. 이를 모든 죄업을 몰아내는 마하-무드라(Maha-mudra)라고 부른다.

케차리-무드라(Khecari-mudra)
34.

혀 끝을 연구개로 밀어 올리고, 시선을 미간에 집중하면 케차리-무드라 (Khecari-mudra)가 완성된다.

우디야나-반다(Uddiyana-bandha)
35.

성기의 위쪽과 배꼽 아래의 부위를 우디야나(Uddiyana)라고 한다. 이 위치를 제어하는 반다(Bandha)는 마치 사자가 코끼리를 죽음으로 몰아가듯이 통제한다.

잘란다라-반다(Jalandhara-bandha)
36.

잘란다라-반다(Jalandhara-bandha)를 할 때에는 목을 수축시키고 감로(甘露)가 불로 떨어지지 않게 하며, 나비-만달라(Nabhi-mandala)와 바유(Vayu)가 잘못된 길로 가지 않도록 한다.

　*나비-만달라(Nabhi-mandala)는 배꼽 주변에 위치한 기(氣)의 저장소로서 마니푸라-차크라(Manipra-cakra)와 같다.

물라-반다(Mula-bandha)
37.

항문과 생식기 사이의 회음부위(Yoni)를 발꿈치로 압박한다. 항문을 수축시키고 땅의 기운(Apana)을 위로 끌어올린다. 이를 물라-반다(Mula-bandha)라고 부른다.

(5) 프라나야마(Pranayama : 呼吸)의 수행
38.

죽음의 두려움으로부터 벗어나기 위하여 모든 요기(Yogi)와 무니(Muni)들은 바유(Vayu)의 통제를 성취하는 방법인 프라나야마(Pranayama)를 수행해야 한다.

*요기(Yogi)는 요가 수행자를 말하며, *무니(Muni)는 깨달음을 얻고자 하는 자를 의미한다.

39.

호흡(Vata)이 거칠어 안정되지 못하면 모든 것이 안정되지 못하지만, 이 호흡이 정지할 때는 모든 것이 멈춘다. 따라서 수행자는 호흡을 통제함으로써 육체와 의식의 흐름까지 움직이지 않게 할 수 있다.

40.

한사(Hansa)가 양 콧구멍을 통해 36 앙굴라스(Angulas) 정도 내쉬어진다. 이것을 프라나(Prana)라 부른다.

*한사(Hansa)는 호흡의 길이를 뜻하며, *앙굴라스(Angulas)는 약 70센티미터 정도의 길이를 말한다.

(6) 프라나(Prana : 氣)의 조절

41.

요가 수행자는 파드마사나(Padmasana)로 앉는다. 격리된 곳에서 시선을 코 끝에 집중하고 구루(Guru)와 시바(Siva)에게 경배하듯 프라나야마(Pranayama)를 수습(修習)해야 한다.

42.

프라나(Prana)는 몸의 바유(Vayu)와 아야마(Ayama)의 총체적 제어를 의미한다. 가장 높은 요가의 단계(段階)는 한 호흡만으로 모든 프라나야마

(Pranayama)를 할 수 있을 때이다. 이는 프라나(Prana)가 호흡(呼吸)에 의하여 브라흐마-란드라(Brahma-randhra)로 들어가기 때문이다.

 　*요가 수행자가 호흡을 통하여 육체내의 모든 기의 통로를 순환시키는 의미이다. 브라흐마-란드라(Brahma-randhra)는 요기(Yogi)들이 수행을 통하여 인체의 두개골에 있다고 생각하는 심상(心想)의 공간, 창조의 영역을 뜻하며, 호흡에 의한 기의 통제와 그 기운의 순환에 의해 수행자는 깊은 명상에 이르게 됨을 나타내는 구절이다.

43.

요기(Yogi)는 파드마사나(Padmasana)로 앉아서 이다(Ida)를 통해 프라나(Prana)를 들이마시고 최대한 억제한다. 그 후 핑갈라(Pingala)로 내쉰다.

44.

프라나야마(Pranayama)의 수습을 통하여 우유의 바다와 같이 빛나는 미간의 달의 광구(光球 : Candra-abyasa)를 명상할 때, 이는 수행자를 지복(至福)으로 이끈다.

45.

핑갈라(Pingala)로 서서히 프라나(Prana)를 들이쉬고 폐에 가득 채운 후 위에서와 같이 통제한다. 그리고 이다(Ida)로 내쉰다.

 　*이 구절은 오른쪽 콧구멍으로 마시는 숨을 핑갈라(Pingala), 왼쪽의 콧구멍으로 마시는 숨을 이다(Ida)로 표현한 것이다.

46.

프라나야마(Pranayama)의 수습을 통하여 타오르는 불꽃과도 같은 복부에 위치한 태양의 광구(Surya-gabysa)를 명상할 때, 이는 수행자를 지복(至福)으로 이끈다.

47.

프라나야마(Pranayama)의 수행(修行)으로 인하여 12개 마트라스(Matras)와
프라나바(Pranava)가 호흡의 세 부분인 들숨(Puraka)과 날숨(Recaka) 그리고
지식(止息 : Kumbhaka)에 의하여 통합된다.

　*마트라스(Matras)는 시간의 단위를 의미한다.

48.

낮은 단계에서의 프라나야마(Pranayama)는 12개의 마트라스(Matras)이고,
중간급은 두 번째 숫자이며 가장 최상의 것은 세 번째 마트라스(Matras)이
다.

49.

프라나야마(Pranayama) 수행의 첫 번째 변화 형태는 몸에서 열이 발생하
고, 그 다음에는 진동이 느껴지며, 마지막에는 받다-파드마(Baddha-padma)
의 자세에서 간혹 부양(浮揚)을 하기도 한다.

(7) 카르마(Karma : 業)의 소멸
50.

프라나야마(Pranayama)의 수행과정에서 흘린 땀을 몸에 문지르기를 권한
다. 이 호흡에 의한 기의 순행을 수행하는 요기(Yogi)는 짜고, 쓰고, 신
음식은 피하고, 신선한 우유를 마셔야 한다.

51.

프라나야마(Pranayama)의 수행은 서서히 해야 하며, 자신의 한계를 넘어
호흡을 멈추거나 급하게 내쉬어서도 안 된다.

52.

상승(上昇)하는 샥티(Sakti)의 힘으로 아파나(Apana)를 들이마시고, 내재된 프라나(Prana)와 통합하여 수슘나-나디(Sushumna-nadi)를 통하여 쿤달리니 (Kundalini)와 결합시킨다. 이 수슘을 행하는 요기(Yogi)는 모든 죄업(罪業)으로부터 해방된다.

53.

이렇게 함으로써 프라나야마(Pranayama)는 업(業 : Karma)의 기름을 태우는 불(Agni)이 된다. 이는 요가 수행자들에 의하여 업(業)의 바다를 가로지르는 굳건한 다리로 불린다.

54.

요기(Yogi)는 항상 아사나(Asana)로서 육체를 통제해야 한다. 질병은 프라나야마(Pranayama)로, 정신적인 혼란은 프라탸하라(Pratyahara)의 방법으로서 다스린다.

(8) 프라탸하라(Pratyahara : 制感)
55.

태양(Manipra-cakra)은 달(Ajna-cakra)에서 흐르는 감로(Soma)를 삼킨다. 그러나 태양속으로 감로(甘露)가 흐르지 않도록 억제하는 것을 프라탸하라 (Pratyahara)라고 한다.

56.

타원(楕圓)의 달로부터 온 이 여인은 태양과 조화를 이룬다. 이 둘의 조화로 인하여 나타나는 세 번째 변화의 결과는 죽음과 쇠약(衰弱)을 몰아낸다.

*은유적인 표현으로 된 구절의 오의(奧義)를 해석하기란 쉽지 않다. 달(Ajna-cakra)에서 흘러나온 감로(甘露 : Soma)가 태양의 자리인 마니푸라-차크라(Manipura-cakra)에 삼켜지는 것을 수행자가 호흡의 수습(修習)으로 조절함을 의미하고, 왼쪽 콧구멍(Ida)과 오른쪽 콧구멍(Pingala)으로 마시는 숨을 통한 기운(Prana)의 조화로서 마침내 합일(合一)을 이루어 수슘나(Sushumna)에 들게 될 때를 뜻하고 있다.

57.
배꼽 주위에는 타오르는 태양의 자리(Manipura-cakra)가 있고, 연구개(軟口蓋)에는 언제나 감로(甘露)로 가득한 달(Ajna-cakra)이 있다.

58.
아래로 향한 달의 감로(甘露)를 위로 열린 태양이 삼킨다. 이를 제어하는 수행법을 알게 되면 감로(甘露 : Soma)를 얻을 수 있다.

(9) 비파리타카라니(Viparitakarani : 逆轉位)
59.
복부(腹部)는 위쪽으로, 연구개(軟口蓋)를 아래쪽으로, 태양(太陽)은 위쪽으로, 달(月)을 아래로 향하는 이 자세를 비파리타-카라니(Viparita-karani)라고 한다.

  *태양(太陽)은 마니푸라-차크라(Manipura-cakra)를 의미하며, *달(月)은 아즈나-차크라(Ajna-cakra)를 뜻한다.

60.
요기(Yogi)들은 심장 부위에 세 겹으로 묶인 황소가 크게 울부짖고 있는 아나하타-차크라(Anahata-cakra)를 알고 있다.

61.

프라나(Prana)가 마니푸라카(Manipuraka)를 거쳐 아나하타-차크라(Anahata-cakra)를 교차하고, 위아-비슈다(Via-vishuddha)를 경유, 아즈나-차크라(Ajna-cakra)를 통과하여 사하스라라(Sahasrara)를 각성시킨 수행자는 죽음을 이겨내게 된다.

62.

각각의 차크라(Cakras)를 익히 알고 있는 사람들은 목에 위치하고 있는 비슈다-차크라(Vishuddha-cakra)의 실재(實在)를 안다. '비(Vi)'라는 단어는 함사(Hamsa)와 순다(Suddha)의 통합적 의미이며 순수함을 나타낸다.

63.

위대한 비슈다-차크라(Vishuddha-cakra)의 안에서 감로(Soma)를 유지시키고 태양의 입(Anahata-cakra)을 막으면 한 달 이내에 육체는 쇠약하지 않게 된다.

   *이 구절(句節)은 잘란다라-반다(Jalandhara-bandha), 또는 케차리-무드라(Khechari-mudra), 비파리타-까라니(Viparita-karani)를 의미하고 있다.

64.

신비한 라자단타(Rajadanta) 동공(洞空)을 혀끝으로 막고 감로(甘露)를 뿌리는 여신(女神)을 명상하면 여섯 달 이내에 현자(賢者)가 된다.

   *라자단타(Rajadanta) 동공(洞空)이란 연구개(軟口蓋) 위쪽의 비공(鼻孔)을 뜻한다.

65.

몸 가득 감로(甘露)가 넘쳐나는 수행자가 빈두(Bindu)를 상승시킴으로써 2~3년 안에 아니마(Anima)등과 같은 놀라운 힘을 얻게 된다.

*이 구절에서의 *빈두(Bindu)는 정액(精液)을 의미하지만 종자(種子), 소마(Soma), 성음(聖音)인 옴(Om)의 끝점을 의미하기도 한다. *아니마(Anima)는 몸을 미세하게 축소시키는 능력을 말한다.

66.

기름이 가득한 등잔에 불이 꺼지지 않듯이 달의 감로(甘露 : Soma)로 가득 찬 몸에서는 영혼이 떠나지 않는다.

(10) 다라나(Dharanas : 集中法)

67.

아사나(Asana)와 프라나야마(Pranayama), 프라탸하라(Pratyahara)를 체득한 수행자는 다라나(Dharanas)를 수행해야 한다.

68.

다라나(Dharana)의 수행에서 다섯 부타(Bhutas)는 심장으로부터 생성되어 몸 안의 각각 다른 위치에 존재한다. 다라나는 굳건한 마음으로 수행해야 한다.

*부타(Bhutas)는 각성된 의식이 육체적인 수행에서 집중의 자리, 또는 상태가 됨을 뜻한다.

69.

수행자는 프라나(Prana)를 온 마음으로 5 가티카스(Ghatikas : 약 2시간)동안 다섯 가지 빛의 날개를 가진 심장에 위치시키며, 브라흐마(Brahma)에 의해 통솔되는 금빛 봉황의 깃털처럼 아름다운 대지(大地)의 원소(Apana)에 집중한다. 이것은 양 눈썹 사이에서 황금색으로 빛나는 형태를 가진 라카라(Rakara)이다. 근원적 원소인 프리트비(Prithvi)의 집중(Dharana)을 성취한 요기(Yogi)는 대지의 한계를 극복한다.

70.

물의 원소는 초승달과 흰 쿤다(Kunda)의 형상을 하고 목에 위치한다. 이곳은 감로(甘露)로 가득 차 있으며 항상 비쉬누(Vishnu) 신(神)이 머무는 와카라(Vakara)의 형태를 가진다. 수행자는 프라나(Prana)를 그곳에 위치한 5 가티카스(Ghatikas : 약 2시간) 동안 온 마음을 모아 집중한다. 이 물의 원소에 대한 집중(Dharana)을 성취한 요기(Yogi)는 육체적인 모든 독소와 소화기계의 장애(障碍)들을 해소시킨다.

　*쿤다(Kunda)는 성(聖)스러운 뱀(蛇).

71.

연구개(軟口蓋)에는 불(火)의 원소가 예리하게 빛나는 삼각형으로 존재한다. 이는 인드라-고파(Indra-gopa)의 번개처럼 빛나며 레파(Repa)의 형상이다. 이는 산호처럼 아름다우며 루드라(Rudra)에 의해 통솔된다. 수행자는 프라나(Prana)를 그곳에 5 가티카스(Ghatikas : 약 2시간) 동안 온 마음을 모아 집중한다. 이 불의 원소에 대한 집중(Dharana)을 성취한 요기(Yogi)는 모든 불의 기운을 통제할 수 있다.

72.

대기(大氣)의 원소(元素)는 양 눈썹의 사이에 위치한다. 이것은 불꽃처럼 빛나며 둥근 가운데서도 날카롭다. 요기(Yogi)는 바유(Vayu)를 신성한 이스바라(Isvara)의 '유(U)' 음(音)과 함께 명상해야 한다. 수행자는 프라나(Prana)를 그곳에 5 가티카스(Ghatikas : 약 2시간) 동안 온 마음을 모아 집중한다. 이 대기의 원소에 대한 집중(Dharana)을 성취한 요기(Yogi)는 대기의 한계를 극복하여 허공을 난다.

3. 자유(自由)의 문

73.

우주의 원소 아카샤(Akasha)는 순수한 물처럼 맑은 브라흐마-란드라 (Brahma-randhra)에 위대한 사다시바(Sadasiva)의 '하(ha)' 음(音)과 함께 고요 함으로 존재한다. 수행자는 프라나(Prana)를 그곳에 5 가티카스(Ghatikas : 약 2시간) 동안 온 마음을 모아 집중한다. 이 허공의 원소에 대한 집중 (Dharana)을 성취한 요기(Yogi)는 모든 구속(拘束)으로부터 벗어나 완전한 자유의 문을 열게 될 것이다.

74.

이 부타(Bhutas)에 따른 다섯 다라나(Dharanas)는 견고함(Stambhani)과 유연 함(Dravani), 불타오름(Dhani)과 소용돌이(Bhramani), 그리고 흡수력(Sosani) 으로 상징되며, 이러한 수행을 성취한 요기(Yogi)는 견고함(Stambhana)과 유연함(Dravana) 등의 힘을 부여받게 된다.

75.

항상 이 다섯 다라나(Dharanas)의 진실한 의미에 대한 명상(冥想)속에서 행 동하는 요기(Yogi)는 모든 죄업으로부터 벗어나게 된다.

(1) 댜나(Dhyana : 禪定)

76.

수행자의 모든 상념은 심장부근에 존재 하지만, 이 마음이 근원적 진아

(Atman)에 고정되었을 때 이를 댜나(Dhyana)라고 한다.

77.

댜나(Dhyana)는 사구나(Saguna)와 니르구나(Nirguna)의 두 갈래가 있다. 사구나(Saguna)는 목적의식이 남아 있는 반면, 니르구나(Nirguna)는 어떠한 의식(意識)도 남지 않고 비어 있는 완전함 그 자체이다.

(2) 차크라(Cakra : 圓輪)

아다라-차크라(Adhara-cakra)

78.

아다라(Adhara)라고 불리는 첫 번째 차크라(Cakra)는 불타오르는 황금(黃金)의 형상을 한다. 수행자가 시선을 코끝에 집중하고 이곳을 명상(冥想)할 때 모든 죄업으로부터 자유로워진다.

스와디스타나-차크라(Svadhisthana-cakra)

79.

스와디스타나(Svadhisthana)라고 불리는 두 번째 차크라(Cakra)는 루비처럼 빛나는 형상을 한다. 수행자가 시선을 코끝에 집중하고 이곳을 명상(冥想)할 때 모든 죄업으로부터 자유로워진다.

마니푸라-차크라(Manipra-cakra)

80.

마니푸라카-차크라(Manipuraka-cakra)는 떠오르는 아침 해의 형상이다. 수행자가 시선을 코끝에 집중하고 이곳을 명상(冥想)할 때 온 세계와 감응(感應)한다.

81.

명상이 정신적인 성화를 목적으로 하지만, 이는 신체에 내재한 생명의 기운과 결부됨이 바람직하다. 따라서 각 차크라의 조화된 계발을 통한 심신의 균형을 이루어야 한다.

아나하타-차크라(Anahata-cakra)
82.

시선을 코 끝에 집중하고 프라나야마(Pranayama)를 통하여 구속되지 않는 번개처럼 빛나는 심장의 연꽃 아나하타-차크라(Anahata-cakra)를 명상한다. 이로써 수행자는 우주의 창조력인 브라흐만(Brahman)과 하나가 된다.

비슈다-차크라(Visuddha-cakra)
83.

간디카(Gandika), 또는 칸다(Kanda)의 중앙(中央)에는 감로(甘露)의 원천인 비슈다-차크라(Visuddha-cakra)가 존재한다. 수행자가 시선을 코끝에 집중하고 이곳을 명상할 때 브라흐만(Brahman)과 합일(合一)을 이룬다.

아즈나-차크라(Ajna-cakra)
84.

시선을 코 끝에 두고 미간의 중앙에 위치한 아즈나-차크라(Ajna- cakra)를 명상할 때 수행자는 가득한 환희(歡喜)속에 든다.

85.

시선을 코 끝에 두고 우주(宇宙)를 명상한다. 이는 사방을 동시에 바라보는 완전하고 평화로운 시바(Siva)의 형상이다. 이로서 수행자는 모든 번뇌와 고통으로부터 벗어난다.

86~87.

항문(Adhara)과 성기(Svadhisthana), 복부(Manipra)와 심장부위(Anahata), 목과 구개(Visuddha), 그리고 루드라(Rudra)의 자리인 미간(眉間)의 정수(精髓 : Ajna)와 우주를 명상(Parameshvara)하여 깨우친 요기(Yogi)는 모든 신기루와 같은 공허함과 망상에서 벗어나 순수함과 빛남의 진리(Atma)와 하나가 된다.

(3) 아트마(Atma : 眞我)

88.

위에 설명한 차크라(Cakra)의 명상으로 대지(Prithvi)와 물(Ata), 공기(Prana), 불(Agni) 등의 성질들을 주체적인 나(Atma)와 합일한 요기(Yogi)는 8가지의 놀라운 힘(Siddhi)을 발휘한다.

89.

보조 요소의 두 가지 원리는 색깔 또는 문자음으로 상징되며, 주체(主體)는 아트마(Atma)를 의미한다.

*보조요소는 자연물의 형태나 소리를 의미하며, 아트마(Atma)는 개인적 신성(神性)과 진리(眞理)를 뜻하며, 진정한 진아(眞我), 즉 '참나'를 의미한다.

90.

보조 요소들은 수행자들에게 자연의 원리에 반하여 착각을 가져오는 그릇된 지식을 내포한다. 진리의 반복된 명상만이 이 모든 부속물들을 깨뜨린다.

91.

보석이 제 빛을 찾게 되면 쿤달리니(Kundalinl)가 깨어나 영혼이 자유롭게 되고 모든 보조요소들에서 벗어난다.

92.

진리(眞理)를 깨우친 사람들은 이 진리(Atma)에 의하여 모든 번뇌와 고통에서 벗어나고 어떠한 구속됨이나 굴레가 사라진 완전한 자유인이 된다.

(4) 사마디(Samadhi : 三昧)

93.

귓 속 깊이 존재(存在)하는 신비한 음향인 나다누산다나(Nadanusandhana)를 다섯 탄마트라스(Tanmatras)로서 명상할 수 있게 되면 그로부터 삼매(Samadhi)가 시작된다.

　*나다-아누산다나(Nada-anusandhana)는 우주의 진동음. 태초의 우주적 확장으로부터 오는 미묘(微妙)한 음향(音響)을 관상하는 수행법.

94.

프라나(Prana)가 통제되고 마음이 제어되었을 때 요기(Yogi)는 육체의 의식(意識)인 소우주(Jivatma)와, 대우주 정신(情神)인 파라마트마(Paramatma)와 통합(統合)되어 삼매(Samadhi)로 불리는 진아(眞我)의 탐색을 경험한다.

95.

삼매(Samadhi)는 다섯 나디(Nadis)에 집중(Dharana)되고, 60나디(Nadis)에 몰입(Dhyana)되어 있는 동안 존재하며 프라나(Prana)가 최소한 12일 동안 통제된다.

96.

삼매(Samadhi)에 든 요기(Yogi)는 성(聲), 촉(觸), 색(色), 미(味), 향(香) 등의

오감(五感)이 통제되고 자기와 대상의 구별이 없다.

97.

삼매(Samadhi)에 든 요기(Yogi)는 시간을 초월하여 어떠한 행위도 취하지
않기에 어떤 것에도 인과관계의 영향력이 없다.

98.

브라흐만(Brahman)에 대해 깨달음을 얻은 사람들은 브라흐만이 순수하고
고요하며, 위대한 우주처럼 광활한 자연의 지식과 창조적 축복(祝福) 그
자체임을 안다.

99.

지혜를 깨우친 요가 수행자는 언제나 우유에 우유를 섞고, 기름에 기름을
더하며, 불에 불이 더해지듯이 구별됨이 없는 하나이다.

(5) 묵티-소파나(Mukthi-sopana : 解脫의 계단)

100.

최고의 단계(段階)에 도달한 요가 수행자는 해탈의 계단(Mukthi-sopana)에
의해 항상 진아(眞我)를 유지하여 진리의 불꽃으로 우거진 숲 속의 어느
곳에도 편재(遍在)한다.

편집후기

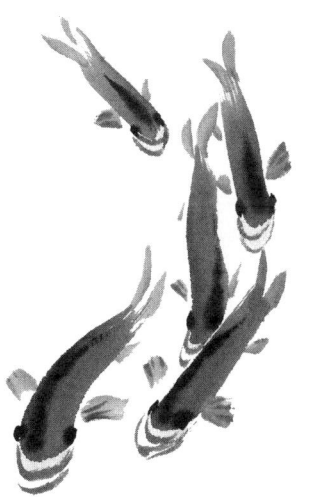

요가의 발생지 인도를 여행하고 되돌아오는 길에서 만난 수많은 일들과 인연들이 고맙게 때로는 힘들게 저를 성장시켜주었습니다. 모든 것이 이어져야 하고 만나야 할 제 업이라면 그때 원하지 않았었다 해도 분명 스스로 뿌린 씨앗의 결과이겠기에 당연하게 받아들이고 싶었습니다. 발걸음이 조금 무뎌질 즈음, 수없이 떠오르는 의문과 절실한 해답의 갈망으로 이미 앞서 그 길을 걸었던 이들의 깊은 애정과 충고가 위안이 될 것임을 확신하며 사람과의 인연을 맺는 일이 아닌 어떤 일에 한마음으로 몰두해보고자 시작한 것이 요가 경전을 편역(編譯)하는 작업이었습니다. 해석과 문맥이 맞는지 수도 없이 보고 또 보며 삭제와 삽입을 반복하다보니 시력도 상당히 흐려지고, 그렇게 5년이라는 시간이 경과한 이 시점에서 나름대로 요가의 이해와 공부가 더 깊어진 것 같으나 실천이 뒷받침되지 못한 미흡함이 있지만 앞으로 더 잘 이해되고 정돈된 책이 출간되리라 기대하며 이 정도에서 작업을 마무리하려고 합니다.

한국요가 발전의 역사가 40여 년을 이어오는 동안 요가에 대한 인식이 부족한 환경에서도 요가 수행자들의 부단한 수행과 연구의 노력으로 요가에 관한 많은 결과물들이 있었습니다. 반만년 어쩌면 그 이상의 시간을 거슬러 밤하늘의 별들만큼이나 많은 선각자들이 오가며 그 내면적 경험과 철학들을 현재에까지 전하고 있습니다. 그들의 선지식과 가르침을 바르게 이어받고 발전시키려 하는 개인적 다짐과 요가의 길을 걷는 사명감으로 요가의 정도(正道)를 찾고자 하는 수행자들에게 바른 길잡이가 되었으면 하는 소박한 마음에서 인도와의 인연과 요가의 만남을 소중히 여기며 요가가 언급된 수많은 문헌들과 경전들 중에서 요가에 관해서 명확하게 기술된 내용의 경전들만을 모았습니다.

초기의 한국 요가는 인도에서 직접 들어오지 못하고 불교사상에 가미되어 조금씩 알려졌다가 일본을 거쳐 들어왔으며, 현재는 미국을 중심으로 불어오는 서양의 바람을 타고 새롭게 각색되고 바뀌어 되돌아오는 추세입니다. 정신세계마저 동서양으로 나누어 구분하고 싶지는 않지만, 분명히 동양의 정서는 서양의 일부분에 대한 세세한 고찰보다는 어떤 대상을 전체적으로 보는 시야가 강하다 할 것입니다. 소우주인 자신의 육체로부터 우주전체로 확장되는 의식의 통합을 목적으로 하는 요가의 사상과 철학을 깊이 이해하기 위해서는 전체를 바라보는 사유가 녹아 있는 동양의 고전을 통해서 가능하리라는 기대가 이 경전을 한국에 소개하는 또다른 이유가 되었습니다.

이 경전을 편집하는 과정에서 한 가지 위안이 되는 것은 일본식 발음의 잔재를 혼란스럽지 않도록 정리한 점입니다. 용어에 대한 발음이 원어에 가깝다면 굳이 일본식이니 영어식이니 하지 않아도 되겠지만 적어도 일본의 영향에서 벗어나기가 쉽지 않았던 몇 년 전만 해도 요가 전문서적에는 일본어의 발음이 남아 있었습니다. 파드마아사나를 파도마아사나, 싯다사나는 시이따사나, 박티요가는 바쿠티요가, 사트바는 삿토바, 무드라는 무도라아로 표기되어 많은 이들이 그대로 받아들여야 했지만, 이제는 많은 요가학도들과 수행자들이 자유롭게 인도를 오가며 여행과 공부와 수행을 하고 있기에 오역과 잘못된 요가의 이해를 바로 세우는데 직·간접적으로 충분한 역할을 하고 있습니다. 그러나 모두가 인도를 건너가야 요가를 정확히 알고 할 수 있는 것은 분명 아닙니다. 경전의 공부 또한 수행의 전부가 아닌 이유는 머리로 이해하는 지식의 차원이라기보다는 가슴으로 느끼고 실천하는 생활 그 자체가 요가이기 때문입니다. 요가는 엄밀하게는 개인의 세계이기에 좋은 인연으로 스승을 만나지 않으면 깊이 이해할 수 없습니다. 스승이 준비되지 않은 제자에게 쉽게 그 비의(秘意)를 전하지 않았던 전통의 숨은 의미는 설령 요가의 진수를 지도하고 보여준다 해도 제자가 그 가치를 알지 못하면 아무런 소용이 없었기 때문이고, 그러한 연유로 전수의 범위가 확대되는 것은 결코 쉽지 않았습니다. 따라서 요가의 비전을 함부로 공개하지 말라는 거듭된 경전문구의 당부들을 이해할 수 있는 대목입니다. 그럼에도 불구하고 요가비전(秘典)을 경전의 큰 제목으로 삼은 것은 결코 드러내서는 안 되는 가르침임을 경전들이 거듭 강조하고 있지만, 정신의 진화가 정점으로 향하고 있는 현재 그것을 계속 비밀로 해서 언제 누가 도움이 될 것인가를 생각해보며, 지금을 사는 모두에게 과거의 비밀이 미래의 밝은 빛이 되기를 바라는 마음으로 영어의 비전(Vision)의 비슷한 발음과 의미를 그려보며 함께 사용하였습니다.

이 책들은 카이발야다마(Kaivalydhma) 요가 연구소에서 산스크리트(Sanskrit) 원본의 기록들을 오랜 기간에 걸쳐 완성한 것으로서 영역(英譯)으로 출판된 자료들을 정리하여 한국어로 엮은 고전요가 경전(經典)들입니다. 요가의 가장 중요한 이론적 토대가 되는 요가-수트라(Yoga-sutra)는 주석서들을 참조하여 현대적 시각으로 재해석하였습니다. 그러나 이론적 사상이나 논증만이 아닌, 실증적인 면을 필요로 하는 시대적 흐름에 따라 대표적인 하타-요가 경전들, 하타요가-프라디피카(Hathayoga-pradipika), 게란다-상히타(Geranda-samhita), 시바-상히타(Siva-samhita), 고락셔-샤타카(Goraksa-sataka) 등만을 모아 출간합니다. 경전이 갖는 경직된 문구는 독자들이 쉽게 이해할 수 있도록 *(참고)의 표기를 하였고, 경전(經典)에 언급된 요가 자세(Asanas)와 요가적인 호흡법(Pranayamas), 의식의 외적 표시

(Mudras), 육체적 정화법(Shatkarmas)까지도 사진과 함께 동영상으로 모두 제작하여 수록하였습니다. 그리고 요가의 이론적인 공부를 더 깊이 하려는 사람들은 요가 용어에 대해 정확히 알고 싶어 하기에 조금 많은 양의 용어해설집도 편역 과정에서 따로 엮었습니다.

다만, 이 경전의 편역에서 독자들에게 특별하게 양해를 구하고자 하는 점은 요가경전에 있는 전문적인 용어의 표기방식에 대한 것입니다. 범어(Sanskit)는 아주 오래전에 사용된 언어체계이며 그 언어가 만들어진 인도 대륙에서도 사용이 극히 미미해진 지금, 한 단어가 가지는 여러 의미를 제대로 이해하고 해석하기가 쉽지 않으며, 또한 영어로 번역되는 과정에 그 본뜻이 퇴색되어진 점도 없지 않습니다. 운문형식의 구어체와 고어적(古語的)인 표현과 감탄사들을 다 빼버리면 경전으로서의 느낌이 없어지는 고전(古典)들이기에 문장과 어휘선택에 어려움이 있었고, 정확한 단어의 해석도 중요하지만 음운 표기의 통일성에 대한 고민도 많았음을 고백합니다. 범어(Sanskit)는 장음과 단음의 구분이 있고 센소리보다는 된소리에 가깝고, 이전의 우리 한글에서도 있었으나 생략된 비음과 중간음이 많이 사용되어 한글로 표기하기에 어려움이 많고, 발음 그대로를 사용해야 마땅하지만 범어(Sanskrit)가 영어로 번역되는 과정에서 표기된 범어의 음운체계에 맞출 수 없었습니다. 만약 범어(Sanskit)식으로 우리말에 적용한다면 요가라는 단어부터 문제가 되어 '요가'라기보다는 '요거'나 '요그'에 발음이 가깝고, 파탄잘리-요가수트라는 빠딴잘리-요그수뜨러, 하타요가도 하따요그가 되며, 많이 알려진 탄트라요가는 딴뜨라-요그라고 해야 하고 쿤달리니는 꾼달리니, 차크라는 짜끄라, 프라나야마는 쁘라너얌, 아사나 또한 아산너라고 해야 정확할 것입니다. 물론 얼마든지 그렇게 바꿀 수도 있지만 한국 사람들은 된 발음보다는 센 발음이 더 자유롭고 이미 고정화되어버린 단어의 익숙해진 느낌을 반드시 소리나는 그대로 옮겨야만 한다는 생각보다는 읽고 그 뜻을 이해할 독자들의 편리성에 중점을 두어 양해를 구하고자 했습니다. 또 다른 이유는 그와 같은 용어가 표기된 요가에 관한 많은 책들이 이미 영역에서 한글판으로 번역 사용되고 있었기에 독자들의 혼란을 줄이려 불가피한 선택으로 혼용하였음을 이해하기를 바랍니다.

용어 해설집은 영어로 번역된 경전과 일본어로 번역된 내용을 비교하며 작업했지만 뭔가 아쉬움이 많아서 조금 익힌 범어(梵語 : Sanskrit)를 직접 해석해보고자 시도했습니다. 그러나 시간이 너무 많이 걸리고 제대로 되었는지조차 알 길이 없을 때가 많아 요가를 깊이 공부하려는 사람들을 위해 그동안 많이 접해본 용어를 위주로 범어사전에서 확인하며 필요한 만큼을 따로 정리하였으니 참고하시기 바랍니다. 좀더 정확한 발음을 원하는 사람은 산스크리트 전문서적의 도움을 받았으면 하며, 분명히 이 경전에 나타난 용어들은 음역(音譯)보다는 그 용어가 가진 뜻에 더 큰 의의를 둔 의역(意譯)임을 아울러 밝혀둡니다.

경전의 경구와 범어의 용어들은 이미 번역된 수많은 요가에 관한 책들에 익숙해진 독자들의 이해에 맞추기 위해 대부분 그냥 영어체계의 발음을 택하였지만, 요가-수트라(Yoga-sutra)의 경구는 한국어식 발음으로 암송할 수 있도록 원문에 가깝게 특별히 음역하여 삽입하였습니다. 요가경은 진리로 인도하는 길이라 인정하는 요가 수행자가 만트라(Mantra)로 독송(讀誦)하며 그 깊은 의미가 영혼의 순화를 위한 크리야-요가(Kriya-yoga)의 방편이기 때문에 읽고 따라 외울 수 있도록 음역된 발음 그대로를 표기하였습니다. 이 요가경전의 의미를 숙지(熟知)하여 내면의 진아(眞我)를 성찰하고, 요가 수행의 길에서 높은 성취를 이루기를 기원합니다.

요가 전문가나 연구가가 셀 수도 없이 넘쳐나는 현실이지만 진정한 요가의 메시지를 따라 묵묵히 실천 수행하는 사람은 세상에 잘 알려지지 않거나 만나기가 어렵습니다. 요가는 꺼내서 자랑하면 그 가치가 없어진다는 경전의 뜻을 요가 수행자들은 가슴 속 깊이 새겨야 하며, 지도자들은 요가의 향기를 나누어 갖고 더 전달할 사명도 중요하겠지만 공부하는 자가 갑자기 가르치는 자가 된다면 그 공허를 누가 메워줄 것인가를 생각해야 합니다. 자기가 좋아서 하던 것이 일이 되어 그 노예가 된다거나 좋아서 가던 길을 멈추고 안내인을 자처하며 정작 자신은 그 길의 입구에서 서성이는 꼴이 되고 만다면, 그것은 분명 모순이며 우스운 일이 될 것임을 잊지 말아야 합니다.

근래 들어 요가가 많이 알려지면서 몸으로 보여주는 신기한 몸짓에서 이제 건강관리법으로 나아지긴 하였어도 다이어트요가, 질병치료의 요가로 알려지고 있는 현실에서 심신을 완성해가는 수행체계라고 하면 오히려 의아하게 생각하는 점은 요가 지도자들의 책임이 크다 할 것입니다. 서양에서 인정한 하타요기(Hatayogi) 아엥가(Iyengar)의 요가가 정통 교본으로 오해되어 알려지고 있거나, 역 수입되는 할리우드(Hollywood)식 요가의 혼란속에서도 차분히 요가의 근원적인 메시지를 찾아보려는 수행자들을 기대합니다.

요가에 관한 서적들이 많이 출판되어 때로는 정확하게 때로는 응용되어 소개되고 있지만, 가장 중요한 텍스트가 없이 아전인수식의 책의 편집과, 기본적인 아사나의 이름도 제각기 다르게 만들어 사용하고 엉뚱한 의미로 해석되기도 했습니다. 요가의 뿌리가 되는 경전의 제언(提言)을 통하여 이러한 오류를 바르게 정리하고자 하는 의도에서 시작한 작업이었지만 짧은 지혜로 오랜 수행의 가르침들을 바르게 이해하며 옮기기가 결코 쉽지는 않았습니다. 요가의 이론적 근거와 토대가 되는 요가 경전이 절실하게 요구되는 이 시점에서 수없이 변형된 요가의 자세(Asanas)에 대한 원류를 분명히 하고 그에 따라 바른 해석과 재평가가 지도자들과 수행자들 사이에서 논의되어 요가의 길을 걷는 이들의 길잡이가 되기를 기원합니다.

'요가', 그 성취의 끝을 바라보며 지금도 기어가듯 눈 먼 길을 향해가는 내 자신의 주제 없음을 알면서도 오랜 시간 요가와 인연을 맺고 영원의 바다를 그리며 이 거친 인생바다를 각기 항해하는 이들과 목적의식과 동지의식, 그리고 항해하는 방법들을 공유하고 싶었습니다. 경전의 글귀들은 능력으로 적은 것이 아니고 단지 옮겨 적었을 뿐이며, 한 단어, 한 줄의 글귀가 이해되고 도움이 되거나 방해가 되는 것은 이제 독자들의 몫입니다. 이 경전의 내용이 삶의 의문부호들의 키워드가 되기를 바라지만 때로는 붙들어 매는 닻이 될 수도 있음을 상기하기 바랍니다.

언젠가 인도여행 도중 식당에 놓인 방명록(芳名錄)에 적혀 있던 어떤 수행승의 글을 떠올려 봅니다. "장님에게 길을 물었더니 지팡이를 건네주더라." 장님이 장님을 인도하면 오히려 스스로 가게 내버려두는 것만도 못할 수 있기에 각자의 길을 스스로 찾아갈 수 있도록 지팡이를 건네는 심정으로 이 경전들을 소개합니다. 누구도 알 수 없는 길에 과거의 나무로 만들고 미래를 홀로 걷는 이를 위한 요가라는 이름의 지팡이를 건넸으니 부디 자신의 완전성을 이루기 위하여 수행하기를 진심으로 기원합니다. 이 책을 삶이라는 바다에서 고독한 항해를 했던, 하고 있는, 해야 할, 모든 영혼에게 바칩니다. 옴 샨티 샨티, 샨티히……

요가용어해설

경전의 번역 과정에서 언급되어 있는 범어(梵語)를 바탕으로 요가를 깊이 공부하는 수행자들의 이해를 돕기 위해 기본적인 용어들을 정리하였습니다. 정확한 해설이 되었기를 바라지만 행여 진의(眞意)가 잘못 해석되었다면 본 역자의 공부가 부족함이며, 혼란이 없도록 이를 계기로 좀더 정리된 요가용어 사전이 세상에 나오기를 기대합니다.

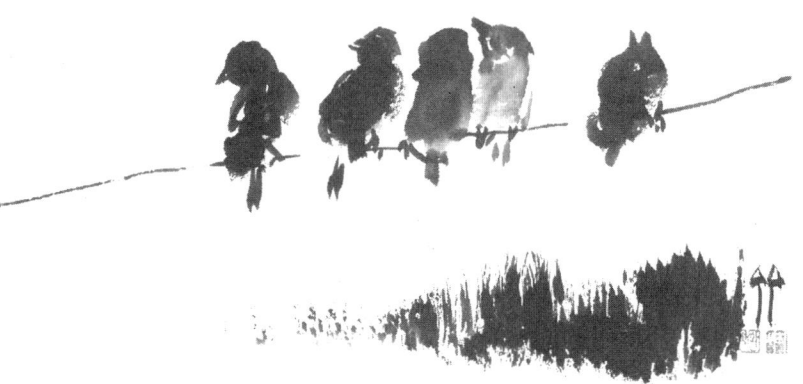

ㄱ

가네샤(Ganesha) : 감파티(Gampatti), 또는 거너파티(Ganaptti)라고도 하며, 시바신의 아들이다. 수행의 장애(障碍)를 제거하여 성취를 가져다주는 수호신(守護神)이며, 지혜와 부귀를 상징한다. 오해한 시바의 분노에 의해 목이 잘리고, 코끼리의 머리를 새로 붙이게 되었다. 인도의 신은 무소불위의 능력을 가졌지만 자신의 입으로 말한 약속은 바꾸지 못하는 규칙이 있기 때문에 시바의 권능으로도 이미 죽은 아들을 어쩌지 못하고 대신 코끼리의 머리를 붙이게 된 것이다. 인도인들에게 가장 친숙하고 사랑 받는 신으로서 매년 큰 축제가 전국에서 열리며, 학교에 입학하는 자녀들의 바른 교육을 원하는 기원을 이 신에게 드린다. 인도의 사원, 학교, 호텔 등 도처에서 가네샤 조각신상을 볼 수 있다.

가루다(Garuda) : 힌두교와 불교의 전설에 등장하는 상상 속의 새인 봉황이나 독수리 형태의 거대한 신조(神鳥)이다. 힌두 신화에서는 용(龍 : Naga)을 퇴치하는 신통력을 가진 사람 얼굴 모양의 새로서 유지(維持)의 신(神)인 비쉬누(Vishnu)를 태우고 날아다니는 불사조(不死鳥)로 묘사되고 있다. 불교에서의 가루다는 팔부(八部)의 한 위치를 차지하며, 용을 잡아먹고 하늘 끝까지 닿을 만한 날개와 거대한 힘을 지닌 새로 묘사되고 있다.

가르바(Garbha) : 창조적 생명을 잉태한 우주적 어머니.

가리마(Garima) : 희망하는 욕구를 성취함(Ashta-siddhi).

가자-카라니(Gaja-karani) : 육체적 정화법(Shat-karma)의 한 가지. 위장의 정화법이며 복부를 눌러 마신 물을 코끼리가 코로 내뿜듯 토해냄.

가타-아바스타(Ghata-avastha) : 명상의 두 번째 단계인 내면의 소리를 경험함.

간디바(Gandhiba) : 대 서사시 마하바라타(Mahabarata)에 등장하는 영웅 아르쥬나(Arjuna)가 사용했다는 활로 그 소리가 특이하게 울려서 소리만 듣고도 아르쥬나가 어떻게 싸우는지 알 수 있었다는 내용이 나온다.

강가(Ganga) : 흔히 영어식 표기에 의하여 '갠지스강'으로 알려져 있으나, 인도신화의 은하계에서 태어난 여신 강가데비(Gangadevi)의 머리카락에서 흐르는 감로(甘露)로부터 시원(始原)이 되는 강이다. 힌두교도 사이에서는 이 강물에 목욕재계하면 모든 죄를 면할 수 있으며, 죽은 뒤에 이 강물에 뼛가루를 흘려보내면 극락에 갈 수 있다고 믿고 있다. 강가 강 유역에는 연간 100만명 이상의 순례자가 찾아드는 유명한 베나레스(Venares)를 비롯하여 하르드와르(Hardwar), 알라하바드(Alahabad)등 수많은 힌두교 성지(聖地)가 있다. *(쿰부멜라 참조) ① 히말라야(Himalaya)의 강고트리(Gangotri)에서 발원하여 인도의 북부지역을 적시며 벵갈(Bengal) 만(灣)에 이르는 인도인들의 가슴에 있는 신성한 축복의 어머니 강(江). 힌두(Hindu)문화에서 정신적으로나 종교적으로 영적인 죄업을 씻어내는 중요하고 거룩한 곳이다. ② 요가에서는 이다-나디(Ida-nadi)를 상징한다. ③ 인도역사의 중요한 무대이며 힌두문화의 젖줄과도 같은 강이다.

강가데비(Gangadevi) : 인도신화의 은하계에서 태어난 여신. 시바(Siva)의 배우자.

갸나(Jnana) : 참 자아에 대한 지혜 또는 지성. 지성을 도구로 깨달음에 이르고자 수행하는 사람을 '갸니(Jnani)'라고 부른다.

갸나-무드라(Jnana-mudra) : 엄지와 검지를 붙여두고 세 손가락은 편 형태의 지혜를 상징하는 깊은 명상을 위한 영적행위.

갸나-요가(Jnana-yoga) : 지혜(知慧)의 요가. 즈나나-요가, 또는 냐나-요가라고도 음역(音譯)한다. 학문적이고 개념적인 지식과 직관적 통찰력 즉, 신의 지혜를 포괄한다. 무지에서 벗어나 지혜를 얻기 위한 방편으로 학문적 지식을 쌓는 것이며, 편협(偏狹)되지 않고 깊이 알기 위한 다양한 경험을 필요로 하는 수행자의 분별심(分別心)을 이끄는 중요한 열쇠이자 궁극적 목적이 되는 진리(眞理)의 의미를 가진다. 지성을 통해 현상 세계의 본성을 탐구하여 근원(根源)에 대한 올바른 통찰로 본성(本性)과의 합일을 추구하는 요가.

갸나-인드리아스(Jnana-Indriyas) : 다섯 가지 감각기관(눈, 코, 귀, 혀, 피부)에 대한 인식.

게란다-상히타(Gheranda-samhita) : 하타-요가(Hatha-yoga)의 교본과 같은 경전이며, 32

개의 아사나(Asanas)를 위시하여 호흡법(Pranayama)과 감각의 제어(Pratyahara), 그리고 무드라(Mudras)에 관하여 상세하게 적고 있다.

고락나트(Gorakhnath) : 마첸드라나트(Matsyendranath)의 수제자이며, '양떼의 주인'이라는 어원은 세속적인 더러움을 극복하고 금욕적인 고행을 통하여 요가의 성취를 이룬다는 상징적 의미이다. 9~12세기경 하타-요가(Hatha-yoga) 나타(Nath)파의 창시자로서 탄트릭(Tantric)의 종합적인 수행체계를 완성한 스승이자 고락샤-샤타카(Goraksa-sataka)의 저자(著者)로 알려진 요기(Yogi). 고명한 84명 요가 성취자의 계보(系譜)를 이은 요가의 큰 스승(Guru).

고락샤사나(Gorakshasana) : 위대한 요가의 성취자, 요기(Yogi) 고락나트(Gorakhnath)에게 헌정(獻呈)된 요가의 진보된 자세.

고맘사(Gomamsa) : 문자적으로 해석한다면 쇠고기나 사람의 혀(舌)를 의미한다.

고무카사나(Gomukhasana) : 하타-요가(Hatha-yoga)에서 중요한 위치의 소(牛) 얼굴의 자세.

구나(Gunas) : 자연의 내적인 속성 또는 성질. 밝고 가벼운 성질의 사트바(Sattva)구나, 어둡고 무거운 성질의 타마스(Tamas)구나, 활동과 운동성의 라자스(Rajas)구나가 있다. 샹캬 철학에서 보이는 푸루샤(Purusha), 즉 순수정신은 구나의 활동력과 프라크리티(Prakriti)의 자연적 요소의 결합으로 우주 삼라만상이 전개된다는 이론을 제시하고 있으며, 요가철학에서는 아트만(Atman), 즉 진아(眞我)는 구나의 변화에 따라 마음의 변화가 있으며, 사트바의 조명지(照明知)에 의해 본래의 참 모습을 경험한 진아(眞我 : Atman)가 해탈의 세계로 들어간다는 것이며, 이는 오직 실천적 요가수행으로써 가능함을 설명하고 있다.

구루(Guru) : 인도나 티벳 등지에서 정신적인 깨달음을 얻은 이에게 붙이는 존칭. 문자적인 뜻은 어둠을 몰아내는 사람이다. 여기에서 구(Gu)는 어둠, 루(Ru)는 빛을 뜻한다. 무지를 깨우치게 하고, 무명(無明)을 제거하여 어둠에서 벗어나도록 빛을 주는 정신적 지도자. 무지(無知)로부터 깨달음으로 인도하는 영적인 스승의 의미이기도 하다.

구루-차크라(Guru-cakra) : 미간에 위치한 아즈나-차크라(Ajna-cakra)를 의미하며, '나' 라는 개성이 사라지는 자리이므로 여기에 스승의 바른 인도(引導)가 반드시 필요하다. 구루(Guru)는 빛을 제시하는 스승이며 안내자이기 때문이다.

굴마(Gulma) : 만성위염.

굽타(Gupta) : 비밀의 또는 감추어진.

굽타사나(Guptasana) : 싣다사나(Siddhasana)와 비슷한 감추어진 자세. 비밀의 자세로 불린다.

그란티(Granthi) : 결절(結節). 육체적인 의미보다는 정신적인 미묘한 매듭.

그리하스터-아쉬라마(Grihastha-ashrama) : 인도의 전통적 인생 수행기에서 25～40세 까지 사회 속에서의 역할을 다하며 가정을 지키는 시기.

ㄴ

나가(Naga) : 인도 신화에서 용과 뱀의 중간 정도 되는 존재.

나가-바유(Naga-vayu) : 트림이나 딸꾹질이 나게 하는 생기(生氣).

나다(Nada) : 심장의 고동소리. 시바(Siva)와 샥티(Sakti). 음(陰)과 양(陽)이 합일되는 미묘한 진동과 음향.

나다누산다나(Nadanusandhana) : 우주의 진동음, 또는 육체의 미묘한 소리를 듣는 수행.

나다-요가(Nada-yoga) : 요가에는 많은 종류와 그에 따른 수행방법들이 있는데 그 중 나다-요가는 소리의 집중을 통하여 우주적 해탈로 나아가는 요가이다. 자연적인 음향이나 수행자 자신의 육체 내면에서 울리는 미묘한 소리에 집중함으로써 온몸을 순환하는 기의 흐름을 제어하기도 하고, 삼매의 경지에까지 이끄는 수행체계이다. 나다

(Nada)는 심장에서 고동치는 미묘한 음향을 뜻한다. 요가는 진동을 중요하게 보며 모든 생명의 근원적 힘은 이 진동을 통해서 이루어진다고 말한다. 우주의 소리이며, 창조적 소리의 상징인 옴(Aum)은 창조적이고 활동적인 힘의 상징 '아(A)'와 순수하고 균형을 유지하는 힘 '우(U)' 그리고 재창조를 잉태한 침묵의 힘 '口(M)'으로 구성된다.

나디(Nadis) : 인체 내의 미세한 기운(氣運 : Prana)이 흐르는 통로. 기맥(氣脈). 비관(秘管). 생명의 기운이 순환하는 통로. 한의학의 경락(經絡)이 오장육부(五臟六腑) 중심이라면 나디(Nadi)는 차크라(Cakra)가 중심이며 인체 생리학적으로는 모든 순환계를 다 포괄하는 것으로 이해할 수 있다. 일반적으로 인도의 인체생리학인 아유르베딕(Ayurvedic)에서는 72,000개의 기(氣)의 통로(Nadi)가 인체에 있다고 한다. 이 중에서 가장 중요한 나디(Nadi)는 이다(Ida), 핑갈라(Pingala), 그리고 수슘나(Sushumna)이고, 요가 수행자가 중요하게 여기는 기의 통로이다.

나디-소다나-프라나야마(Nadi-sodhana-pranayama) : 나디(Nadi)를 정화시키는 호흡 수행. 왼쪽(Ida-nadi)과 오른쪽(Pingala)의 콧구멍으로 들숨과 날숨을 번갈아 막고 열어 온몸을 도는 모든 기(Pranas)의 통로들을 정화시키는 요가 호흡 운기법. 이 호흡 이전에 해야 할 샷-카르마(Shat-karmas)는 네티(Neti)로 비강을 청소하는 것이다.

나마스떼(Namastte) : "당신의 내재(內在)된 신성(神性)에 경배합니다." 라는 의미를 가진 전통적인 인도의 인사말.

나마스카(Namaska) : 나마스떼(Namastte)와 같은 의미.

나비(Nabhi) : 배꼽.

나비-만달라(Nabhi-mandala) : 배꼽에 위치한 마니푸라-차크라(Manipra-cakra)의 다른 표현.

나사그라(Nasagra) : 코 끝.

나시카그라-드리쉬티(Nasikagra-drishti) : 코 끝에 시선을 두고 명상하는 수행법.

나울리(Nauli) : 샷-카르마(Shat-karmas)의 하나로서 복부의 근육을 조절하여 조이고 펴며 내장을 주무르듯 정화시키는 수행법. *(하타-프라디피카(Hatha-pradipika) 제2장 22, 33절 제5장 20절. 게란다-상히타(Gheranda-samhita) 제1장 12절 참조)

나타(Natha) : 스승. 귀의처. 피난처. 보호자. 안내자. 사람들의 지도자.

네티(Neti) : 비강(鼻腔)을 정화하는 수행법.

네티, 네티(Neti, neti) : '아니다, 아니다.'라는 의미의 계속적인 부정에 의한 긍정을 도출하는 브리하드-아란냐카 · 우파니샤드(Brihad-aranyaka · upanisad)에 나오는 구절로 분별력으로는 무한의 범(梵)이나 진아(眞我)를 표현할 수 없다는 뜻. 브라흐만(Brahman) 과 아트만(Atman)을 뜻하며 모든 진술을 거부함을 의미한다.

네티-크리야(Neti-kriya) : 소금물과 실(絲)을 이용하여 비강(鼻腔)을 청소하는 정화 방법(Shat-karma).

니가마(Nigama) : 탄트라(Tantra)적인 비의(秘意) 전수(Shastras). 예를 들면 시바(Shiva)가 배우자인 파르바티(Parvati)에게 비전(秘傳)의 요가를 가르치는 형식으로 구성한 내용이 담긴 시바-상히타(Siva-samhita)가 그것이다.

니드라(Nidra) : 요가적 잠, 꿈도 꾸지 않는 깊은 수면(睡眠).

니디드야사나(Nididhyasana) : 깊은 명상의 경지.

니랄람바(Niralamba) : 지지(止持)되지 않은.

니로다(Nirodha) : 완전한 제어. 소멸 또는 억제. 요가-수트라(Yoga-sutra)의 1장 2절에서 요가는 마음의 작용을 멈추게 하여 사라지게 하려는 데 그 목적을 가짐을 제시하고 있다.

니로다하(Nirodha) : 의식의 억제. 멈춤.

니르가르바-프라나야마(Nirgarbha-pranayama) : 만트라(Mantra)를 계속하여 암송하는 프라나야마(Pranayama).

니르구나(Nirguna) : 무형(無形)의 성질.

니르바나(Nirvana) : 보통 불교용어 '열반(涅槃)'으로 음역(音譯)되어 알려져 있으며, 문자(文字)적인 뜻은 벌거벗음이며 육체의 한계를 벗어난 영원한 해탈의 경지를 말한다.

니르바나-사마디(Nirvana-samadhi) : 해탈삼매. 우주의식으로 화(化)한 명상의 경지.

니르비쟈-사마디(Nirbija-samadhi) : 무종삼매(無種三昧). 곧 번뇌의 씨마저도 소멸되어 다시는 미망(迷妄)에 빠지지 않는 궁극적인 삼매. 베단타(Vedanta)철학에서는 니르비칼파-사마디(Nirvikalpa-samadhi)라고 부르며, 요가-수트라(Yoga-sutra) 4장 29절에는 법운삼매(法雲三昧-Darmamega-samadhi)로 표기되어 있다. *(요가-수트라 1-51 참조)

니르비차라-사마디(Nirvicara-samadhi) : 초관조삼매(超觀照三昧). 현상의 본질 또는 원인을 관조의 대상으로 삼았을 때, 관조하는 대상의 이름과 질에 대한 분별이 사라지고 앎 자체만이 홀로 빛나는 삼매 상태. *(요가-수트라 1-44 참조). 니르비차라는 사비차라((有種三昧)의 마지막 단계이며, 사비쟈를 넘어서면 궁극적인 삼매인 니르비쟈(無種三昧)에 도달한다.

니르비칼파-사마디(Nirvikalpa-samadhi) : 마음속에서 모든 생각의 흐름이 사라진 상태. 시간적 흐름도 없는 무상삼매(無想三昧)를 일컫는 베단타(Vedanta) 철학의 용어.

니르비타르카(Nirvitarka) : 이전에 알았고, 알고 있는 분별심(分別心)까지 지워진 상태.

니르비타르카-사마디(Nirvitarka-samadhi) : 초분별-삼매(超分別-三昧). 현상 세계의 사물을 집중의 대상으로 삼았을 때, 집중하고 있는 대상의 이름과 형태와 질에 대한 분별이 사라지고, 곧 대상에 대한 반응인 생각의 흐름이 정지하여 대상 그 자체에 대한 앎만이 홀로 빛나는 삼매 상태. *(요가-수트라 1-43참조)

니브르티(Nivritti) : 외부적 세계의 폐기(廢棄).

니브르티-마르가(Nivritti-marga) : 무욕(無慾)의 길.

니쉬카마-카르마(Nishkama-karma) : 봉사.

니쉬타(Nishtha) : 불변. 불멸.

니쉬파티-아바스타(Nishpatti-avastha) : 내면의 소리를 듣는 명상.

니야마(Niyama) : 경건함. 권계(勸戒). 파탄잘리(Patanjali)가 제시한 아쉬탕가-요가(Ashtanga-yoga)의 두 번째 단계. 요가 수행자에게 권하는 다섯 가지 계율. 몸과 마음을 정결하게 하는 사우차(Sauca), 있는 그대로에 만족하는 산토사(Santosa), 수행에 정진하는 타파스(Tapas), 자아를 알고 진리를 파악하는 스와디야야(Svadhyaya), 자재신(自在神)에게 기원(祈願)하는 이스바라-프라니다나(Isvara-Pranidhana). *(요가-수트라 제2장 40-45 참조)

니야야(Niyaya) : 인도 고전 6파 철학으로 무지와 착오가 번뇌의 원인이라고 보는 정리론학파(正理論學派).

니트야(Nitya) : 영원함. 인간은 마음의 한계를 넘어설 수 있는 존재이며, 요가는 이 마음을 넘어선 불멸의 추구이다.

ㄷ

다나(Dana) : 자비. 자애. 사랑. 박애.

다누라사나(Dhanurasana) : 활의 자세. 등을 활처럼 휘게 하는 하타-요가(Hatha-yoga)의 중요한 자세.

다누르(Dhanur) : 활.

다라나(Dharana) : 정신 집중(凝念). 아쉬탕가-요가(Ashtanga-yoga)의 여섯 번째 단계. 응념(凝念)의 대상은 외적인 사물일 수도 있고, 몸 안에 있는 영적인 의식 센터(Cakra)를 의미하기도 하며, 자신이 이상(理想)으로 선택한 신(神)의 모습에 집중할 수도 있다. "다라나(Dharana)는 의식을 한곳에 모으는 것이다." *(요가-수트라 3-1 참조)

다라니(Dharani) : 부적(符籍), 또는 상징물.

다루밤(Dharuvam) : 요가 수행을 통하여 자신의 기를 통제하여 얻게 되는 초자연력. 중력의 영향을 받지 않고 허공에 떠오르거나 날아다니는 공중부양술(空中浮揚術 : Levitation)과 능력. 인도의 요기(Yogi)들이나 티벳의 라마(Rama)승들, 그리고 선도의 수행에도 공중부양이 가능하다는 이야기가 전해진다. 요가-수트라의 제 3장 신통의 장(Vibhuti-pada)에 공중부양과 공간이동 등의 초자연적 능력들에 관하여 기록되어 있다.

다르마(Dharma) : 특성. 의무. 본분. 바른 길(Purushartha). 고대의 인도인들은 운명을 두 가지로 나누어 생각했는데 그것이 카르마(業)와 다르마(法)이다. 그 개념은 상당히 고차원적이지만 대략 카르마는 일종의 숙명, 즉 절대로 벗어날 수 없는 정해진 운명을 뜻하며, 다르마는 카르마 안에서 스스로의 의지로 개선시키거나 바꿀 수 있는 미덕을 말한다. 카르마는 전생에 알게 모르게 쌓아온 업(業)을 의미하며, 현생에서 이것을 깨닫고 해소함으로써 그 영향력이 마치 매듭이 풀리듯 풀려나가게 된다는 사상에서 출발한다. 반면 다르마는 의무와 미덕의 정신, 혹은 지고한 가르침이나, 그 화신을 가리키는 뜻으로 사용되기도 한다. 고대의 사상에서는 카르마를 바꿀 수 없는 것으로써 그보다는 다르마의 길에 충실한 것을 최대의 미덕으로 생각했다. 그러나 6파 철학과 불교, 그리고 요가적 실천수행을 통하여 카르마의 작용력을 지우려는 시도가 이론적으로 확립되어진다. 문맥에 따라 의무(義務), 도덕(道德), 의(意), 진리(眞理), 법(法) 등의 다양한 뜻으로 사용된다.

다르마메가-사마디(Dharmamegha-samadhi) : 문자적인 뜻은 '진리의 구름 삼매(法雲 三昧)'. 궁극적인 깨달음을 얻으면 구름에서 비가 내리듯이 진리의 구름에서 자유와 희열이 쏟아져 내리는 의미. 이런 상태를 법운삼매(法雲三昧 : Dharmamegha-samadhi)라 한다. *(요가-수트라 4-29, 30, 31 참조)

다르샤나(Darshana) : 비전(Vision)을 통해 신적인 존재의 모습을 보거나 체험하는 것.

미래를 꿰뚫어보는 제시(提示). 이와 관련하여 스승을 신의 화신으로 여기는 인도의 수행전통에서는 제자가 스승을 친견(親見)하는 것을 가르침을 받는 다르샨(Darshan)이라고 함.

다르샨(Darshan) : 스승(Guru)을 친견하여 빛을 인도받음.

다우티(Dhauti) : 도티로 발음(發音)될 수 있다. 눈(Danta-dhauti)과 귀(Karna-dhauti), 혀(Jihva-dhauti)와 비강(鼻腔 : Chakshu-dhauti), 두개골(頭蓋骨 : Kapalrandhra-dhauti), 기도(氣道 : Vahnisara-dhauti), 위장(胃腸 : Vastra- dhauti)과 직장(直腸 : Varisara-dhauti), 항문(肛門 : Mula-shodhana) 등을 정화시키는 실천 수행인 샷-크리야스(Shat-kriyas)의 한 방법.

다키니(Dakini) : 힌두 신화에 등장하는 칼리여신의 종속적(從屬的)인 요정(妖精). 흡혈귀지만 서양의 흡혈귀와는 같지 않으며 보통 공포의 상징인 두르가(Durga) 여신(女神)이나 흉악한 형상의 차문다(Chamunda) 여신과 함께 나타난다. 힌두 탄트라에서 두르가 여신은 종종 자신의 머리를 잘라 들고 있는 무두(無頭) 여신상으로 자주 묘사되는데, 이때 목에서 솟구치는 피를 마시는 그녀의 분신과도 같은 종자가 바로 다키니(Dakini)이다. 이 피는 부정한 힘이 정화된 영원한 생명력을 의미한다. 칼리(Kali), 두르가, 차문다 여신은 모두 같은 존재의 다른 이름이다.

다투(Dhatu) : 인체를 구성하는 일곱 가지의 기본적 요소 중의 하나. 그 중 특별하게 정액(精液)을 의미한다.

닥쉬나(Dakshina) : 오른쪽. 스승(Guru)에게 사사(師事)를 받는 동안 오른쪽으로 도는 우선(右旋)의 예(禮).

닥쉬나-나울리(Dakshina-nauli) : 육체적인 정화법(淨化法)인 샷-카르마(Shat-karma)의 한 가지로 복부를 조여서 오른쪽으로만 복근(腹筋)을 수축하는 수행법.

닥쉬나-마리아(Dakshina-maria) : 우도(右道) 탄트라(Tantra). 일반적으로 알려진 형태로 좌도(左道) 탄트라(Tantra)는 극단적 고행이나 비밀스런 성적(性的)인 의례 등을 깨달음의 수단으로 행하는 반면, 우도 탄트라적인 수행방법은 이론적인 학습을 통하여 스스로 깨달음을 열어가는 노력을 말한다.

닥쉬나-스와라(Dakshina-swara) : 오른쪽 콧구멍으로 흐르는 숨.

닥쉬나-탄트라(Dakshina-tantra) : 판차-마카라(Pancha-makara)에 의한 남녀의 성적(性的) 결합을 인정하지 않는 우도(右道) 탄트라 유파(流派).

단다-도티(Danda-dhauti) : 신체를 정화하는 방법(Shat-karma)의 하나로서 부드러운 관(管)을 위장에 집어넣어 가스와 점액질을 제거하는 법.

단디(Dandy) : 지팡이.

단타-도티(Danta-dhauti) : 치아(齒牙)의 정화법.

데바(Deva) : 정확한 범어(梵語)식 발음은 '데워'이며, 문자적인 의미는 '교의(敎義)' 지고한 힘과 권위를 가지고 자연의 여러 가지 변화와 양상을 지배하고 조절하는 신성한 존재. 천신(天神). 베다(Veda)에는 창조적 브라흐만(Brahman)의 기능이 현상계의 갖가지 작용으로 분화되어 바람, 불, 물, 구름 등으로 나타난 것이며, 또한 인간의 육체에 깃들어 여러 감각기능으로 나타나기에 인간의 몸과 자연계는 같은 법칙과 동일한 생명의 리듬을 갖는다고 본다.

데바닷타(Devadatta) : 하품이나 재채기를 나오게 하는 기운.

데샤(Desa) : 요가를 수행하는 동안 집중하는 장소.

데워-로카(Deva-loka) : 신들이 거주하는 장소. 신들의 수준(水準), 또는 신적인 차원(次元).

데하(Deha) : 육체.

도샤(Dosha) : 인도 고전 의학체계인 아유르베딕(Ayurvedic)에서 분류한 자연의 세 가지 개별적 특성(特性), 또는 기질(氣質)을 트리-도샤(Tri-dosha)라 한다. 공기(空氣)의 성질은 바람과 공간을 더한 바타(Vatadosha), 물과 불기운을 더한 피타(Pittadosha), 물과 대지를 더한 카파(Kaphadosha)가 있다.

둑카(Duhkha) : 번뇌(煩惱). 정신적 고통. 근심. 아픔. 번뇌.

드라비다(Dravida) : 약 5천년 전 세계 4대 문명의 발상지로 알려진 지금의 인도(印度)와 파키스탄 국경(國境) 근처에 모헨조다로(Mohhenjo-daro), 하라파(Harappa)문명을 꽃피운 민족으로 추정된다. 넓은 도로와 공동 목욕시설까지 갖추고 문화생활을 했던 평화로운 농경민족이었음이 여러 가지 발굴을 통해 얻어진 인장(印藏) 등에 나타나 있다. 유목민인 아리안(Ariyan)족의 침입으로 역사에서 사라졌지만 그 문화적 자취는 인도의 사상과 종교 철학 전반에 걸쳐 토대가 되었다.

드라스타(Drashta) : 관찰자.

드리쉬티(Drishti) : 통찰.

드베샤(Dvesha) : 증오. 미움. 원한. 혐오.

드와이타(Dwaita) : 자기라는 에고로부터 분리된 순수한 '참 나'를 깨닫기 위하여 열중하는 지고한 자각(自覺)의 철학

드와파라-유가(Dwapara-yuga) : 창조신 브라흐마(Brahma)의 세 번째의 날, 즉 세 번째 세상의 변혁기(變革期)를 뜻하며, 864,000년의 기간을 말한다.

드웨샤(Dwesha) : 미움과 질시(嫉視), 혐오(嫌惡)가 인간에게 고통의 원인이 되는 것으로 그 마음의 씨앗을 뜻한다.

댜나(Dhyana) : 명상(冥想). '댠'으로 발음된다. 하나로 통일된 의식의 집중이 지속된 상태로 깊은 정려(靜慮), 선정(禪定), 또는 몰입(沒入). 깊은 명상에 몰입하여 응념(Dharana)이 흐트러지지 않고 삼매(Samadhi)에 이르기 전의 단계를 의미하지만 댜나(Dhyana)는 정신적인 단계로서 실천수행 없이 이론적으로는 설명될 수 없다. 다만, 요가수트라에서는 응념과 선정과 삼매를 통칭하여 총제(Samyama)라 부른다. *(요가-

수트라 3-2 참조)

딕샤(Diksha) : 스승(Guru)으로부터의 비의(秘意)전수.

라가(Raga) : 파탄잘리(Patanjali)가 언급한 다섯 가지의 번뇌(煩惱) 중에서 개인의 욕망과 애착을 뜻한다.

라마(Rama) : 비쉬누신의 일곱 번째의 화신(化身). 악의 힘과 맞서는 상징적인 영웅상으로서 모든 전통설화나 전설, 신화까지 집대성하여 하나의 줄거리로 묘사하고 있다. 그 무대가 되는 '라마야나'는 인도의 가장 보편적인 고전으로 동남아권과 중국에까지 그 영향을 미치게 된다.

라마나-마하리시(Ramana-maharishi) : 시바신의 심볼(Simbol)로 상징되는 인도 남부지역에 위치한 '아루나찰라(Arunachala)'산에서 수행하며 카르마-요가를 전한 요가수행자. 끝없이 '나는 누구인가?'를 되묻는 수행을 통해 진아(眞我)를 발견하라고 가르쳤고 많은 사람들에게 깊은 명상의 세계를 제시한 성자(聖者)이다.

라마야나(Ramayana) : 인도 고대의 서사시. 세상을 유지하는 비쉬누(Vishnu)신의 일곱 번째 화신(化身)인 '라마(Rama)'가 자신의 의무인 다르마(Dharma)를 위해 자식으로, 형제로, 남편으로, 전사로, 왕으로 활동하는 이야기로 이루어져 있다. 주된 내용은 라마의 아내 '씨타(Sita)'가 악마의 왕인 '라바나(Ravana)'에게 납치되고, 초자연적 괴력의 원숭이장군 '하누만(Hanuman)'과 활의 명수이며 동생인 '락쉬만(Rakshman)'과 함께 악마들을 무찌르고, 아내를 되찾아 왕국의 영화를 이룬다는 내용이다. 한편으로는 유목민족으로서 인도대륙에 침입한 흰 피부를 가진 아리안족이 지배에 대한 당위성을 부여하기 위해 만든 신분계급(Kaste)의 바탕 위에서 구성된 내용이다. 악마로 묘사되는 '라바나'는 검은 피부를 가진 원주민 드라비다족을 의미하며, 인도대륙을 벗어나 스리랑카까지 쫓겨 간 원주민을 끝까지 섬멸하는 잔인한 의미가 숨어 있다. 여기서 '시타'는 인도의 현숙한 아내의 표상으로 묘사되어 있다. 그러나 이미 '라바나'에게 순결성이 더럽혀졌으나 라마가 이를 수용하고 행복하게 산다는 것으로 결론지으면서도 국민들은 용서하지 못하여 끝내는 산 속으로 쫓겨난다는 등 이중적인 내용이다. 이는 정복자로서의 아리안계가 당시의 노동력을 아내의 의미로 묘사하여 원주민과 이미 동화된 혼합된 문화들에서 우월한 민족성과 노동력을 종속의 관계로 굳히는 숨겨진 의미가 있다.

라바나(Ravana) : 인도의 서사시(敍事詩) '라마야나'에 등장하는 실론섬(Srilanka)의 왕. 락샤사의 수령(首領)으로 머리가 10개, 팔이 20개, 다리가 4개였다고 한다. 브라흐만 (Brahman : 梵神)의 총애를 받으려고 1만 년의 고행(苦行)을 실천하고, 1,000년마다 머리를 하나씩 바쳐오다가 10번째 머리를 바치려고 할 때, 신의 은총으로 불사신의 힘을 얻었다. 그 후 힘이 더욱 커져, 신들까지도 노예로 부릴 정도였으나 영웅 라마의 아내 시타(Sita)를 빼앗았기 때문에 원숭이 군대(猿軍)를 거느린 라마에게 멸망당하였 다. 라마가 그의 머리를 자를 때마다 새 머리가 돋았으나 브라흐마가 만든 무기에 의해 숨이 끊어졌다.

라사(Rasa) : 수은(水銀).

라야(Laya) : 의식의 초월경지.

라야-요가(Laya-yoga) : 자기의 몸에 흐르는 에너지(Prana)의 흐름을 명상하고, 그 흐름 을 중앙의 수슘나-나디(Sushumna-nadi)로 모아 상승시켜 완전한 범(梵)의 장소인 브라 흐마-란드라(Brahma-randhra)에 이르게 하는 삼매의 요가이다.

라자(Raja) : 왕. 군주.

라자스(Rajas) : 열정. 세 가지 구나(Gunas) 중에서의 활동력. 자연의 역동성을 상징하 는 요소, 또는 재생산의 매개인 여성의 월경이나 분비물을 의미하기도 한다.

라자스-구나(Rajas-guna) : 자연의 세 가지 속성 가운데 하나. 변화를 이끄는 역동성의 성질. 상캬-철학의 우주론에 의하면 우주는 순수의식인 푸루샤(Purusha)와 에너지인 프라크리티(Prakriti)로 이원화된다. 프라크리티는 순수하고 정묘한 사트바(Sattva), 활 동적인 라자스(Rajas), 침체적이고 불활성의 타마스(Tamas) 구나에 의하여 형태화한다.

라자식(Rajasic) : 열정적인. 격렬한.

라자-요가(Raja-yoga) : '제왕(帝王)의 요가'라는 뜻으로 여러 가지 형태의 요가가 통합된 명상요가. 영적인 의식과 기운의 응집장소인 차크라(Cakra)에 대한 연구를 기반으로 단계적인 명상을 강조한다. 요가의 흐름을 정리하여 체계화 시킨 요기(Yogi) 파탄잘리(Patanjali)에 의해 단계적으로 제시된 길로써, 의식의 집중을 높여서 삼매에 드는 최상의 요가를 말하며 아쉬탕가-요가(Ashtanga-yoga)로도 불린다. 하타-요가는 명상을 이끄는 라자-요가의 전 단계이지만 라자-요가 또한 하타-요가의 완성이 없이는 불가능하다고 하타요가-프라디피카 1장 1-3절에 적고 있다.

락샤(Lakshya) : 집중의 대상.

락샤사(Raksasa) : 원래 고대 인도의 신으로, 불교에서는 악귀(惡鬼)로 묘사된다. 힌두교와 불교에 등장하는 하급의 신으로 바다 가운데의 섬에 나라를 이루고 사는 거인족(巨人族)으로 묘사되어 있다. 남신은 나찰사(羅刹婆). 여성신은 나차사(羅叉私)라고도 음사(音寫)하여 한역(漢譯)되며, 특히 나찰 중에서도 여자 나찰의 힘이 강하고, 이들을 나찰녀(羅刹女)라고 부른다. 신통력(神通力)으로 사람을 매료시켜 잡아먹는 식인귀(食人鬼)로 알려져 있다. 악귀나찰(惡鬼羅刹)이라고 불리기도 하며, 지옥에서 사람을 괴롭히는 임무를 맡고 있다. 나중에는 불교에서 이 나찰마저도 수용하여 십이천(十二天)의 남서방(南西方)을 지키는 수호신이 되어 갑옷을 걸치고 백사자(白獅子)에 올라탄 모습으로 표현된다.

락쉬미(Lakshmi) : 비쉬누(Vishnu) 신(神)의 배우자인 풍요(豊饒)를 담당하는 여신(女神)이며, 마니푸라-차크라(Manipura-cakra)의 창조력으로 상징된다.

락타-비샤(Raktha-visha) : 힌두교의 신화(神話)에 등장하며, 피를 근원적 힘으로 삼은 불사(不死)의 악마로 묘사되어 있다. 상처를 입어 피를 흘리면 피 한 방울이 다시 동일한 악마로 복제 재생하는 능력을 가지고 있다. 이 골치 아픈 악마를 처치한 여신이 분노한 칼리(Kali)이며, 락타-비샤와 그 분신들을 한꺼번에 삼켜서 처치했다고 한다. 지금도 인도 북동부지역에는 이러한 의미의 제사의식이 남아 있으나, 이 같은 신화적 배경을 알지 못하는 이방인들에 의해서, 염소나 닭의 피로 대신한 이 피의 제전(祭奠)이 '칼리'가 피를 좋아하는 흡혈여신으로 오해되고 있기도 하다.

레차카(Rechaka) : 호흡수행에서 토하여 내쉬는 숨. 또는 기(氣). 폐를 비움.

로카(Loka) : 실재하는 최고의 정신. 의식 수준의 정점 또는 차원.

루드라(Rudra) : 베다(Vedas) 시대에 불려진 시바(Siva)신의 옛 이름. 자연의 첫 번째 양태(樣態)를 의미하며, 기존의 것을 파괴하여 새로운 변화와 변형을 이끄는 존재이자 힘으로 묘사된다. 창조의 역할을 담당하는 브라흐마(Brahma)의 네 번째 머리를 잘라 낸 신화를 가지고 있는 강력한 권위의 신이다.

루드라-그란티(Rudra-granthi) : 정신적(精神的)인 매듭. 아즈나-차크라(Ajna-cakra)의 위치를 말함.

루파(Rupa) : 형태. 형체. 형상 또는 나타난 모양.

루피(Rupi) : 인도권(圈)의 화폐 단위.

리그-베다(Rig-veda) : B.C 약 1500년경에 쓰여진 것으로 추정되는 이 책은 가장 오래 된 경전으로서 자연현상을 의인화(擬人化)하고 신을 찬양하는 서정시적 송가(頌歌)가 1028개가 수록 되어 있는 기도문이다.

리쉬(Rishi) : 진리에 이른 선각자. 성자(聖者).

리시케쉬(Rishikeshi) : 인도 북부 히말라야 근처에 있는 요가 수행자의 성지(聖地)와 같은 지명으로서 '리쉬'의 뜻은 성자들을 의미하며, 리시케쉬는 '성자들의 마을'정도 로 해석할 수 있다. 이곳을 통하여 인도의 젖줄인 강가(Ganga)와 사라스와티(Saraswati), 야무나(Jamuna)강의 근원이 시작되어 흐르며, 바드리나트(Badrinath), 케다리나트 (Kedharinath), 야무노트리(Jamunotri), 강고트리(Gangotri) 등의 히말라야 순례(巡禮)의 입구에 해당되는 도시이며 힌두교의 최고의 성지이자 요가 수행자들의 이상향(理想 鄕)이다.

리탐(Ritam) : 근원적인 불변의 진리.

리탐바라(Ritambhara) : 우주적 경험으로 가득한. 우주적인 조화.

리탐바라-프라나(Rtambhara-prana) : 궁극적이고 참된 의식(意識).

링가-얀트라(Linga-yantra) : 남성의 성(性)을 상징하는 표시도형 △. 여성 성(性)의 상징도형은 ▽(Yoni-yantra 또는 Kali-yantra)이며, 양의 기운인 남성성은 위에서 아래로, 대지의 힘인 여성성은 아래에서 위로 향하여 오르며, 음양의 교합이 창조의 근원이 된다고 보는 사상적 근저에서 나온 명상적 도형이다. 이 양성(兩性)의 교합을 뜻하는 도형은 서로 겹쳐진 모양 ✿ 이다.

링감(Lingam) : 시바(Siva)의 남성적 힘을 나타내는 상징물로 시바신과 동격(同格)으로 숭상(崇尙)된다.

■

마나나(Manana) : 집중(集中) 또는 명상.

마나스(Manas) : 감각 기관을 통해 외부 세계에서 받아들인 느낌을 모아두는 마음의 속성. '나'라고 느끼는 마음. 자아(自我). 한계(限界)지워진 의식수준. 마음을 구성하는 마나스(Manas), 붓디(Buddhi), 아함카라(Ahamkara) 등의 세 요소를 통칭하여 안타-카라나(Antah-karana)라고 부른다.

마나스-샥티(Manas-sakti) : 이다-나디(Ida-nadi)를 통과하는 정신적 힘.

마노나샤(Manonasa) : 요가 수행자가 추구하는 마음 작용의 소멸상태.

마노마야-코샤(Manomaya-kosa) : 미세신체(微細身體 : Kosas)중 감정을 조절. 육체 안에 있는 또 하나의 신체로 불린다. 모든 면에서 육체와 꼭 닮았으나 보다 세밀하고, 밀도(密度)와 파장(波長)도 미세하여 유체(流體)로 불리며 신체보다도 훨씬 자유롭게 움직일 수 있어 몸을 떠나 다른 장소에 옮겨갈 수 있다. 이 유체는 여행 중에 은줄 또는 생명선이라는 것으로 몸과 연결된다고 하는데 이는 빛으로 싸여져 있으며 주로 머리의 송과선(松科腺) 부위와 접속되어 있다고 한다. 신지학(神智學)에서는 꿈도 유체의 활동이라고 하며, 영능력(靈能力)을 가진 사람들은 몸으로부터 유체가 되어 이탈(離脫)하기도 한다.

마논마니(Manonmani) : 의식의 흐름이 멈추어 텅 비어 있음의 진공(眞空 : Sunya)의 상태를 말함이며, 운마니(Unmani), 라야(Raya)등의 동의(同意的)적 표현이다. 일종의 무의식적 경지를 말하며 하타-요가(Hatha-yoga)를 넘어서 요가가 지향하는 최고의 목표로서 삼매(三昧 : Samadhi)의 경지, 즉 라자-요가(Raja-yoga)인 것이다.

마누(Manu) : 인도민족의 최초 조상(祖上)으로 히말라야 마날리(Manali)에 강림하여 인간들에게 질서와 법을 제시한 존재. B.C 2세기에서 A.D 2세기에 걸쳐 만들어졌다는 인류 최초의 법전(法典)이라 알려진 마누법전을 남김. 이 인도 고대의 법전에는 인도인의 권리와 종교적 의무. 생활의 법을 규정함.

마니(Mani) : 보주(寶珠). 남성 에너지. 남성의 상징. 금강석(다이아몬드).

마니푸라(Manipura) : 배꼽주위에 위치한 태양의 에너지.

마니푸라-차크라(Manipura-cakra) : 문자적인 의미로는 '보석의 도시' 인체의 세 번째 차크라로서 복부의 배꼽 주변에 위치한 생명에너지 저장장소. 태양의 기운을 가진 신경총(神經叢)에 해당되며, 기(氣 : Prana)의 주 저장소.

마다(Mada) : 자만. 오만. 거만.

마디야(Madhya) : 가운데. 중앙(中央).

마디야-나울리(Madhya-nauli) : 샷-카르마(Shat-karma)의 하나로 복부의 근육을 중앙으로 수축시켜 내장을 조이는 법.

마디야마(Madhyama) : 중앙(中央)의. 한가운데의.

마디야마-나디(Madhyama-nadi) : 수슘나-나디(Sushumna-nadi)의 다른 이름.

마루타(Maruta) : 대기, 공기, 바람, 프라나-바유(Prana-vayu).

마르가(Marga) : 진리의 길(道). 완전한 자유를 위한 해탈의 길.

마싸르야(Matsarya) : 질투. 시기.

마씨야(Matsya) : 문자적인 의미로는 '물고기' 비쉬누(Vishnu)의 다섯 번째 화신으로서의 해수(海獸)인 악어(Pancha-makara)를 뜻함.

마야(Maya) : 문자적인 의미는 '물질적 환영(幻影)'. 본질의 그림자. 마음을 포함하여 현상세계 일체의 감추어진 힘이 표출되는 의미를 가지며, 실체가 아닌 우주적 혼돈(混沌)의 환상세계. 마치 호수에 비친 달을 실체로 착각하듯 진아(眞我)를 알지 못하고, 물에 비친 달이나 산 그림자를 착각하듯 마음을 실체로 착각하는 것이다. 인도 종교 철학에서는 현실이라고 믿고 있는 세계마저도 비쉬누(Vishnu)가 꾸는 꿈이라는 의미에서 마야(Maya)라 한다. 따라서 요가 명상수행을 통하여 마야를 실재(實在)로 착각하는 미망(迷妄)에서 깨어나는 것이야말로 요가 수행의 궁극적 목표인 독존(獨存 : Kaivalya), 또는 해탈(解脫 : Moksa)이라고 하는 것이다.

마야(Maya) : 육체에 내재한 근원적인 여성력(女性力 : Sakti).

마유라사나(Marurasana) : 공작(孔雀)의 자세. 하타-요가(Hatha-yoga)의 중요한 자세중에서 몸의 균형과 마니푸라-차크라(Manipura-cakra)를 각성시키는 진보된 아사나.

마이투나(Maithuna) : 쿤달리니-샥티(Kundalini-sakti)를 깨우기 위한 남녀의 성적인 결합. 카우라차라-탄트라(Kaulachara-tantra)의 다섯 가지 수행법(Pancha-makara) 중의 한 가지.

마첸드라나트(Matsyendranath) : 시바신에 의하여 처음으로 제시된 요가의 인간 계보를 이은 하타-요가(Hatha-yoga)의 성자. 고락나트(Gorakhnath)의 스승(Guru)으로 알려져 있으며, 네팔(Nepal)에서는 불타(佛陀)와 동격으로 신의 권위를 가진 수호신으로 모셔지고 있다.

마첸드라사나(Matsyendrasana) : 요가의 성자로 알려진 마첸드라나트(Maeyendranath)에게 헌정(獻呈)된 하타-요가(Hatha-yoga)적 자세이며, 척추(脊椎)를 비트는 아사나(Asana)이다.

마카라(Makara) : 악어. 해수(海獸)

마카라사나(Makarasana) : 악어(鰐魚)의 자세.

마트라스(Matras) : 창조(Brahma)의 시간, 즉 생명이 이어지는 호흡의 길이와 깊이, 순간(瞬間), 찰나(刹那)의 뜻을 가진다. '앙굴라-마트람(Anguia-matram)'은 한 손가락 두께 길이의 숨.

마하(Maha) : 크고 위대한. 한계 없이 무궁한.

마하-나디(Maha-nadi) : 문자적인 의미로는 '위대한 통로' 수슘나-나디(Sushumna-nadi)를 뜻한다.

마하드(Mahad) : 상캬-철학의 창조론에 근거한 용어로서 우주적 지성, 또는 붓디(Buddhi).

마하-라자(Maha-raja) : 위대한 왕 마하는 범어(梵語)로 대(大), 위대한 등의 의미를 지닌 형용사형 접두어이며 라쟈(Raja)는 왕, 또는 높은 지위에 있는 존재를 칭한다.

마하리시(Maharishi) : 위대한 현인(賢人), 또는 성자(聖者). 시인(詩人).

마하리쉬-마헤시(Maharish-mahesh) : 인도 요가의 성지 리쉬케쉬(Rishikeshi)에서 시작하여 초월명상(Transcendental-meditation)으로 널리 알려진 요기(Yogi). 1959년 미국 캘리포니아에서 초월명상(T.M)을 시작하여 16년간에 10만 명의 지도자를 양성했으며, 현재는 스위스 실리즈버그(Seelisberg)에 본부를 두고 80개국의 초월명상 센터를 이끌고 있다.

마하-만다라(Maha-mandala) : 대(大) 우주.

마하-무드라(Maha-mudra) : 위대(偉大)한 자세. 하타요가(Hatha-yoga)와 크리야-요가(Kriya-yoga)에서 중요하게 여기는 자세(姿勢)이며, 물라-반다(Mula-bandha), 샴바비(Shambhavi), 케차리-무드라(Kechari-mudras)를 동시에 취한다. 한쪽다리는 앞으로 펴고 반대쪽 다리는 구부려 발뒤꿈치로 항문을 막고, 두 손은 앞으로 편 다리의 발끝을 잡는다. 목을 수축하여 호흡을 멈추는 잘란다라-반다를 행한 상태로 몸에 흐르는 기를 통제하는 수행법.

마하바라타(Mahabharata) : 고대 인도의 대 서사시로서 라마야나(Ramayana)와 더불어 인도 고대문학의 양대 산맥을 이룬다. 마하바라타의 문자적인 뜻은 '위대한 서약(誓約)'이며, 특히 금계(禁戒 : Yama)를 지키기를 서약하는 것으로 '위대한 바라타(Bharata)의 이야기'의 뜻을 가지고 있다. 24만 싯귀로 되어 있는 바라타왕의 자손들 사이에 생긴 이야기들을 대화체로 서술하여 한 종족의 흥망성쇠를 통하여 사회와 집단, 혈연과 개인간의 갈등의 요소들을 그리고 있다. 또한 구별하기 힘든 선악이라는 개념의 모호함과, 인간내면에 깃든 권위, 잠재적 공포, 인간애 등을 전투라는 극한적 상황을 통하여 상징적으로 보여준다. 이 대서사시의 마지막 부분이 되는 바가바드-기타(Bhagavad-gita)는 이 서사시의 정화(精華)이자 백미(白眉)이다. 여기에서 크리쉬나(Krishna)가 생과 사에서 번민하고 갈등하는 아르쥬나(Arjuna)를 요가(Yoga)를 통하여 깨우치는 내용이 담겨져 있다.

마하-반다(Maha-bandha) : 목(Jalandhara)과 복부(Uddiyana) 그리고 항문(Mula)부위의 수축(收縮)인 반다(Bandhas)들과 지식(止息 : Kumbhaka)을 모두 아우르는 위대한 반다이다.

마하베다-무드라(Mahavedha-mudra) : 크고 경건한 행위. 싣다사나(Siddhasana)와 샴바비-무드라(Shambhavi-mudra)를 취하고 반복하여 엉덩이를 바닥에서 들어올렸다가 떨어뜨리는 하타-요가(Hatha-yoga)의 중요한 실천 수행법이다.

마하싯다(Maha-siddha) : 영적 능력을 극대화한 초인(超人). 수행을 통하여 초자연적인 힘을 얻은 성취자.

마하-야나(Maha-yana) : 불교(佛敎)는 역사적인 흐름과 시기적 전파경로에 따라 수행체계가 다르게 구분되어진다. 석가 입멸 후 제자들의 1. 2차 결집에서 스승의 가르침에 따른 해석을 통합하고, 또는 각각 그의 가르침을 수행하는 방법에 따라 다르게 취하는 과정에서 일반적으로 대승(大乘 : Maha-yana)과 소승(小乘 : Hina-yana)의 구분이 되었다.

마하-요가(Maha-yoga) : 마하는 위대한, 한계(限界)없는, 요가는 정신과 몸을 하나로 엮는 방법. 마하-요가는 생명의 기운인 프라나야마(Pranayama)와 최상의 지혜를 결합하여 육체와 영혼이 하나가 되게 하는 위대한 수행법을 의미한다.

마하-유가(Maha-yuga) : 인도적 시간개념인 겁(劫)을 뜻하는 크리타-유가(Krtha-yuga), 트레타-유가(Treta-yuga), 드와파라-유가(Dwapara-yuga), 칼리-유가(Kali-yuga), 이 네 유가(Yugas)를 모두 합한 시기(時期).

마하-칼라(Maha-kala) : 시바신의 또 다른 현신(現身)이며, 힌두교에서는 잘못된 혼돈의 세계를 엄청난 파괴력으로 부수어 버리는 힘을 뜻한다. '칼라'는 '검다'라는 의미를 가지며, 불교에서는 마하-칼라를 호법신(護法神)으로 받아들여 악과 싸우는 대흑천(大黑天)이라고도 부른다.

마하트(Mahat) : 위대한. 우주적 인식력.

마헤시와라(Mahesivara) : 시바(Siva)의 다른 풍모로 변화된 신격(神格)으로서 눈은 셋, 여덟 개의 팔을 가진 엄청난 위력을 가진 존재이다. 어디나 존재하는 무소불위(無所不爲)의 상징을 뜻하는 대자재천(大自在天)이다. 성스러운 흰 소(Nandi)를 타고 다닌다.

만(Man) : 마음. 의지.

만달라(Mandala) : 우주의 상징적 도식(圖式). 만다라(曼多羅). 기하학적 도형(卍)으로 깨달음의 세계를 묘사한 것. 명상을 통하여 우주와 인간 존재의 본질을 선과 색으로 도형화한 것.

만트라(Mantra) : 개인의 영적 각성을 고양시키기 위하여 발전된 특정한 신성(神性)에 대한 자신의 잠재된 의지를 집중시키는 기원(祈願)과도 같은 미묘한 소리. 우주적 음을 육체적 진동으로 바꾸어 깊은 명상으로 이끌려는 시도. 주문(呪文)이나 진언(眞言)

으로 한역(漢譯)된다.

만트라-샥티(Mantra-sakti) : 진언(眞言)에 의한 힘.

만트라스(Mantras) : 명상에 사용되는 진언(眞言). 신성한 주문(呪文). 독송(讀誦). 다라니(Dharani). 소리의 힘을 이용한 자아실현의 방편이다.

만트라-싣디(Mantra-siddhi) : 진언(眞言)에 의하여 성취된 능력.

만트라-요가(Mantra-yoga) : 특정한 음성적 진동과 에너지를 가진 하나 또는 여러 개의 음절(音節). 문자적인 뜻은 '마음을 흔들리지 않게 하는 것,' 사물과 자연의 모든 것은 근본적인 진동으로 이루어져 있고 신성하고 강력한 에너지가 담겨 있어서, 각기 고유한 소리에 파장을 맞추어 만트라(Mantra) 수행자는 자연과 우주와 하나가 되려는 시도로, 소리를 내어 그 진동음으로써 내면의 고요함과 육체적 균형을 이룬다. 요가에서는 만트라-요가. 나다-요가가 있다. 일정한 만트라를 반복하는 것을 '자파(Japa)' 라고 한다. 원래 만트라는 고대의 인도에서 주로 사용되던 용어였으나, 후에는 각 종교에서 사용하는 짧은 음절들도 만트라로 불리게 되었다. 우주의 창조와 유지와 소멸 그리고 고요의 상징음인 옴(AUM)은 대표적인 만트라-요가의 실제이다.

말라(Mala) : 뚤씨(Tulsi)줄기, 백단 향(Sandalwood), 보리수 씨앗, 산호, 수정, 또는 다른 귀한 광석 등으로 만든 염주(念珠). 만트라(Mantra)를 반복하는 자파(Japa)요가 수행자나 불교, 천주교 등에서도 사용하며 자신의 만트라를 외울 때 숫자를 세면서 집중하기 위한 수행의 방편으로 사용한다. 스승(Guru)에게 바치는 꽃으로 만든 화환을 뜻하기도 한다.

맘사(Mamsa) : 육(肉)고기. 혀(舌)를 뜻하기도 함.

메다라(Medhara) : 육체의 뿌리. 남근(男根).

메루(Meru) : 수미(Sumeru)산. 인도 신화에 나타나는 신들이 거주하는 신성한 산.

메루단다(Merudanda) : 수미산(首尾山)을 지지하는 기둥. 즉, 인체의 척주(脊柱)를 의미.

모하(Moha) : 애착. 애정. 혼란. 혼미.

목샤(Moksha) : 마야(Maya)의 환영에 갇혀 생과 사의 반복되는 윤회의 틀에서 벗어나는 완전한 해방. 모든 집착과 미망(迷妄)에서 벗어남으로써 도달하는 대자유의 경지. 해방, 해탈(解脫), 독존(獨存)을 의미함.

무나(Mouna) : 침묵 수행.

무니(Muni) : 성자(聖者). 은자(隱者). 금욕적인 수행자. 문자적인 의미는 '침묵을 깨달은 자'를 뜻한다.

무다(Mudha) : 아직 성숙되지 않은 수행력.

무드라(Mudras) : 인상(印象). 인계(印契). 프라나(Prana)를 통제하기 위해 취하는 특별한 손 모양(手印)이나 자세. 육체는 마음을 담은 그릇이기에 의식의 상태도 몸짓으로 나타낼 수 있다고 보는 사상에서 발전된 것이다. 미세한 기운의 각성으로 손이나 몸이 저절로 움직이는 현상을 말하며, 특히 탄트라에서 손의 모양을 매우 중시하여 내면의 에너지를 제어하고 각성시켜 개화된 의식 상태를 나타내는 표현수단으로 본다. 이 무드라는 힌두이즘, 붓디즘, 자이니즘, 탄트리즘, 요가수행체계에서 볼 수 있는 인장법(印章法)으로서 한역(漢譯)으로 수인(手印)이라고도 하며 여러 가지 종류가 있다. 주로 손 모양만으로 하는 것과 전신을 이용하는 무드라 등이 있다.

무르차-프라나야마(Murcha-pranayama) : 가슴을 한껏 확장하며 소리 없이 느리고 깊게 마시는 숨이며, 그 최대치에서 숨을 멈추어 실신(失身)직전까지 보류(保留)하는 지식법(止息法)이다.

무르티(Murti) : 우상(偶像). 신의 현신(現身).

무리티운자야(Mrityunjaya) : 죽음을 정복한자. 넘어선 자.

묵타(Mukta) : 해방된 자. 자유로운 영혼.

묵티(Mukti) : 완전한 자유(自由). 지복(至福). 마야(Maya)의 환영(幻影)에 의해 만들어진 세상의 굴레에서 완전히 벗어남을 뜻한다. 윤회(輪廻)하는 사슬을 끊어버린 자유로운 영혼의 해방과 육체를 넘어선 해탈(解脫)을 말한다. 해탈(解脫 : Moksa), 열반(涅槃 : Nirvana), 독존(獨存 : Kaivalya)은 같은 의미를 가진다.

묵티-소파나(Mukti-sopana) : 해탈을 향한 계단.

문나(Mouna) : 침묵(沈黙), 또는 침묵의 수행기간을 말한다.

물라(Mula) : 기원. 시작. 뿌리. 근원. 본원. 핵심. 기초. 근본. 토대.

물라다라-차크라(Muladhara-cakra) : 육체 내부의 첫 번째 차크라이며, 꼬리뼈 부근에 위치한 미골(尾骨)부위의 신경총(神經叢)으로 인체의 근원적인 영적 에너지이다. 요가 수행으로 각성되기 이전의 근원적 에너지 쿤달리니-샥티(Kundalini-sakti)가 잠든 장소.

물라-반다(Mula-bandha) : 회음부위, 즉 항문 괄약근이나 자궁경부를 수축시키는 실천 수행법.

물라-소다나(Mula-shodhana) : 항문을 정화(淨化)하는 도티(Dhauti)의 실행법.

미맘사(Mimamsa) : 베다(Veda) 경전을 중심으로 고전 전통의 지혜를 연구한 학파. 상키야(Samkhya), 요가(Yoga), 미맘사(Mimamsa), 바이세시카(Vaisesika), 니야야(Niyaya), 베단타(Vedanta)등 육파(六派)철학의 한 학파.

미타하라(Mitahara) : 요가적 절식(絶食). 자재신(自在神)의 자리라 하여 위장의 사분의 일을 비워둠.

ㅂ

바가바드-기타(Bhagavad-gita) : 고대 인도의 고전(古典). 마하바라타(Mahabharata)의 끝 부분인 제 6권에 있는 요가 교의서(敎義書). 제목을 글자 그대로 직역하면 '거룩한 이의 노래'라는 뜻이 된다. 여기서의 거룩한 이는 바로 비쉬누(Vishnu)신의 화신(化身

: Avatara)이기도 한 크리슈나(Krishna)를 가리키며, 그 내용은 인도의 대초원 쿠루(Kulu)에서 벌어지는 전쟁을 무대로 한다. 친족인 판두족(Pandavas)과 카우라족(Kauravas)의 전쟁을 앞두고 왕자이며 전사인 아쥬르나(Arjuna)가 운명을 한탄하며 절망과 고뇌를 하고 있을 때 마부이자 스승으로 화신한 크리쉬나가 그의 자애와 권능으로 아르쥬나에게 자신의 의무를 잃지 않도록 격려하며 요가(Yoga)의 가르침을 전한다. 그 내용은 요가에 귀의(歸依)하는 산야사-요가(Sanyasa-yoga), 자기의 의무를 다하여 과거의 업을 해소하는 카르마-요가(Karma-yoga), 신에게 헌신하는 박티-요가(Bhakti-yoga), 그리고 무지를 벗고 지혜의 문을 여는 갸나-요가(Jnana-yoga)를 전수하고 있다. 이 책은 본래 인도의 유명한 대서사시인 '마하바라타(Mahabharata)'의 일부였으나 워낙 뛰어난 작품이라 별개의 작품으로 따로 분류하여 수 없이 찬송되고 암송되고 있다. 이 책에는 베다, 우파니샤드, 상키야, 요가 등의 많은 인도사상이 간결하고도 아름다운 시(詩)로 풀이되어 응집되어 있기 때문에 힌두교권에서는 중요한 위치를 차지한다.

바가반(Bhagavan) : 신 또는 신성을 가진 존재. 신의 권능(權能)을 소유한 사람.

바나링감(Banalingam) : 가슴부위의 아나하타-차크라(Anahata-cakra)에 위치한 개별적 진아(眞我 : Jivatma).

바드라사나(Bhadrasana) : 정숙한 자세. 좌법(坐法).

바라란드라(Bhalarandhra) : 브라흐마란드라(Brahmarandhra)와 동의어.

바라타(Bhrata) : 정신적인 맹세나 서약. 단식.

바루나(Varuna) : 힌두교의 물을 다스리는 신(神).

바르도(Bardo) : 사후(死後)의 세계.

바리사라-도티(Varisara-dhauti) : 신체를 정화하는 방법인 샷-카르마(Shat-karma)의 한 가지. 많은 양의 물을 마신 후, 아사나(Asanas)들을 통하여 소화기계(消化器係)를 완전하게 정화시켜 배설한다. 샹카푸락찰라나(Shankhaprakshalana)라고도 부르는 요가의 정화비법(淨化秘法).

바마(Vama) : 정상적인 것의 반대편. 부정(否定)한 왼쪽을 뜻함.

바마-나울리(Vama-nauli) : 왼쪽의 복근만을 수축시키는 행법.

바마-마르가(Vama-marga) : 일반적인 분류로 좌도(左道) 탄트라(Tantra)를 칭함. 우도
(右道) 탄트라(Dakshina-maria)의 이론적인 체계와는 달리 성적(性的) 수행을 정신적 초
월의 수단으로 삼는 유파.

바마-스와람(Vama-swaram) : 왼쪽의 콧구멍으로 흐르는 숨.

바마차라(Vamachara) : 배우자가 있는 탄트라-요가(Tantra-yoga) 수행자.

바마-탄트라(Vama-tantra) : 좌도밀교(左道密敎).

바만-도티(Vaman-dhauti) : 신체를 정화하는 방법인 샷-카르마(Shat-karma)의 한 가지.
위장을 깨끗이 하는 방법으로 두 가지가 있다. 코끼리 위 정화법(Gaja-kriya)이라 불리
는 물을 마신 후 배를 누르며 토해내는 방법과 코로 마시며 곧바로 입으로 토하는
호랑이 정화법(Vyaghra-kriya)이다.

바사나(Vasana) : 선천적 기질(氣質). 과거의 인상(印象)이 잠재의식으로 남아 의식면
에 깊이 잠재(潛在)되어 있는 개인적 욕구(慾求), 습기(習氣), 훈습(薰習). 문자적인 뜻
은 '향내' 전생의 경험과 행위들로부터 생긴 잠재력 또는 인상. 잠재적 업력(業力 :
Karma)의 작용이 현생에 반복하여 그 힘이 미치는 습관과 같은 의미이다. 향을 쌌던
종이는 향이 없어도 그 향내가 남아있는 것처럼 과거로부터 묻어져온 개인의 잠재적
성향(性向)이다.

바쉬스타(Vashishtha) : 베다(Veda)를 찬양하는 많은 현인(Rishi)들에게 알려진 베다시
대 말기에 존재한 갸나-요가(Jnana-yoga)의 전수자(傳授者). 수행자들의 왕 마누-스와
얌부바(Manu-swayambhuva)로부터 열 사람의 계보(系譜)를 잇는 힌두교의 성자로 알려
져 있으며, 풍요를 주는 북두칠성을 상징한다.

바쉬하(Vashiha) : 자신의 생사(生死)를 제어(制御)하는 능력.

바스트라-도티(Vastra-dhauti) : 샷-카르마(Shat-karma)의 한 가지이며, 위장의 점액을 제거하기 위한 특별한 정화법으로서 깨끗한 무명천을 3미터정도 삼킨 후 10분정도 지나서 다시 꺼내는 실천 수행법.

바스트리카-프라나야마(Bhastrika-pranayama) : 마치 대장간에서 쇠를 담금질 할 때 풀무질하듯 마시고 토하는 숨의 비율을 같게 한다. 바스트리카는 반복해서 복부를 빠르게 부풀리고 당기는 요가 호흡수행으로써 이 방법은 호흡기계를 정화시키고 기의 순환을 균형 있게 한다.

바스티(Basti) : 대장(大腸)을 비우는 육체적 정화법인 샷-카르마(Shat-karma)의 요가 관장법(灌腸法 : Yogic-enema).

바유(Vayu) : 바람(風). 흐르는 대기의 에너지. 육체에서는 생명의 흐르는 기운. 요가 생리학에서는 이 기운을 다섯 가지로 나누어 말하고 있는데 프라나(Prana)는 호흡을 통하여 대기로부터 들어오는 상부의 기운이며, 아파나(Apana)는 다시 땅으로 내보내는 하부의 기운, 비야나(Viyana)는 육체에 고루 퍼져있는 활기이며, 우다나(Udhana)는 육체를 정화하는 기능을 담당하며 목 부근에 위치하고, 사마나(Samana)는 온몸에 재분배하는 배꼽 부근의 기운이다.

바유-타트바(Vayu-tattwa) : 다섯 가지의 근원적 물질원소(Pancha-tattwas) 중 바람(風)의 요소.

바이라갸(Vairagya) : 모든 집착(執着)이 남아 있지 않은 초탈(超脫)의 경지. 포기, 단념. 육체적 감각과 정신적 욕망까지도 철수(撤收)시켜 오직 우주심으로 합일된 지고한 마음.

바이라바(Bhairava) : 음양이 합일된 시바(Siva)의 신격(神格). 개별적 자아를 넘어서 우주와 동화된 창조적 의식. 시바의 분노존(忿怒尊). 유지(維持)의 신인 비쉬누(Vishnu)는 인간을 돕고, 세상을 어지럽히는 악을 물리치려 화신(化身)하는 역할인 반면, 시바신은 재생을 위한 파괴를 하는 역할로서 모든 잘못된 요소들을 한번에 일소(一掃)하는 무섭고 강력한 분노의 모습으로 바꾼다.

바즈라(Vajra) : 금강(金剛)이라고도 하며, 뇌신(雷神)인 인드라(Indra)의 무기로 상징되는 번개, 벼락을 뜻한다. 하타-요가에서는 바즈라사나(Vajrasana)가 있으며 금강석처럼 굳고 견고한 부동심(不動心)을 위한 집중의 자세이기도 하다.

바즈라-나디(Vajra-nadi) : 수슘나(Sushumna)의 두 번째 층. 또는 남성의 성력(性力)을 지배하는 에너지 통로.

바즈라사나(Vajrasana) : 무릎을 구부려 앉는 의식(意識)이 깨어지지 않는 부동심(不動心)을 뜻하는 금강(金剛)의 자세이며, 문자적인 의미로는 번개, 또는 벼락을 뜻한다.

바즈라-사트바(Vajra-sattva) : 금강살타(金剛薩陀). 오른손에 금강, 왼손에 방울을 든 시바(Siva)의 좌상(坐像)으로 표현된다. 불교에서의 금강살타는 보살의 형태를 띠고 있으나, 불타(佛陀)의 직능을 가지고 있으며, 불교 탄트리즘(密敎)에서는 제6의 불타에 위치하며, 티벳(Tibet)이나 네팔(Nepal)에서는 이 신격(神格)에 대한 의례를 일반인이 볼 수 없는 비밀로 감춘다.

바즈롤리-무드라(Vajroli-mudra) : 성(性)적인 에너지를 지고(至高)한 정신적 성취력으로 고양(高揚)시키려는 하타-요가(Hatha-yoga)와 탄트라(Tantra)적인 수행법.

바크타(Bhakta) : 신앙심이 깊은 박티-요가 수행자.

바타(Vata) : 요가 생리학이나 인도 전통의학 체계인 아유르베딕(Ayurvedic)의 세 가지의 육체적 기질(氣質 : Doshas)인 공기와 허공의 요소 바타(Vata), 물과 불의 요소 피타(Pittha), 물과 흙의 요소 카파(Kapha) 중에서 육체 내부의 공기나 가스(Gas)를 뜻한다.

바타사라-도티(Vatasara-dhauti) : 프라비니(Plavini) 호흡법과 비슷하게 위 안에 삼켜진 공기를 제외한 숨은 보류한 채 숨을 토하는 공기에 의한 정화법.

바타하마-카팔라바티(Vatahama-kapalbhati) : 호흡에 의한 두개골을 정화시키는 카팔라바티(Kapalbhati)에 적용되어진 실천 수행법.

바햐-브르티(Bahya-vrtti) : 숨을 내뿜고 나서 들이마시지 않고 멈추는 것(外的止息).

바히(Bahih) : 물질적인 현상세계(現像世界).

바히니사라-도티(Bahnisara-dhauti) : 무명천을 이용하는 위장의 정화법.

바히르(Bahir) : 외부의. 바깥쪽의.

바히르-쿰바카(Bahir-kumbhaka) : 숨을 내쉰 상태로 멈춤.

바힉샤(Bhiksha) : 걸식. 동냥.

박(Vak) : 말. 언어.

박티(Bhakti) : 신에 대한 완전한 헌신(獻身). 귀의(歸依).

박티-요가(Bhakti-yoga) : 자신이 믿고 섬기기로 작정한 신(神)에게 전적으로 헌신하여 신의 은총으로 깨우침의 경지에 이르고자 하는 요가. 고차적 감정을 계발하기 위한 찬송, 영무(靈舞)등을 통하여 신과의 합일을 시도한다.

반다(Bandhas) : 조임, 잠금, 육체안의 생기(生氣 : Prana)의 흐름을 제어하고, 영적 각성으로 승화시키기 위하여 근육을 수축시켜 특정한 부위를 관리하는 법. 고개를 숙여서 목을 수축하여 기도(氣道)를 잠그는 잘란다라(Jalandhara), 숨을 토한 후에 호흡을 끊고 복부를 등 쪽으로 당겨 수축시키는 우디야나(Uddiyana), 그리고 숨을 마시거나 토한 후에 항문을 조여 멈추어두는 물라-반다(Mula-bandha) 등이다.

반다-트라야(Bandha-traya) : 요가 수행법 중에서 목. 복부. 그리고 항문을 수축하는 기법들을 총칭하여 '반다-트라야'라고 한다.

받다(Baddha) : 자제된. 고정된. 묶은.

받다-파드마사나(Baddha-padmasana) : 고정된 연꽃자세.

발라바티(Bhalabhati) : 카팔라바티(Kapalabhati)와 동의어(同義語).

베다(Vedas) : 고대 힌두교의 주요 경전(經典). 어원(語源)은 비드(Vid) '말하다'이며, '앎'의 의미를 지닌다. 신이 직접 말씀하신 성어(聖語)로 격상되어 전해진 인도 종교와 철학의 근원이다. 또한 인도의 생활 전반에 걸쳐 오랫동안 종교적 또는, 전통적인 관례와 규정이 되었으며, 세계에서 가장 오래된 종교적 교전(敎典)으로 불린다. 지고한 신(神)들을 찬미하는 초기 경전들과 좀더 인간에게 가까워진 후기 경전들은 근원에 대한 탐구이며, 진리를 담은 예지와 영감들을 담고 있다. 정복자인 아리안(Aryan)족들의 신화체계와 제의식(祭儀式)의 배경이 되는 신화, 제사의식 등을 담은 지혜서. 반면 탄트리즘은 원주민 드라비다족들의 사상체계로 볼 수 있다. 제사부(祭事部)라고 불리는 초기의 네 개의 베다서 중 리그-베다(Rig-veda)는 근원자 브라흐만에 대한 찬가집(讚歌集). 야주르-베다(Yajur-veda)는 제례 의식서. 사마베다(Sama- veda)는 찬가의 음률에 관한 규정, 그리고 네 종류의 베다 중 가장 늦게 완성된 아타르바-베다(Atharava-veda)는 점성술이나 마술적인 것의 형식에 대한 경전이다. 베다 시대라 부르는 이 시기에는 본집서(本集書)인 상히타(Samhita)를 제외한 교의서(敎義書)인 브라흐마나(Brahmana)는 제례의식을 중심으로 인간의 의무와 행위(Karma-kanda)를 주요내용으로 하며, 삼림서(森林書)인 아란냐카(Aranyaka)는 명상적 내용(Upasana-kanda)을 중요하게 기술하고 있으며, 비의전수서(秘意傳授書)인 우파니샤드(Upanishads)는 철학적 지식(Jnana-kanda)이 중요 내용으로써 좀더 세분화된다.

베단(Bhedan) : 구분. 간파하다. '꿰뚫어 보다'의 의미.

베단타(Vedanta) : '베다(Veda)의 끝'이라는 의미를 가진 6파 철학의 한 학파(學派)로써 우파니샤드(Upanishad)의 다른 이름이다. 불교의 대중적 확장에 따라 베다 시대의 권위가 무너지고 신을 독점하고 대리인을 자처했던 특정한 제사장 신분인 브라만들의 병폐로부터 대중들에게서 외면되어갈 즈음, 신에게서 좀더 인간으로 접근하는 사유이며, 힌두사상의 최고 발전된 형태로서 모든 이원성과 환영의 그림자에 불과한 세상을 극복하고, 단일한 창조적 실체를 찾기 위한 지혜를 얻고자 하는 일원론적 철학이며 힌두이즘의 발전의 시기로서 스승을 통하여 비의(秘意)가 전수되는 시대적 흐름에서 나타난 학파이다. 베단타 철학의 등장은 불교와 자이나교의 대중적 영향력에도 힘입은 바가 크다.

보가(Bhoga) : 육체적 만족. 기쁨의 경험.

보다(Bodha) : 깨닫다. 알다.

보디-사트바(Bodhi-sattva) : 보살(菩薩). 깨달음을 얻어 카르마의 사슬에서 벗어난 존재이지만 자비심으로 다른 영혼들을 돕기 위해 다시 인간의 육체를 택하여 자기의지로 태어난 영혼을 뜻한다. 불교에서 여신도를 호칭하는 일상적인 말로 쉽게 변하였지만, 진정한 의미는 밝고 순수한 마음으로 덕행을 쌓는 존재를 의미한다.

부-로카(Bhu-loka) : 지상(地上)에 실존(實存)하는 다양한 차원.

부미카(Bhumika) : 영적 진화(進化)의 과정인 다섯 가지 수준(水準). 무다(Mudha), 크쉽타(Kshipta), 빅쉽타(Vikshipta), 에카그라타(Ekagrata), 니로다(Nirodha).

부바-로카(Bhuvar-loka) : 지상(地上)과 천상계(天上界)의 중간으로 알려진 세계.

부바초카(Buvacoka) : 물질계에서 심령계로 전이(轉移)되는 도중에 나타나는 차원.

부장가사나(Bhujangasana) : 코브라의 자세.

부타-싯디(Bhuta-siddhi) : 자연력을 극복한 초자연적인 성취자.

붓다(Buddha) : 깨달음을 이룩한 성자(聖者).

붓디(Buddhi) : 지성을 초월한 경지에 이른 이성(理性). 깨달음. 거짓과 진리를 구별할 수 있는 인식력. 마음이 갖고 있는 분별하는 능력으로서 일반적인 마음작용보다 고차원적인 존재의 본질을 꿰뚫어 보는 직관력(直觀力)이나 통찰하는 예지력(豫知力) 또는 지혜.

브라마리-프라나야마(Bhramari-pranayama) : 벌의 날갯짓 소리와 같은 호흡 수련법. 들이마실 때는 수벌의 격렬한 날갯짓 소리와 같은 비음(鼻音)으로, 내쉬는 숨에서는 암벌들의 날갯짓과 같은 부드러운 음을 내어 내적 진동을 내면의 의식으로 집중함.

브라마차리야(Bramachariya) : 성(性)의 절제. 요가수행자가 지켜야 할 금계(禁戒 :

Yama). 아쉬탕가-요가(Ashtanga-yoga)의 첫 번째 단계중의 한가지로써 생활 속에서 금계를 실천하며 구도심을 쌓는 학습의 시기. 일반적으로 금욕적인 행과 금욕생활로 알려져 있으나, 문자적인 의미로는 브라흐마(Brahma), 즉 '브라흐마신의 행위'로서 성(性)의식이 고차원적인 우주의식으로 승화되어 통합된 상태를 뜻한다. 성적인 욕망을 절제하는 수행이 깊어지면 저절로 성적인 욕망으로부터 해방되는 단계, 즉 성(性) 에너지가 우주의식과 완전히 합일되어 성적인 욕구가 사라진 상태에 든다. 수행자가 정력을 낭비하면 수행으로 가야할 에너지가 소멸되어 버리고, 의식의 혼란스러움이 수행을 방해하는 큰 요소로 작용함을 경계하는 의미를 지니고 있다. 그러나 탄트라-요가(Tantra-yoga)에서는 오히려 이 성적 힘을 닫거나 억제하지 말고 이성(異性)을 통하여 열어 기운을 제어하고 영적 각성의 방편으로 삼으라고 가르친다. 또한 전통적인 인도의 수행자들에게 이상적인 삶의 실천이 시기별로 구분되어 제시된 아쉬라머(Ashrama)는 브라마차리야(Bramachariya)를 첫 번째의 단계인 배움의 시기로 규정하고 있다.

브라마차리(Brahmachari) : 성을 초월한 수행자. 진실성을 획득하기 위해 자기를 절제하며 진리를 향해 노력하는 금욕주의자.

브라마차르야-아쉬람(Brahmacharya-ashram) : 전통적인 인도 수행자들의 규정된 수행기중에서 25세까지 인생을 배우는 금욕적 면학(勉學)의 시기.

브라만(Braman) : 제사장(祭司長). 힌두 계급제도인 카스트(Caste)에서 최고 위치를 점한 계층.

브라흐마(Brahma) : 힌두교의 대표적인 삼신(三神)중의 창조를 담당하는 신으로 머리가 사방위(四方位)와 중앙에 있었으나, 분노한 시바(Siva)에게 중앙의 머리가 잘리는 수모를 당하고, 그 권위가 추락하여 결국에는 배우자에게까지 저주를 받고, 전 인도대륙에서 사막의 라쟈스탄 주의 '푸쉬가르(Pushigar)'에 단 하나의 브라흐마 사원이 있다. 기독교의 무소불위한 창조자의 이미지가 아닌 대 우주를 상징하는 무한(無限) 뱀(蛇) '아난타(Ananta)'에서 잠들어 있는 유지(維持)의 신 비쉬누(Vishnu)의 배꼽에서 솟아오른 연꽃으로부터 브라흐마가 나와 창조의 역할을 하는 것으로 되어 있다. 힌두교적 신화체계는 창조와 유지와 파괴의 역할 분담이 이루어진 신화이며, 시바가 무조건적인 파괴가 아닌, 재생을 위한 혼돈의 세계를 파괴하듯이 적절한 힘의 분배를 의미한다. 불교에서 차용한 브라흐마는 범천(梵天), 범왕(梵王), 바라문천(婆羅門天)이라고도 하며, 사바(Sava)세계의 수호신으로 제석천(帝釋天 : Indra)과 함께 불법을 수호하는 것으로 묘사된다. 불상의 좌우에 모신 수호신이 제석천과 범천왕(梵天王)이다. 하지만 브라흐마의 진의(眞意)는 우주의 궁극적인 근원으로서 만물의 토대가 되는 신 또는 지고의식(至高意識), 초월의식 등의 고차원적인 의식 상태와 물라다라-차크라 (Muladhara-cakra)의 창조적인 잠재력을 담당하는 신성(神聖)을 의미한다.

브라흐마-그란티(Brahma-granthi) : 정신의 창조적 영역. 문자적인 의미로는 물라다라 -차크라(Muladhara-cakra)의 매듭.

브라흐마-나디(Brahma-nadi) : 수슘나-나디(Sushumna-nadi)의 심층.

브라흐마난다(Brahmananda) : 근원적 진리를 획득한 더없는 기쁨.

브라흐마-란드라(Brahma-randhra) : 정수리에서 빛나는 광휘(光輝). 삼매경에 든 요가 수행자의 영적인 장소. 머리의 정상에 있는 신성한 혈(穴), 또는 공동(空洞)으로써 범 (梵 : Brahma)의 자리라는 의미이다. 하타-요가(Hatha-yoga)에서는 이다(Ida)와, 핑갈라 (Pingala), 그리고 수슘나(Sushumna)의 세 개의 기도(氣道)가 합류하는 장소인 미간(眉 間)의 내부를 뜻한다. 또는 머리의 정상에 있고, 영혼이 몸을 빠져나갈 때 통로라고 생각되는 곳을 의미하며, 높은 정신력을 통제하는 두뇌의 장소를 말한다.

브라흐마무후르타(Brahmamuhurta) : 하루 중에서 브라흐마(Brahma)의 창조력이 극대 화된 시간으로써 해뜨기 전 오전 4시에서 6시 사이를 명상에 가장 적합한 하타-요가 (Hatha-yoga) 수행의 최적의 조건으로 보며, 요가-아뱌사(Yoga-abhyasa)라고 한다.

브라흐마-비드야(Brahma-vidya) : 진리를 여는 지혜.

브라흐만(Brahman) : 범(梵). 우주의식, 절대 진리, 초월의식, 만물의 원천, 어디에든 편재(遍在)해 있는 근원적 힘, 베단타(Vedanta) 철학에 나타난 지고한 것에 대한 영적 자각. 한계 없이 끝없이 확장하는 절대 진리의 일원론적 개념. 내재성과 인격적인 면을 사구나-브라흐만(Saguna-brahman)이라 하고, 초월성과 신성을 니르구나-브라흐만 (Nirguna-brahman)이라고 한다.

브라흐만(Brahman) : 힌두교의 수행자. 아타르바-베다의 제관(祭官).

브루마디야(Bhrumadhya) : 눈썹 사이의 자리. 미간(眉間).

브르띠(Vrtti) : 억제. 통제. 조절. 요가-수트라(Yoga-sutra) 1장 2절의 '요가스-칫뜨-브르띠-니로다(Yogas-citta-vrtti-nirodhah)'는 요가란 마음의 작용을 멈추어 사라지게 하는 것으로 정의한다. 요가의 궁극적 목표는 마음을 통제하고 조절하여 없애는 것이다.

브릭샤(Vriksha) : 생명의 나무. 또는 요가적 성취를 이루어준다는 신비의 나무.

브하바(Bhava) : 내면적 의식과 감정이 긴장되어 있는 심신 상태.

브하스마(Bhasma) : 완전히 정화된 수행자.

브하와(Bhava) : 지각, 촉각, 느낌, 감정 등의 조절을 통하여 삼매(三昧)에 도달함.

브헤다(Bheda) : 다른 것을 통찰하는 분별심.

브후타-싯디(Bhuta-siddhi) : 자연력을 극복한 초자연적인 성취자.

비기나(Vigina) : 직관. 통찰.

비기야나마야-코샤(Viginamaya-kosa) : 지고한 지식에 의한 직관력(直觀力) 또는 지혜와 통찰력을 주는 유체(流體) 차원의 미세심체(微細心體). 잠재의식과 무의식에 해당된다.

비나(Vina) : 고대 인도의 현악기. 신비로운 음률을 낸다는 이 악기는 브라흐마(Brahma)의 배우자인 사라스와티(Sarasvati) 여신이 인간의 지혜와 영감을 위해 연주하고 있다.

비데하(Videha) : 육체를 떠난 초탈의 경지.

비데하-묵티(Videha-mukti) : 죽어서 해탈(解脫)하는 것. 반면 지반-묵티(Jivan-mukti)는 현생해탈.

비드야(Vidya) : 학문. 형이상학적 지식. 세속적인 진리가 아닌 정신적인 각성을 통한 우주적 지혜의 발현.

비라사나(Virasana) : 집중력과 분별심을 고양(高揚)하는 영웅(英雄)의 자세. *(하타프라디피카 1장 21절 게란다상히타 제2장 17절 참조)

비르(Vir) : 영웅(英雄).

비르야(Virya) : 근원적인 생명의 힘. 의지 또는 용기(勇氣). 정력(精力), 또는 정액을 의미하기도 함.

비베카(Viveka) : 분별하는 지혜(識別智). 형이상학적인 변별력(辨別力). 또는 바른 앎(正知). 실재와 비실재, 진리와 거짓됨을 분별하는 힘.

비베카난다(Vivekananda) : 근대의 위대한 요기(Yogi)로서 박티-요가(Bakthi)의 대가인 라마크리슈나(Ramakrishna)의 제자이며 근대 인도 철학사에서 천재적인 능력을 인정받는 갸나-요가(Jnana-yoga)의 수행자이다. 유럽으로 건너가 요가를 보급하여 전 세계에 동양의 정신인 요가를 전파한 공로자이며, 39세에 (1863~1902) 세상을 떠났다.

비쉬누(Vishnu) : 인도의 삼위일체적인 범신론에서 우주의 유지(維持)와 보존 역할을 하는 신(神). 보존자(保存者)의 의미를 가지며, 소우주인 인체에서는 마니푸라-차크라의 육체적 균형을 담당하는 기(氣)의 분산(分散)과 저장의 역할을 담당한다. 이 신은 세상을 구하기 위해 화신(化身)이 되어 지상에 재현한다고 하는데, 그 화신은 아홉 번 나타났고, 앞으로 한번 더 나타날 것이라고 한다. ① 첫 번째 화신, 물고기 마씨야(Matsya). 악마 하야그리바(Hayagriva)를 물리치고 대홍수에서 인류를 구제하여 성전 베다(Veda)를 얻음. ② 두 번째 화신, 거북 꾸르마(Kurma). 세상을 창조하는 시기에 거북이가 되어 우유바다를 젓는 기둥을 받침. ③ 세 번째 화신, 멧돼지 바라하(Varaha). 금강저로 악마 히라니야크샤를 죽이고 우주의 질서를 잡음. ④ 네 번째 화신, 반인반수(伴人伴獸)의 사자인간 나라싱하(Narasimha). 집 안팎이나 밤에도 낮에도 죽지 않는 불사의 아수라 히란야카쉬푸를 황혼 무렵에 문지방에서 찢어 죽임. ⑤ 다섯 번째 화신. 난쟁이 바마나(Vamana). 계약으로 빼앗긴 온 세상을 세 걸음으로 뛰어넘어 세상을 해방시킴. ⑥ 여섯 번째 화신, 파라슈라마(Parashurama). 도끼를 든 라마. 브라흐마 계급의 전사로 크샤트리아 계급을 무찌름. ⑦ 일곱 번째 화신, 라마찬드라(Ramachandra). 서사시 '라마야나'의 주인공으로 악마의 왕인 라바나를 무찌름. ⑧ 여덟 번째 화신, 크리쉬나(Krishna). 대 서사시 '마하바라타'의 주인공 크리쉬나로서 활약. ⑨ 아홉 번째 화신, 붓다(Buddha). 석가모니도 비슈누의 화신으로 본다. ⑩ 열 번째 화신, 깔낀(Kalkin). 백마를 타고 불꽃 칼을 든 검은 초인으로서 지금의 세상을 마무리 짓고 새로운 세상을 여는 존재.

비쉬누-그란티(Vishnu-granthi) : 아나하타-차크라(Anahatha-cakra)에 내재한 영적 결절(結節).

비쉬와(Vishwa) : 우주적인. 온 세계에 편재(遍在)한.

비슈다-차크라(Vishudha-cakra) : 인체의 다섯 번째 차크라로서 목의 후두부위 갑상선 주변에 위치한 신성한 영적 공간이며 생명력 저장소.

비야그라-크리야(Vyaghra-kriya) : 호랑이 행위를 모방한 신체 정화법. 물을 마신 후 토해내어 위장을 세척하는 바만-도티(Vvaman-dhauti)를 말한다.

비야나(Vyana) : 온몸에 기를 순환 시키는 기능을 담당하는 기운(氣運).

비유트카르마-카팔라바티(Vayutkarama-kapalbhati) : 물을 코로 들이마시고 입으로 뱉어내는 정화법.

비자(Bija) : 씨, 종자(種子)의 상태.

비자-만트라(Bija-mantra) : 종자(種子) 만트라. 의식의 직관을 위한 특별한 소리로서의 진동.

비자-빈두(Bija-bindu) : 내재되어 있는 창조적인 힘. 샥티-빈두(Sakti-bindu)라고도 함.

비쟘(Bijam) : 씨. 종자(種子). 의식의 발아하는 원인. 또는 요가를 처음으로 제시한 스승을 비쟘으로 표현하고 있다.

비차라(Vichara) : 깊은 생각. 숙고(熟考). 반성(反省).

비칼파(Vikalpah) : 심상(心想). 상상(想像). 공상(空想). 사실이 아닌 비실재(非實在). 말로 표현된 실체가 아닌 망상(妄想) 또는 관념을 의미한다. 바른 지식(正知). 도착(倒錯). 분별(分別). 수면(睡眠). 기억(記憶) 이 다섯 가지 형태 중의 하나이다. *(요가-수트라 1장 6-9절 참조)

비타르카(Vitarka) : 추리(推理).

비파르야야(Viparyaya) : 그릇된 앎이나 오해(誤解). 대상의 본질(本質)에서 벗어난 앎으로서 생각의 흐름이 갖는 다섯 가지 형태 중 하나. *(요가-수트라 제1장 6-9절 참조)

빅세파(Vikshepa) : 정신적인 동요(動搖)를 진정시키는 집중을 위한 훈련(Dharana)을 말한다.

빈두(Bindu) : 상징적 글자인 옴(Om)의 맨 위에 있는 정점(頂点). 또한 영적 각성의 근원이 되는 잠재력을 말하며 하타-요가(Hatha-yoga)에서는 육체적인 근원력, 즉 정액(精液)을 뜻한다.

빈두-비사르가(Bindu-visarga) : 머리 뒤통수 아래 움푹 파인 곳.

ㅅ

사가르바-프라나야마(Sagarbha-pranayama) : 만트라(Mantra). 주문을 되풀이하여 암송하는 호흡 수련.

사구나(Saguna) : 형태를 가진. 유형(有形)의.

사다나(Sadhana) : 영적인 수행.

사다카(Sadhaka) : 영적 수행자. 우주적 진실을 알기 위하여 자기실천의 길을 가는 구도자.

사두(Sadhu) : 영적인 사람. 수행자.

사드르나(Sadrna) : 자기의 반성.

사드하(Sadha) : 실천.

사라스와티(Saraswati) : 인도 신화에 등장하는 창조의 신인 브라흐마(Brahma)의 배우자이며, 현악기 비나를 비껴들고 지식과 언어와 학문, 강물로 묘사되어지는 여신으로 음악과 예술을 상징하는 우주적 환희심으로 표현된다.

사라스와티-리버(Saraswati-river) : 인도(印度) 북부의 우타르-프라데쉬(Uttar-pradesh) 지역을 관통하여 흐르는 강가(Ganga)와 야무나(Yamuna) 강(江), 그리고 지하로 흐르는 신성(神聖)한 강물을 사라스와티(Saraswati)라 하며, 인체의 미묘한 기(氣)의 흐름을 이 강들에 빗대어 말하고 있다.

사르바가타(Sarvagata) : 편재(遍在). 두루 미쳐 있다는 뜻. 육체 속에 영혼이 공간적으로 퍼져 있다는 의미보다 어느 곳이나 순간에 도달한다는 의미.

사마(Sama) : 의식의 침잠(沈潛). 마음이 고요한 상태.

사마나(Samana) : 소화기능을 담당하는 기운.

사마나-바유(Samana-vayu) : 몸의 중간 부위에 위치하며 음식을 소화시키는 기(氣).

사마디(Samadhi) : 삼매(三昧)로 음역(音譯)하며, 결합, 총체성, 흡수, 연결, 마음의 한결같은 집중이 이어져 있는 상태. 삼매는 자신의 본성인 신성(神性 : Atman)과 하나가 되어 대상도 그 대상을 인지하던 자도 모두 사라진 경지이며, 명상 대상과 명상자가 합일을 이루어 요가(Yoga)가 목표로 하는 초월적인 의식 상태에 들어있음을 의미한다. 아쉬탕가-요가(Ashtanga-yoga)의 마지막 여덟 번째 단계로써 요가 수행자의 정신적 노력의 결실이자 그 정점(頂点)이다. 요가에서는 유종삼매(有種三昧 : Sabija-samadhi)와 무종삼매(無種三昧 : Nirbija-samadhi)의 두 종류가 있으며, 삼매에 이르는 길과 단계들을 설정하여 제시하고 있다. *(요가-수트라 제1장 17-18절, 41-51절 참조)

사마-베다(Sama-veda) : 네 개의 베다 중의 하나로 찬가집(讚歌輯).

사마타(Samata) : 균형상태. 안정. 평온.

사마파티(Samapatthi) : 대상과 의식이 하나 된 상태. 사마디(Samadhi : 三昧)와 다름이 없는 뜻으로 쓰이지만, 사마디(Samadhi)가 어떤 정신적 수행의 정점을 말한다면 사마파티(Samapatthi)는 삼매로 이끄는 힘의 진행과정으로 해석할 수 있다. 등지(等至)로 한역(漢譯)하기도 하지만 정확한 뜻은 해석의 차이가 있다.

사비자(Sabija) : 근원적인 씨앗. 천연의, 자연 그대로의.

사비자-사마디(Sabija-samadhi) : 유종삼매(有種三昧), 곧 완벽한 집중을 통해 삼매에 도달했어도 아직 욕망과 집착의 씨가 남아 있는 상태. *(요가-수트라 1-46 참조)

사비차라-사마디(Svicara-samadhi) : 관조삼매(觀照三昧). 현상의 본질 또는 원인을 대상으로 집중할 때 도달하는 삼매 상태. 관조하는 대상의 이름과 질과 그에 대한 앎이 별개로 존재하는 상태. *(요가-수트라 1-44 참조). 이 단계를 넘어서면 대상에 대한 어떠한 분별도 사라져 지혜 그 자체만이 홀로 빛나는 초관조삼매(超觀照三昧)인 니르비차라-사마디(Nirvicara-samadhi)에 도달한다.

사비타르카-사마디(Savitarka-samadhi) : 분별삼매(分別三昧). 외적인 사물을 대상으로 집중할 때 도달하는 삼매. 마음이 집중하고 있는 대상과 하나가 되었으나, 대상의 형태와 질과 대상에 대한 앎이 별개로 작용하는 상태. *(요가-수트라 1-42 참조). 이치에 대한 예비적인 분석이 끝난 단계를 넘어서면 잠재되어 있던 기억이 깨끗하게 지워져서, 대상을 가리키는 이름과 그 대상의 형태와 질에 대한 분별심(分別心)까지 사라져 앎 자체만이 홀로 빛나는 니르비타르카-사마디(Nirvitarka-samadhi : 超分別三昧)에 도달한다. *(요가-수트라 1-43 참조)

사스트라(Sastra) : 경전(經典)

사우차(Sauca) : 몸과 마음을 정결하게 하는 정화(淨化). 아쉬탕가-요가(Ashtanga-yoga)
의 두 번째 단계인 권계(勸戒 : Niyama) 중에서 몸과 마음을 깨끗하게 하라는 계율.
*(요가-수트라 2-32 참조)

사타카(Sataka) : 구도자(求道者). 진리 탐구자.

사트바-구나(Sattva-guna) : 세 가지 구나(Gunas) 중에서 순수하고 밝은 성질. 자연의
세 속성 가운데 하나.

사트빅(Sattvic) : 순수(純粹)한.

사트야(Satya) : 거짓을 말하지 않는 불망어(不忘語). 아쉬탕가-요가(Ashtanga-yoga)의
첫 번째 단계인 수행자가 금할 사항들인 야마(禁戒)의 계율 중의 하나. *(요가-수트라
2-30 참조)

사트얌(Satyam) : 우주적 진리. 진실 그 자체로서 삿(Sat)은 불멸(不滅), 티(Ti)는 필멸(必
滅), 얌(Yam)은 이 양자의 결합과 통제를 뜻한다. 따라서 명상을 통하여 그 심장 속에
깃든 브라흐만(Brahman)의 절대적이고 무궁한 의미를 스스로 깨닫는 것이다.

사프타-다투(Sapta-dhatu) : 인체를 구성하는 일곱 가지의 기본적 요소(뼈, 살, 피부,
혈액, 골수, 분비물, 정액)들을 의미한다.

사하스라라-차크라(Sahasrara-cakra) : 마지막 일곱 번째 차크라(Cakra)로서 인체 내부
의 차크라가 아닌 외부의 정수리 위의 정신적 차크라이다. 따라서 인체내의 차크라에
서 분리하여 육체에서는 6개의 내부 차크라만을 언급한다. 이 일곱 번째의 차크라는
깨달음을 얻은 이들의 후광(後光 : Oura)으로 이해할 수 있으며, 인간의 의식세계를
초월하여 우주의식으로 향할 때 열리는 영적의식 센터. 천 개의 연꽃잎이 일제히 개
화(開花)된 모습으로 심상(心想)되어진 최고 의식의 각성, 즉 깨달음을 상징한다.

사하졸리-무드라(Sahajoli-mudra) : 여러 탄트라-요가(Tantra-yoga) 경전(經典) 등에 언

급되어진 무드라(Mudra)로써 배우자인 여성과 함께 자신들의 정력(精力)과 분비액을 낭비하지 않고 되돌리는 탄트라(Tantra)적 실천 수행법이다.

사히타-사마디(Sahita-samadhi) : 자신의 존재감이 사라지지 않고 남아 있는 삼매로써 유상삼매(有想三昧)와 같은 의미를 가진다.

사히타-쿰바카(Sahita-kumbhaka) : 마신 숨과 토해진 숨 사이가 끊어지지 않고 미세하게 이어진 상태를 의미한다.

산야시(Sanyasi) : 산야사(Sanyasa). 또는 산야신(Sanyasin)이라고도 하며, 영적인 깨달음을 위해 세속의 모든 일들에서 벗어나 홀로 수행하는 세상과 초연(超然)한 구도자. 인도의 전통적 네 단계로 구분된 개인 수행의 시기(時期)에 해당하는 아쉬라머(Ashrama)의 마지막 수행기에 든 사람이다.

산스크리트(Sanskrit) : '데바나가리' '신들의 노래.' 또는 '범위(範圍)'로 해석할 수 있는 인도 고대의 신성한 문자 및 그 언어체계. 한역(漢譯)으로는 범어(梵語).

산야스(Sanyas) : 요가 수행자가 지향하는 삶의 형태인 아쉬라머(Ashrama)의 마지막 단계. 세속의 일들을 모두 내려놓고 자연과 일체가 되는 수행자의 시기를 말하며, 문자적 뜻은 '포기' 또는 '귀의(歸意)'이다.

산지타-카르마(Snajita-karma) : 결과로 나타나기 위해서 다음 생(生)을 기다리고 있는 카르마.

산토사(Santosa) : 더도 덜도 아닌 있는 그대로에 만족하는 지족(知足).

살람바나-사마디(Salambana-samadhi) : 유상삼매(有相三昧).

삼마야(Samaya) : 삼라만상(森羅萬象).

삼사라(Samsara) : 생사(生死)를 윤회(輪廻)하는 세계. 우주적 경과.

삼사라-차크라(Samsara-cakra) : 끝없이 생과 사를 굴러가듯 반복하는 윤회의 수레바퀴.

삼스카라(Samskara) : 인상(印象). 잠재력(潛在力). 전생(前生)을 통하여 쌓아온 잠재적인 습(習)이나 잠재 인상. 이것은 마음의 활동에 의해서 생겨나오며, 과거로부터 쌓아온 습관, 가능성, 경향성(傾向性)등을 가지게 된다. 삼스카라는 무의식에 저장된 기억. 또는 인상으로 불교에서는 행(行)으로 번역하였다. 또한 삼스카라가 개별적 행동의 자취. 즉 기억 또는 인상이라면 카르마(業)는 집단적인 행위와 반작용의 고리들을 의미한다.

삼야그갸나(Samyagjnana) : 바르게 깨우치는 것. 정지(正知). 정각(正覺).

삼야마(Samyama) : 다라나(Dharana), 댜나(Dhyana), 사마디(Samadhi) 위 세 가지 의식단계(Yoganga)들의 통합을 뜻하며, 의식의 단계가 연결된 의미를 가진 말로서 총제(總制)로 번역됨.

삼-요가(Sam-yoga) : 절대적인 존재인 신(神), 또는 우주정신과의 완전한 합일(合一)이며, 그러한 수행의 단계를 뜻한다.

삼토샤(Samtosa) : 만족(滿足). 아쉬탕가-요가(Ashtanga-yoga)의 두 번째 단계인 니야마(Niyama : 勸戒)에 있는 것으로서 '욕심을 내지 않고 그 상태에 만족하라'는 의미.

삼프라갸타-사마디(Samprajnata-samadhi) : 유상삼매(有想三昧). 마음의 움직임 또는 자아의식이 남아있는 삼매. *(요가-수트라 1-17 참조)

삿(Sat) : 참된 .진실(眞實)의. 실유(實有). 존재(存在). 실재(實在). 진리를 위한 수행의 행위자체. 우주의 궁극적인 근원인 브라흐만(Brahman)을 존재 차원에서는 '삿(Sat)', 절대 존재라고 하고, 의식 차원에서는 '칫(Cit)', 절대 의식이라 하며, 성격 차원에서는 '아난다(Ananda)', 즉 가득 찬 희열이라고 한다.

삿-칫-아난다(Sat-cit-ananda) : 존재-의식-희열이라는 브라흐만의 세 속성을 일컫는 용어. 또한 인간에게 있어 기본적 욕구인 생존의 지식, 만족의 욕구를 의미하기도 한다.

상카프락찰라나(Sangkaprakcalana) : 몸을 정화시키는 샷크리야-요가(Shatkriya-yoga)의 실천방법으로 장을 깨끗하게 비워내어 소화기계와 내분비계를 정화시킨다.

상찰파(Sancalpa) : 형태.

상칼파(Samkalpa) : 의지력. 정신적 자제심. 신념.

상히타(Samhita) : 음절, 음운, 가락의 연합(聯合), 신(神)과의 결합을 뜻한다. 본집서(本集書). 근원적 경서(經書).

상캬(Samkhya) : 인도 6파 철학의 한 학파. 단어적 어원은 '샷(Sat)' 진리의 뜻이며, '캬(Khya)'는 앎을 의미한다. 우파니샤드(Upanisad)를 기초로 하며 지혜에 이르는 길을 제시한 고전 인도철학으로서 요가학파와 밀접한 관계를 가진다. 요가(Yoga)가 실천철학이라면 상캬 철학은 이론체계로 이해할 수 있다. 또한 인간의 궁극적인 해탈의 이론적 근거를 제시한 가장 진보된 철학체계로 종교가 아닌 인간적 접근으로부터 출발한 무신론적 견해를 가지고 있다. 완전성의 인식력인 푸루샤(Purusha)와 자연적 원소들인 프라크리티(Prakriti)의 결합과 해체의 반복에 의해 창조와 진화, 그리고 파괴와 재생이 일어나 우주 삼라만상의 형태를 갖는다고 보는 철학파(哲學派)이다. 요가와는 서로 연결되는 철학으로서 무신론(無神論)을 제외한 모든 이론(理論)을 공유한다. 인간을 우주적 본질(本質)로 삼는 점에서 상캬(Samkhya)철학, 요가(Yoga), 그리고 아유르베다(Ayurveda)는 공통의 지향점이 있다.

샥티(Sakti) : 근원적 여성력. 우주의 생식력. 신성한 어머니로서의 여신(女神). 시바(Siva)의 배우자로서 음(陰)의 원리를 상징하며, 여성적인 힘의 근원이자 기운인 쿤달리니(Kundalini), 여성(女性) 탄트라(Tantra)수행자를 의미하기도 한다. 우주의 원천적인 힘 샥티는 9가지로 구체화한다. 여성과 남성으로 나누어지고 여성(女性)에게서는 창조력, 유지력, 파괴력, 모체력, 최대력. 남성(男性)에게는 행동력, 예지력, 의욕력, 자연력으로 구분된다.

샥티-파트(Sakti-pat) : 기운의 전수(傳授). 의식의 각성은 순간적으로 일어나지만 영구한 것은 아니므로 스승(Guru)이 제자에게 기운을 전수함으로써 삼매(Samadhi)를 체험(體驗)하게 된다. 배우지 않아도 저절로 프라나야마(Pranayama), 아사나(Asanas), 무드라

(Mudras) 등이 자연스럽게 이루어지고, 모든 만트라(Mantra)가 들리며, 경전(Sutra) 등의 오의(奧義)를 깨달을 수 있는 변화들이 일어난다. 육체의 변화에서는 피부가 매우 부드럽게 되고, 눈은 빛나며 몸에서는 야릇한 향기가 나게 된다고 한다. 샥티 파트는 스승 바로 앞에서나 멀리에서나 행해질 수 있으며, 수행이 높은 스승에게서는 손으로나 그 자비심이 깃든 손수건, 염주, 꽃 등으로도 가능하다고 전해진다.

샨티(Shanti) : 산스크리트 용어에서는 육체적 평온(平溫), 정신적 평화(平和), 정열의 부재(不在), 괴로움에서 벗어남을 뜻하며, 인도에서는 평화를 기원하는 세 번의 샨티(Shanti)를 외운다. 그것은 너의, 나의, 우리 모두의 평화를 의미한다.

샴바부(Sambabu) : 시바(Siva)신의 다른 이름.

샴바비-무드라(Shambhavi-mudra) : 눈동자를 양미간(兩眉間) 중앙에 집중해서 아즈나-차크라(Ajna-cakra)를 각성시키고 의식을 멈추는 무드라.

샴야마(Samyama) : 의식(意識)의 총제(總制). 아쉬탕가-요가(Ashtanga-yoga)의 ˙마지막 단계인 응념(凝念 : Dharana), 선정(禪定 : Dhyana), 삼매(三昧 : Samadhi)를 총칭하는 말. 요가-수트라 제 3장 자재품(自在品)에서는 이 총제(總制)에 대하여 자세하게 설명하고 있다.

샷-크리야(Shat-kriyas) : 하타-요가(Hatha-yoga)의 일곱 가지 육체정화 수행법. 정화(淨化)의 의미를 가진 소다나(Sodhana), 카르마(Karma), 사우차(Sauca). 마음과 육체를 깨끗이 하는 뜻과 방법을 말하며, 또는 육체의 업(業)을 지우는 의미의 샷-카르마(Shat-karmas)로 불린다. 비강을 정화하는 네티(Neti), 위장을 정화하는 도티(Dhauti), 대장을 정화시키는 바스티(Basti), 눈동자를 정화시키는 트라타카(Trataka), 내장을 강화시키는 나울리(Nauli), 뇌를 빛나게 하는 카팔라바티(Kapalabhati) 등이 있다.

샹카푸락찰라나(Shankhaprakshalana) : 인체를 정화하는 샷-카르마(Shat-karma)의 한 가지로써 장(臟)을 빠르게 청소하는 실천법이다. 따뜻한 소금물을 여섯 잔 이상 마신 후 몇 가지의 아사나(Asanas)를 취하고 밖으로 배출하는 체계적인 방법이지만 스승(Guru)의 지도(指導)없이 하는 것은 위험하다.

샹카(Shankha) : 소라로 만든 나팔.

세투(Setu) : 문자적으로는 다리(橋)나 댐을 의미하며, 의미적으로는 불완전과 완전성, 육체와 정신을 연결하는 연결점 또는 그 경계(境界)를 뜻한다.

소다(Soda) : 언제나. 변함없는.

소마(Soma) : 감로(甘露).

소마-차크라(Soma-cakra) : 여섯 번째의 아즈나-차크라(Ajna-cakra)를 말함.

소함(Soham) : 문자적인 의미로는 '내가 곧 그것이다.' 의식을 신성하게 고양시키는 소리(Mantra). '소(So)'는 우주의식이며, '함(Ham)'은 개인적 존재의식으로 이 양자(兩者)의 합일은 지고한 정신세계를 지향하는 기원이다.

수다르사나(Sudrasana) : 크리슈나(Krishna)의 무기인 일종의 원반으로 수레바퀴 모양이다.

수다-쿠파(Sudha-kupa) : 연구개(軟口蓋)의 상부에 있는 달(月)로부터 물방울 떨어지듯 솟아나는 감로(甘露)의 우물.

수리야(Surya) : 태양(太陽). 아디탸(Aditya), 사비트리(Savitri) 등 다른 이름으로 불리기도 한다.

수리야-나디(Surya-nadi) : 양기(陽氣)의 통로(通路)인 핑갈라-나디(Pingala-nadi)의 다른 이름.

수리야-나마스카라(Surya-namaskara) : 인간을 포함한 모든 생명에게 근원적인 힘인 태양을 예배하는 의미를 가진 12동작으로 구분된 동작. 하타-요가(Hatha-yoga)의 기원이 된다.

수리야베다-프라나야마(Suryabheda-pranayama) : 태양(太陽)의 호흡법(呼吸法), 또는

양기(陽氣)호흡으로 번역되며, 오른쪽 콧구멍(Pingala-nadi)으로 숨을 들여 마시고, 왼쪽으로 내쉬어 태양의 기운을 온몸에 순환시켜 생명력을 북돋우는 수행법.

수리야-스와라(Surya-swara) : 오른쪽 콧구멍을 통해서 흐르는 호흡에 의한 기의 운행(運行).

수슘나(Sushumna) : 각성(覺醒)된 쿤달리니-샥티(Kundalini-sakti)가 척주(脊柱)의 중앙을 타고 흐르는 기(氣 : Prana)의 통로(通路 : Nadi). 하타-요가(Hatha-yoga)는 프라나야마(Pranayama)를 통하여 이 수슘나(Sushumna)를 각성시키기 위해 수련한다. 많은 방법 중에 샷크리야-요가(Shatkriya-yoga)는 육체를 정화하는 수단으로 선택된다. 무드라(Mudras) 중에서도 특히 마하-무드라(Maha-mudra)와 마하베다-무드라(Mahaveda-mudra)가 최선의 행법이라고 경전에는 언급된다. 또한 수슘나를 열기 위해서는 이다(Ida)와 핑갈라(Pingala)가 억제되어야 한다. 지식법인 쿰바카(Kumbhaka : 止息)를 통해 양쪽으로 흐르는 기운을 통제하면 곧바로 두 개의 나디가 동시에 수슘나-나디(Sushumna-nadi)를 타고 오른다. 쿤달리니(Kundalini)를 깨워야 할 시기는 바로 이때이다.

수카(Sukha) : 행복(幸福). 기쁨. 만족. 편안함.

수카사나(Sukhasana) : 발을 포개어 앉은 편안한 자세.

수크라(Sukra) : 정액(精液).

수트라(Sutra) : 경전(經典), 명언(明言), 문자적인 의미는 실(絲). 연결된 경구(警句). 또는 격언(格言)이나 금언(金言). 종교적인 경구들을 보석을 실에 꿰듯이 엮어 놓은 것을 의미한다.

수트라-네티(Sutra-neti) : 육체를 정화하는 샷-크리야(Shat-kriyas), 또는 샷-카르마(Shat-karmas)의 한가지로서 무명실을 집어넣어 하는 비강(鼻腔) 청소.

숙스마(Sukshma) : 미묘한. 신비스런. 우주적 신비의.

숙스마-사리라(Sukshma-sharira) : 영적(靈的)인 몸.

순냐타(Sunyata) : 마음 안에 인식의 내용물이 완전히 사라진 아무것도 없는 완전한 무(無)의 상태. 존재의 본질은 인식(認識) 이전의 진공(眞空)이다.

순야(Sunya) : 공(空).

스라바나(Sravana) : 청취(聽取).

스랏다(Sraddha) : 신의. 믿음.

스리(Sri) : 지고한 정신, 또는 영혼을 가진 자. 또는 영적으로 뛰어난 사람의 이름 앞에 붙여 존경과 존칭의 뜻을 가진다.

스므르티(Smrti) : 기억 또는 회상(回想). 깊은 기억. 전생(前生)을 경험해오며 쌓여온 잠재적 인상(印象). *(요가-수트라 1장 6, 11, 43절 참조)

스와디스타나-차크라(Swadhisthana-cakra) : 두 번째 차크라(Cakra)로서 생식기 주변에 위치하며, 욕망을 지배하고 정신의 안정을 조절한다.

스와디야야(Swadhyaya) : 경전의 공부. 독송(讀誦). 또는 영적인 탐구. 단어적 의미는 '자신에게 향하다'이며, 세속적 지식이 아닌 자아를 알기 위한 경험과 진아(Atman)를 이해하고 실체적 진리를 파악하는 지혜이다. 아쉬탕가-요가(Ashtanga-yoga)의 두 번째 단계인 니야마(勸戒 : Niyama) 중의 하나이며, 수행으로써 자기의 본질적 실체를 알기 위하여 진리를 탐구하는 자세이다. *(요가-수트라 2장 1-32절 참조)

스와라(Swara) : 한쪽 또는 양쪽의 콧구멍으로 흐르는 소리. 또는 기운.

스와라-소다나(Swara-sadhana) : 호흡의 통제(統制), 제어(制御).

스와로다야(Swarodaya) : 한쪽 콧구멍으로 시작되어 상승하는 기운.

스와루파(Swarupa) : 진면목(眞面目). 원래의 상태로 드러남.

스와미(Swami) : 자연에 귀의(歸依)한 사람. 깨달음을 위해 세상을 포기하고 요가의 길을 걷는 수행자, 또는 성자들의 이름 앞에 붙이는 일반적 경칭(敬稱).

스와스티카(Swastika) : 힌두(Hindu) 또는 자인(Jain), 그리고 불교에서 사용되는 특별하고 성스러운 창조력을 상징하는 만달라(Mandala). 우주가 오른쪽 방향으로 도는 이치를 표현한 형상인 역(逆) 만(卍)을 의미함.

스와스티카사나(Swastikasana) : 길상좌(吉祥坐)로 불리며, 발뒤꿈치로 성기를 감추고 앉는 역 만(卍)자 형태의 명상(冥想) 자세로써 싣다사나(Siddhasana)와 유사함.

스와얌부(Swayambhu) : '스스로 존재하는 자' 순수하고 모든 장소와 모든 것에 이른 존재인 시바(Siva) 신(神)을 의미한다.

스와얌부링감(Swayambhulingam) : 잠재(潛在)된 의식 또는 기운을 말하며, 물라다라-차크라(Muladhara-cakra)에 시바신의 상징물로 표현되고 있다.

스와프나(Swapna) : 마음속에 잠재되어 있는 의식. 꿈꾸는 상태.

스툴라(Sthula) : 거친 물질계. 큰. 전체.

스툴라-바스티(Sthala-basti) : 샷-카르마(Shat-karmas)의 한 방법으로써 항문의 근육을 조절하여 공기를 장(臟)으로 빨아들이고 다시 아스비니-무드라(Ashwini-mudra)에 의하여 독소와 가스를 밖으로 배출하는 장을 정화하는 요가적 실천법.

스툴라-사리라(Sthula-sharira) : 거친 육체.

스툴라-싯디(Sthala-siddhi) : 최소한 12년 이상 한 곳에 머물러 움직이지 않는 수행력.

스파르샤(Sparsha) : 촉감(觸感).

스파스(Spas) : 물.

시바(Siva) : 요가 수행자들의 최초의 스승이 된 신(神). 비쉬누(Vishnu)와 함께 힌두교의 가장 대중적인 신앙의 대상이며, 후기 우파니샤드(Upanishad)에 와서는 브라흐만(Brahman)과 동일시 됨. 힌두 철학에 의하면 우주는 음과 양의 역동성과 의식으로 나뉘는데 음(陰)은 생명의 기운, 즉 샥티(Sakti). 양(陽)의 시바(Siva)는 의식 또는 영적 자각(自覺)을 상징한다. 다른 힌두신들이 각각의 역할을 타고난 반면, 시바는 고행을 통하여 최고의 능력을 성취한 신으로서 삼지창으로 상징되며 가죽옷과 목에 코브라를 감은 모습으로 묘사된다. 우주의 새 질서를 만들어야 할 시기에 재생을 위한 파괴를 담당한다. 시바의 인격신이 요가(Yoga)에서는 자재신(自在神)으로 불리는 이스바라(Isvara)이다.

시바링감(Siva-lingam) : 시바(Siva)를 남성성으로 표현하는 상징물. 남성의 성기(性器) 모양을 하고 있으며, 창조의 원형으로 시바와 똑같은 공경을 받는다. 인도에서는 시바의 존상(尊像)보다는 그의 상징물인 링감(Lingam)을 숭상하고 예배하는 곳이 많다. 또는 여성성의 상징인 요니(Yoni)위에 올려져 결합된 모양의 형태도 있다.

시바-상히타(Siva-samhita) : 시바(Siva)가 배우자인 파르바티(Parvati)에게 요가를 가르치는 형식의 요가 교전(敎典). 파탄잘리의 요가수트라가 요가에 관한 이론적 체계를 정리한 교전이라면 시바상히타는 이론과 아울러 좀더 상세한 수행자의 본분과 그 실천 방법까지 망라하여 수록한 요가경전이다.

시바-샥티(Siva-sakti) : 시바(Siva)와 샥티(Sakti)의 합일(合一). 인간은 의식인 시바와 표현된 기운인 샥티로 나누어져 있다. 음과 양의 분리는 물라다라에 있는 샥티인 쿤달리니가 깨어나 초월의 시바와 합일될 때 비이원성(非二元性)의 통일 상태로 돌아가 만사를 초월(超越)하게 되는데 이것이 쿤달리니-요가(Kundalini-yoga)의 핵심이며, 탄트라-요가(Tantra-yoga)의 궁극적 목표이다.

시바-싯단타(Siva-siddhanta) : 시바(Siva)를 절대자로 여기고 그를 따르는 철학.

시비즘(Sivism) : 시바(Siva)를 절대자로 섬기는 힌두교 종파.

시타샤-파라사리라-베사(Cittasya-parasarira-vesah) : 영혼의 뒤바뀜 현상. 주로 어떤 목적을 가진 영(靈)이 본래의 다른 육체 속에 들어앉는 것으로, 서로 다른 영(靈)이 한 육체 속에 머물게 되거나 본래의 영혼이 머물지 못하고 완전히 쫓겨나게 되는 경우나 시체 속으로 들어가 재생하는 것을 말한다. 파탄잘리의 초능력에 관한 제 3편 신통의 장에서도 언급되며, 신화 속에 그리고 바가바드-기타(Bhagavad-gita)에서도 고행자 비두라(Vidura)가 죽음에 임박하여 판두(Pandu)의 첫 번째 왕자인 유디쉬트라(Udishitra)의 몸으로 들어가는 내용 등 고전인도의 설화(説話)에 많이 등장한다.

신두르(Sindur) : 주홍(朱紅)의 뜻으로 인도인(印度人)을 뜻하는 신두(Sindu)가 힌두(Hindu)로 바뀌어 인도(Indo)의 어원(語源)이 되었다.

싯다(Siddha) : 성취자. 궁극적인 자유를 획득한 수행자. 초자연적인 힘을 발휘하는 사람을 가리키기도 함.

싯다스(Siddhas) : 성취를 이룬 요가 수행자들.

싯디(Siddhi) : 완전한 성취. 지고(至高)한 정신. 문자적인 의미는 '성취(成就)'. 초자연적인 능력을 가리키기도 함. 요가-수트라(Yoga-sutra) 제 3장인 신통(神通)의 장(章), 비부티-파다(Vibhuti-pada)에서는 여러 가지 초자연력에 대하여 설명되어 있다.

아가마(Agama) : 문자적인 의미로는 '확장'을 뜻하며, 인류의 시기에 구원을 안내한 베다(Veda)의 마지막 탄트라(Tantra) 경전에 나타난 종교적 의식이 제시된 철학예언서. 인류의 마지막 종말의 시기인 칼리유가(Kali-yuga)의 다른 표현이기도 하다.

아가미-카르마(Agami-karma) : 과거에 지은 업(業)이 현재 활성화하여 나타나는 것.

아그니(Agni) : 힌두교의 불(火), 또는 불을 다스리는 신(神)과 힘을 뜻한다. 탄트라-요가(Tantra-yoga)에서는 중요한 불꽃으로 상징되며, 하타-요가(Hatha-yoga)에서는 육체의 하부에 불의 기운을 모으는 수행법으로 아그니사라(Agnisara)가 있다.

아그니-사라(Agni-sara) : 인체 하부의 단전(丹田)부위에 불의 기운을 모으는 하타-요가(Hatha-yoga) 수행법.

아그니사라-크리야(Agnisara-kriya) : 육체적인 정화법(Shat-karmas) 중에서 불의 기운에 의한 정화. 다른 이름으로 바히니사라-크리야(Vahnisara-kriya)라고 한다.

아그니-타트바(Agni-tattwa) : 다섯 가지의 요소(Pancha-tattwas)인 지(地), 수(水), 화(火), 풍(風), 공(空)중에서 화(火)의 원소.

아나하타-차크라(Anahata-cakra) : 육체의 네 번째 차크라(Cakra)로서 심장근처에 위치한 생명에너지의 소용돌이.

아난다(Ananda) : 완전한 기쁨. 최상의 즐거움. 환희(歡喜). 축복. 희열. 영적인 기쁨(法悅). 지복(至福).

아난다마야-코샤(Anandhamaya-kosa) : 영혼의 행복을 체험하는 최상의 미세(微細)한 심체(心體)층. 인간의 다섯 생기층(Kosa)에서 지고의 의식, 지복(至福)층으로 불린다.

아난다-사마디(Ananda-samadhi) : 파탄잘리(Patanjali)가 제시한 소위 제 5의 의식이라 정의된 삼매경(三昧境)에서 아스미타-사마디(Asmita-samadhi), 또는 무종자삼매(無種子三昧 : Nirbichara-samadhi)의 전 단계이며, 유종자-삼매(有種子三昧 : Sabichara-samadhi)로 불린다.

아난타(Ananta) : 영원한. 힌두(Hindu) 신화에 따라 불멸성을 상징하는 뱀. 영원한 존재로서의 시간성을 나타내는 무한(無限)뱀, 세샤(Shesha)로도 불리며, 그 위에 유지(維持)의 신 비쉬누(Vishnu)가 누워 있다.

아누그라하(Anugraha) : 신의 은총. 자비(慈悲).

아누바와(Anubhawa) : 정신적인 깨달음. 영적(靈的) 실현.

아누브하바(Anubhava) : 경험(經驗). 체험(體驗).

아누산다나(Anusandhana) : 주의 깊은 탐구. 진리에 대한 탐구.

아눌로마-윌로마-프라나야마(Anuloma-viloma-pranayama) : 들숨과 날숨을 콧구멍을 교대로 개폐하여 수행하는 호흡방법을 이용한 기의 운행체계이다. 교대호흡(交代呼吸)으로 해석할 수 있으며, 나디를 정화(淨化)시킨다 하여 나디소다나-프라나야마(Nadi-sodana-pranayama)라고 한다. 이 호흡 이전에 해야 할 삿-카르마는 네티(Neti)로 비강(鼻腔)을 청소하는 것이다.

아니마(Anima) : 몸을 미세하게 하는 초자연적인 능력의 성취. 몸을 축소하여 작게 하는 초자연적인 능력.

아다라(Adhara) : 정신적 기둥. 피난처. 토대(土臺). 생명의 근원적 기운이 잠들어 있는 꼬리뼈 근처. 물라다라(Muladhara)와 같은 의미.

아드바이타(Advaita) : 인도의 6파 철학 중 베단타(Vedanta)철학의 한 유파. 존재하는 모든 것들이 하나로 어우러지는 주객합일의 신비경(神秘境)을 뜻함. "몸과 마음은 하나이면서 둘이고, 둘이면서 하나이다."라는 형식의 논리를 취한다. "선(善)과 악(惡)도 둘이 아니고 하나이면서 또한 둘이다."라는 인도철학의 근저이자 핵심인 이원론적 일원론의 지극히 양면성(兩面性)의 사상을 보여준다. 미망(迷妄)에서 벗어나는 길은 이중적 사고에서 순수한 단 하나의 의식을 찾는 것임을 강조하는 학파.

아드야트믹(Adhyatmic) : 진아(眞我)가 나타나는 것.

아드와이탐(Adwaitam) : 문자적인 의미로는 '분리되지 않은' 단일함을 의미한다. 유일무이(唯一無二)의 일원론적(一元論的) 철학.

아디나타(Adhinatha) : 요가의 최초의 스승, 즉 시바(Siva) 신(神)을 지칭함.

아디나트(Adhinath) : 문자적인 의미로는 '최초의 스승'이며, 최고의 우주의식. 나타-요가파(Natha-yogis)가 명명한 요가를 최초로 제시한 존재로서의 시바신의 다른 이름.

아디데비크-타파(Adhidevik-tapa) : 인연에 의한 곤경, 곤란.

아디브티크-타파(Adhibautik-tapa) : 육체적인 고통과 질병.

아디야트미크-타파(Adhiyatmik-tapa) : 정신적인 고통.

아디카린(Adhikarin) : 요가 수행의 자격을 갖춘 자. 준비된 요가 수행자.

아란냐카(Aranyaka) : 삼림서(森林書). 삼림 속에 들어 수행하는 시기. 또는 그 수행자들의 이야기를 적은 경전들. 인도의 전통(傳統)에서는 수행자가 갖게 되는 인생의 네 시기(時期)를 아쉬라머(Ashrama)라 한다. 브라마차르야(Bramachrya), 그리하스터 (Grihastha), 와너프라스터(Vanaprstha), 산야스(Sanyas)로 분류되며, 이 수행의 마지막 시기인 산야스는 신(神)의 세계에 들어가기 위한 귀의(歸依)로서 산속에 들어간다. 정글 속 수행자들의 깨달음과 성취를 적은 오의서(奧義書)를 말한다.

아람바(Arambha) : 인체의 내부적 통로에서 울리는 소리를 느끼는 삼매의 첫 단계.

아로한(Arohan) : 육체적인 기(氣)의 실체를 느끼고자 실천하는 수행으로써 물라다라-차크라(Muladhara-cakra)로부터 상승하는 미묘한 통로와 각각의 차크라(Cakras)들을 느끼고 사하스라라(Sahasrara)에 까지 이르게 하는 기의 각성 훈련.

아르다(Ardha) : 절반(折半)의.

아르다-다누라사나(Ardha-dhanurasana) : 반 활(弓)의 자세.

아르다-마첸드라사나(Ardha-matsyendrasana) : 반 비틀기(半旋)의 자세.

아르다-파드마사나(Ardha-padmasana) : 반 가부좌(跏趺坐), 반 연화좌(蓮華坐).

아르타(Artha) : 문자적인 의미는 '객체(客體)' 또는 객관적 대상.

아마(Ama) : 독소(毒素).

아마롤리(Amaroli) : 카팔리카-요기(Kapalika-yogi)의 가르침에 따른 자기 소변의 중간을 마시는 탄트릭(Tantric)적인 실천 수행법 중 하나.

아마바샤(Amavasya) : 그믐. 어두운 2주일.

아바스타(Avastha) : 노력을 통해 얻은 마음이나 의식상태.

아바타라(Avatara) : 강림한 신성(神性). 힌두교에서는 유지(維持)를 담당하는 비쉬누 (Vishnu)신이 모습을 바꾸어 세상에 나와 중생(衆生)을 제도하는 화신(化身)을 말한다. 인도(印度)의 고대 서사시 마하바라타(Mahabarata)의 크리쉬나(Krishna)와, 라마야나 (Ramayana)의 라마(Rama)등이 대표적인 아바타라(Avatara)라고 할 수 있다. 특별한 경 우는 불교의 석가모니도 힌두교에서는 아홉 번째 화신으로 묘사하고 있다는 점이며, 이는 힌두이즘의 모든 문화를 흡수하는 힘이 얼마나 강력한지를 보여주고 있다. 여기 에서의 석가모니는 악(惡)의 요소를 모두 데리고 지옥세계로 가는 살신성인(殺身成 仁), 또는 악마의 우두머리로 묘사한다.

아뱌사(Abhyasa) : 불변(不變). 규칙적이고 끊임없는 정신적 수행의 실천.

아뱌신(Abhyasin) : 영적인 명상 수행자.

아뱌크타(Avyakta) : 명백하지 않은. 불분명.

아브얀타라-브르티(Abhyantara-vrtti) : 숨을 들이마신 뒤 내쉬지 않고 멈추는 내적인 지식(止息).

아비니베샤(Abhinivesha) : 죽음에 대한 두려움. 생명욕. 고통(Klesas)의 원인. 파탄잘리 (Patanjali)의 정의에 의하여 심적 번뇌(煩惱 : Cittavrtti)의 근원은 무지(無知 : Avidya)와 자기라는 아상(我想 : Asmita), 격정(激情 : Raga)과, 혐오(嫌惡 : Dvesa) 그리고 애착(愛 着(Abhinivesha)을 말한다.

아비드야(Avidya) : 무지(無知). 무명(無明). 무의식. 무감각. 어두움.

아비라티(Avhirati) : 천국. 지복의 심적인 차원. 희열의 세계.

아산(Asan) : 좌법(坐法). 특정한 자세(姿勢).

아사나(Asanas) : 요가 좌법(坐法)과 체위(體位)들. 바른 몸과 명상을 위한 기초가 되는 자세들. 몸의 생기(生氣 : Pranas)로 각 차크라(Cakras)들을 열고 닫는 수행체계. 여덟 단계로 이루어진 아쉬탕가-요가(Ashtanga-yoga)의 세 번째 단계. 하타-요가(Hatha-yoga) 경전들에는 여러 가지 자세들에 대하여 구체적으로 예시하고 있지만 요가-수트라에서는 쾌적한 명상의 자세만을 언급하고 있다. 의식이 동요나 분산됨이 없이 단일한 자세에 집중되어 있는 인간의 조건을 초월하는 표시들이라고 한다. *(요가-수트라 2장 46절 참조)

아사나-싯디(Asana-siddhi) : 요가적 좌법이나 자세의 완성.

아사트얌(Asatyam) : 거짓. 허구(虛構). 불성실.

아삼프라냐타-사마디(Asamprajnata-samadhi) : 무상삼매(無相三昧), 곧 의식 속에 대상에 대한 생각은 남아 있지 않고, 오직 불에 탄 씨앗처럼 잠재인상(潛在印象)만이 남아 있는 상태. *(요가-수트라 1장 18절 참조)

아샤브다(Ashabda) : 소리 없는. 침묵(沈黙)의.

아수라(Asuras) : '수라'는 '빛을 가진 자'로서 신(神)들을 뜻하며, '아'는 부정사이다. 따라서 빛이 없는 어둠을 뜻하는 아수라는 영적인 각성이 없는 무지한 자, 다시 말해 육체적이고 물질적인 삶만을 추구하는 인간까지를 총칭한다. 본래 '아수라스는 고대 인도에서는 착한 신들이며, 브라흐마신의 아들이지만 후기에는 선(善)한 신들의 그룹과 반대적 입장의 악(惡)의 집단으로 표현되거나 묘사된다. 그러나 본래의 아수라스는 영악한 신들보다는 우직하고 의리 있는 신들의 모습이다. 힌두의 창조신화에는 신들과 합세하여 그들과 함께 우주의 바다를 저었으며, 영원한 생명을 갖는 감로(甘露)인 암리타(Amrita)를 얻었지만 여신으로 변하여 유혹하는 비쉬누(Vishnu)의 계략에 의해 감로를 빼앗기고 신들과 다투다가 그 중 세 방울이 지상에 떨어져 강가(Ganga), 야무나(Yauuna), 사라스와티(Sarasvati)강을 이룬다는 신화(神話)가 있으며, 수많은 설화에 등장한다. 아수라는 악신(惡神)의 대명사로 알려져 있으나, 선과 악의 중간에서 수단 방법을 가리지 않는 일종의 집념의 화신으로 보는 것이 타당할 것이다. 그 신화의 일례(一例)로 아수라(Asura)는 자신의 딸을 유혹한 인드라(Indra)에게 분노를 품고 인드라를 수없이 공격했으나, 대부분 인드라가 승리하였고 어느 한 전쟁에서는 인드라가

패하고 도망치게 되었다. 인드라는 그가 모는 마차가 개미들을 밟을까봐 걱정되어 도망을 포기하고 멈추었는데 아수라는 그 상황이 인드라의 계략이라 생각하여 추격을 멈추었기에 다시 전세가 역전되어 인드라에게 완전히 패하여 육도의 맨 위인 천상계에서 수라계로 떨어지게 되었다고 한다. 원래의 소행을 따지면 인드라에게 죄가 있는 것이나 인드라는 개미까지도 소중히 여기는 자비심으로 축복을 받은 반면, 아수라는 지나친 개인적 집착 때문에 그 과보를 받은 것으로 해석한다. 불교에서 차용한 아수라는 육도(六道) 팔부(八部) 중의 하나로 위치하게 되었다. 아수라의 모습은 3면(面) 6비(臂)이며, 이중 두 개의 팔은 합장한 형태로 묘사된다.

아쉬라마(Ashrama) : 요가 수행자가 살아가야 하는 전 인생과정을 네 단계로 구분한 것. 영적인 수행을 실천하며 사는 인생의 단계적 공통 과정을 말함. 첫 번째의 시기인 브라마차르야(Bramacharya)는 학습을 통한 진리에 접근하는 시기(梵志期)이고, 두 번째인 그리하스타(Grihasta)는 사회속의 일원으로 사회에 참여하고 책임과 의무(직업, 결혼, 자손생산 등)를 다하는 시기(家住期)이며, 세 번째의 와너프라스타(Vanaprasta)는 모든 것을 내려놓고 산과 들에서 수행하는 시기(林棲期)이며, 마지막 수행기인 산야스(Sanyas)는 신(神)의 세계에 들기 위하여 모든 욕망을 다 벗어버린 마음으로 자연에 귀의하는 유랑기(流浪期)이다. 이는 불교에도 영향을 미쳐서 인생과정과 마음을 다스리는 길에 십우도(十牛圖), 또는 심우도(尋牛圖)라 하여 소를 찾아 나서는 것에 비유하여 그림으로 묘사하고 있다. 예로부터 소는 인도(印度)나 중국(中國)에서 농경생활에 인간과 같이한 동물이다. 수행 이전의 석가는 '고타마(Gotama)' 태자라 불렸었는데 이 '고타마'가 곧 범어(梵語)의 '고무크(Gomuk)'이며 소(牛)를 의미한다. 이렇게 불교에서는 인생의 역정과 선(禪) 수행의 단계를 소(牛)의 비유를 통하여 묘사하고 있다. 처음은 소를 찾으러, 소의 자취를 발견하고, 소를 찾고, 소를 얻는다, 소를 기르고, 소를 타고 돌아오며, 소를 잊고 나를 본다, 나와 소를 함께 잊고, 자연의 근원으로 돌아가며, 어디든 막힘이 없는 완전한 자유인이 된다. 십우도(十牛圖)는 진리를 찾아 나서고, 진리를 보고 잡아내고 마침내 진리와 자신의 합일을 이루고, 모든 것을 다 비우고 자연의 일부가 되어 모든 차원의 문을 자유롭게 오가는 내용을 그려내고 있다. 요가나 불교의 수행자가 대상이 아닌, 일반인들의 인생의 길도 중국의 논어(論語)에 "나는 나이 열 다섯에 학문에 뜻을 두었고(吾十有五而志于學), 서른에 뜻이 확고하게 섰으며(三十而立), 마흔에는 미혹되지 않았고(四十而不惑), 쉰에는 하늘의 명을 깨달아 알게 되었으며(五十而知天命), 예순에는 남의 말을 듣기만 하면 곧 그 이치를 깨달아 이해하게 되었고(六十而耳順), 일흔이 되어서는 무엇이든 하고 싶은 대로하여도

법도에 어긋나지 않았다.(七十而從心所欲 不踰矩)"공자(孔子)의 말을 적고 있다.

아쉬람(Ashram) : 스승(Guru)이 머물거나 깨달음의 가르침을 제시(提示)했던 스승의 정신과 교감(交感)하기 위한 장소 또는 수도자들이 공동체적인 생활을 하는 거처나 소박한 휴식처를 의미한다.

아쉬비니-무드라(Ashwini-mudra) : 항문(肛門)을 수축(收縮)시키는 무드라 행법.

아쉬타-싯디(Ashta-siddhi) : 요가수행을 통하여 성취한 여덟 가지의 초자연적인 능력. 마하싯디(Mahasiddhi)라고도 하며, 이 여덟 가지 능력은 몸이 원자만큼 작아지는 미세신(微細身 : Animan), 몸이 새털처럼 가벼운 경신술(輕身術 : Laghiman), 몸이 잴 수 없이 무거워진 중신술(重身述 : Gariman), 몸이 어디에나 미칠 수 있는 공간이동 능력은 마히만(Mahiman), 저항할 수 없게 하는 능력은 프라캄야(Prakamya), 심신(心身)을 제어하는 능력은 이시트바(Ishitva), 물질 원소에 대한 지배능력은 바이쉬트바(Vaishitva), 모든 욕망을 이루는 능력은 카마바사이트바(Kamavasayitva)이다.

아쉬탕가-요가(Ashtanga-yoga) : 파탄잘리(Patanjali)가 정리한 요가(Yoga)의 8단계(段階)를 말한다. 야마(Yama), 니야마(Niyama), 아사나(Asana), 프라나야마(Pranayama), 프라탸하라(Patyahara), 다라나(Dharana), 댜나(Dhyana), 사마디(Samadhi). 그릇에 담은 바닷물도 바다이듯이 우주의 또 하나의 모습인 인간의 정신과 육체를 요가의 실천적 수행을 통하여 단계별로 진화(進化)시키고, 해탈로 이끄는 여덟 부문의 단계적 수행체계를 말하며 라자-요가(Raja-yoga)라고 부르기도 한다. *(요가-수트라 2장 29절 참조)

아스미타(Asmita) : 자아의식과 번뇌(煩惱)로부터 벗어남.

아스미타-사마디(Asmita-samadhi) : 요가수행의 마지막 단계인 삼매(三昧)에서 무상삼매 이전의 유상삼매와 비슷한 의미.

아스테야(Asteya) : 정직(正直). 요가-수트라 첫 단계인 야마(Yama)의 다섯 가지 금계 중에서 남의 것을 갖지 않는 불투도(不偸盜). '도둑질하지 말라'는 계율(戒律).

아스티카(Astikya) : 베다(Vedas)의 가르침에 있어서의 믿음.

아우사디(Ausadhi) : 정신적 환희를 불러일으키는 약초.

아유르베다(Ayurveda) : 인도(印度) 전통 생활의학 체계. 초기(初期)의 베다(Vedas)는 신의 말씀이자 권위의 상징이었지만, 후기(後期)에 들어오며 좀더 인간에 접근하는 사유(思惟)가 진행된다. 그 이론적 토대(土臺)는 우파니샤드(Upanisad)적 철학이며, 실천적인 면에서는 요가(Yoga), 그리고 의학적 접근은 아유르베다(Ayurveda) 또는 아유르베딕(Ayurvedic)이다. 아유르베딕에서는 인간의 본질적 구성성질이 공기와 허공의 요소인 바타(Vata), 물과 불의 요소인 피타(Pittha), 물과 흙의 요소인 카파(Kapha)의 작용에 의한 것으로 이 세 가지 성분이 인간의 심리적, 병리적 기능을 조절하는데 이 균형이 무너지면 질병이 생기는 것으로 파악한다. 개인적 성향에 따른 체질을 알아내어 부조화를 건강하게 개선시키려는 인도 전통의 의학체계로 이해할 수 있다.

아자파-자파(Ajapa-japa) : 영혼의 깨끗함을 위하여 지속적으로 반복하여 외우는 주문 (Soham-mantra).

아즈나나(Ajnana) : 무지(無知). 무식(無識). 부지(不知).

아즈나-차크라(Ajna-cakra) : 인체학적으로 두개골의 중앙에 위치한 영적인 직감의 장소. 요가에서는 지혜를 여는 제 3의 눈, 영안(靈眼). 의식의 중심. 인체의 여섯 번째 차크라(Cakra)로서 양미간(眉間) 뒤쪽에 위치한 생명에너지의 소용돌이. 뇌의 송과선(松科腺)과 일치함.

아차리야(Acharyas) : 요가의 스승(Guru). 정신적인 지도자들, 또는 밝은 지혜로의 안내자들.

아찰라(Acala) : 부동명왕(不動明王). 불교 5대 명왕(明王)중의 하나로, 대일여래(大日如來)의 변한 모습의 분노존상(忿怒尊像)이다. 일체의 악마와 번뇌를 항복시키는 분노의 표정을 짓고 오른손엔 항마(降魔)의 검을, 왼손에는 오라(Ora)를 지니고 큰 불꽃 위에 앉아 있다. 후기 밀교(密敎)에서는 차다로-다나(Cadaro-dana)라고 함.

아카샤(Akasha) : 하늘. 허공(虛空). 공기(空氣). 공간(空間), 정기(精氣). 영기(靈氣). 에테르(Ether).

아카샤-타트바(Akasha-tattva) : 지(地), 수(水), 화(火), 풍(風), 공(空) 다섯 가지의 요소(Pancha-tattvas)들 중에서 공(空)의 원소.

아카시-무드라(Akashi-mudra) : 눈을 위로 뜬 채 내면(內面)을 응시(凝視)하여 의식을 고정한 무드라(Mudra).

아칸다(Akhanda) : 불멸(不滅)의.

아트마(Atma) : 지고한 실재성. 개인에게 내재된 우주적 정신성(Jivatma).

아트마-다르샨(Atma-darshan) : 자기 통찰.

아트마바와(Atmabhava) : 깨달음, 자각.

아트마-비드야(Atma-vidya) : 영혼에 관한 지성적 논리.

아트만(Atman) : 참 나(眞我). 형상 이전의 근원적인 자아, 초월적 자아, 최고의 실재(實在), 최상의 의식, 영혼(靈魂), 브라흐만(Brahman), 시바(Siva)와 동일한 의미로 해석되기도 한다. 우주를 창조하는 근원적 힘, 절대의 진리인 브라흐만과 아트만은 개체(個體)속에 깃들어 분화되어 나타난 개별적 신성(神性), 즉 자재신이다

아파나(Apana) : 다섯 가지 대기의 요소 중 배꼽 근처에 위치하는 마니푸라-차크라에 모여 인체 내에서 생식과 배설기능을 담당하며 상승과 하강의 흐름을 일으키는 기(氣). 프라나(Prana)가 하늘에서 내려오는 천기(天氣)라 한다면 아파나(Apana)는 아래로부터 받쳐주는 지기(地氣)라 할 수 있다.

아파르-타트바(Apar-tattwa) : 자연의 근원적 성질인 지(地), 수(水), 화(火), 풍(風), 공(空) 이 다섯 가지(Pancha-tattvas)의 요소들 중에서 물(水)의 원소.

아파르트(Apart) : 물.

아파리그라하(Aparigraha) : 아쉬탕가-요가(Ashtanga-yoga)의 첫 단계인 공통의 도덕율.

요가 수행자가 지켜야할 다섯 가지 금기사항 금계(禁戒 : Yama)중에서 집착하지 않고 욕심(慾心)을 떠난 초탈한 마음. 불탐욕(不貪慾). *(요가-수트라 2-30, 39 참조).

아함(Aham) : 가아(假我). 무지(無知)에서 오는 무상(無常)한 번뇌의 인생으로서의 자기(自己). 진실한 실체로서의 자기를 인식하지 못하는 '나'라는 자아의식. 불멸의 참 자기인 진아(眞我 : Atman)의 반대 개념.

아함카라(Ahamkara) : '나'라는 존재의식. 자아의식(自我意識). 에고(Ego). '나'라는 정신과 육체적인 감정. 정신적, 육체적 개인의식.

아힘사(Ahimsa) : 파탄잘리의 요가-수트라(Yoga-sutra)에서 제시(提示)된 요가 수행자가 지켜야할 공통의 도덕율(道德律)중의 하나이며, 아쉬탕가-요가(Ashtanga-yoga)의 첫 단계에 해당한다. 수행자의 기본적인 자세를 일깨우는 금기사항의 첫 번째로 생명을 함부로 상하게 하지 않는 불살생(不殺生)과 비폭력(非暴力)을 말한다.

안나(Anna) : 부분(部分). 몸의 사지(四肢).

안네르(Anear) : 내적인. 본질적인.

안네르-모운트(Anear-mounts) : 오감(五感)을 통제(Pratyahara)한 후의 내적 고요. 평정(平靜).

안타(Antah) : 내적인. 본질적인.

안타랑가(Antaranga) : 수행자가 자신의 신체와 잠재의식, 심리적 움직임을 통제한 내적인 성취, 미묘(微妙)한 정신의 고양(高揚)된 경지를 이루는 본질적인 단계.

안타랑가-트라타카(Antaranga-trataka) : 외부 지향의 의식을 내면으로 집중함.

안타르-도티(Antar-dhauti) : 육체의 내부를 정화하는 샷-카르마(Shat-karmas)의 네 가지 실천 수행법(修行法)으로 공기에 의한 정화- 바타사라(Vatasara), 물에 의한 정화- 바리사라(Varisara), 불의 기운에 의한 정화- 아그니사라(Agnisara), 그리고 무명천에 의

한 정화법인 바히스크리타(Bahiskrita)가 있다.

안타르-무나(Antar-mouna) : 내면(內面)의 침묵(沈黙). 아쉬탕가-요가(Ashtanga-yoga)의 다섯 번째의 단계인 프라탸하라(Pratyahara).

안타르-쿰바카(Antar-kumbhaka) : 지식(止息). 요가 호흡법의 완성단계.

안타-카라나(Antah-karana) : 문자적인 의미로는 내부적 도구. 또는 내부의 네 가지 심적인 기능. 마음의 작용은 마나스(Manas), 칫타(Chitta), 붇디(Buddhi), 아함카라(Ahamkara)이다.

암리타(Amrita) : 감로(甘露). 불사의 신주(神酒). 또는 생명수(生命水)로 해석할 수 있으며, 인도 신화에서 신들이 태초(太初)의 우유바다를 저어 추출한 영원한 생명을 이루는 생명수이다. 또한 하타-요가에서는 소우주인 인체의 내분비선 뇌하수체 호르몬이나 송과선(松科腺)을 의미할 수 있으며 비슷한 의미로 소마(Soma)를 들 수 있다.

암비카(Ambika) : 드라비다(Dravida)어(語)인 암마(Amma)에서 유래한 여성적 에너지의 근원인 샥티(Sakti)여신의 인격화된 이름.

앙가(Anga) : 인체(人體)의 각 부분. 지분(支分).

앙굴라(Angula) : 손가락 넓이의 간격.

야마(Yama) : 금계(禁戒). 아쉬탕가-요가(Ashtanga-Yoga)의 첫 번째 단계. 요가 수행자가 하지 말아야 할 기본적인 다섯 가지 자기절제(節制)의 계율(戒律). 남을 해치지 않는 아힘사(Ahimsa), 거짓을 말하지 않는 사트야(Satya), 남의 것을 갖지 않는 아스테야(Asteya), 성(性) 에너지를 낭비하지 않는 브라마차리야(Brahmacairya), 욕심을 내지 않는 아파리그라하(Aparigraha). *(요가-수트라 2-30 참조).

야무나(Yamuna) : 성스러운 히말라야의 야무노트리(Yamnotri)에서 발원(發源)하여 인도 북부의 벵갈(Bengal) 지역을 적시며 바다로 흐르는 강. 강가(Ganga) 강과 제 3의 강, 즉 땅속으로 흐르는 사라스와티(Saraswati) 강과 알라하바드(Allahabad)에서 합류한다. 크리쉬나(Krishna) 신(神)의 어린 시절을 지낸 브린다반(Vrindavan)으로 유명하다. 수행자들의 그룹에서는 육체의 내부적 생기(生氣)의 흐름, 즉 이다, 핑갈라, 수슘나를 이 세 강(江)으로 비유하며, 야무나(Yamuna)강을 핑갈라-나디(Pingala-nadi)로 본다.

야트라(Yatra) : 순례여행.

약사(Yaksa) : 전통 힌두교에서는 사트바적 기질을 가진 사람들은 신(Deva)들을 숭배하고 라자스(Rajas)적 기질을 가진 사람들이 숭배하는 저차원(低次元)의 신들을 의미한다. 불교(佛敎)에서는 좀더 낮은 의미로 용모가 추괴(醜怪)하고 신(神)들에게 종속된 존재로 묘사하며, 한역(漢譯)으로는 야차(野次). 염마졸(閻魔卒). 민간(民間)에서는 두억시니라고도 부른다. 이 야차들을 수하로 거느리는 신들은 야마라쟈, 부(富)의신 쿠베라(Kubera), 염라대왕, 비사문천, 아수라(Asura) 등이다.

얀트라(Yantra) : 불교 만다라의 원형과도 같은 힌두이즘의 신성(神性)의 한 측면을 기하학적인 도형(圖形) 또는 상징적 도안. 이것은 또한 명상을 위한 도구가 되기도 한다. 우주나 소우주인 인체의 차크라(Cakra)를 구성하기도 하며, 탄트리즘(Tantrism)에서는 성적(性的)인 심볼(Symbol)로도 등장한다.

얌(Yam) : 구속(拘束).

에카그라타(Ekagrata) : 몰입되어 있는 의식.

에카그라하(Ekagrah) : 하나로 집중된 마음. 제 4위(位) 의식.

에카다쉬(Ekadashi) : 달의 주기가 심신(心身)의 변화에 많은 영향을 준다는 생각에서 영적 각성을 위해 깊어지는 수행을 위하여 단식을 하는 가장 적합한 날로 인도식 음력(陰曆)의 매월 11일로 추천되고 있다.

오라(Aura) : 성인들의 후광(後光). 영혼의 에너지. 또는 일종의 생체 에너지로서 모든 생명체에게서 발산된다. 사람은 주로 푸른색 계열의 색조를 띤다고 하나, 사람의 생각이나 영적 등급, 마음의 상태에 따라서 다른 빛을 지닌다.

오자스(Ojas) : 생명력(生命力), 영적인 힘. 생명 에너지를 조절하는 육체조직의 본질. 승화된 성적(性的)인 힘(Kundalini-sakti)을 보존함으로써 면역체계의 조화를 이루는 미묘한 에너지.

옴(OM) : 브라흐만(Brahman)의 성음(聖音), 불멸의 우주적 진동음, 아트만의 상징 음(音)으로서 모든 소리를 포함하고 있는 근원적인 만트라(Mantra). 창조와 유지와 소멸, 그리고 침묵과 재생을 뜻하는 상징(象徵)음으로써 끝없이 확장하며 소우주인 인간의 의식과 무의식, 잠재의식, 전생의식까지 깨우는 우주적 진언(眞言)이라고도 불린다. 창조의 '아(A)' 유지의 '우(U)' 소멸의 '음(m)' 그리고 침묵의 정미(精微)로운 음의 파동(波動)이 연속되는 옴(Om)으로 표현이 불가능한 유일무이한 정신적 체험을 가능케 하며, 이러한 옴 만트라-요가는 감성이 정화되어 깊은 명상의 세계에 이르게 한다.

옴-마니-파드메-훔(Om-mani-padma-hum) : "연꽃속의 보석이여!". 완전(完全)함. 분리되지 않은 일체성.

와너프라스터(Vanaprastha) : 수행자가 되기 전 가정에서 가장(家長)으로서의 의무와 사회적 역할을 다하는 기간.

요가(Yoga) : 문자적인 뜻은 합일(合一). 삼매의 의미를 가지며 개체로서 자아와 절대자아의 합일, 또는 그런 합일을 이루는 방법이나 마음이 외적인 상황에 흔들리지 않는 우주의식과 일치된 상태. 양 극단(極端)의 결합과 조화. 시바(Siva)와 샥티(Sakti), 음과 양, 몸과 마음. 개인적 자아와 우주적 진아의 인식. 육체에 내재한 신성(神性)을 발현하기 위하여 심신을 반성하고 정화하며, 균형과 통일성을 지향하는 실천 수행체계. 요가는 해탈을 향한 길에서 그 방법에 따라 크게 박티-요가(Bhakti-yoga), 카르마-요가(Karma-yoga), 갸나-요가(Jnana-yoga), 라자-요가(Raja-yoga)로 구분된다.

요가-니드라(Yoga-nidra) : 잔잔한 호수(湖水)처럼 깊이 의식이 가라앉고 육체와 의식이 완전히 이완된 휴식상태. 다만 의식은 깨어 있는 요가적 수면(睡眠).

요가-단다(Yoga-danda) : 요가 수행자의 호흡 길이를 뜻하는 수치(數値)이며, 호흡에 의한 수행의 깊이를 스스로 재는 척도로 삼는다.

요가-수트라(Yoga-sutra) : 파탄잘리(Patanjali)가 집대성한 요가의 교과서. 단계별 수행을 설명하고 있다.

요가-아뱌샤(Yoga-abhyasa) : 명상수행을 실천하는 요가 철학.

요기(Yogi) : 심신(心身)의 합일(合一)을 위하여 노력하는 요가 수행자.

요긱(Yogic) : 요가에 관한. 요가적인.

요긴(Yogin) : 요가 수행에 전념하는 수행자.

요니(Yoni) : 자궁. 여성 생식기. 생식의 근원. 시바의 상징(Siva-lingam)을 받혀주는 석물(石物)로 지고한 정신(Atma)을 지탱하는 상징적 의미를 가짐.

요니-무드라(Yoni-mudra) : 명상(冥想)의 자세에서 생명력을 나타내는 상징적인 손의 모양.

우다나(Udana) : 육체를 정화하는 기능을 담당하며, 사고력(思考力)을 지배하는 기운(氣運). 목의 윗 부위에 위치함.

우디야나(Uddiyana) : 복부(腹部).

우디야나-반다(Uddiyana-bandha) : 복부(腹部)의 수축. 숨을 토한 상태에서 숨을 멈추고 복부를 등 쪽으로 당겨 붙여 수축(收縮)시키는 법.

우자이-프라나야마(Ujjayi-pranayama) : 후두부위(後頭部位)를 울리도록 소리 내어 깊이 들이마시는 요가식 호흡법.

우타마(Uttama) : 적임자, 자격이 있는 자.

우탄쿠르마사나(Uttankurmasana) : 하타-요가(Hatha-yoga)의 진보(進步)된 자세로 세운 거북(龜)의 자세.

우트카타사나(Utkatasana) : 무릎을 구부리고 쪼그려 앉은 요가의 자세.

우파니샤드(Upanisad) : 인도 문헌으로 세계 최초의 철학서이며 요가의 고전(古典) 입문서이다. '스승에게 가까이 가서 앉는다'로 번역되며 스승과 제자간의 비의적(秘義的)전수를 의미한다. 베다의 끝이라는 뜻에서 베단타(Vedanta)라고도 함. 베다 시대의 끝이란 신의 세계에서 좀더 인간에 가까이 내려오는 상징적 의미를 가진다. 일백 여덟 가지의 성인들의 지식을 담고 있는 전통적인 힌두교 교의서(敎義書)를 말한다. 이는 스승이 제자에게 비의적으로 가르침을 전수하는 구조를 가지며 진실한 것에 대한 본질을 깨닫고 지혜의 눈을 뜨게 하는 내용을 포함한다. B.C 약 1000년부터 A.D 16세기까지 쓰인 것 등 현존하는 것이 270종 정도이다. 요가를 포함한 인도의 철학이 우파니샤드에 그 뿌리를 두고 있다.

우파사나(Upasana) : 집중(dharana)의 상태.

우파야(Upaya) : 삼매를 성취하기 위한 방법.

우파프라나(Upaprana) : 육체적 기능을 활성화하는 생기(生氣).

운마니(Unmani) : 문자적인 의미로는 '마음이 사라진'. 의식의 흐름이 멈춘 삼매의 경지.

운마니-아바스타(Unmani-avastha) : 의식의 흐름을 끊어버린 요가 수행자.

위야나(Vyana) : 온몸을 순환하는 기운.

유가(Yuga) : 힌두교신화에서 말하는 우주의 기년(紀年). 지상의 인류가 순환(順換)하는 한 시기(時期). 힌두의 우주관인 세계창조설에 따르면, 세계는 생성과 괴멸을 되풀이하는데, 생성에서 괴멸까지의 기간을 네 시기로 나누고 있다. 크리타-유가(Krtha yuga), 트레타-유가(Treta-yuga), 드와파라-유가(Dwapara-yuga), 칼리-유가(Kali-yuga)로 구분된다. 크리타-유가는 1,728,000년, 트레타-유가는 1,296,000년, 드와파라-유가는 864,000년, 칼리-유가는 432,000년 동안 계속된다고 하며, 지금의 세상은 칼리유가의 마지막 부분이라고 전해진다. 이 유가를 합한 기간이 마하유가(Mahayuga)이며, 2770마하유가가 모여 브라흐마의 1주야인 칼파(시간과 비슷한 개념)를 형성하고 그러한 칼파(Kalpa)를 1주야로 따져 마지막 시기에 해당하는 것이 파라(Para)이다. 브라흐마의 창조적 생애와 우주의 지속은 1파라 동안 이어지며, 파라가 끝나면 브라흐마를 포함한 우주의 재창조의 순환이 이루어진다고 한다. 칼리-유가는 기원전 172년에 시작되어 497세기 동안 계속된다고 하였으니 이 세계는 한정되어 있으며, 인간은 칼리유가가 채 끝나기 전에 완전한 종말을 맞는다고 전해진다. 남은 이 기간동안 모든 영혼이 해탈을 이루어가는 시기로 본다.

유가-낟다(Yuga-naddha) : 이원성(二元性)의 합일.

유가스(Yugas) : 우주의 대 순환을 네 단계로 구분.

유디스티라(Yudhsthira) : 바가바드-기타(Bhagavad-gita)에 등장하는 바라타족(Bhrata)의 다섯 왕자(王子)들 중 맏형으로서 지혜롭고 훌륭한 인격과 고행자의 덕목을 갖춘 사람으로 묘사된다.

유즈(yuj) : '묶다.' '단단히 붙들어 매다.'는 뜻의 문자적인 어원(語源)으로서의 삼매(Samadhi)를 뜻한다.

유지(Yuji) : '결합(結合)하다.' '조화(調和)를 이루다.'는 뜻의 문자적인 어원(語源)으로서의 요가(Yoga)를 뜻한다.

유크샷(Yuykeat) : 자신의 마음을 집중(集中)할 수 있는.

유크타(Yukta) : 요가의 수행으로 해탈(解脫)에 이른 성자(聖者).

유크티(Yukti) : 상식(常識) 또는 공통의 분별심.

유파(Yupa) : 기둥.

이다(Ida) : 에너지 통로인 수슘나(Sushumna)의 왼쪽으로 흐르는 기의 통로. 생명 에너지인 프라나(Prana)는 척추를 타고 흐르는 수슘나를 통해 상승과 하강을 한다. 중앙의 수슘나를 중심으로 양의 기운이 흐르는 오른쪽의 핑갈라(Pingala)와 음의 기운이 흐르는 왼편의 이다(Ida)를 통해 프라나는 이다와 핑갈라 사이를 오가며 나선형으로 상승하거나 하강한다.

이다-나디(Ida-nadi) : 음기(陰氣). 몸의 왼쪽으로 흐르는 기의 통로. 양기(陽氣 : Pingala-nadi)는 오른쪽으로 흐르는 기의 통로.

이샤(Isha) : 편재(遍在)하는 신. 예수(Jesu)가 인도(印度)에 머물렀던 시절의 이름이라고 하는 설도 있다.

이샤하(Ishaha) : 창조와 파괴력을 획득한 경지.

이스바라(Isvara) : 자재신(自在神). 지고자(至高者). 우주의 진동음이 육신(肉身)에 내재된 신성(神聖)이며, 우주적 씨앗(Parabindu), 파라사브다(parashabda)로 불림. 요가에서는 최초(最初)의 스승(Guru)인 시바(Siva)신(神)을 말하며, 금태신(金胎神)으로 한역(漢譯)됨.

이스바라-프라니다나(Isvara-Pranidhana) : 파탄잘리(Patanjali)가 제시한 요가수행의 단계에서 두 번째에 해당하는 니야마(Niyama)의 다섯 번째 권장(勸奬)사항. 말과 행위로서 시바신을 염상(念想)함. 만트라(Mantra)를 통한 신(神)에게 완전히 맡기는 헌신(獻身)과 진리(眞理)에 귀의(歸依)하는 의미를 뜻하는 아쉬탕가-요가(Ashtanga-yoga)의 두 번째 단계(段階)이며, 이를 크리야-요가(Kriya-yoga)로 부른다. 이는 자재신(Isvara)에게 세속의 부귀와 공명에 대한 기원(祈願)이 아닌, 지고한 진리의 깨달음을 얻는 힘을 얻도록 기원하는 것이다. 진정으로 신을 향해 경배(敬拜)하는 마음이 더럽혀질 수 없듯이 이는 삼매(三昧)에 이르기 위한 빛을 향한 밝은 열림이다.

이스타-데바타(Ishta-devata) : 수행자가 선택한 신.

이차(Iccha) : 욕망. 갈망.

이타라-링감(Itara-lingam) : 아나하타-차크라(Anahatha-chakra)에 내재한 감정과 자아의식의 흔적. 아난다마야-코샤(Anandamaya-kosa)와 같음.

인드라(Indra) : 번개와 뇌우(雷雨)의 신(神). 자연을 다스리는 힘을 인격화(人格化)한 이름. 한역(漢譯)으로는 제석천(帝釋天). 범어(梵語)로 차크라-데와남(Cakra- devanam), 즉 신(神)들의 우두머리를 의미한다. 초기 인도의 신화에서는 제일 지고(至高)한 위치에 있었으나, 브라흐마, 비쉬누, 시바 등 삼신(三神)에게 권위를 넘겨준다. 그 후로 불교에 차입(借入)된 인드라는 우주의 순환을 유지시키고, 여러 범왕(梵王)들과 더불어 불법을 지키는 수호신으로 격하(格下)된다.

인드리야(Indriya) : 감각 기관, 또는 색(色),성(聲),미(味),촉(觸),향(香)을 인지하는 기능. 그 대상은 위사야(Visaya)라고 한다.

인드리야스(Indriyas) : 입, 손, 발, 생식기, 배설기. 다섯 가지의 감각기능(感覺機能).

ㅈ

자그라트(Jagrat) : 진실한 의식. 지혜(知慧).

자그라트-아와스타(Jagrat-avastha) : 인식력(認識力).

자그리트(Jagrit) : 의식의 각성(覺醒).

자그리티(Jagriti) : 의식의 영역(領域).

자다(Jada) : 생기(生氣)없는 죽음.

자다-크리야(Jada-kriya) : 육체적 수련.

자무나(Jamuna) : 강가(Ganga) 강(江)과 함께 인도의 북부지방을 흐르는 대표적인 강으로 야무나(Yamuna) 강(江)으로도 불린다.

자야(Jaya) : 승리. 정복. 성공. 통제. 제어.

자이니즘(Jainism) : 자인(Jain)이라고도 하며, B.C 6세기경에 마하비라(Mahavira)가 당시의 초기 힌두교의 전통 베다(Veda) 제례(祭禮)에 반대하여 창설한 인도의 종교이자 철학. 자이나교를 처음 주창한 사람들은 베다 시대의 동물 희생제에서 만연했던 살생 관행과 관념에 반기를 든 한 종파(宗派)에 속했을 것으로 추측되어지며, 창조신을 믿지 않는 자이나교는 아힘사(Ahimsa)적 교리관. 어떠한 생명도 살상(殺傷)하지 않음을 철저한 윤리의 핵심으로 삼고 인간적 본성이 완전성을 갖기 위한 고행과 수도생활을 통해 성취해야 할 종교적 이상으로 여긴다. 석가모니와 비슷한 시대에 출현하였고, 불교와 매우 유사한 철학적 사상과 수행체계를 가졌으나, 오히려 더욱 철저한 수행을 위하여 미물(微物)일지라도 살생하지 않으려 입에 공기를 거르는 천을 두르고 지팡이를 든 완전한 나체(裸體)로 생활하는 수행자들의 전통이 2천년 이상을 끊임없이 현재에까지 이어지고 있다.

자타카(Jataka) : 현생이 아닌 한 영혼의 모든 전생(前生)을 엮은 책.

자파(Japa) : 진언(眞言)또는 주문(呪文). 인도 수행자들은 제자가 입문할 때 스승(Guru)이 제자에게 개인적인 만트라(Mantra)를 준다. 따라서 수행자마다 반복하여 외우는 만트라가 다르다.

자파-요가(Japa-yoga) : 진언(眞言)또는 주문(呪文 : Mantra)를 반복하여 암송(暗誦)함으로써 정신을 순화하고 신의 세계에 계속적으로 머물게 하여 영혼을 정화시키는 요가이며, 성스런 신(神)의 이름을 반복하여 외운다. (예) 하레라마-크리슈나 하레…… 하레…….

잘라(Jala) : 물.

잘라-네티(Jala-neti) : 샷-카르마(Shat-karma)의 한가지로 소금물을 이용하여 양 콧구멍을 번갈아 통과시켜 비강(鼻腔)을 씻어내는 요가 정화법.

잘라-바스티(Jala-basti) : 샷-카르마(Shat-karma)의 한가지로 물을 이용한 요가적 관장법.

잘라-타트바(Jala-tattwa) : 물의 원소(元素).

잘란다라-반다(Jalandhara-bandha) : 목 수축(收縮). 턱을 끌어내려 흉골(胸骨)에 붙여 숨을 멈추어(止息) 내부로 기운을 순환(循環)시키는 호흡 수행법.

지바(Jiva) : 개별적 생명. 개인의 영혼(靈魂).

지바트만(Jivatman) : 개체로서의 영혼, 한 개인의 자아.

지반(Jivan) : 개별적 정신.

지반-묵타(Jivan-mukta) : 현생해탈자(現生解脫者). 살아 있는 채로 완전한 깨달음을 얻어 자유를 성취한 성자(聖者). 삼매(三昧)의 경지에서 최고의 진실성을 획득하여 영혼의 완전한 자유를 얻은 사람.

지반-묵티(Jivan-mukti) : 현재 살고 있는 생애에서 지혜의 진리를 깨달아 삼매 (Samadhi)의 경지를 경험하는 현생해탈(現生解脫).

지후바(Jihva) : 혀(舌).

지후바-도티(Jihva-dhauti) : 육체를 정화시키는 방법(Shat-karma) 중에서 혀(舌)를 씻어 내는 법.

ㅊ

차이탄야(Chaitanya) : 의식. 지각. 심상(心想).

차크라(Cakras) : 생리적으로 미묘하게 소용돌이치는 기(氣)의 장소, 미묘한 신경총(神經叢), 인체의 내부와 외부에 있는 생기(生氣)가 모여지는 영적(靈的)인 7개소의 장소들을 의미한다. 차크라(Cakra)를 문자 그대로 보면 '원형(圓形)' 또는 '바퀴(輪)'라는 뜻이지만, 요가에서는 소용돌이라는 의미로서 영적인 힘과 생리적인 힘이 특정한 진동을 가지고 도는 원운동이다. 사람의 몸속에는 수많은 차크라가 있지만 탄트라와 요가의 수련에서는 주요한 몇 개 기(氣)의 저장장소만이 이용된다. 육체에는 미저골 (尾骶骨)에서 시작하여 척추(脊椎)를 거쳐 정수리까지 놓여 있는 일곱 개로 나뉜 특정한 영기(靈氣)의 장소들이 있다. 이 장소는 아래에서부터 항문(肛門)과 생식기(生殖器)주변, 미저골에 위치한 물라다라(Muladhara), 단전(丹田) 부위의 스와디스타나(Svadhishthana), 배꼽의 마니푸라(Manipura), 가슴의 아나하타(Anahata), 목의 비슈다(Vishudha), 양미간의 영안 아즈나(Ajna), 정수리 위 사하스라라(Sahasrara)이다. 사하스라라(Sahasrara)는 인체 내부(內部)가 아니고 외부의 차크라로서 일천 개의 연꽃잎이 일제히 개화된 것과 같은 성취자의 후광(後光)을 뜻하는 초월의식의 층이라 불린다. 육체의 기운을 제어하는 요가 수행자가 꼬리뼈 부근에서 잠자고 있는 에너지인 쿤달리니(Kundalini)를 깨워 상승시키면, 쿤달리니가 치받고 올라가는 힘으로 각 차크라를 열고 차크라가 열릴 때마다 새로운 영적인 각성을 이룬다. 인간의 영적진화는 근원적 힘인 물라다라(Muladhra)에서부터 시작하여 각 차크라를 깨워 상승시킬 때, 신(神)의식의 자리인 사하스라라를 열어 인간의 몸으로 새로운 정신적 영역에 이르게 된다.

착슈-도티(Chakshu-dhauti) : 눈의 정화법.

찬드라(Chandra) : 달(月).

찬드라-나디(Chandra-nadi) : 이다-나디(Ida-nadi)의 다른 이름으로서 달(月)의 기운이 흐르는 음기(陰氣)의 통로, 즉 왼쪽 콧구멍으로부터 시작됨.

찬드라-스와라(Chandra-swara) : 왼쪽 콧구멍을 통하여 흐르는 기운(氣運).

찬드라-차크라(Chandra-cakra) : 미간(眉間)에 위치한 아즈나-차크라(Ajna- cakra)의 다른 이름.

체타나(Chetana) : 의식(意識).

첼라(Chela) : 제자. 문하생(門下生).

쳐드(Tcheod) : 탄트라적 제식(祭式). 사람의 사념(思念)에 의해 만들어지는 존재. 티벳(Tibet)에서는 환영(幻影)을 만들 수 있는 요기(yogi)들의 능력으로 불러낸 이러한 염체(念體)를 '툴파(Tulpa)'라고 부르며, 이와 비슷한 의미로 자연물에 깃든 정령(精靈)이라는 개념은 주로 서양 쪽에서 많이 사용된다. 지(地), 수(水), 화(火), 풍(風) 4대 요소의 정령신(精靈神), 또는 수호령을 불러내는 의식.

치드라(Cihidra) : 구멍.

치트(Cit) : 지고의 의식(意識).

친-무드라(Chin-mudra) : 의식을 모으는 상징적 자세. 엄지와 검지 손가락을 모으고 나머지 손가락은 편 명상의 손동작.

칫타(Chitta) : 의식. 마음. 정확하게는 '칫떠'로 발음되어야 한다. 생각. 마음작용. 지성에 반영된 조건부 의식으로 생각과 사유 활동의 전체를 뜻함. 반면 마나스(Manas)는 칫떠가 활동하는 공간(空間)이라 할 수 있다. 개인의식은 잠재의식과 알지 못하는 과거의 의식까지 포함한다. 스물 네 개의 층으로 인식된 마음의 층은 안타-카라나(Antah-karana)의 일부이다. 이것의 기능은 기억과 의식, 집중력, 그리고 꿈이다. 신체에서 위치점이 없으며 성질상 심리적이다. 그러나 칫타는 감각에 의해 주어진 정보에 의해 조정된다. 마음은 계속적으로 변화하며 이 칫떠(Chitta)적 의식이 인간에 있어서 진화를 겪는 것이다. 의식은 마나스(Manas)와 붓디(Buddhi)와 아함카라(Ahamkara)로 구성되어 있다. 마나스는 감각 기관을 통해 외부로부터 받아들인 느낌을 모아두는 속성을 가리키며, 붓디는 그 느낌들을 분류하는 기능을 가리킨다. 아함카라는 어떤 느낌을 받고 분류하는 경험의 주체가 '나'라고 생각하는 의식이다. 상캬-철학에 의하면 마음은 그 자체로서 의식을 갖고 있는 것이 아니라, 순수 의식인 아트만의 지성과 의식을 반영하는 거울에 지나지 않는다. 요가(Yoga)는 끊임없이 변하는 마음의 움직임을 조절하고 통제하여 궁극적인 평안에 도달하는 데 있다. 파탄잘리(Patanjali)는 요가를 통해 도달하는 궁극적인 평안(平安)을 사마디(Samadhi : 三昧)라고 정의한다.

칫타-나사(Citta-nasa) : 문자적인 뜻은 '마음의 죽음' 명상(冥想)을 통해 마음의 작용이 소멸(消滅)되는 것.

칫타-브르티(Chitta-vrtti) : 마음의 작용을 조절(調節).

칫탄야(Chaitanya) : 마음의 세계(世界).

칫트(Chit) : 우주적 지성(知性), 지고(至高)의 의식, 인식력 또는 절대 의식. 우주의 궁극적인 근원인 브라흐만(Brahman)을 존재차원에서는 삿(Sat : 절대존재)라고 부르고, 의식차원에서는 치트(Cit : 절대의식)라 하며, 성격차원에서는 아난다(Anada : 궁극적인 희열)라고 한다.

ㅋ

카라나(Karana) : 원인(原因). 최상(最上).

카라나-도티(Karna-dhauti) : 귀를 씻어 정화시키는 법.

카라나-사리라(Karana-sharira) : 심신(心身)을 고통스럽게 하는 원인을 해소(解消)하는 것.

카루나(Karuna) : 자비. 사랑. 연민. 동정심.

카르마(Karma) : 업(業), 행위에 따른 인과법칙(因果法則), 결과를 가져오는 원인, 절대로 벗어날 수 없는 정해진 일종의 숙명(宿命)으로써 행위에 따라서 결과로 나타나는 작용력이며, 전생에 알게 모르게 쌓아온 과보(過報)를 의미한다. 잠재되어 있던 카르마(Karma)는 비슷한 환경이나 정해진 대상이 왔을 때 표현된다. 인연의 고리, 행동의 원인과 결과가 무의식에 축적된 정신적, 육체적인 행위를 다 포함한다. 요가에서는 수행자가 현생(現生)에서 자신의 과거와 현재적 카르마를 깨닫고 해소함으로써 그 영향력으로부터 매듭이 풀리듯 풀려나게 된다고 설명한다.

카르마샤야(Karmashaya) : 과거의 의식과 말, 행위 등이 잠재된 형태.

카르마-요가(Karma-yoga) : 바가바드-기타(Bhagavad-gita)에서 나타난 최고의 의식(意識)을 향한 '행위-요가'의 길. 집착은 욕망을 낳고 욕망은 행위를 불러 끝없이 순환을 반복한다. 자신의 전생과 현생을 살아오며 알게 모르게 지은 이러한 과업(過業 : Karma)들을 선행(善行)을 통해서 지워서 무위(無爲)에 이르려는 요가.

카르마-인드리야스(Karma-Indriyas) : 다섯 가지의 감각기관(입, 손, 발, 생식기, 항문)

에 의한 작용력.

카마(Kama) : 정욕(情欲). 열애(熱愛). 욕망(慾望), 열정(熱情)을 상징하며 인도 전통신화에 등장하는 사랑의 신(神).

카마데바(Kamadeva) : 사랑의 힘을 연결하는 신.

카말라사나(Kamalasana) : 연꽃잎과 같은 발 모양의 여러 가지 자세들.

카메쉬와라(Kameshvara) : 샥티(Sakti)와 합일(合一)을 이룬 시바(Siva). 육체와 정신이 조화를 이룬 완전함을 상징하는 존상(尊像)이다.

카비(Kabi) : 요가의 수행으로 정련(精練)된 육신(肉身)을 뜻하며, 불완전한 몸이 정신적인 완전성에 이르도록 재구성된 것을 말하며 요가-데하(Yoga-deha)라고도 불린다. *(게란다-상히타(Gheranda-samhita) 1장 8절 참조).

카스트(Caste) : 브라흐만(Brahman), 즉 창조신의 몸에서 나오는 장소에 따라 신분이 결정되었다는 신화적 근거에 바탕을 둔 신분계급제도(身分階級制度). 브라흐만의 입에서는 힌두 승려인 제사장 신분의 브라만(Braman), 어깨 또는 겨드랑이에서는 왕족이나 무사(Kshatriya), 허벅지 부위에서는 농·상민(Vaishya), 발등에서는 노예계급(Sudra)으로 정해져 있고, 이는 바꿀 수가 없는 업(Karma)이라고 선언한다. 정복자들이 지배력을 고착화(固着化)하는 과정에서 종교적 권위를 빌어 왔지만 수천 년이 지난 오늘날까지 뿌리깊이 남아 있다. 그 이면에는 전생과 현생, 후생을 인정하는 힌두이즘의 고리와 같은 핵심이 있기 때문이며 현재는 과거의 업보이고, 지금의 생(生)에 받은 신분에 충실하면(Dharma) 후생에 다른 생(生)으로 보상을 받는다는 심층적 논리를 바탕으로 두고 있다. 이 네 신분계급에 속하지 못하는 층이 존재하는데 간디(Gandhi)가 '신의 아들(Harijan)'이라 부르던 이들이다. 그러나 그건 맞는 표현도 아니며, 그렇게 불리는 그들도 가장 싫어한 말이다. 어떤 사람은 신의 자식들이 아닌가하는 반문이 따르기 때문이다. 어쨌든 인도인이 아닌 이방인도 이들과 함께 카스트에 속하지 못하는 주변인(Out of Caste)이다. 따라서 가장 국수주의(國粹主義)적인 색채가 짙은 전통관습 제도이다. 참고로 이 제도는 법적인 효력을 상실한 지 이미 오래지만 자기 스스로 인정하고 있기 때문에 정신적인 면에서의 완전한 신분의 자유는 요원(遙遠)하다.

카야(Kaya) : 육체.

카야-삼파트(Kaya-sampat) : 완전한 몸.

카야-칼파(Kaya-kalpa) : 육체의 원기를 북돋워 주는 강장제(强壯劑).

카이발야(Kaivalya) : 독존(獨存)의 경지. 해탈(解脫). 체험자와 체험 대상이 나누어지지 않는 상태.

카이발야-사마디(Kaivalya-samadhi) : 독존삼매(獨存三昧). 해탈삼매(Nirvana-samadhi) 또는 투리야(Turiya)라고도 한다.

카일라사(Kailasah) : 시바신의 거주처로 알려진 신성한 산. 히말라야의 봉우리.

카키-무드라(Kaki-mudra) : 까마귀 부리처럼 입을 뾰족하게 내민 무드라(Mudra).

카트방가(Katbanga) : 티벳(Tibet)의 두개골이나 사람의 머리 형상이 새겨진 악(惡)을 쫓는 의미를 부여한 지팡이나 봉.

카파(Kapha) : 육체의 세 가지 기질(Doshas) 중에서 물과 흙이 결합된 요소로서 점액질(粘液質)의 형태를 가진다.

카팔란드라-도티(Kapalrandhra-dhauti) : 전두골(前頭骨)의 비강(鼻腔)을 정화하는 샷-카르마(Shat-karma)의 한 가지.

카팔라바티-프라나야마(Kapalabhati-pranayama) : 문자적인 어의(語義)는 두개골(頭蓋骨)을 의미하는 '카팔라(Kapala)', 빛나게 한다는 뜻의 '바티(Bhati)'의 합성어로서 '두뇌를 빛나게 한다.'의 의미를 가지며, 콧구멍으로 숨을 강하게 토하는 요가 호흡정화 수행법의 한 가지.

칸다(Kanda) : 뿌리. 모든 기(氣)의 통로(通路)인 나디(Nadi)들의 근원(根源).

칸카라(Kankara) : 힌두(Hindu) 신화(神話)에서 거대한 해골의 형상을 가진 죽음의 신. 겉모습은 흉악하지만 민중(民衆)들의 존경을 받고 있는 신이기도 하다.

칼끼(Kalkhi) : 힌두(Hindu) 신화(神話)에서 비쉬누(Vishnu)의 열 번째 화신(化身 : Avatara)으로 묘사되어 있다. 칼끼(Kalkhi)는 말세(末世)에 등장 할 화신으로서 백마(白馬)를 탄 형상으로 묘사되어 있다. 모든 화신(化身) 사상이 그러하듯 인간세상의 뭇 중생들을 돕고 제도하기 위하여 등장하는 불교의 미륵사상이나, 기독교의 예수재림 사상 등이 있지만 칼끼의 경우는 다르다. 인도(印度)에 전해져 내려온 종교사상을 종합하여 살펴보면 신(神)과 인간, 시간과 공간, 현상 세계의 의미를 모두 마무리하는 역할자(役割者)이다. 따라서 그 다음의 세계와 우주적 설정은 지금의 인간의 모습과는 다른 존재이며, 다른 세계로 재편됨을 의미한다.

칼라(Kala) : 우주적 태궁(胎宮), 또는 생명을 잉태한 시간(時間)을 뜻한다.

칼리(Kali) : 우주 에너지의 여성적 상징. 대지의 여신(女神). 근원적인 힘인 샥티(Sakti)가 무지(無知)를 깨트리는 신성한 여신으로 형태화함. 힌두교의 전통적인 여신이며, 시바(Siva)신의 배우자로서 정적(靜的)인 남성의 힘과 결합하면 역동적(力動的)인 힘을 얻어 부정적 요소를 강력한 힘으로 부수어 버린다. 모든 악(惡)의 요소들을 일소하려 할 때 분노한 화신이 되는 이 여신은 검은 얼굴에 길게 혀를 빼문 형상(形象)으로 묘사된다.

칼리-유가(Kali-yuga) : '칼라(Kala)'는 '검다' 의 의미(意味)이며, '유가(Yuga)'는 힌두이즘의 세계시기(世界時期)를 뜻한다. 힌두교의 세계 창조설(創造說)에 따르면 세계는 각기 다른 네 시기로 나뉘어 전개되며, 생성에서 괴멸까지의 기간을 4기로 나누고 있다. 제4의 시기는 신년의 1,200년간에 해당하고 1.2.3기는 각각 4.3.2배이다. 제1기는 황금시대로, 정의가 완전히 실현되고 인간의 수명도 4,000세에 이르나 차츰 악화되어 마침내 암흑으로 돌아간다. 신의 1년은 태양력의 360년이라고 하므로, 제4기는 태양력으로는 43만 2000년이 되는 셈인데, 이 년수(年數)에 관해서는 여러 설이 있으나, 대체로 현재는 제4기 칼리유가가 약 5,000년쯤 지난 시기에 와 있다고 한다. 칼리-유가(Kali-yuga)는 인류의 네 번째 변혁기(變革期) 중의 마지막 시기로 432,000년의 시간을 한정지우고 있다. 이 기간의 인류는 과학적 기술을 발전시키지만 인간성은 부정과 부패 타락의 끝으로 치달으며 혼돈의 세계를 스스로 만들게 된다고 한다. 구원의 존재 칼리가 등장할 마지막 시기는 지금의 현상계가 사라지고 전혀 다른 차원의 세계시기로 화한다는 암흑기(暗黑期), 또는 종말(終末)의 시기로 전해지고 있다.

칼파(Kalpa) : 영겁(永劫). 이는 불교에서의 옷자락이 바위를 쓸어 바위가 닳아 없어지는 시간을 의미하듯 인도의 시간적 개념을 정리하기는 매우 힘들다. 칼파(Kalpa)에서의 약 3억 2천만년은 새로운 창조가 시작되는 브라흐마(Brahma)의 시간이며, 네 번의 창조적 변혁기인 유가(Yuga)가 1천 번 반복되는 시간적 흐름을 1칼파로 부른다.

칼파-브릭샤(Kalpa-vriksa) : 거꾸로 자라며 요가 수행자들의 성취를 가져온다는 상상 속의 신비한 나무. 기원을 들어주는 신비(神秘)의 나무로도 불린다. 또한 요가철학에서 이 나무를 수행자의 상징적 도안(圖案)으로 삼는다. 바가바드-기타(Bhagavad-gita) 15장에는 뿌리가 위에 있고 줄기와 잎이 아래로 자라는 불멸(不滅)의 나무에 관한 얘기가 나오며 "이 나무를 아는 자는 진리를 깨달은 자이다."라고 묘사된다. 이 나무는 인체의 신경 구조와 작용(作用)속에 존재하기 때문에 요가 수행자는 이 나무를 알고 나무 끝으로 올라가 진리(眞理)에 도달하기를 원한다. 생각, 감정 등의 뿌리는 머리이지만 줄기가 되는 척추인 나무에서 나온 잎에 불과하다고 하며, 이 나무는 완전히 거꾸로 된 것처럼 보인다. 뿌리에 이르려면 아래에서 근원이 되는 위로 올라가야 하기 때문이다. 그러나 여기에 모든 신비로운 진리와 비의적(秘義的)인 지식의 정수(精髓)가 들어 있다. 이것은 지성적으로 이해할 수 없고 영적(靈的) 각성을 통해서만 이해할 수 있는 것이다. 영적 이해는 항상 지적 능력에서 볼 때 역설적이고 불합리한 방식으로 깨어나기 때문이다. 이 나무는 카발라(Kabalah : 유대교 신비주의)에서도 '생명의 나무'로 불리고, 구약성서에서는 '지식의 나무'라고도 불린다. 물라다라-차크라(Muladhara-cakra)에서 사하스라라(Shasrara)로 움직이는 사람은 언제나 진리의 근원으로 향하는 사람이다. 따라서 그 뿌리는 정상에 있으며 물라다라(Muladara)로 오해되어서는 안 된다. 만일 스와디스타나(Svadhsthna)에서 또는 마니푸라(Manipura)에서 올라가면 사하스라르(Shasrar)의 정상(頂上)인 뿌리를 향해 올라가는 셈이다.

칼파-타루(Kalpa-taru) : 수행자의 소망을 성취시켜 준다는 전설의 나무 이름.

케발라-쿰바카(Kevala-kumbhake) : 호흡수행이 깊어지면 의식적인 노력 없이 자연스럽게 숨이 멈추어져 기(氣)의 보류(保留)가 일어나게 되는 경지. 깊은 명상에 들거나 수행으로 호흡의 통제가 이루어져 자연스럽게 호흡이 정지된 상태.

케차리-무드라(Kecari-mudra) : 크리야-요가(Kriya-yoga)에서 매우 중요한 무드라 행법이다. 케차리-무드라는 혀를 뒤로 젖혀 연구개(軟口蓋)에 붙인다. 수련이 익숙해지면 혀를 길게 늘려 비공(鼻孔)에 삽입한다. 두뇌 통로와 빈두-비사르가(Bindu-visarga)가 연결된 특정의 분비샘(Amrita)을 막는다. 이 무드라는 특별한 형태의 고양된 의식, 즉 도취를 경험하게 된다. 케차리-무드라가 완성되면 명상하고 있을 때 마음이 완전히 고요해지며, 생각이 일어나지 않는다. 이 수행법은 외적 세계와 내적 세계를 동시에 느끼게 하고 완전한 자신을 자각(自覺)할 수 있다.

코샤(Kosa) : 진아(Atman)를 둘러싸고 있는 다섯 개의 영적 층(層). 요가철학에서는 우리가 전부라고 생각하는 육체 외에도 섬세하고 진동률이 높은 몸들이 여러 겹으로 겹쳐 존재하며 영혼(靈魂)을 다섯 층으로 싸고 있다고 한다. 그 기(氣)의 층 또는 외피적인 몸을 각각의 역할이 다른 '코샤(Kosa)'라고 하여 음식을 받아들이는 육체층을 안나마야-코샤(Annamaya-kosa). 생기(生氣)인 프라나를 받아들이는 프라나마야-코샤(Pranamaya-kosa). 생각과 감정을 지배하는 마노마야-코샤(Manomaya-kosa). 지혜와 통찰력을 주는 비즈나마야-코샤(Vijnamaya-kosa). 영혼의 행복과 지복을 체험하는 아난다마야-코샤(Anandamaya-kosa)가 있다.

쿠르마(Kurma) : 비쉬누(Vishnu)신의 두 번째 화신(Avatara)인 거북이(龜). 신들과 악마들에게 불사(不死)의 감로(甘露)인 암리타(Amrita)혹은 소마(Soma)를 얻기 위한 태초의 바다에 거북이로 변하여 메루(Meru)산을 지탱하는 받침이 됨.

쿠르마-바유(Kurma-vayu) : 눈을 깜박이게 하는 생기(生氣).

쿠르마사나(Kurmasana) : 거북이(龜)의 자세. 하타-요가(Hatha-yoga)의 발전된 자세.

쿡쿠타사나(Kukkutasana) : 장닭, 수탉의 자세.

쿤다(Kunda) : 성(聖)스런 뱀(蛇).

쿤달리니(Kundalini) : 육체에 내재한 신비한 생명력. 문자적인 뜻은 '똬리를 틀고 있는 뱀(蛇)과 같은 자각할 수 있는 영적(靈的) 에너지의 근원(根源)'. 미저골(尾骶骨) 주변(Muladhra-cakra)에 감겨서 잠들어 있는 우주의 생식력과 잠재 능력의 샥티(Sakti)

가 각성(覺醒)되어 척추의 수슘나-나디(Sushumna-nadi)를 타고 상승하면, 그 힘으로 의식센터인 차크라(Cakra)가 단계적으로 열린다.

쿤달리니-샥티(Kundalini-sakti) : 똬리를 틀고 잠든 뱀(蛇)의 형상으로 물라다라-차크라(Muladhara-cakra)의 위치에 심상(心想)되어진 잠재된 내적 힘으로 수행을 통하여 각성(覺醒)되어졌을 때 수슘나-나디(Sushumna-nadi)를 통과하여 위로 상승(上昇), 초월의 자리인 브라흐마-란드라(Brahma-randra)에 이르게 된다는 근원적 힘.

쿤달리니-요가(Kundalini-yoga) : 인간 본연의 잠재된 활력(活力)으로써 심신의 생기(生氣)를 각성시키는 실천철학. 하타-요가(Hatha-yoga)적 수행을 통하여 직접적으로 체험(體驗)하는 탄트라-요가(Tantra-yoga)의 방편이다. 요가(Yoga)는 가능한 모든 방향에서 인성(人性)의 진화를 완전하게 이룩할 수 있도록 창안되었다. 따라서 요가에는 육체적 한계성을 극복하는 음양 합일의 요가(Hatha-yoga), 행동의 요가(Karma-yoga), 헌신의 요가(Bhakti-yoga), 명상의 요가(Raja-yoga), 지혜의 요가(Jnana-yoga), 생기 개발의 요가(Kundalini-yoga) 등 수많은 종류가 있다. 생활 속에 모든 것이 결합된 요가를 이해하고 수련하면 보다나은 외적, 내적 경험이 일어날 것이다. 요가는 인격의 발달에 그치지 않고, 여러 가지 방법들은 손, 머리. 발 모든 신체의 정화와 순화를 가져온다. 인성은 마음, 몸, 감정에 의존하지만 또 다른 깊은 부분을 알기 위한 특별한 수련 과정이 쿤달리니-요가(Kundalini-yoga)이다.

쿤달리니-탄트라(Kundalini-tantra) : 척추 끝의 미저골(尾骶骨)에 잠재되어 있는 원초적(原初的) 생명력인 쿤달리니-샥티(Kundalini-sakti)를 깨워 남녀(男女)의 합일(合一)로 하나로 흐르게 한다는 원리. 이는 음과 양의 완전한 조화(調和) 속에서 초월의 차원을 연다는 실천적 이상체계.

쿤잘-크리야(Kunjal-kriya) : 샷-카르마(Shat-karma)의 한가지로서 위장(胃腸)을 정화하는 방법. 미지근한 물에 소금물을 희석(稀釋)하여 위장에 가득 차도록 마신 다음 복부(腹部)를 누르며 코끼리가 물을 뿜어내듯 토해내는 방법.

쿰박(Kumbhaka) : 지식(止息). 기(氣)의 보류. 프라나야마(Pranayama)와 같은 의미를 가진다. 수행자가 숨을 완전히 마시거나 토한 다음 숨을 멈춘 상태에서 오관(五管)을 닫고 유지한 채 기(Prana)의 운용을 적절하게 조절하는 것을 말한다. 따라서 단지 숨을 그치는 것이 아니라 숨을 멈춘 채 자신이 의지하는 곳으로 프라나(Prana), 즉 생기(生氣)를 순환시키는 의미가 내포되어 있다. 마시는 숨(Puraka), 토하는 숨(Rechaka), 그리고 멈춘 숨(Kumbhaka)으로 구분한다.

쿰부멜라(Kumbhuamela) : 히말라야에서 발원하여 흐르는 강가(Ganga)와 야무나(Yamuna)강이 여섯군데 지점에서 만나고 지하(地下)로 흐르는 사라스와티(Sarasvati) 강(江)이 합류(合流)하는 장소를 상감(Sangama)이라고 한다. 그곳을 신성하게 여기는 인도인들이 12년마다 현생에서 지은 죄업(罪業)을 씻기 위한 세례의식을 행하는 인도최대 종교축제이다.

크라마(Krama) : 신분(身分).

크로다(Krodha) : 노여움. 분노.

크리쉬나(Krishna) : 문자적인 의미는 '검다'로서 드와파라-유가(Dwapara-yuga) 시대에 나타난 비쉬누(Vishnu)신의 화신(Avatara) 중 여덟 번째의 화신(化身)이다. 이는 비쉬누의 신(神)이 자신의 의지를 실현하기 위하여 인간 또는 그 외 생물의 모습으로 직접 이 세상에 내려와 활동하는 것을 의미한다. 크리쉬나(Krishna)는 존재를 유지(維持)시키는 신 비쉬누의 화신이지만, 목동과 사랑의 화신으로 묘사되며, 대서사시 마하바라타(Mahabarata)에서는 바라타(Barata) 족(族)의 영웅(英雄)인 아르쥬나(Arjuna)의 마부이자 스승으로 등장하여 그를 도우며, 헌신의 요가(Bakti)와 주어진 의무(Karma)를 다하는 용기를 가르친다.

크리쉬나-팍샤(Krishna-paksha) : 2주일간. 달이 없는 그믐을 뜻함.

크리야(Kriya) : 문자(文字)적인 뜻은 행위, 또는 수행. 신에 대한 의례(Puja)나 독송(讀誦)을 통하여 몸과 마음을 깨끗이 하는 것이다.

크리야-요가(Kriya-yoga) : 고행(苦行), 독송(讀誦)으로 정신을 정화(淨化)하여 신(神)과 합일(合一)하고자 하는 요가. *(요가-수트라 2-1 참조). 하타-요가(Hatha-yoga)에서는 육체의 정화법(淨化法)을 샷-크리야(Shat-kriyas). 또는 샷-카르마(Shat-karmas)라고 한다.

크리파(Kripa) : 자비(慈悲). 은총(恩寵).

크샤나(Kshana) : 부가(附加)의. 찰나.

크쉽타(Kshipta) : 의식의 수준인 부미카(Bhumikas)의 한 가지. 산만함. 산란심. 어수선한 논리와 논의에 이끌리어 수행의 정도에서 벗어나 혼란과 동요에 사로잡히는 의식.

클레샤(Klesa) : 인간의 태어남과 더불어 필연적으로 따르는 심신(心身)의 고통, 근심, 번뇌, 괴로움, 장애물 등 다섯 가지의 괴로움으로 해석된다. 파탄잘리(Patanjali)는 깨달음에 이르는 장애물을 제거하는 것이 요가라고 강조하고 있다. 깨달음은 없었던 것이 생기는 것이 아니라, 수행을 통해 장애물들을 제거하면 저절로 나타나는 것이라고 한다.

키르탄(Kirtan) : 헌신의 요가(Bakti-yoga)에서 노래를 하면서 춤추는 수행의 한 방법. 감성(感性)을 영적인 영역으로 고양(高揚)시키며 몸과 마음을 이완(弛緩)시켜 행복감과 평온함, 사랑 등을 느끼게 하는 정신적인 치유(治癒)효과가 높은 방법이다.

ㅌ

타드(Tad) : 소망하는 목표 또는 소망 그 자체.

타라(Tara) : 힌두교의 모신(母神). 티베트의 관음(觀音)과 비슷한 역할을 담당하는 여신(女神).

타라카(Tarka) : 진리(眞理)의 세계로 이끌어주는 구원자(救援者).

타마스(Tamas) : 자연적 변화를 일으키는 특질(特質)인 트리-구나스(Tri-gunas)의 하나로써 마음과 기운의 완만(緩慢)함. 나태(懶怠). 어둡고 침잠(沈潛)됨.

타마스-구나(Tamas-guna) : 어둡고 무거운 힘. 또는 성질(性質). 자연의 세 속성(Sattva, Rajas, Tamas) 가운데 하나.

타마식(Tamasic) : 무디고 나태(懶怠)함.

타모-구나(Tamo-guna) : 마음, 또는 자연력의 무디고 게으르고 활동력이 없는 상태를 의미함. 지혜의 빛을 찾지 않는 인간의 무지한 특성을 뜻함.

타트바(Tattva) : 진실. 원리. 순수한 자연적 특성이 나타난 요소. 눈에 보이지 않는 무한(無限)한 절대자. 진정한 실재(實在).

타트바-보다(Tattva-bodha) : 진리, 실체를 뜻하는 '탓(Tat)'와 깨달음과 앎의 의미인 '보다(Bodha)'가 합해져서 '진리를 깨닫다.'이다.

타파(Tapah) : 요가 수행자(Yogi)가 지켜야 할 권장사항(Nyama) 중의 하나로 고통을 인내하며 오염된 마음을 순화(純化)하고 심신(心身)을 숭고한 신(神)의 자리로 만들려는 시도이다.

타파-로카(Tapa-roka) : 청정계(清淨界). 정토(淨土). 불완전한 마음의 흔적과 카르마가 정화되는 세계.

타파스(Tapas) : 불꽃의 광휘(光輝). 고행(苦行). 열심(熱心). 원어적(原語的) 의미는 '불(火)', '열(熱)', '빛(光)'으로서 단순한 육체적인 고행이 아니라 강렬한 열망(熱望), 즉 의식을 집중하여 '열과 에너지를 생성시키는 빛을 향한 수행(修行)'을 뜻한다. 아쉬탕가-요가(Ashtanga-yoga)의 두 번째 단계인 니야마(勸戒)에서의 본뜻은 "게으름 없이 실천 수행에 정진하라."이다. *(요가-수트라 2-1, 32 참조).

타파스야(Tapasya) : 고행(苦行). 금욕적(禁慾的)인 삶.

탄마트라(Tanmatra) : 오유(五唯 : Pancha-tattwas)- 소리, 감촉, 색깔, 맛, 냄새의 본질을 이루는 미묘한 원소. 이 요소들의 결합에 의해 물질의 기본요소인 흙, 물, 불, 바람, 공기라는 오대(五大)가 산출된다.

탄트라(Tantra) : 밀교(密敎), 비밀불교(秘密佛敎). 산스크리트어로 '확장'을 뜻하며, 어원(語源)은 진리(眞理)의 '타트바(Tattva)'와 진언(眞言)의 '만트라(Mantra)'가 결합된 수행체계. 육체에 잠재한 힘을 인간 본연의 모습을 탐구하여 결합시키려는 가장 오래된 과학과 철학적 사유(思惟). 이론적인 범주에 머물지 않고 끊임없이 실천하며 인간존재를 자각하는 실험적 기술 또는 그 철학. 의식을 드넓은 영역으로 확장시키는 요가의 한 체계로 성스러운 것과 세속적인 것의 융합을 추구한다. 이 세상의 만물이 성스럽다는 관점에서 감각의 에너지를 정화시켜 성스러운 의식으로 통합시키는 과정이다.

탄트라-요가(Tantra-yoga) : 의식을 드넓은 영역으로 확장시키는 요가의 한 체계로 성스러운 것과 세속적인 것의 합일을 추구한다. 세상의 만물 모두가 성스럽다는 관점에서 감각의 에너지를 정화시켜 성스러운 의식으로 통합시키는 과정이다. 내부 에너지 통로가 열려 욕구나 성 에너지가 순화되지 않은 상태에서 성행위로만 오해한다면 결국 에너지가 소실되기만 하여 영적 에너지가 계발되지 않고 탄트라 수행의 본질을 놓치게 된다. 따라서 탄트라-요가도 기본적 토대가 준비된 사람이 해야 함은 물론이며, 스승(Guru)의 지도를 받아야 한다고 가르치고 있다. 사람은 감정과 욕망으로 이루어진 존재이며, 마음을 넘어선 존재이기도 하다. 탄트라-요가는 물질적인 에너지를 포용하여 영적인 것과 합일시키는 비전(秘傳)을 지니고 있다. 탄트라-요가의 수행법은 얀트라(Yantra)와 만트라(Mantra)를 사용하여 남성 신(神)인 시바(Siva)와 여성 신(神)인 샥티(Sakti)와의 합일을 추구한다. 곧 사람의 내면에 존재하는 남성성과 여성성, 또는 긍정적인 힘과 부정적인 힘의 합일(合一)을 이루고자 하는 수행체계이다.

탄트리카(Tantrica) : 탄트라-요가수행자. 밀교(密敎) 수행자.

탓-트밤-아시(Tat-tvm-asi) : '그것이 그것이다.' 대상(對象)과 일치(一致)하여 하나가됨을 의미한다.

테자스(Tejas) : 성자(聖者)의 몸에서 방사(放射)되는 빛. 또는 요가 생리학에서의 소화효소를 통하여 신진대사를 일으키는 소화의 불. 생리학적 기능을 담당하지만 과다할 때는 오자스(Ojas)를 태워버려 면역능력을 떨어뜨리고, 프라나(氣)의 활동을 지나치게 자극(刺戟)한다. 또한 부족할 때는 건강하지 못한 세포가 다량으로 생산되어 종양(腫瘍)을 자라게 하고 프라나의 흐름을 방해한다.

투리야(Turiya) : 침묵, 깨달음, 브라흐만(Brahman), 해탈(解脫)의 경지. 모든 현상의 중지. 마음의 동요가 없는 명상의 정점(頂點). 일천 개의 연꽃잎이 개화된 환희의 장소.

제 4위(位) 의식으로도 불리는 마음이 멈춘 부동(不動)의 경지(境至). 의식이 완전한 깊은 수면(睡眠)과 같이 주관과 객관적 대립에서 초월되어 있고 유한한 모든 의식의 활동이 소멸된 순수자아를 경험하는 체험의 상태를 뜻한다.

투쉬티(Tushti) : 소원(所願)의 성취. 만족.

트라타카(Trataka) : 촛불, 또는 만달라(Mandala) 얀트라(Yantra)등 정신 집중을 아룰 수 있도록 특정한 대상을 응시(凝視)하여 내면적 집중을 극대화하는 샷-카르마(Shat-karma)의 한 가지. 눈의 정화법으로 불린다.

트레타-유가(Treta-yuga) : 브라흐마의 창조적 변혁의 두 번째 시기. 인간의 지능이 발전된 1,296,000년간.

트리-구나스(Tri-gunas) : 우주의 근원적인 세 가지 변화요소. 성질. 빛의 속성(屬性)인 사트바(Sattva), 활동력의 라자스(Rajas), 어두운 침묵의 타마스(Tamas).

트리도샤(Tridosha) : 지(地), 수(水), 화(火), 풍(風), 공(空)의 다섯 가지 우주 원질(原質)이 인간의 육체 속에서 세 가지 기본적인 기질(氣質)로 존재함을 뜻한다. 공기와 허공의 요소인 바타(Vata), 물과 불의 요소인 피타(Pittha), 물과 흙의 요소인 카파(Kapha) 등으로 나타나는 것을 말한다.

트리베니(Triveni) : 성(聖)스러운 세 강(江)이 만나는 곳. 히말라야에서 발원(發源)하여 인도(印度) 북부대륙을 적시는 강가(Ganga), 야무나(Yamuna), 사라스와티(Sarasvati)강이 합류(合流)하는 지점(至點)인 알라하바드(Alahabad), 또는 요가적인 의미로는 인체를 흐르는 기(氣)의 강(江)인 이다(Ida), 핑갈라(Pingala), 수슘나-나디(Sushumna-nadi)가 만나는 곳.

트리쉬나(Trishna) : 갈망(渴望), 열망(熱望).

트리야카-부장가사나(Tiryaka-bhujangasana) : 꼬여진 코브라(Cobra) 뱀의 자세.

트리야카-타다사나(Tiryaka-tadasana) : 몸을 좌우(左右)로 기울여 흔들거리는 야자나 무릎 표현한 자세.

트리칼라-즈나니(Trikala-jnani) : 자신(自身)이 어디에서 왔고 어디에 있으며, 어디로 가는가를 살피는 지혜(知慧). 과거와 현재 그리고 미래를 통찰하는 지혜.

트야가(Tyaga) : 헌신(獻身).

티벳-탄트라(Tibet-tantra) : 서장(西藏 : Tibet) 밀교(密敎).

티브라-삼베감(Tivra-samvegam) : 지극히 성실하게 열심히 수행하는 것.

티티크샤(Titiksha) : 인내심(忍耐心).

ㅍ

파다(Pada) : 다리(脚).

파드리(Padri) : 문학적인.

파드마(Padma) : 연꽃. 여성 성기(性器), 또는 여성력(女性力)를 상징. 깨달음의 표상 (表象).

파드마사나(Padmasana) : 연화좌(蓮華坐). 요가의 가장 고전적이고 전통적인 명상수행의 자세.

파라(Para) : 최고(最高)의. 지고(至高)한.

파라-나다(Para-nada) : 자재신(自在神)의 원리(Isvara-tattwa). 생명의 근원적 힘인 최고의 진동음.

파라로커(Paraloka) : 영혼불멸(靈魂不滅).

파라링감(Paralingam) : 우주적 생식(生殖)과 재생(再生)을 상징하는 시바(Siva)의 온 우주에 편재(遍在)된 힘. 또는 수행자 내부의 수행력.

파라마(Parama) : 지고(至高)한. 최상(最上)의. 최고(最高)의.

파라-마트마(Para-matma) : 우주의식(宇宙意識). 온 우주에 편재(遍在)한 신성(神性)으로서의 지고(至高)한 참 '나.'

파라-브라흐만(Para-brahman) : 현현(顯現)되지 않은 초월적인 의식. 또는 신성(神性).

파라-빈두(Para-bindu) : 소우주로서의 육체. 이스바라(Isvara)의 현현(顯現 : Tattwa).

파라트만(Paratman) : 우주의 지배 신(神). 편재자(遍在者).

파람(Param) : 최고(最高)의. 지고(至高)한.

파리나마(Parinama) : 전변(轉變). 새로운 것으로 나타나는 변이(變異)나 창조가 아니라 잠재되어 있던 것의 실현을 말하며, 만물은 원래부터 존재하며 파괴됨이 없고 최초의 상태로 돌아가려는 성질이 있다는 의미를 내포한다.

파리차야-아바스타(Parichaya-avastha) : 신비(神秘)한 소리로써 인식되는 명상(冥想)의 세 번째 단계.

파반(Pawan) : 바람. 생기(生氣 : Prana-vayu).

파반-타트바(Pawan-tattva) : 대기(大氣)의 원소(元素 : Vayu-tattwa).

파샤얀티-나다(Pashyanti-nada) : 우주(宇宙)로부터 오는 신비(神秘)한 진동음(振動音).

파쉬니-무드라(Pashine-mudra) : 뱀처럼 접은 무드라(Mudra).

파야스위니-나디(Payaswini-nadi) : 푸샤(Pusha)와 핑갈라(Pingala)의 사이에 있는 기의

통로이며 오른쪽 엄지발가락에서 끝난다.

파치모타나사나(Paschimottanasana) : 등 펴기의 자세(姿勢). 하타-요가(Hatha-yoga)의 중요한 아사나(Asana) 중 하나.

파침(Paschim) : 몸에서 반대쪽, 즉 등(背) 부위.

파탄잘리(Patanjali) : 붓다(Buddha)와 동시대의 인물로 추정되는 요가의 중시조(中始祖). 당시 여러 갈래로 나뉘어 흐르는 요가 수행체계들을 통합하여 '요가-수트라(Yoga-sutra)' 즉 요가의 이론적 기초를 완성한 성자(聖者)이다. 요가 수행체계를 8단계(Ashtanga-yoga)로 나누어 수행의 깊이를 제시하였다.

파탄잘리-마하리시(Patanjali-maharisi) : '요가-수트라(Yoga-sutra)'를 집대성(集大成)한 위대한 요기(Yogi).

파팔(Papal) : 두개골(頭蓋骨). 뇌(腦).

파팔-목샤(Papal-moksha) : 인도(印度)의 전통에서는 인간의 육체에 깃든 영혼(靈魂)은 두개골에 있다고 보며 죽음은 영혼이 육신(肉身)에서 해방(解放)되는 것으로 본다. 화장(火葬)의식에서의 두개골을 깨뜨리는 의미는 영혼이 자유롭게 육신에서 벗어나 더 이상 집착이 없기를 기원하는 전통적 풍습이며, 따라서 파팔-목샤는 '육체에서의 완전한 해방'을 의미한다.

팍샤(Paksha) : 2주간.

판다(Panda) : 물라다라(Muladhara)에서 12인치 위에 마니푸라(Manipura)의 4인치 후면에 위치한 생명력의 근원적 뿌리.

판차-마카라(Pancha-makara) : 밀교(密敎) 수행자(Tantrica)의 비밀집회. 오마사회(五摩事會). 탄트라(Tantra) 비전(秘傳)으로서 수행에 필요한 다섯 가지 준비물. 고기(Mamsa), 술(Madhyd), 생선(Matsya), 제의형식(Mudra), 성교(Maithuna)를 뜻한다. 본래의 의미는 금기시되는 것들을 넘어서 초탈한 경지를 구하려는 비의적(秘意的)인 수행법이다.

판차-박트라(Pancha-vaktra) : 네 개의 팔과 다섯 개의 머리를 가진 시바(Siva)신의 존상(尊像)으로써, 오두(五頭)는 미(味),촉(觸),색(色),청(聽),향(香) 등 오감(五感)의 범위를 나타내며, 네 개의 팔은 모든 요소들이 결합하여 하나로 융해되어 인간의 감각적 한계성과 자연의 구속력을 극복하고 무한(無限)속으로 향하게 하는 표상(表象)이다.

판차-부타스(Pancha-bhutas) : 지(地), 수(水), 화(火), 풍(風), 공(空)의 다섯 가지 근원적 물질원소.

판차-카르마(Pancha-karma) : 육체와 정신을 정화(淨化)시키는 다섯 가지 방법으로서 '판차(Pancha)'는 다섯, '카르마(Karma)'는 행위 또는 과정을 의미한다. 위장, 비강, 대장 정화법과 하제투여(下劑投與), 방혈(放血) 등이다.

판차-코샤(Pancha-cosha) : 의식의 5개의 껍질. 또는 진아(Atman)의 표피층.

판차-타트바스(Pancha-tattwas) : 지(地), 수(水), 화(火), 풍(風), 공(空)의 다섯 가지 근원적(根源的) 물질원소.

판차-탄트라(Pancha-tantra) : 인도(印度)의 고전(古典)으로, 다섯 묶음의 이야기 마당으로 구성된 전통 설화(說話)이며, 동물이 주인공으로 등장하는 우화(偶話)를 통해 진실(眞實)한 것과 지혜로움에 대한 이야기.

팔라(Phala) : 열매. 결과.

푸라나스(Puranas) : 창조적 영역에 있는 신들의 전설과 신화 그리고 그들의 가계를 서술한 현인들의 지혜를 담은 열여덟 권의 경전들을 뜻한다.

푸라카(Prakha) : 흡기(吸氣). 마시는 숨.

푸루나(Puruna) : 가득한. 완전(完全)한.

푸루니마(Purnima) : 만월(滿月).

푸루샤(Purusha) : 상캬(Samkhya)철학에 따른 원리적 순수함을 뜻하는 용어이며, 인간에 내재한 근원적인 오염되지 않은 순수성을 의미한다. 무한(無限)하고 순수(純粹)한 우주심(宇宙心). 아트만(Atman)과도 유사하지만 같은 의미는 아니다. 스스로는 어떤 행위도 없이 구나스(Gunas)의 활동력에 의해 가리어져 있지만 요가적 수행으로 경험된 자아를 확인하면 독존(獨存)의 상태를 이루며 자신이 온 우주 그 자체임을 인식하고 편재(遍在)한다. 진정한 요가의 목적이 바로 이것을 깨닫는 것이다.

푸루샤르타(Purushartha) : 모든 욕망(慾望)을 지우고 의식(意識)이 전일(全一)한 객관적 대상의 근원(根源)을 찾음. 아르타(Artha), 깜마(Kama), 다르마(Dharma), 목샤(Moksha).

푸샤-나디(Pusha-nadi) : 인체를 흐르는 중요한 열 가지 기의 통로들 중에서 오른쪽 귀에서부터 복부까지 연결된 핑갈라(Pingala) 후면의 나디(Nadi).

푸자(Puja) : '기름을 바르다.' '물들이다.'는 뜻을 내포한 신에게 바치는 공양의식. 제사, 또는 예배.

프라갸-프라니냐(Prajna-praina) : 직관력, 대상의 실체를 통찰하는 근원적인 힘.

프라나(Prana) : 기(氣). 생명력. 온 우주에 편재해 있는 생명의 창조를 유지하는 힘.

프라나마야-코샤(Pranamaya-kosha) : 생기체(生氣體). 생기인 프라나(Prana)가 흐르는 미세(微細) 심체(心體) 층. 생기를 받아들이는 미세한 통로로 육체보다 더 정묘한 파동으로 존재하며 육체 활력의 근원이 된다. 인도의 생체신비학(Ayurvedic)에서는 인지할 수 있는 육체 외에도 더 미세하고 정묘(精妙)한 진동(振動)으로 이뤄진 여러 겹의 몸으로 인간이 존재한다고 한다. *(코샤(Cosha) 참조).

프라나바(Pranava) : 옴-만트라(Om-mantra).

프라나-바유(Prana-vayu) : 생명력(生命力). 호흡과 순환기관을 지배하는 대기(大氣)에 존재하며, 생명을 유지하게 하는 근원적 힘으로서 호흡기를 통하여 가슴의 영역에 집중된 특정한 흐름을 의미한다. 그것은 인간의 창조적 영감과 생명력을 받아들이는 근원적인 기운이 된다. 생기(生氣)인 프라나(Prana)는 인체 내에서 다섯 가지의 다른 기능으로 분화(分化)되어 각기 고유(固有)한 역할을 맡아 흐른다. 가슴주위의 프라나(Prana) 기(氣). 항문 주위에 있는 아파나(Apana) 기(氣). 배꼽 부위의 사마나(Samana) 기(氣). 목 부위의 우다나(Udana) 기(氣). 온몸에 두루 퍼져 있는 비야나(Vyana) 기(氣) 등이 있다.

프라나-샥티(Prana-sakti) : 프라나의 힘.

프라나-야마(Prana-yama) : 파탄잘리(Patanjali)에 의하여 제시(提示)된 아쉬탕가-요가(Ashtanga-yoga)의 네 번째 단계. 조식(調息). 조기법(調氣法). 기(氣) 다스리기. 호흡(呼吸)을 통해 숨을 보류하여 생명의 기운(Prana)을 조절(調節)하는 수행법. 흔히 '호흡법(呼吸法)'으로 번역되는 프라나-야마(Prana- yama)는 '프라나(Prana)', 생명의 기운(氣運)과 우주에 가득한 기운으로 해석되며, 야마(Yama)는 방법이나 길(道)을 뜻한다. 또한 많은 인도의 경전과 발음상으로 나타난 문자적 의미대로 구분하여 프라나얌일 경우는 프라나(Prana)-아얌(Ayam)이 되며 '아얌(Ayam)'은 무엇을 하나로 모은다는 의미를 가지기에 우주적 기운을 하나로 합일시키는 방법이기에 프라나-야마(Prana-yama)를 프라나얌(Pranayam)으로 해석해도 무리는 없다. 또한 쿰바카(Kumbhaka)와도 같은 의미를 가진다. 어원적(語源的)인 의미의 쿰바카(Kumbhaka)는 숨을 멈추는 지식(止息)을 뜻하지만 단지 숨을 그치는 것이 아니라 숨을 멈춘 채(Kumbhaka) 자신이 의지하는 곳으로 프라나(Prana), 즉 기운(氣運)을 순환시키는 것이다.

프라디피카(Pradipika) : 빛. 등불. 지혜.

프라라브다나-바반(Prarabdhana-bhavan) : 완전한 헌신(獻身).

프라라브다나-카르마(Prarabdhana-karma) : 현생(現生)에 태어난 원인(原因)이 되는 카르마. 인도(印度)철학에 의하면, 모든 탄생(誕生)은 과거에 쌓은 카르마의 결과(結果)이다.

프라마나(Pramana) : 바른 견해(正見). 분명한 생각. 인식(認識). 낮과 밤, 태어나고 죽는 것 등 이미 있었던 진리.

프라브리티(Pravriti) : 마음의 작용(作用)에 따른 의식의 변화(變化).

프라비니-프라나야마(Plavini-pranayama) : 공기를 빨아들이듯 입으로 삼켜서 위장에 가득 채운 후 보류하는 호흡법.

프라사드(Prasad) : 스승(Guru)이나 지고한 영적인 존재로부터 내려진 전통적인 음식.

프라지바(Prajiva) : 각성되지 않은 잠재된 생명의 기운.

프라즈나(Prajna) : 지혜(知慧). 프라냐로 음역되기도 함. 깊은 침묵의 AUM 중 'M'의 상태. 불교에서는 반야(般若)로 표현되며 직관을 통하여 발현되는 진리의 체득(體得)이다.

프라카샤(Prakasha) : 내부의 신비한 빛. 광휘. 조명(照明). 밝고 가벼운 성질의 사트바-구나(Sattva-guna)의 활동.

프라캄야(Prakamya) : 개인적 욕망을 충족시키는 성취감.

프라크리티(Prakriti) : 자성(自性). 자연(自然)을 구성하는 근원적 질료. 상캬(Samkhya) 철학의 이론에 의하면 우주(宇宙)는 순수의식인 푸루샤(Purusha)와 에너지인 프라크리티(Prakriti)로 이원화(二元化)된다. 베다(Veda)시대부터 개념 지어진 물질적인 요소인 프라크리티(Prakriti)는 순수정신인 푸루샤(Purusha) 그 반대적 개념이다. 모든 변화의 근거는 그 변화를 이루게 하는 명령자의 의지가 있어야 하며, 그에 따라 나타내어지는 현상이 있어야만 가능하다는 논리에서 출발한다. 우주의 궁극적인 근원인 푸루샤(Purusha) 곧, 우주의식 브라흐만(Brahman)이 현상 세계에 자신의 모습을 지(地), 수(水), 화(火), 풍(風), 공(空)의 요소로 드러낸 프라크리티(Prakriti)의 형태에 따라 브라흐만(Brahman)은 인간으로 육신화(肉身化)하여 진아(Atman)가 된다. 하여 인간에 있어서도 정신과 육체는 다른 차원이면서도 서로 공유된 어떤 수단에 의해 이원성을 극복한 단일성으로 귀결된다. 또한 이 프라크리티의 존재 상태는 구나스(Gunas)에 의하여 형체화(形體化)하고 변화하는 것으로 설명된다. 순수하고 정묘(精妙)한 사트바-구나(Sattva-guna), 활동적인 라자스-구나(Rajas-guna), 불활성(不活性)의 침체적인 타마스-구나(Tamas-guna)로 나뉜다. 수행자에게 이 구나의 비율은 영향을 미치며, 명상을 돕고 기운을 의식을 밝게 하는 사트바와 활력을 증진하나 명상에 도움을 주지 않는 라자스 (Rajas), 명상에 도움이 되지 않고 힘을 빼앗는 타마스(Tamas)에 따라 변화한다. 따라서 요가는 이러한 변화를 외부적 힘에 맡기지 않고 자체적으로 창조적 역량을 계발시키는 수단이자 방법인 것이다. 정적인 시바(Siva)와 동적인 샥티(Sakti)의 결합은 이러한 논리를 상징적으로 보여준다. 인간은 의식인 시바와 표현된 기운인 샥티로 나누어져 있다. 음과 양의 분리는 물라다라(Muladhra)에 있는 샥티(Sakti)인 쿤달리니(Kundalini)가 깨어나 초월의 시바와 합일될 때 비이원성의 통일 상태로 돌아가 만사를 초월하게 된다.

프라타야(Pratyaya) : 만족. 대상.

프라탁샤하(Pratyakshaha) : 인식(認識)작용의 통제.

프라탸하라(Pratyahara) : 제감(制感). 감각의 철수(撤收). 감각기능(感覺機能)의 통제 (統制). 아쉬탕가-요가(Ashtanga-yoga)의 다섯 번째 단계. 집중을 위하여 대상(對象)으로 부터 감각을 분리(分離)시켜 감각이 의식에 의해 완전한 통제(統制)가 되는 수행.

프라티카-우파사나(Pratika-upasana) : 사상관상(似像觀想). 자기를 닮은 모습, 허공 속 에서 그 잔상을 의념하는 명상법.

프라티팍샤-브와나(Pratipaksya-bhavna) : 고통(苦痛)을 수반하는 생각의 흐름을 그와 반대(反對)되는 생각의 흐름을 일으켜 억제하는 수행.

프라프티(Prapti) : 자신이 희망(希望)하는 어느 곳이든 이동(移動)하는 특별한 능력 (Ashta-siddhi).

프레라나(Prerana) : 비밀의 수행.

프레마(Prema) : 신(神)의 은총. 신통력(神通力).

프리야(Priya) : 육체적인 차원에서의 일시적 기쁨. 좀더 다른 차원에서의 영적 기쁨은 신(神)의 축복과 은총에 따른 희열(喜悅), 즉 아난다(Ananda)이다.

프리트비(Prithvi) : 대지(大地). 지상(地上)세계.

프리트비-타트바(Prithvi-tattwa) : 지(地), 수(水), 화(火), 풍(風), 공(空)의 다섯 가지 근원적 물질원소. 판차-타트바(Pancha-tattwas) 또는 판차-부타스(Pancha-bhutas)로 불린다.

피타(Pitta) : 세 가지의 기질(dosas)중 한 가지 담즙(膽汁)을 뜻한다.

핀다(Pinda) : 육체(肉體).

핑갈라(Pingala) : 양(陽)의 기운을 가지고 흐르는 나디(Nadi)로 중앙의 기도(氣道)인 수슘나-나디(Sushumna-nadi)의 오른편으로 흐르는 양의 기운.

핑갈라-나디(Pingala-nadi) : 왼쪽에 있는 이다(Ida) 반대편의 기의 통로로써 수행에 의한 정신적인 힘으로 상징되어 중앙의 수슘나-나디(Sushumna-nadi)를 보좌한다. 물라다라(Muladhara)의 오른쪽을 돌아서 상승하여 아즈나(Ajna)를 돌아 이다와 만나며 각각의 차크라(Cakras)들을 관통한다.

ㅎ

하노파야(Hano-paya) : 슬픔을 제거하는 수행법.

하스티(Hasti) : 코끼리.

하타(Hatha) : 음양(陰陽). 태양과 달. '하(Ha)'는 태양이고, '타(Tha)'는 달의 의미를 가진다. 하타-요가(Hatha-yoga)는 인간의 몸과 정신. 음과 양의 조화로움 균형을 이루기 위한 수행체계이다.

하타-로사(Hatha-rosa) : 라자-요가(Raja-yoga)인 명상에 이르기 위하여 집중(Dharana)을 포함한 아사나(Asana), 프라나야마(Pranayama), 반다(Bandha), 무드라(Mudra), 그리고 샷-카르마(Shat-karma) 등 육체의 모든 기능과 기관을 정화하여 조화(調和)를 이루는 과학적인 요가의 실천수행.

하타-요가(Hatha-yoga) : 육체와 생리적 흐름을 조절(調節)하며 몸의 균형과 심신의 조화를 이루는 요가. 아사나(Asana : 坐法), 프라나야마(Pranayama : 調息), 무드라 (Mudra : 結印), 반다(Bandha : 收縮), 크리야(Kriya : 淨化) 등을 중심으로 척추와 내분 비선을 조절. 정화. 각성시켜 심신을 조율(調律)하는 육체 중심의 요가수행체계. '하타 (Hatha)'의 문자적인 뜻은 '해와 달'이다. 하타-요가(Hatha-yoga)는 해와 달로 상징되는 인체 내 음양(陰陽)의 기운을 조화롭게 하여 지고(至高)의 경지에 이르고자 하는 것이 다.

하타요가-프라디피카(Hatha-yoga-pradipika) : '하타-요가의 등불'이라는 뜻으로 지고(至 高)한 성취를 이루었던 스승들의 가르침을 스와트마라마(Svatmarama) 요기(yogi)가 정 리하여 설하고 있다. 이 경전은 하타요가(Hatha-yoga)의 가장 오래된 교본(敎本)이며, 15개의 아사나(Asanas)와 무드라(Mudras) 등이 자세하게 설명되고 있다. 이 모든 가르 침은 최초(最初)의 요가 스승(Guru)인 시바-나타(Siva-natha)로부터 전해진 것으로, 준비 가 되지 않은 자들에게 전수(傳授)되지 않도록 경계(警戒)하고, 비전(秘傳)되어야 한다 고 강조하고 있다.

함사(Hamsa) : 숨결. 백조(白鳥)

훔(Hum) : 불꽃.

흐르다야-아카샤(Hridaya-akasha) : 요가 수행자들에 의해서 심장(心腸)의 중앙에 심상 (心想)되어진 영적 공간.

히나야나(Hina-yana) : 소승불교. 원시불교. 불교(佛敎)는 역사적인 흐름과 전파시기와 그 경로에 따라 수행체계가 다르게 구분된다. 석가 입멸 후 제자들의 1, 2차 결집에서 붓다의 가르침에 따른 해석을 통합하고, 또는 각각 그의 가르침을 수행하는 방법에 따라 다르게 취하는 과정에서 대승(大乘) 과 소승(小乘)의 구분이 되었으나 이는 일반 적인 분류에 불과하다. 중국을 통해 한반도와 일본으로 전파된 선(禪) 수행을 중심으 로 하는 대승(Maha-yana)과, 스리랑카, 미얀마, 태국, 캄보디아, 등지에서 붓다 시대의 자기 의식을 바라보는 관법(灌法 : Vipasana)수행체계를 소승(Hina-yana)이라 한다. 인 도대륙에 이슬람 세력이 밀어닥쳐 힌두교는 물론 불교까지도 완전히 파괴될 때, 고도 로 발달한 철학체계를 가진 나란다(Naranda) 대학의 고승들이 티베트로 탈출하여 그 마지막 맥(脈)을 유지한다. 이 티벳(Tibet) 불교를 밀교(密敎)라고 부른다. 따라서 대승 (大乘)과 소승(小乘)의 구분보다는 크게 현교(顯敎)와 밀교(密敎)로 나누어 구분 짓는 것이 보다 큰 의미의 분류가 된다.

히란야-가르바(Hiranya-garbha) : 우주적 창조력을 잉태한 몸.

힘사(Himsa) : 폭력. 고통. 상해(傷害). 아힘사(Ahimsa)는 비폭력이나 무저항을 뜻하는 반대의 의미이다.

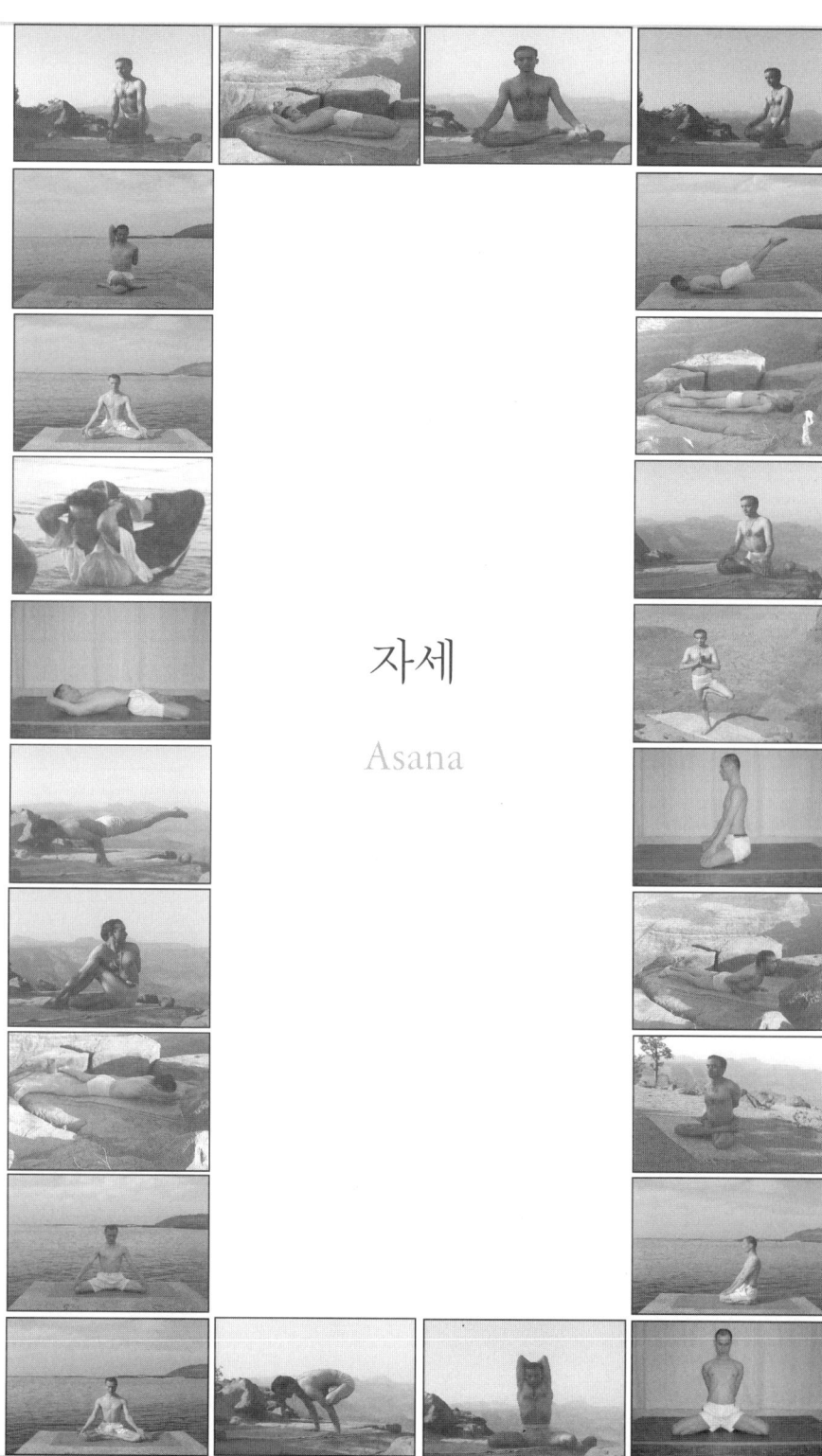

자세

Asana

자세 (Asana)

◆ 요가경의 자세

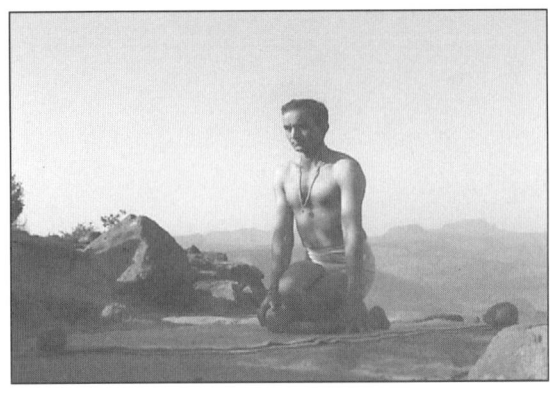

가루다사나(Garudasana) -
불사조(不死鳥)의 자세

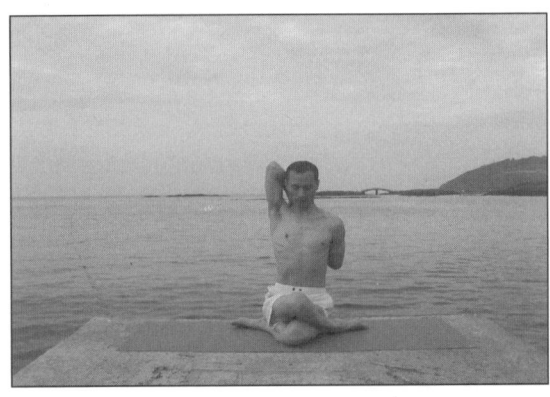

고무카사나(Gomukhasana) -
소 얼굴(牛面)의 자세

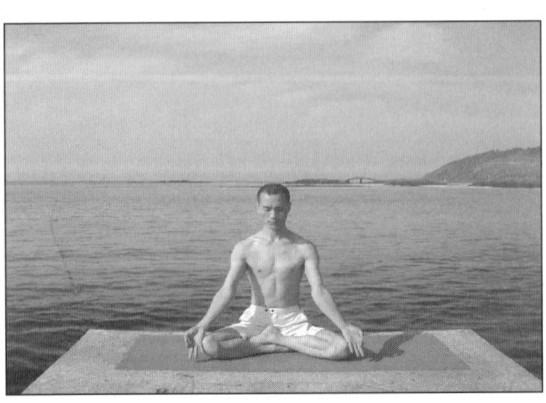

굽타사나(Guptasana) -
보존(保存)의 자세

다누라사나(Dhanurasana) -
활(弓)의 자세

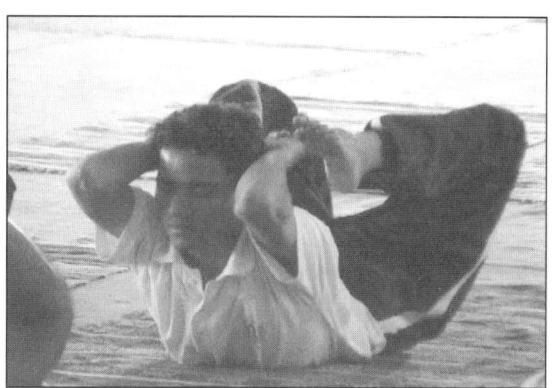

마씨야사나(Matsyasana) -
물고기(魚)의 자세

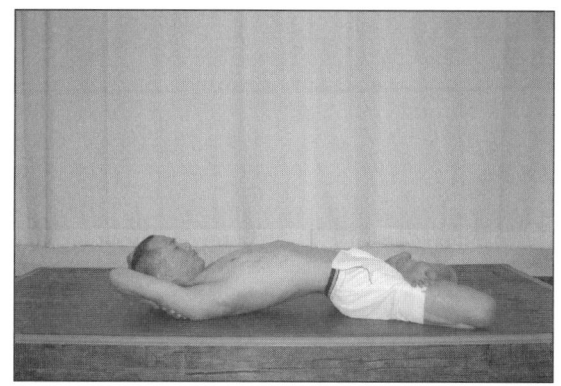

마유라사나(Mayurasana) -
공작(孔雀)의 자세

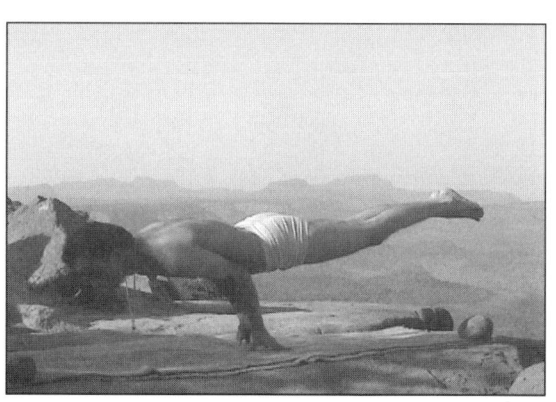

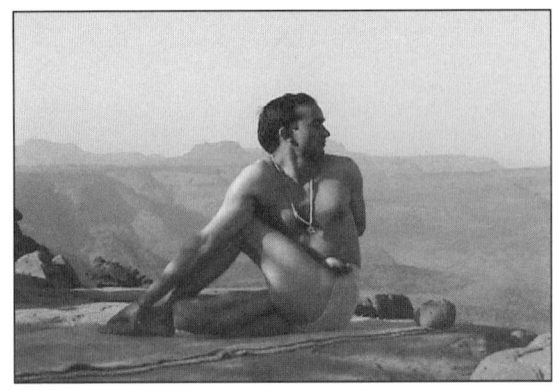

마첸드라사나(Matsyendrasana) -
성자(聖者)의 자세

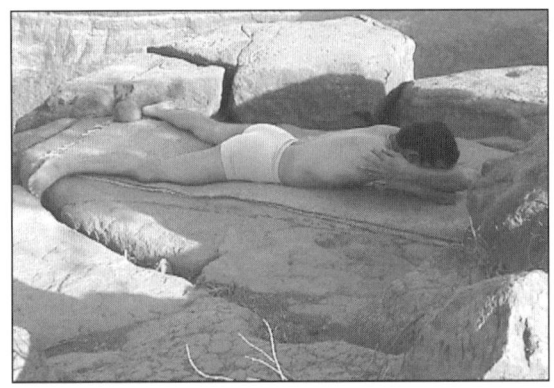

마카라사나(Makarasana) -
악어(鰐魚)의 자세

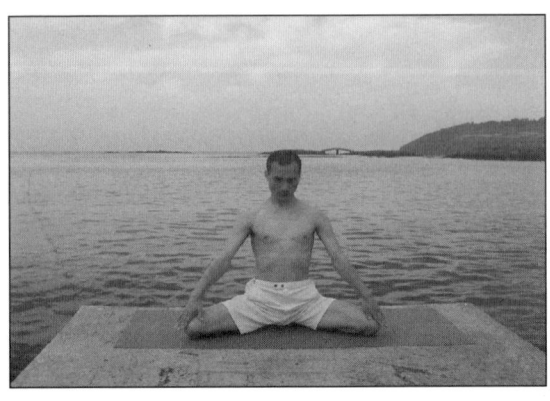

만두카(Mandukasana) -
개구리의 자세

654   요가비전

묵타사나(Muktasana)-
해탈(解脫)의 자세

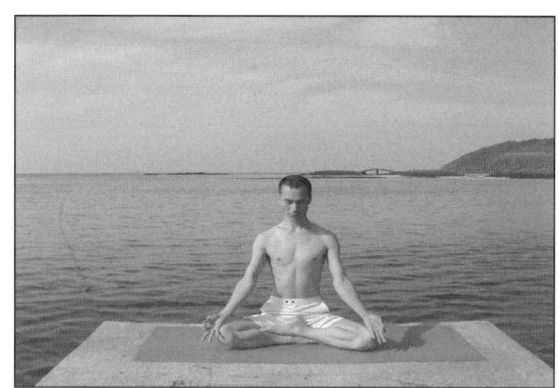

바드라사나(Bhadrasana) -
제왕(帝王)좌

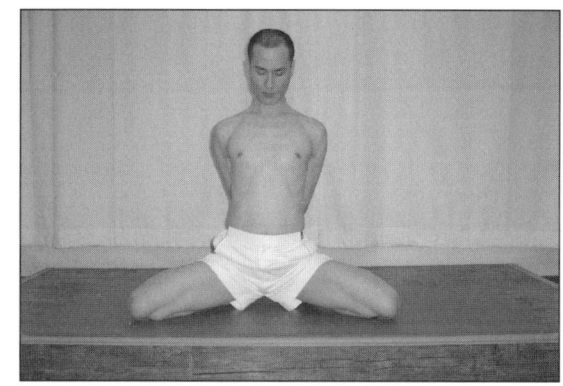

바즈라사나(Vajrasana) -
금강(金剛)좌

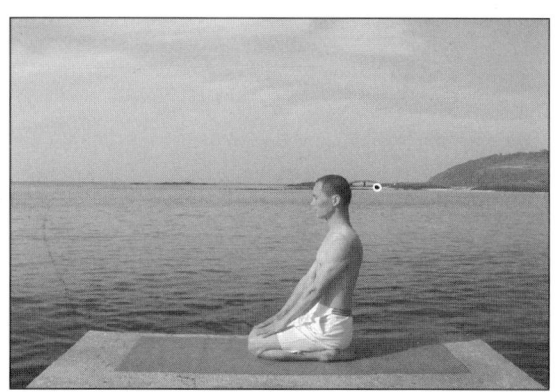

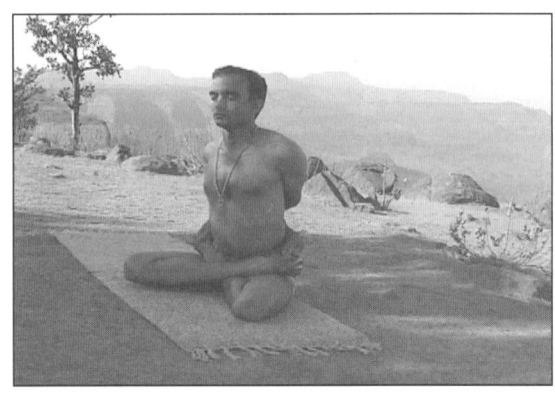

받다-파드마사나
(Baddha-padmasana) -
잠근 연화(蓮花)좌

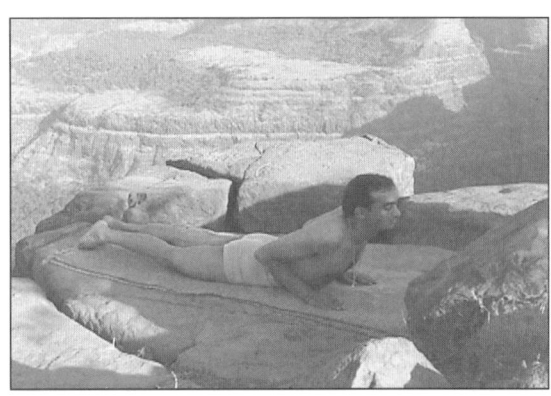

부장가사나(Bhujangasana) -
코브라 뱀(蛇)의 자세

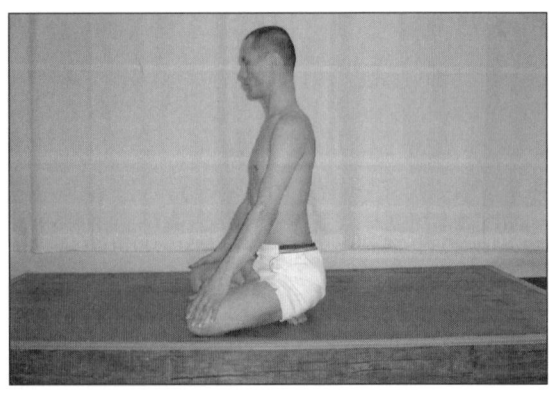

브리샤사나(Vrisasana) -
황소(黃牛)의 자세

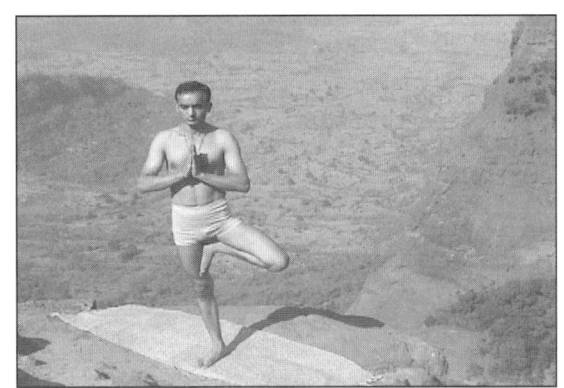

브릭샤사나(Vriksasana) -
성목(聖木)의 자세

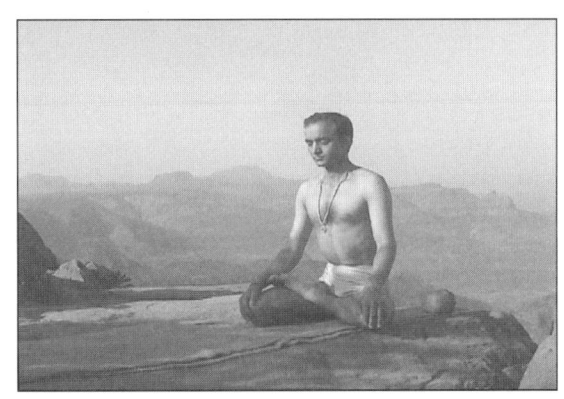

비라사나(Virasana) -
영웅(英雄)좌

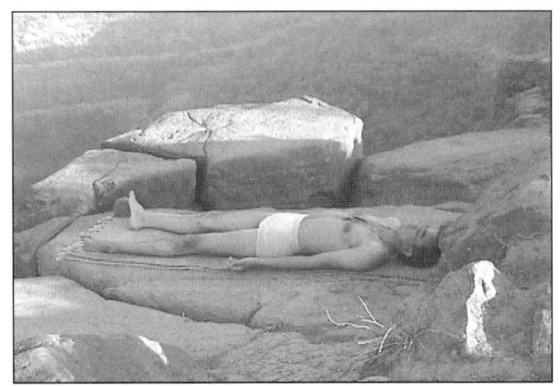

사바사나(Savasana) -
죽은이(死者)의 자세

자세(Asana)　657

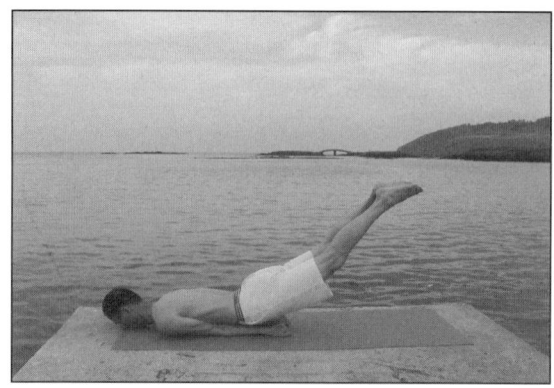

살라바사나(Shalabhasana) -
메뚜기의 자세

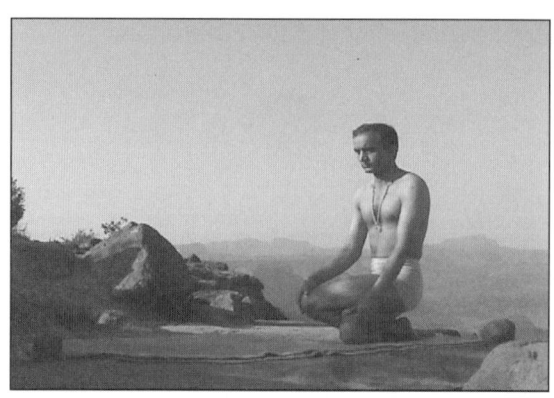

상카타사나(Sankatasana) -
고난(苦難)의 자세

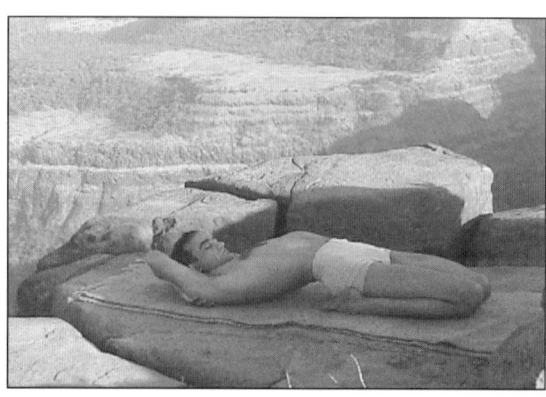

숩타-바즈라사나
(Supta-vajrasana) -
누운 금강(金剛)의 자세

스와스티카사나
(Svastikasana) -
길상(吉祥)좌

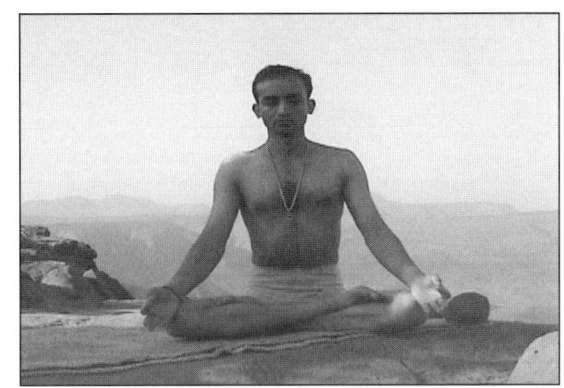

싣다사나(Siddhasana) -
달인(達人)좌

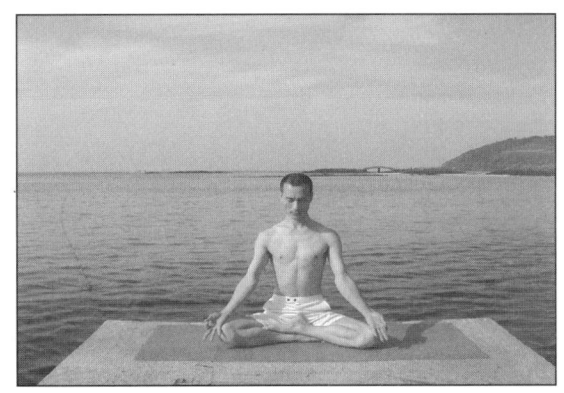

싱하사나(Simhasana) -
사자(獅子)의 자세

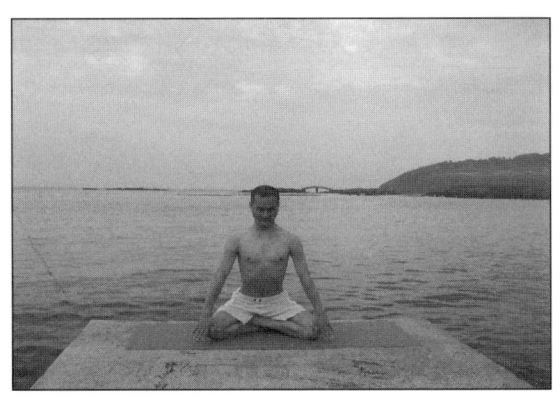

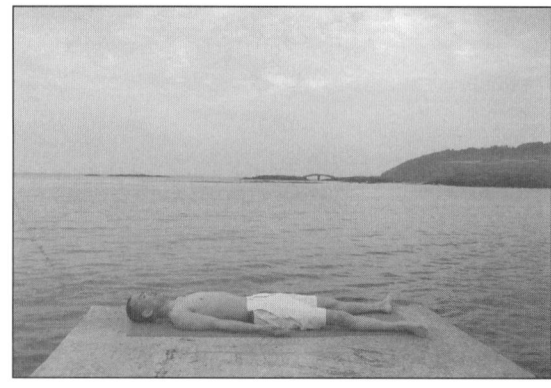

요가-니드라(Yoga-nidra) -
요가적 수면(睡眠)

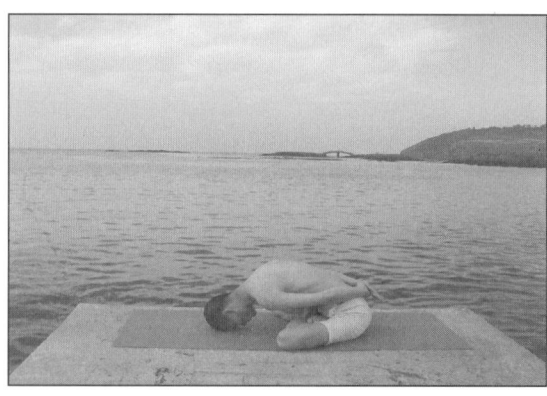

요가사나(Yogasana) -
요가(Yoga) 삼매(三昧)의 자세

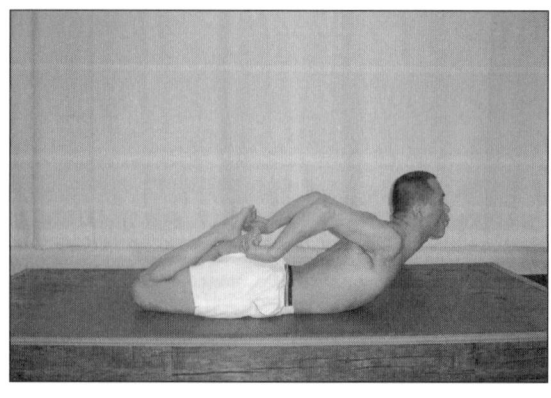

우스트라사나(Ustrasana) -
낙타(駱駝)의 자세

우탄-만두카사나
(Uttan-Mandukasana) -
선 개구리의 자세

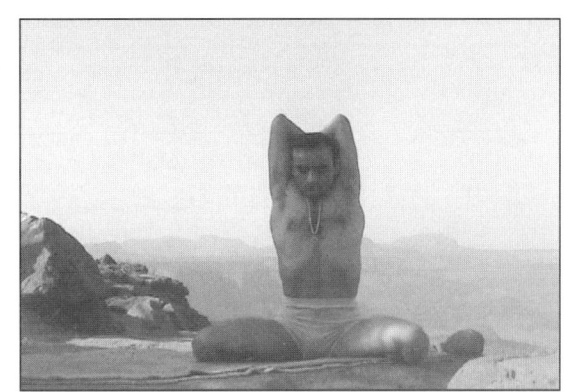

우탄-쿠르마사나
(Uttan-Kurmasana) -
선 거북이(龜)의 자세

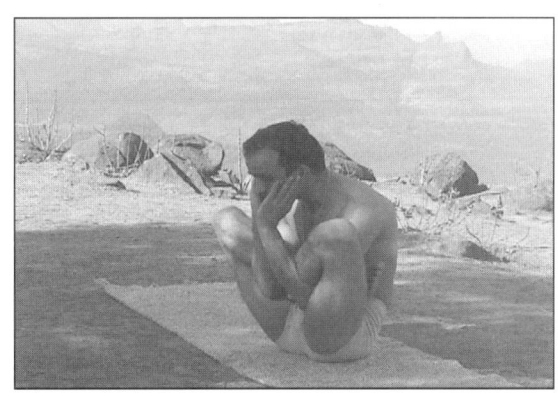

우트카타사나(Utkatasana) -
인내(忍耐)의 자세

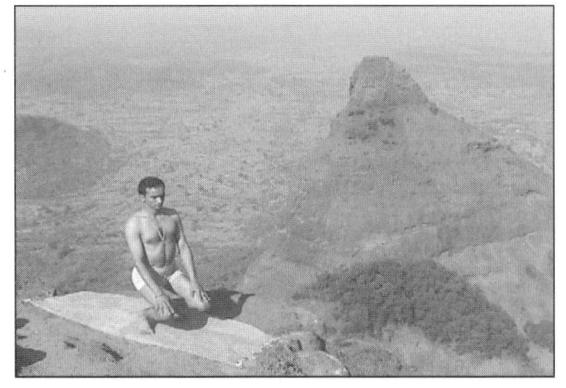

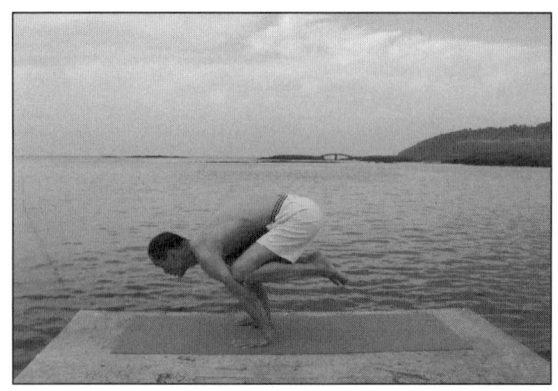

카카사나(Kakasana) -
까마귀(烏)의 자세

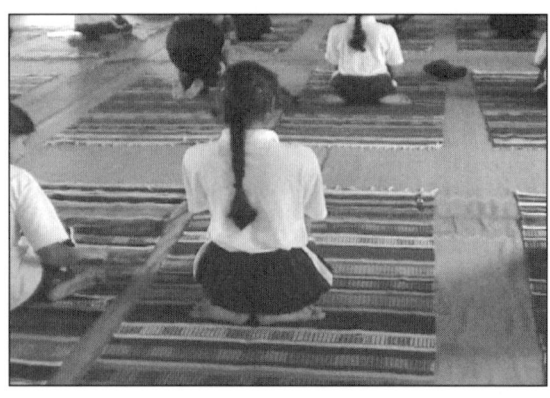

쿠르마사나(Kurmasana) -
거북이(龜)의 자세

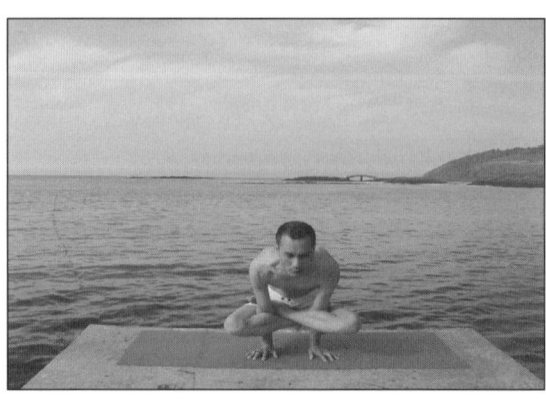

쿡쿠타사나(Kukkutasana) -
수탉(鷄)의 자세

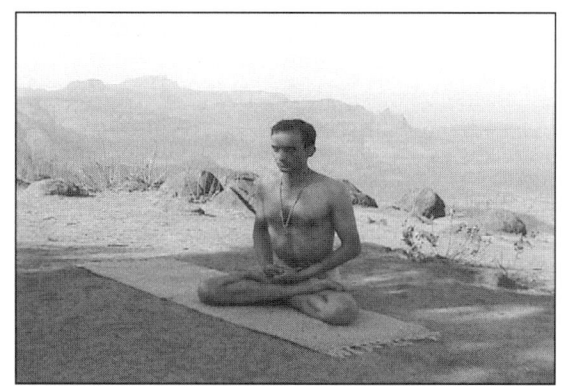

파드마사나(Padmasana) -
연화(蓮花)좌1

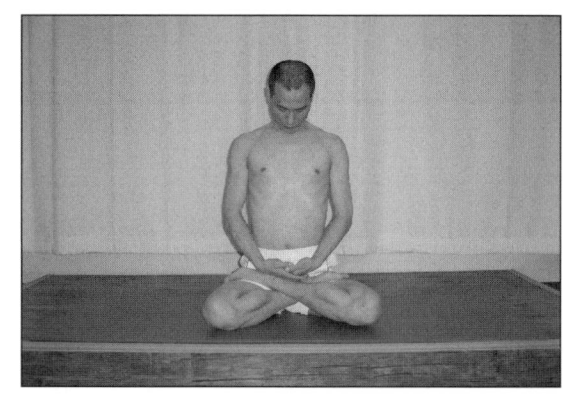

파드마사나(Padmasana) -
연화(蓮花)좌2

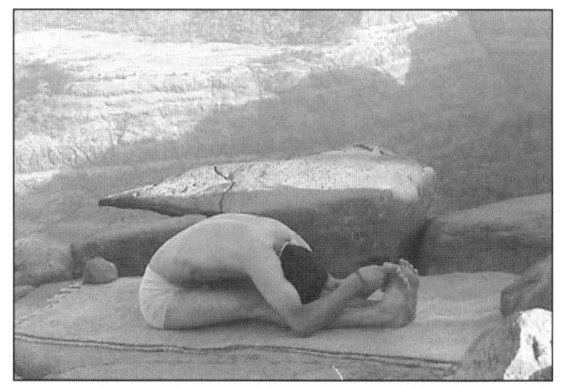

파치모타나사나
(Paschimottanasana) -
등펴기(前屈)의 자세

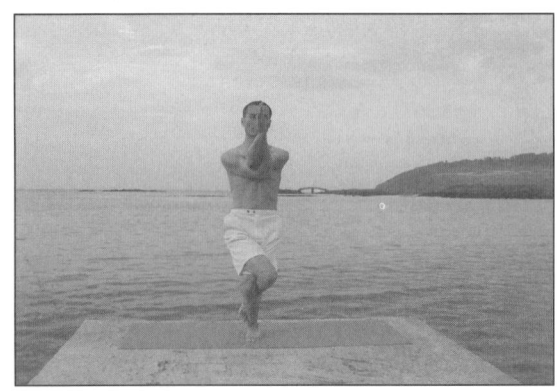

가루다사나(Garudasana) -
불사조(不死鳥)의 자세

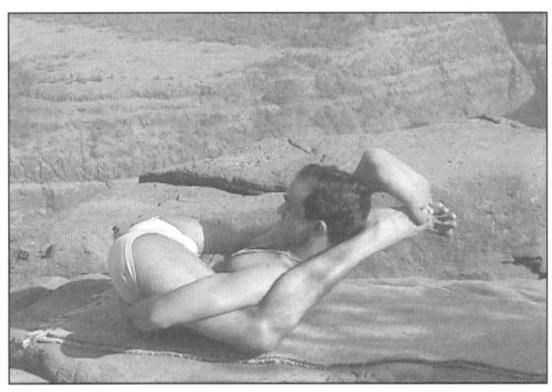

가르바사나(Garbhasana) -
태아(胎兒)의 자세

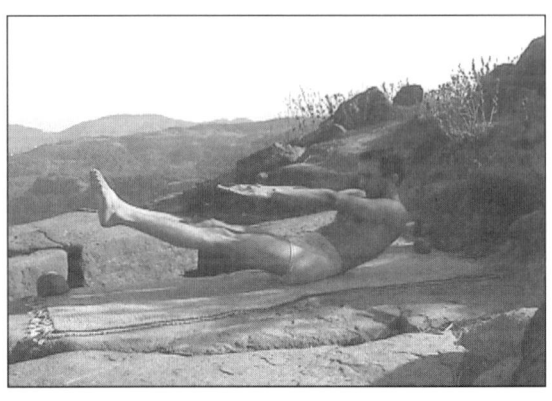

나우카사나(Naukasana) -
조각배(艀船)의 자세

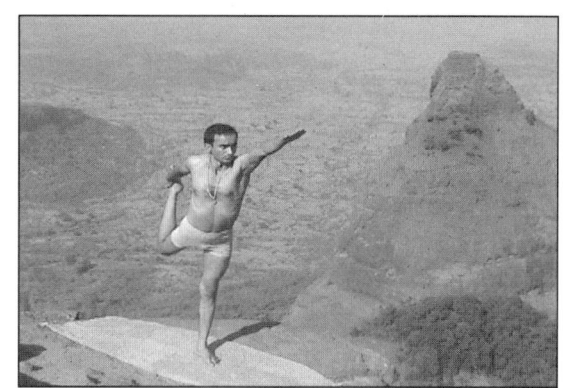

나타라자사나
(Natarajasana) -
시바신의 춤(舞踊)자세

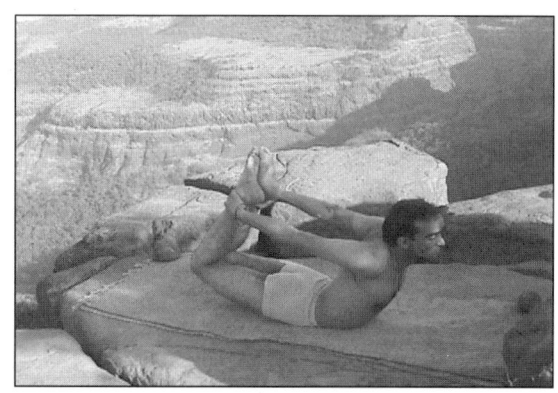

다누라사나(Dhanurasana) -
활(弓)의 자세

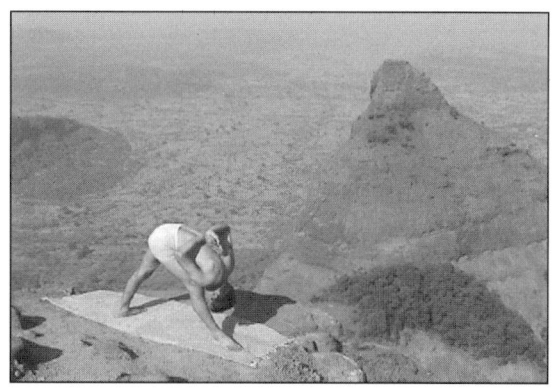

돌라사나(Dolasana) -
휘둘리기(回轉)의 자세

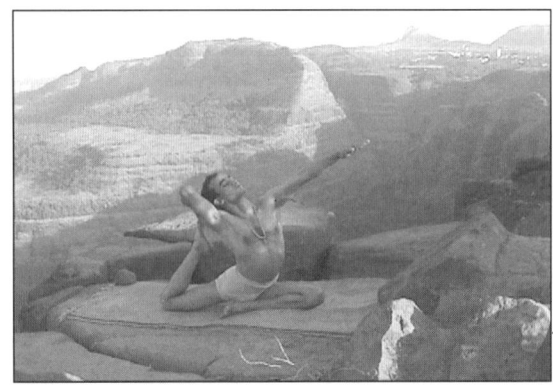

라자-카포타사나
(Raja-kapotasana) -
왕 비둘기(君鳩)의 자세

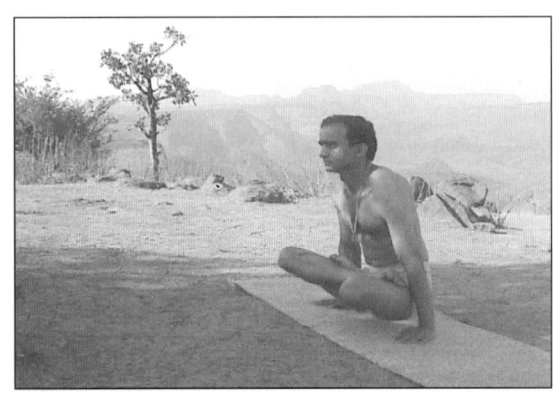

롤라사나(Lolasana) -
그네(鞦韆)의 자세

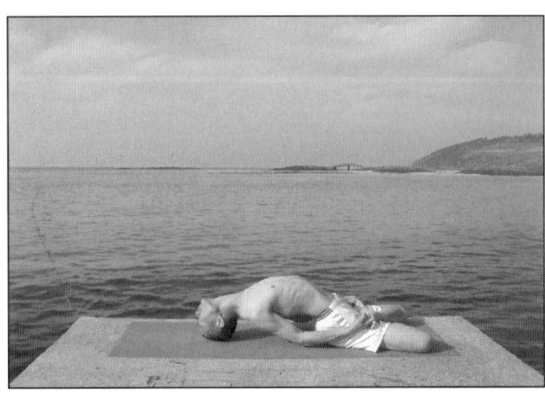

마씨야사나(Matsyasana) -
물고기(魚)의 자세

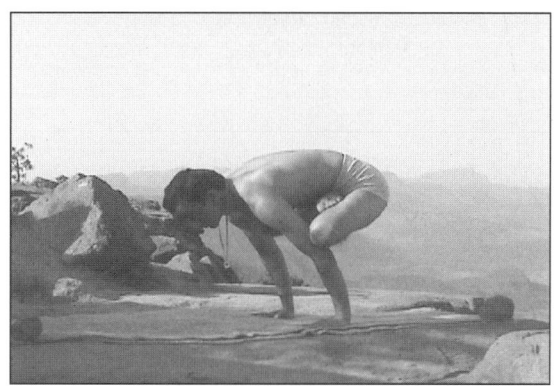

바카사나(Bakasana) -
두루미(鶴)의 자세

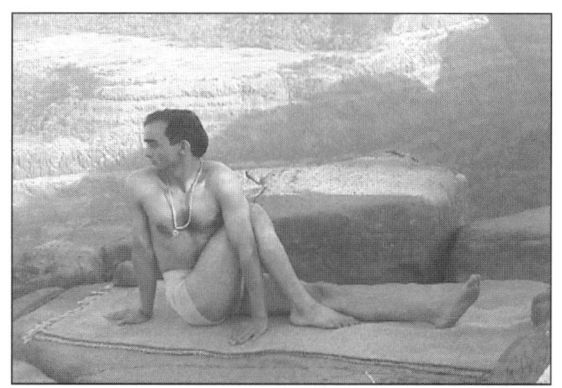

바크라사나(Vakrasana) -
허리 비틀기(半旋)의 자세

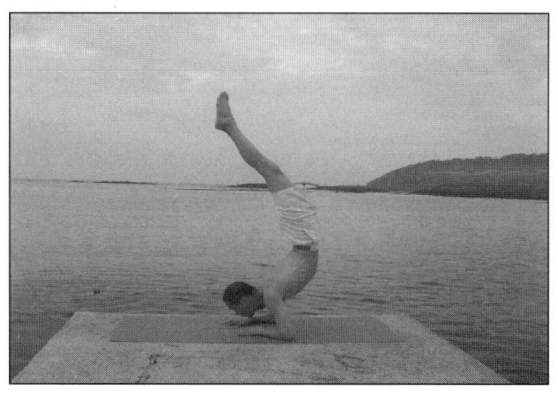

브리취카사나(Vrscikasana) -
전갈의 자세

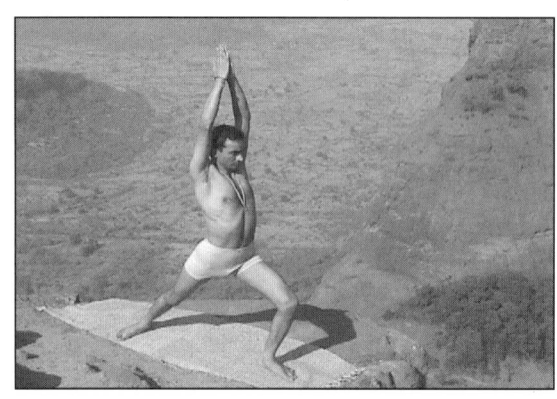

비라-바드라사나
(Vira-badrasana) -
뇌신(雷神)의 자세

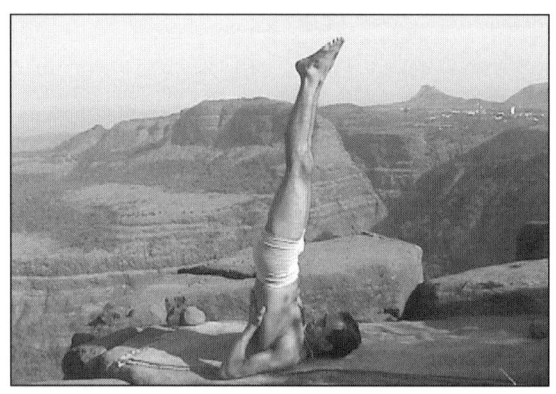

사르방가사나(Sarvangasana) -
어깨(肩)로 서는 도립(倒立)
자세

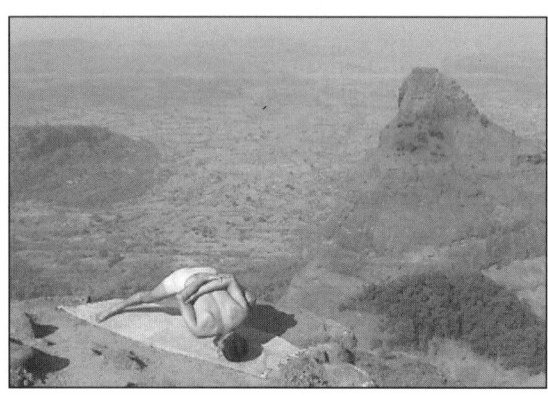

쉬르-파당구스타나사나
(Shir-padangusthasana) -
다리를 구부린
균형(均衡)의 자세

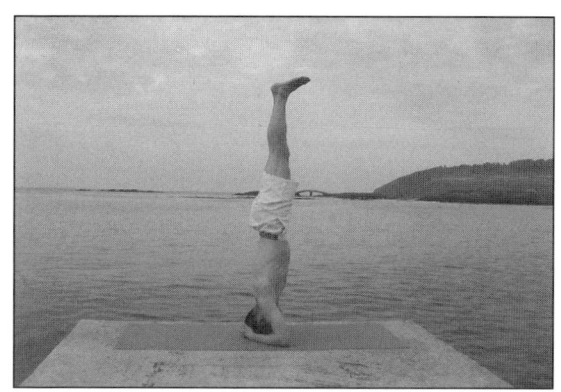

시르샤사나(Sirshasana) -
물구나무서기(逆轉) 자세

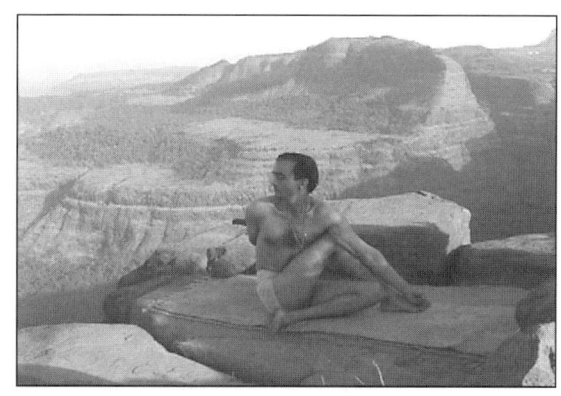

아르다-마첸드라사나
(Ardha-Matsyendrasana) -
반 비틀기(半旋)의 자세

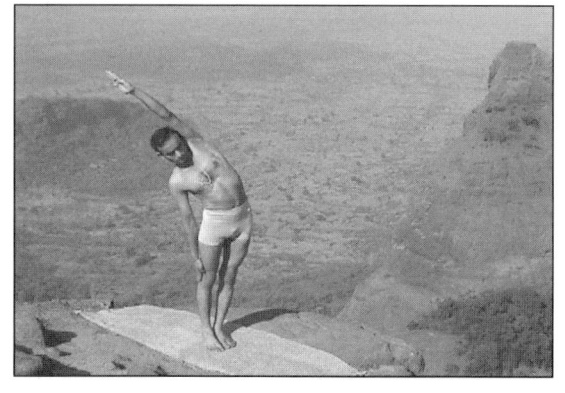

아르다-찬드라사나
(Ardha-chandrasana)-
반달(半月)의 자세

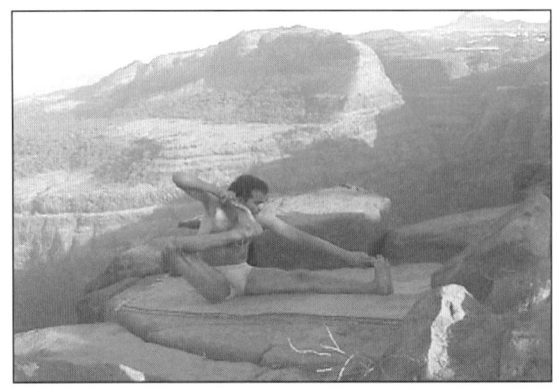

아카르나-다누라사나
(Akarna-dhanurasana) -
활 쏘기(弓手)의 자세 1

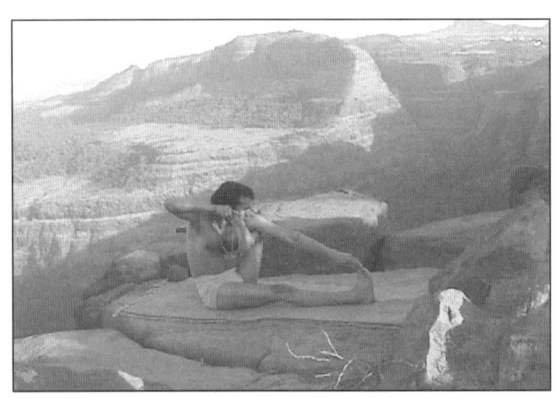

아카르나-다누라사나
(Akarna-dhanurasana) -
활 쏘기(弓手)의 자세 2

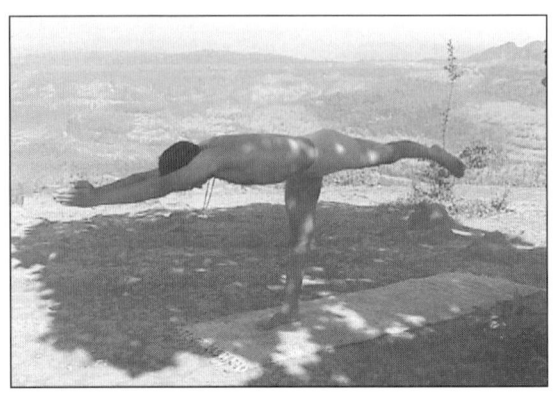

에카파다사나(Ekapadasana) -
한 발로 선 수평(水平)자세

에카파다시르샤사나
(Ekapadashirasana) -
한 발을 목 뒤에
세우는 자세

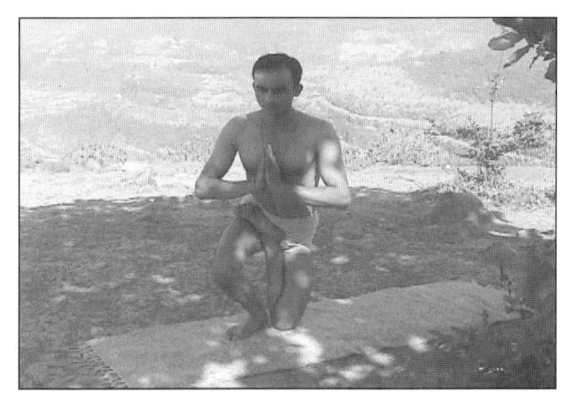

와타야나사나
(Vatayanasana) -
천마(天馬)의 자세

우그라사나(Ugrasana) -
열정(熱情)의 자세

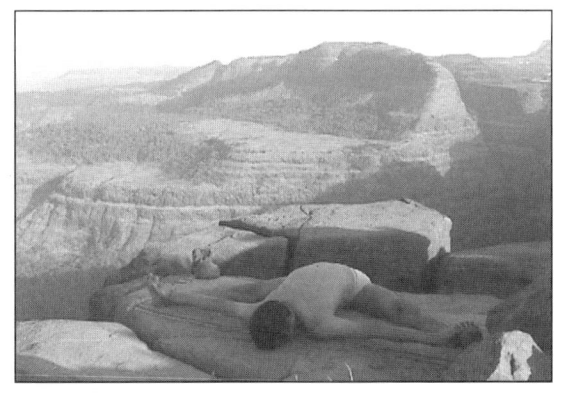

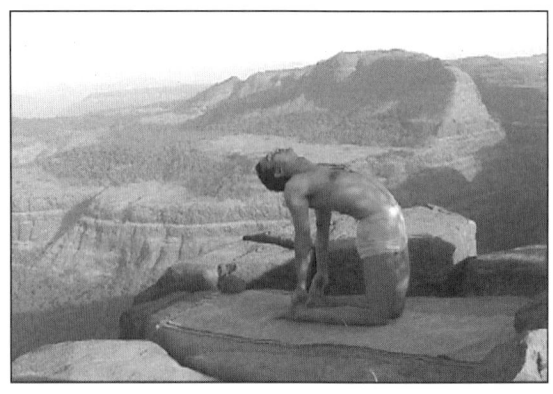

우스트라사나(Ustrasana) -
낙타(駱駝)의 자세

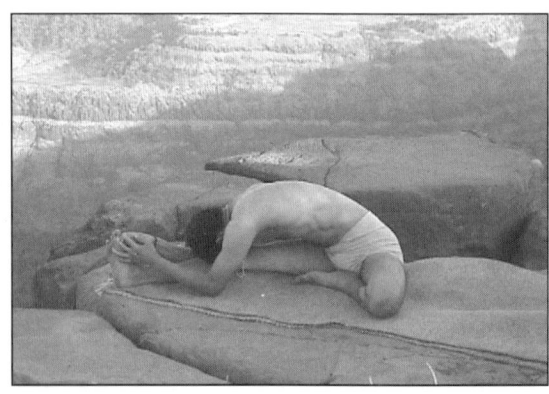

자누시라사나(Janusirasana) -
한 다리 접은 전굴(前屈)자세

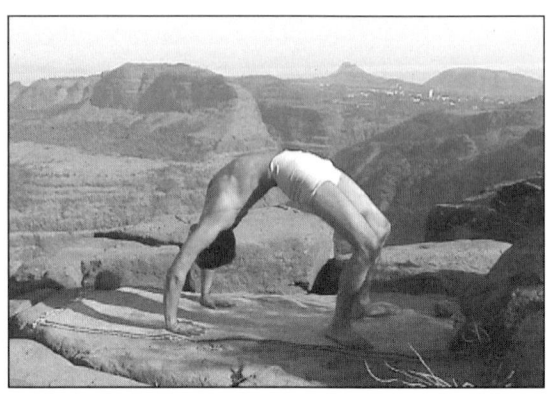

차크라사나(Cakrasana) -
수레바퀴(輪)의 자세

카르나피다사나
(Karnapidasana) -
무릎으로 귀(耳)를
막는 자세

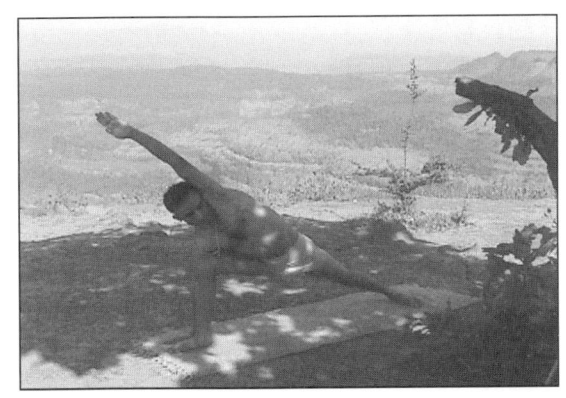

코나사나(Konasana) -
예각(銳角)의 자세1

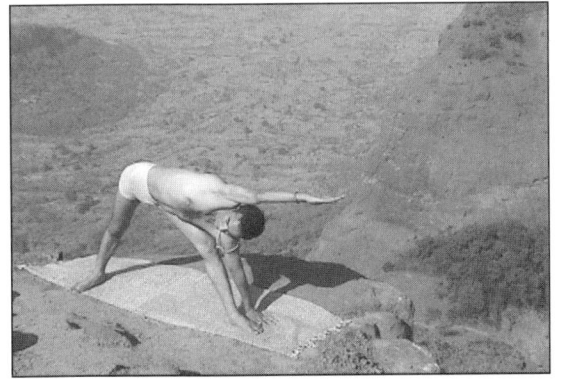

코나사나(Konasana) -
예각(銳角)의 자세2

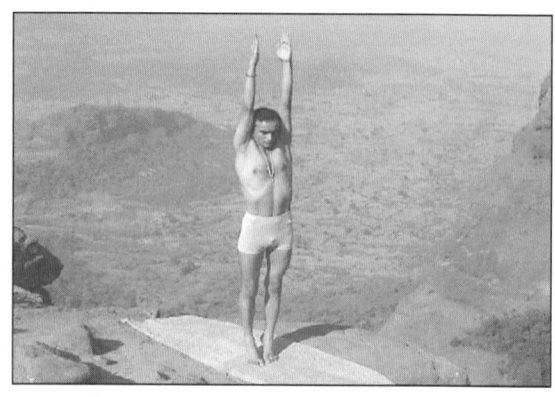

타다사나(Tadasana) -
야자수(椰子樹)의 자세

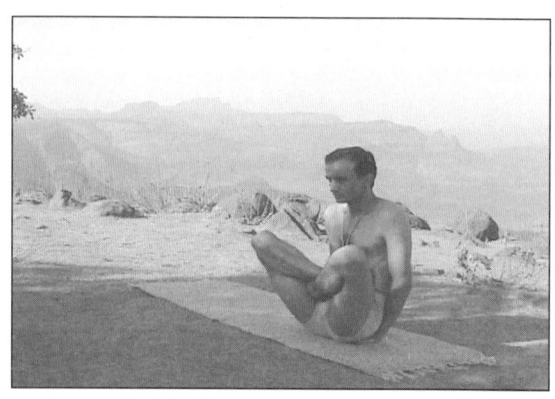

톨랑굴라사나(Tolrangulasana) -
수평저울(錘)의 자세

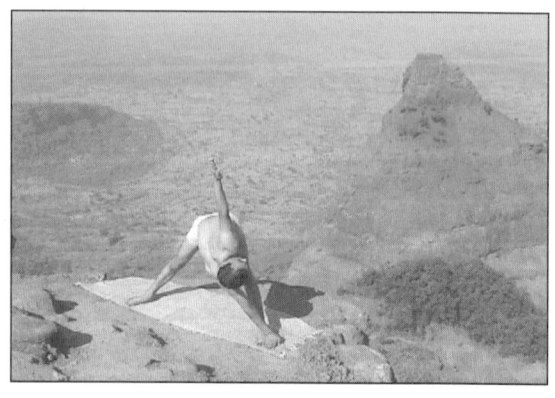

트리코나사나(Trikonasana) -
삼각(三角)의 자세

파다-하스타사나
(Pada-hastasana) -
선 전굴(前屈)의 자세

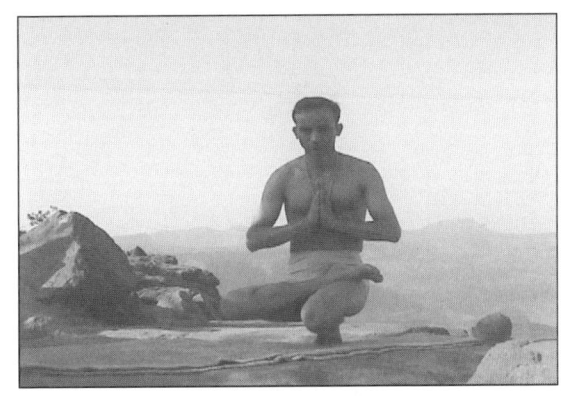

파당구스타나사나
(Padangusthasana) -
균형(均衡)의 자세

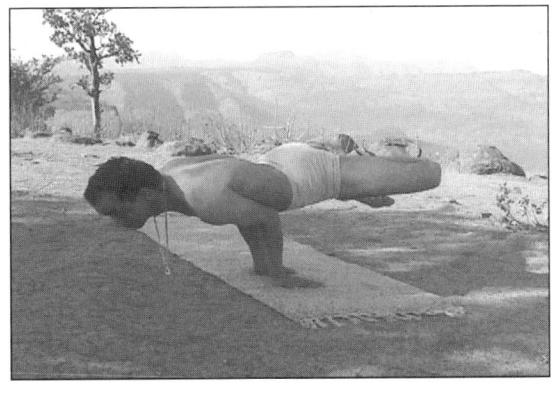

파드마-마유라사나
(Padma-Mayurasana) -
접은 공작(孔雀)의 자세

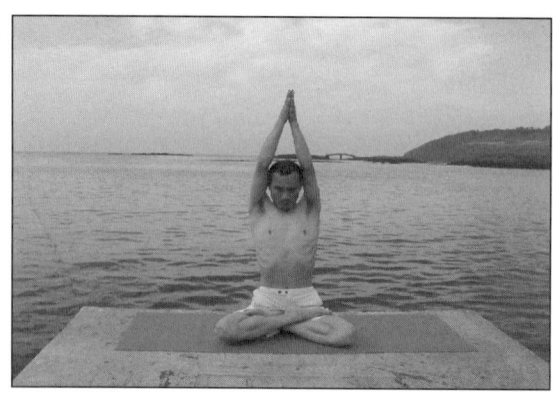

파르바타사나(Parvatasana) -
신성한 산(山)의 자세

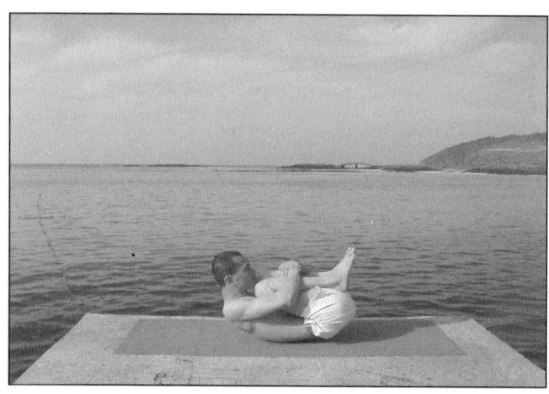

파반묵타사나(Pavanmuktasana) -
방귀(放歸)의 자세

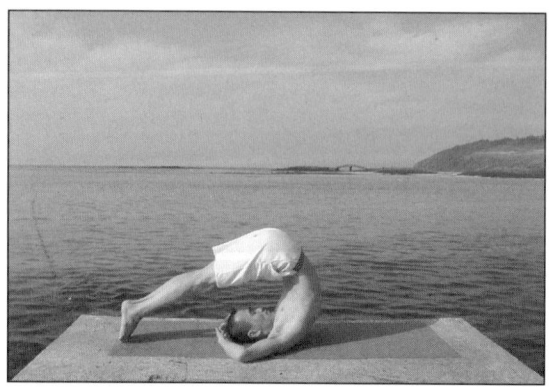

하라사나(Halasana) -
쟁기의 자세

◆ 프라나야마 호흡법

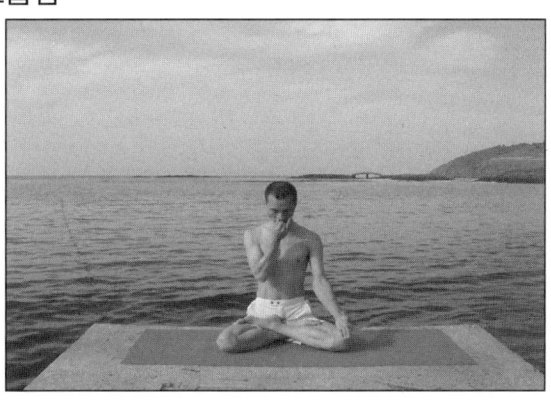

나디소다나-프라나야마
(Nadisodana-pranayama) -
교대호흡(交代呼吸)
운기법(運氣法)

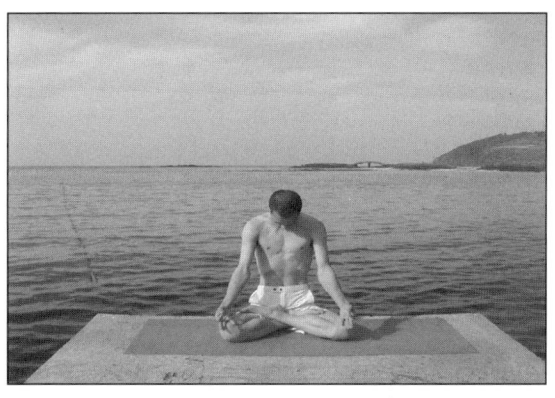

무르차(Murcha) -
백조(白鳥) 호흡법

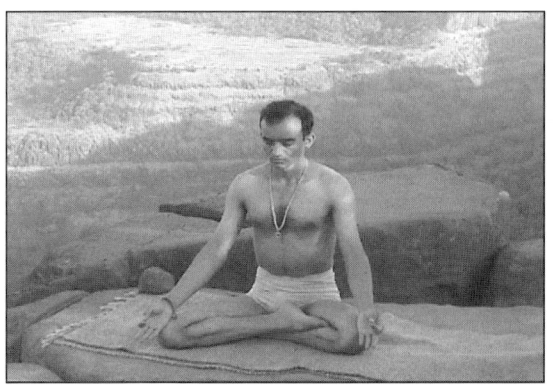

무르차-프라나야마
(Murcha-pranayama) -
백조(白鳥) 호흡법

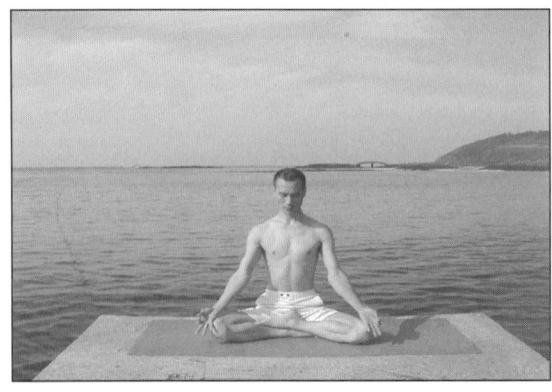

바스트리카-프라나야마
(Bhastrika-pranayama) -
풀무 호흡법

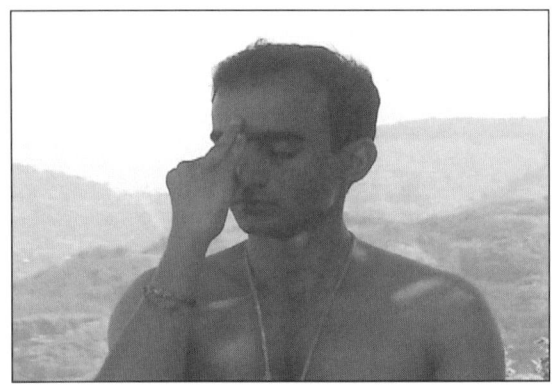

수리야베다나(Suryabhedana) -
태양(太陽) 연결(連結)의
호흡법

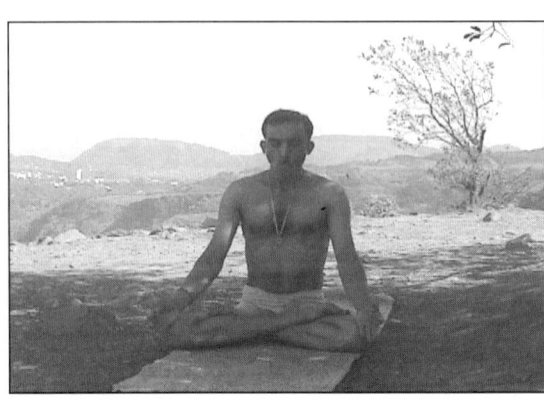

시탈리(Shitali) -
냉각(冷却) 호흡법

싯카리(Sitkri) -
치찰음(齒擦音) 호흡법

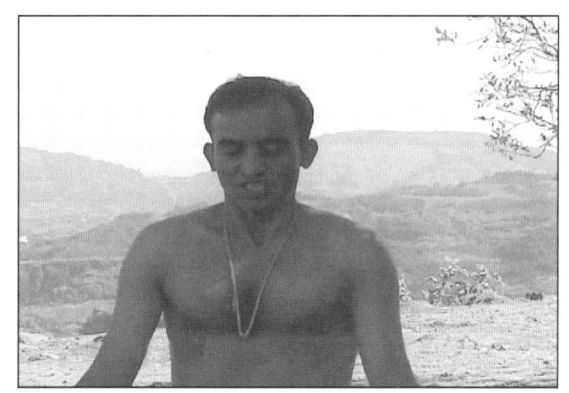

아눌로마-윌로마-프라나야마
(Anuloma-viloma-pranayama) -
교대 호흡법

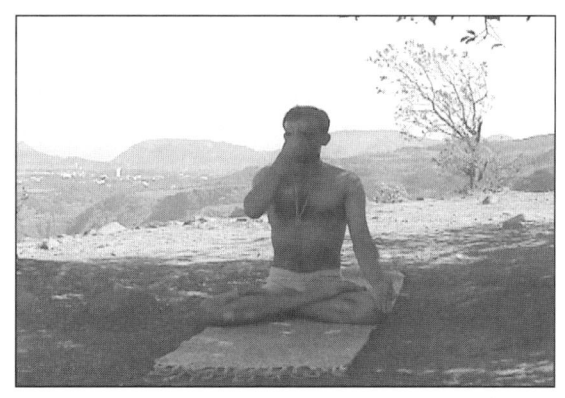

우자이(Ujjayi) -
승리자(勝利者) 호흡법

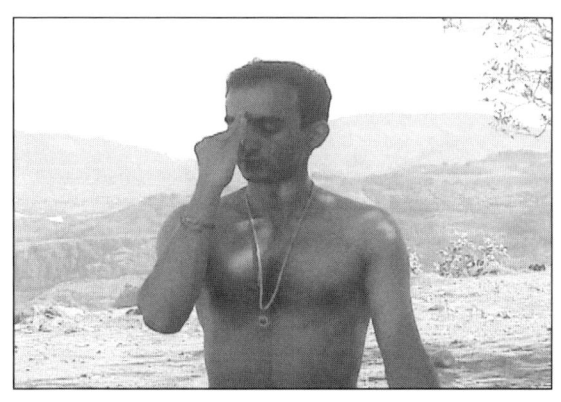

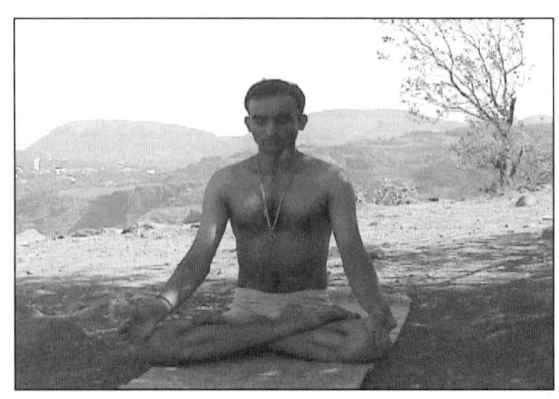

카팔바티(Kapalabhati) -
두개골(頭蓋骨)의 정화

◆ 무드라 결인법

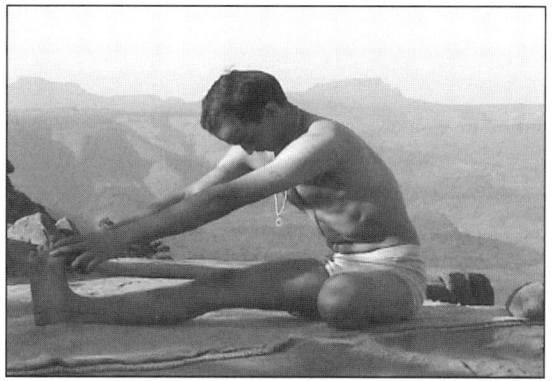

마하-무드라(Mahamudra) -
위대한 결인(結印)

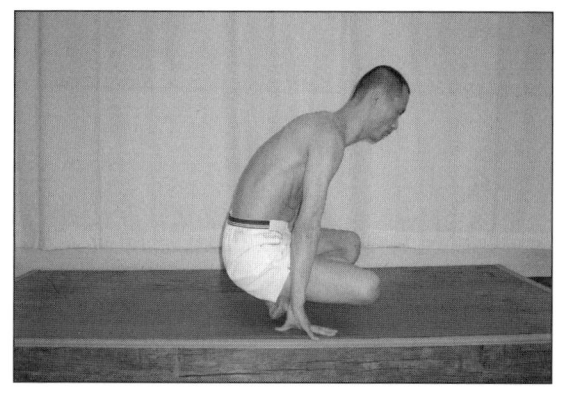

마하베다-무드라
(Mahavedha-mudra) -
위대한 연결(連結)의
결인(結印)

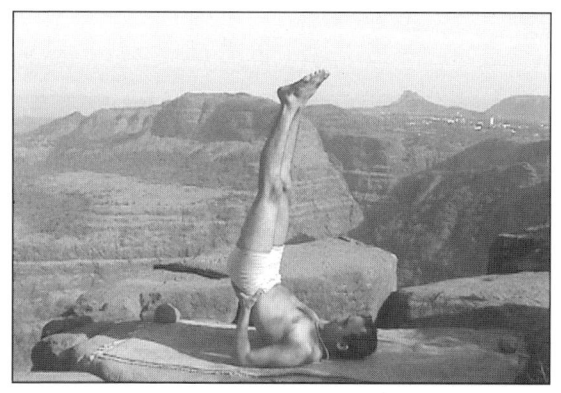

비파리타카라니-무드라
(Viparitakarani-mudra) -
역전(逆轉)의 결인(結印)

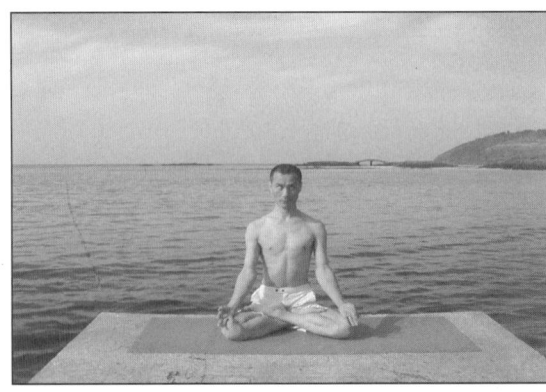

샴바비-무드라
(Shamvabi-mudra)-
미간(眉間) 응시(凝視)의
결인(結印)

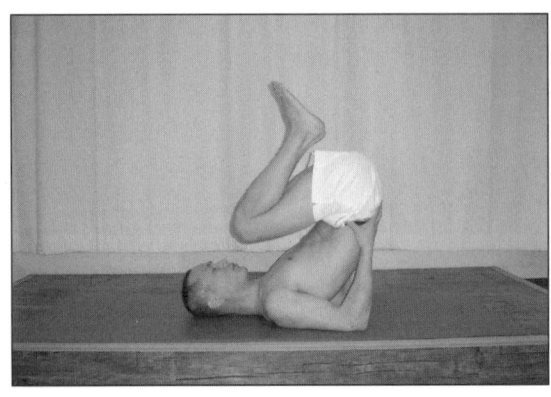

아스비니-무드라
(Asvini-mudra) -
말(馬)의 결인(結印)

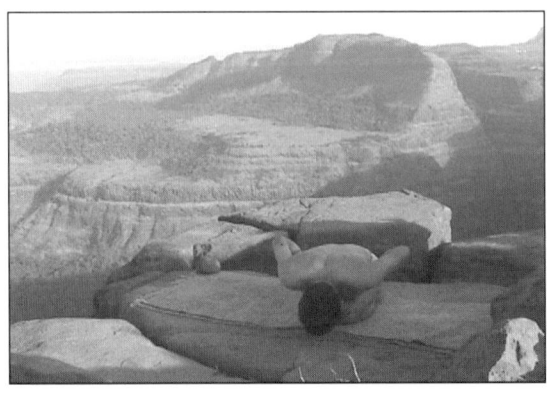

요가-무드라(Yoga-mudra) -
요가 상징(象徵)의 결인

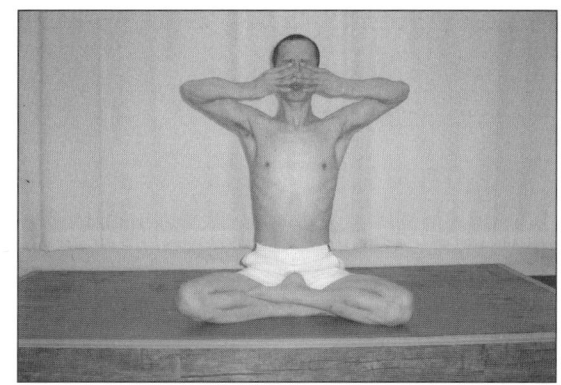

요니-무드라(Yoni-mudra) -
단절(斷絶)의 결인

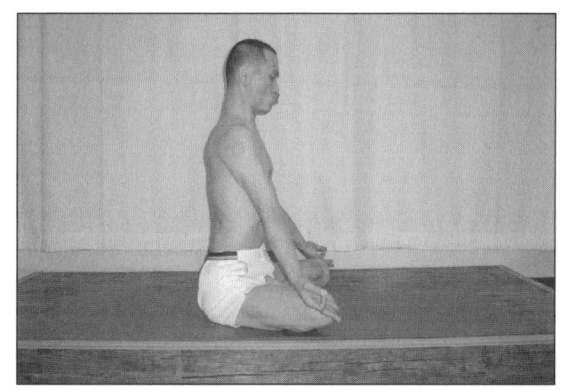

카키-무드라(Kaki-mudra) -
까마귀(鳥)의 결인(結印)

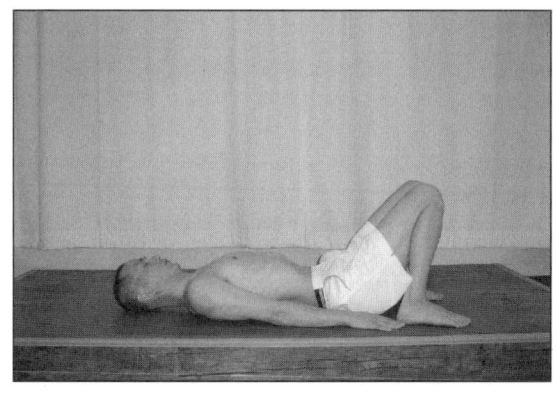

타다기-무드라(Tadagi-mudra) -
복정(腹井)의 결인(結印)

◆ 반다 수축법

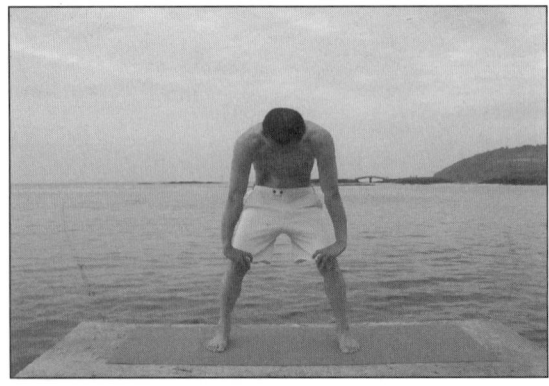

나울리(Nauli) -
복부의 율동(律動)

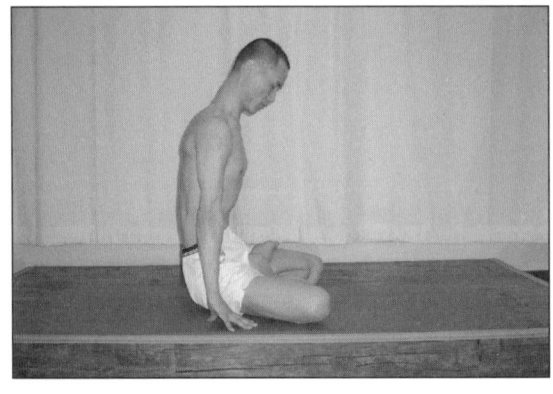

마하-반다(Maha-bhanha) -
위대한 수축(收縮)

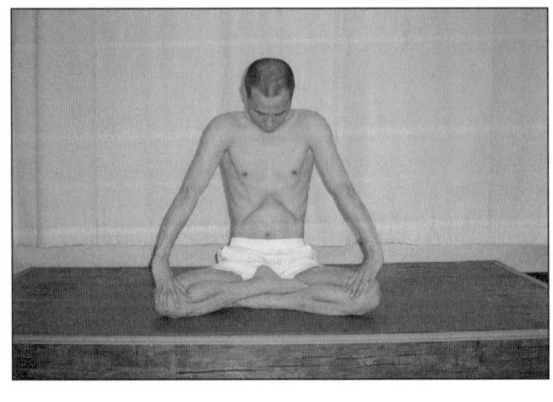

우디야나-반다
(Uddiyana-bandha) -
복부(腹部)의 수축(收縮)

잘란다라-반다
(Jalandhara-bandha) -
목의 수축(收縮)

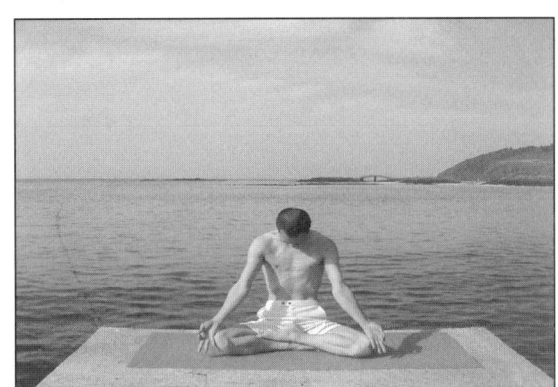

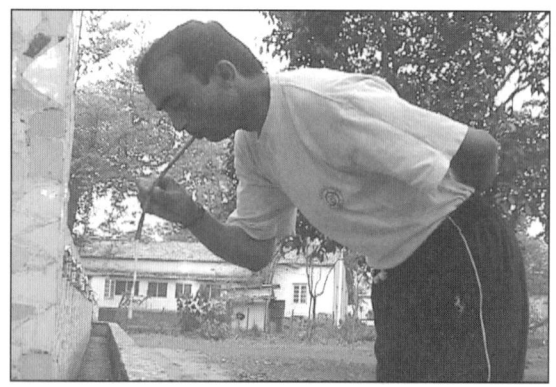

단다-도티(Danda-dauti) -
위장(胃腸)의 정화법

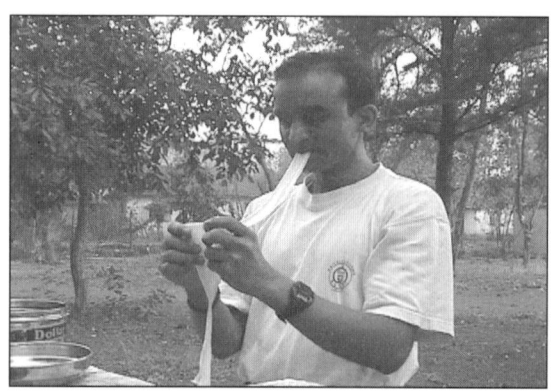

바스트라-도티(Vastra-dhauti) -
위장(胃腸)의 정화법

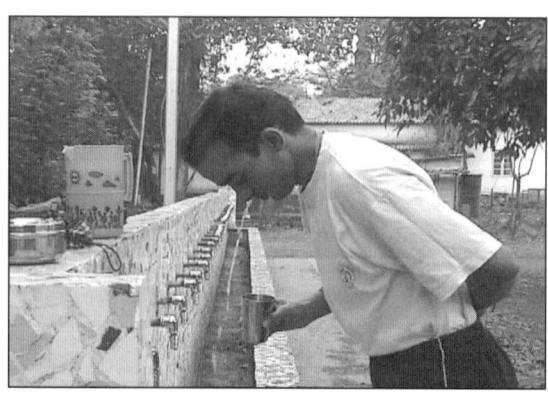

바유트-카르마(Vyutkrama) -
호흡기 계통의 정화법

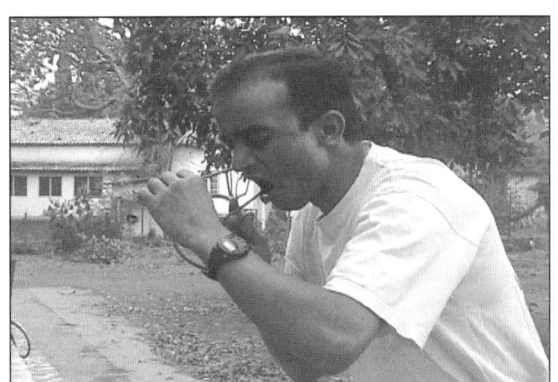

수트라-네티(Sutra-neti) -
비강(鼻腔)의 정화법

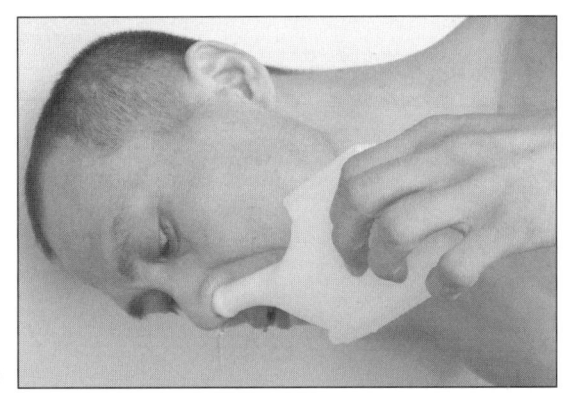

잘라-네티(Jala-neti) -
비강(鼻腔)의 정화법(淨化法)

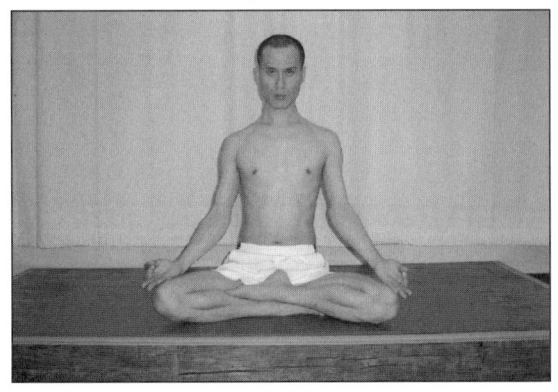

트라타카(Trataka) -
안구(眼球)의 정화법

육체(肉體)는 흙으로 만들어 굽지 않은 그릇과 같으니,
요가의 불로 소성(燒成)함으로써 그 완전함을 얻을 수 있다.

-게란다-상히타(Geranda-samhita) 1장 8절-